Kohlhammer

Der Herausgeber

Prof. Dr. med. Carl-Albrecht Haensch ist Neurologe und ehem. Chefarzt der Klinik für Neurologie, Kliniken Maria Hilf Mönchengladbach. Nach einem Medizinstudium an der Heinrich-Heine-Universität Düsseldorf und Dissertation am Diabetes Forschungs-Institut zur Immunpathogenese der diabetischen Neuropathie absolvierte er eine Facharztausbildung an der Klinik für Neurologie und klinische Neurophysiologie Wuppertal bei Prof. J. Jörg. Er ist Facharzt für Neurologie, Schlafmedizin und Spezielle Schmerztherapie. Die Habilitation erhielt Herr Prof. Dr. Haensch an der Universität Witten/Herdecke zur Diagnostik des autonomen Nervensystems. Er ist im Beirat der Arbeitsgemeinschaft »Autonomes Nervensystem« der DGN und stellvertretender Vorsitzender der Nordrhein-Westfälischen Gesellschaft für Schlafmedizin. 2006 erhielt Herr Prof. Dr. Haensch die apl. Professur für Neurologie der Universität Witten/Herdecke, 2009 den Preis für Hirnforschung in der Geriatrie und 2010 den Robert Wartenberg-Preis der DGN. 2014 bis 2022 war er Chefarzt der Klinik für Neurologie der Kliniken Maria Hilf Mönchengladbach. Herr Prof. Dr. Haensch ist mittlerweile im Ruhestand. Er ist Herausgeber der Klinischen Neurophysiologie.

Carl-Albrecht Haensch (Hrsg.)

Das autonome Nervensystem

Grundlagen, Organsysteme und Krankheitsbilder

2., überarbeitete Auflage

Verlag W. Kohlhammer

Dieses Werk einschließlich aller seiner Teile ist urheberrechtlich geschützt. Jede Verwendung außerhalb der engen Grenzen des Urheberrechts ist ohne Zustimmung des Verlags unzulässig und strafbar. Das gilt insbesondere für Vervielfältigungen, Übersetzungen, Mikroverfilmungen und für die Einspeicherung und Verarbeitung in elektronischen Systemen.

Pharmakologische Daten, d. h. u. a. Angaben von Medikamenten, ihren Dosierungen und Applikationen, verändern sich fortlaufend durch klinische Erfahrung, pharmakologische Forschung und Änderung von Produktionsverfahren. Verlag und Autoren haben große Sorgfalt darauf gelegt, dass alle in diesem Buch gemachten Angaben dem derzeitigen Wissensstand entsprechen. Da jedoch die Medizin als Wissenschaft ständig im Fluss ist, da menschliche Irrtümer und Druckfehler nie völlig auszuschließen sind, können Verlag und Autoren hierfür jedoch keine Gewähr und Haftung übernehmen. Jeder Benutzer ist daher dringend angehalten, die gemachten Angaben, insbesondere in Hinsicht auf Arzneimittelnamen, enthaltene Wirkstoffe, spezifische Anwendungsbereiche und Dosierungen anhand des Medikamentenbeipackzettels und der entsprechenden Fachinformationen zu überprüfen und in eigener Verantwortung im Bereich der Patientenversorgung zu handeln. Aufgrund der Auswahl häufig angewendeter Arzneimittel besteht kein Anspruch auf Vollständigkeit.

Die Wiedergabe von Warenbezeichnungen, Handelsnamen und sonstigen Kennzeichen in diesem Buch berechtigt nicht zu der Annahme, dass diese von jedermann frei benutzt werden dürfen. Vielmehr kann es sich auch dann um eingetragene Warenzeichen oder sonstige geschützte Kennzeichen handeln, wenn sie nicht eigens als solche gekennzeichnet sind.

Es konnten nicht alle Rechtsinhaber von Abbildungen ermittelt werden. Sollte dem Verlag gegenüber der Nachweis der Rechtsinhaberschaft geführt werden, wird das branchenübliche Honorar nachträglich gezahlt.

Dieses Werk enthält Hinweise/Links zu externen Websites Dritter, auf deren Inhalt der Verlag keinen Einfluss hat und die der Haftung der jeweiligen Seitenanbieter oder -betreiber unterliegen. Zum Zeitpunkt der Verlinkung wurden die externen Websites auf mögliche Rechtsverstöße überprüft und dabei keine Rechtsverletzung festgestellt. Ohne konkrete Hinweise auf eine solche Rechtsverletzung ist eine permanente inhaltliche Kontrolle der verlinkten Seiten nicht zumutbar. Sollten jedoch Rechtsverletzungen bekannt werden, werden die betroffenen externen Links soweit möglich unverzüglich entfernt.

2., überarbeitete Auflage 2022

Alle Rechte vorbehalten
© W. Kohlhammer GmbH, Stuttgart
Gesamtherstellung: W. Kohlhammer GmbH, Stuttgart

Print:
ISBN 978-3-17-035565-1

E-Book-Formate:
pdf: ISBN 978-3-17-035566-8
epub: ISBN 978-3-17-035567-5

Autorenverzeichnis

Prof. Dr. Ralf Baron
Leiter der Sektion Neurologische Schmerz-
forschung und -therapie
Klinik für Neurologie
Universitätsklinikum Schleswig-Holstein,
Campus Kiel
Arnold-Heller-Straße 3
24105 Kiel

Prof. Dr. Frank Birklein
Klinischer Leiter
Klinik für Neurologie
Johannes Gutenberg-Universität
Langenbeckstr. 1
55101 Mainz

Prof. Dr. Peter Flachenecker
Chefarzt des Neurologischen Rehabilitations-
zentrums Quellenhof
Kuranlagenallee 2
75323 Bad Wildbad

Prof. Dr. Janne Gierthmühlen
Interdisziplinäre Schmerzambulanz
Klinik für Anästhesiologie und Operative
Intensivmedizin
UKSH, Campus Kiel
Arnold-Heller-Str. 3, Haus R3
24105 Kiel

Prof. Dr. Carl-Albrecht Haensch
Bergstr. 7
41063 Mönchengladbach

Prof. Dr. Wilfrid Jänig
Physiologisches Institut
Christian-Albrechts-Universität zu Kiel
Olshausenstr. 40
24098 Kiel

Prof. Dr. Johannes Jörg
Vorsitzender des Klinischen Ehikkomitees
HELIOS Klinikum Wuppertal
Heusnerstraße 40
42283 Wuppertal

Prof. Dr. Wolfgang Jost
Chefarzt der Parkinson-Klinik Ortenau
Kreuzbergstr. 12–16
77709 Wolfach

PD Dr. Gerhard Jan Jungehülsing
Chefarzt der Klinik für Neurologie
Jüdisches Krankenhaus Berlin
Heinz-Galinski-Str.1
13347 Berlin

Dr. Istvan Katona
Institut für Neuropathologie
Universitätsklinikum der RWTH
Pauwelstrasse 30
52074 Aachen

Dr. Albert Kaufmann
Chefarzt des Zentrums für Kontinenz und
Neuro-Urologie
Kliniken Maria Hilf GmbH
Viersenerstr. 450
41063 Mönchengladbach

Prof. Dr. Heinz Krammer
Gastroenterologie und Ernährungsmedizin
am End- und Dickdarmzentrum Mannheim
Bismarckplatz 1
68165 Mannheim

Dr. Anke Lührs
Oberärztin der Klinik für Neurologie
Kliniken Maria Hilf GmbH
Viersenerstr. 450
41063 Mönchengladbach

Prof. Dr. Winfried Neuhuber
Institut für Anatomie und Zellbiologie
Friedrich-Alexander-Universität Erlangen-Nürnberg
Krankenhausstraße 9
91054 Erlangen

PD Dr. Tanja Schlereth
Oberärztin der DKD Helios Klinik
Wiesbaden
Fachbereich Neurologie
Aukammallee 33
65191 Wiesbaden

Prof. Dr. Hans-Peter Seelig
MVZ Labor PD Dr. Volkmann & Kollegen
GbR
Gerwigstraße 67
76131 Karlsruhe

Prof. Dr. Rainer Surges
Direktor der Klinik und Poliklinik für
Epileptologie
Universitätsklinikum Bonn
Venusberg-Campus 1
53127 Bonn

Prof. Dr. Joachim Weis
Direktor des Instituts für Neuropathologie
Universitätsklinikum der RWTH
Pauwelstrasse 30
52074 Aachen

Inhalt

Autorenverzeichnis 5

Vorwort zur 2. Auflage 9

Vorwort zur 1. Auflage 11

1 Anatomie des autonomen Nervensystems 13
   Winfried Neuhuber

2 Physiologie des autonomen Nervensystems 36
   Wilfrid Jänig

3 Histopathologie der Haut- und Darminnervation 68
   Joachim Weis und Istvan Katona

4 Anamnese und klinische Untersuchung 77
   Carl-Albrecht Haensch

5 Untersuchungsmethodik 85
   Carl-Albrecht Haensch

6 Autoantikörperdiagnostik bei autonomen Neuropathien 118
   Hans-Peter Seelig

7 Leitlinien, SOPs und Consensus-Kriterien 134
   Anke Lührs und Carl-Albrecht Haensch

8 Autonome Störungen bei Erkrankungen des Rückenmarks 148
   Johannes Jörg

9 Erkrankungen des autonomen peripheren Nervensystems 175
   Peter Flachenecker

10 Synkope 199
   Carl-Albrecht Haensch

11 Autonome Regulationsstörungen beim Parkinson-Syndrom ... 218
   Wolfgang Jost

12	Autonome Störungen bei der Multiplen Sklerose	235
	Peter Flachenecker und Wolfgang Jost	
13	Autonome Störungen bei epileptischen Anfällen und Epilepsie	248
	Rainer Surges	
14	Erektile Dysfunktion	270
	Albert Kaufmann	
15	Neurogene Störungen des unteren Harntraktes	286
	Albert Kaufmann	
16	Obstipation	297
	Wolfgang Jost und Heinz Krammer	
17	Diabetes mellitus und autonomes Nervensystem	309
	Carl-Albrecht Haensch	
18	Schlaf und autonomes Nervensystem	320
	Carl-Albrecht Haensch	
19	Schweißsekretionsstörungen	333
	Tanja Schlereth und Frank Birklein	
20	Schmerz und autonomes Nervensystem am Beispiel des komplexen regionalen Schmerzsyndroms (CRPS)	350
	Janne Gierthmühlen und Ralf Baron	
21	Schlaganfall und Autonomes Nervensystem	366
	Gerhard Jan Jungehülsing	
Stichwortverzeichnis		385

Vorwort zur 2. Auflage

»Unbeeindruckt von Wille oder Befehl arbeitet das vegetative Nervensystem autonom im Körper und fällt eigenständig Entscheidungen. Zum Glück – denn müsste man auch noch die Steuerung aller Organe gedanklich einleiten, hätten die Menschen wohl nie Zeit gehabt, den Kühlschrank zu erfinden. Autonomes Handeln ist Dünger für unseren inneren Garten.«

Diese Beschreibung des autonomen Nervensystems stammt nicht von einem Physiologen[1] oder Anatomen, sondern von dem schweizerischen Künstlerpaar Gerda Steiner und Jörg Lenzlinger. Als Besucher des Kunstpalasts in Düsseldorf werden sie von der raumgreifenden Installation »Das vegetative Nervensystem« im Foyer des Museums begrüßt (▶ Abb. 1). Speziell für das Museum entwickelte das Schweizerkünstlerpaar die ca. 16 m hohe Konstruktion aus Ästen und Wurzeln, feinen Seilen und Drähten sowie einer Vielzahl und Vielfalt von künstlichen und echten Pflanzenteilen und kleinen Objekten.

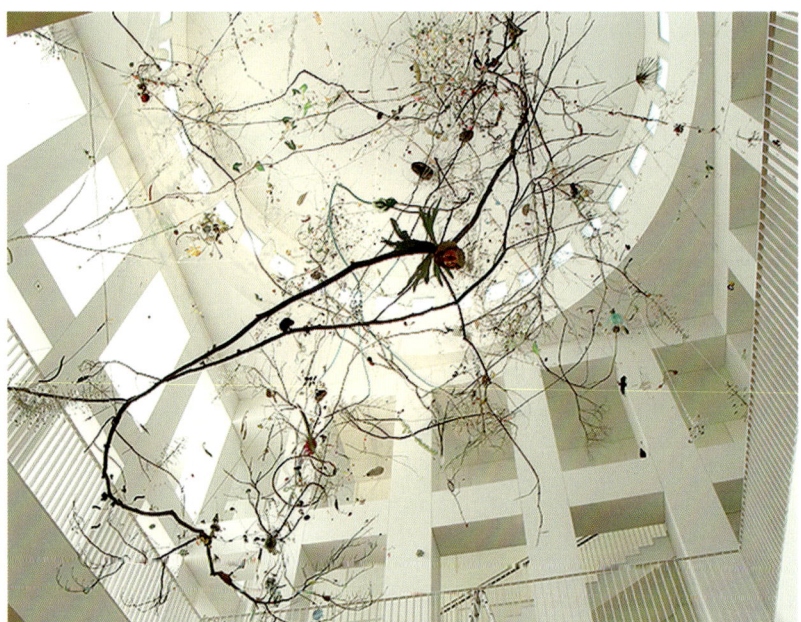

Abb. 1: »Das vegetative Nervensystem«, Gerda Steiner und Jörg Lenzlinger, Museum Kunstpalast Düsseldorf 2006.

---

1 Zugunsten einer lesefreundlichen Darstellung wird in der Regel die neutrale bzw. männliche Form verwendet. Diese gilt für alle Geschlechtsformen (weiblich, männlich, divers).

Neurologen und Kliniker haben schon lange die enorme Bedeutung des ANS erkannt, da doch bedeutende Erkrankungen durch autonome Störungen charakterisiert sind. Autonome Störungen können dramatisch sein und zu Stürzen und Bewusstseinsstörungen führen. Häufig sind diese Symptome auch der Schlüssel, um seltene Erkrankungen zu erkennen. Die Diagnostik galt lange Zeit als besonders schwierig, auch da einfache Blut- oder Labortest nicht verfügbar waren. Autonome Untersuchungen wurden meist nur in Unikliniken aus wissenschaftlichem Interesse durchgeführt. Die Techniken galten oft als zu invasiv (wie die arterielle Blutdruckmessung) oder gar als gefährlich (wie intraarterielle Blutdruckmessung oder Kipptischuntersuchungen mit vasoaktiven Substanzen). Auch altersbezogene oder geschlechtsabhängige Normwerte waren oft nicht verfügbar.

Dies hat sich geändert: Mehr und mehr autonome Labore wurden in den vergangenen 20 Jahren, insbesondere an neurologischen Kliniken, gegründet. Dem entgegen kommt die Verfügbarkeit kommerziell erhältlicher autonomer Messplätze mit Geräten für die kontinuierliche nicht-invasive Blutdruckmessung, die Herzfrequenzvariabilitätsanalyse oder Testung der Sudomotorik mit dem QSART. Eine gezielte Antikörperdiagnostik kann neue Erkrankungen wie die autonome Gangliopathie nachweisen.

Damit wurde es auch Zeit, die erste Auflage dieses Werkes einer vollständigen Überarbeitung zu unterziehen. Drei Kapitel sind neu dazugekommen, da sich die Methodik der Diagnostik ebenso wie die Krankheitslehre rapide weiterentwickelt hat. Und so haben sich auch alle Autoren der Mühe unterzogen ihre Kapitel einer vollständigen Revision und Aktualisierung zu unterziehen.

Wolfgang Jost ist aufgrund der Vielzahl seiner Aufgaben von der Herausgeberschaft dieses Werkes zurückgetreten, hat aber die Überarbeitung mit vollen Kräften unterstützt. Auch darf ich mich bei der Vielzahl bewährter und neuer Autoren bedanken, die ihr Thema zeitgerecht und qualitativ hochwertig bearbeitet haben. So, dann bleibt mir nur noch, Ihnen viel Freude bei der Lektüre zu wünschen und vielleicht finden Sie auch einmal Zeit für einen Besuch im Museum Kunstpalast in Düsseldorf.

Mönchengladbach, Carl-Albrecht Haensch
im Juli 2022

Literatur

Steiner G, Lenzlinger J (2008) Das vegetative Nervensystem. Spot on. Medialis, Berlin.

Vorwort zur 1. Auflage

»Know autonomic neuropathy and you will know the whole of medicine.«
(A. Vinik)

Brauchen wir ein Buch über das autonome Nervensystem? Wenn ja, warum gibt es im deutschsprachigen Raum seit Jahren kein Lehrbuch mehr zum Thema? Bei der Entscheidung, das vorliegende Buch herauszugeben, haben wir uns auch mit diesen Fragen beschäftigt.

Wir sehen einen großen Bedarf, wissen aber, dass die potenzielle Zielgruppe begrenzt ist. Dies erklärt die Zurückhaltung der Verlage, dieses Thema in den letzten Jahren aufzugreifen. Wir möchten uns deshalb beim Kohlhammer-Verlag und den Herausgebern für die Bereitschaft, dieses Buch in ihre Reihe Klinische Neurologie aufzunehmen, herzlich bedanken.

Im Gegensatz zur deutschsprachigen Literatur, gibt es international eine Vielzahl hochwertiger und sehr umfangreicher Werke über das autonome Nervensystem. Bei uns hat sich im Unterschied zum englischen Sprachraum die Lehrbuch-Kultur verändert. Heute werden eher Lehrbücher zur gesamten Neurologie oder einer einzelnen Krankheit herausgegeben. Viele dieser Bücher sind auf die Therapie fokussiert und nur wenige haben einen interdisziplinären Ansatz. Die theoretischen Fächer wurden dabei oft gar nicht mit einbezogen. Bei der Struktur unseres Buches haben wir versucht, beide Aspekte zu berücksichtigen und die Themen sowohl aus der Perspektive der Grundlagenfächer Anatomie und Physiologie, als auch aus der klinischen Sicht auf Symptome und Krankheiten abzuhandeln.

Ein Lehrbuch über das autonome Nervensystem entspricht somit zwar nicht dem Zeitgeist und hat keine große Zielgruppe, ist aber für den am Vegetativum Interessierten und für jedes autonome Labor unverzichtbar.

Wir freuen uns, Ihnen hiermit ein neues Lehrbuch zum autonomen Nervensystem vorlegen zu können. Unser Dank gilt besonders den hervorragenden Mitautoren, die dieses Buch erst ermöglicht haben. Es ist uns dabei gelungen, ein ausgewiesenes Autorenkollektiv führender Experten zu gewinnen und das Thema fachübergreifend abzuhandeln. Dabei werden die Grundlagen, Diagnostik und Therapie berücksichtigt. Einen großen Wert haben wir auf die prägnante Darstellung und klinische Relevanz gelegt. Wir hoffen, dass das Buch ihr Interesse findet, und würden uns freuen, wenn sich daraus ein breiteres Interesse für das autonome Nervensystem entwickeln würde. Anregungen und Kritik seitens der Leserschaft sind uns stets willkommen.

Wuppertal und Wiesbaden, im August 2009

Carl Albrecht Haensch und Wolfgang Jost

1 Anatomie des autonomen Nervensystems

Winfried Neuhuber

Dem *Autonomen* oder (besser im Deutschen) *Vegetativen Nervensystem (ANS bzw. VNS)* obliegt die Steuerung der Organfunktionen zur Aufrechterhaltung der Homöostase. Dabei wirkt es eng verbunden mit dem Endokrinium und dem Immunsystem. Diese lebenswichtige Bedeutung veranlasste den Erlanger Internisten L. R. Müller das Wort »Lebensnerven« für das vegetative Nervensystem zu prägen (Müller 1931). Als anatomische Strukturen, die dem ANS zugerechnet werden, sind der Sympathische Grenzstrang *(Truncus sympathicus)* mit seinen *paravertebralen Ganglien*, die Gangliengeflechte *(Plexus)* im Retroperitoneum *(prävertebrale Plexus und Ganglien)* und im Becken sowie in der Wand verschiedener Hohlorgane *(intramurale Pl.), Ganglien* im Bereich des Kopfes sowie *Anteile der Hirnnerven III, VII, IX und X* seit langem fest etabliert. Somit ist das ANS als Teil des peripheren Nervensystems (PNS) in unserer Vorstellung verankert. Aber auch weite Teile des Zentralnervensystems (ZNS), einschließlich der Großhirnhemisphären befassen sich mit autonomer Regulation. Im Folgenden soll die Anatomie der peripheren und zentralen Anteile des ANS kurz zusammengefasst werden.

Dem Vorschlag Langleys entsprechend wird das ANS in *Sympathikus, Parasympathikus* und *Enterisches Nervensystem (Darmnervensystem, ENS)* gegliedert (Langley 1921). Für die Eigenständigkeit des Letzteren gab es bereits zu Langleys Zeiten genügend funktionelle Hinweise und die Besonderheiten des ENS wurden durch Forschungsergebnisse der letzten Jahre bestätigt und weiter ausgearbeitet (Furness 2006a). Ob und wie weit auch die lokalen Gangliengeflechte in anderen Organen zu komplexen Integrationsleistungen fähig sind, ist noch unklar (Furness 2006b). Im Gegensatz zum Sympathikus, der den gesamten Körper innerviert, beschränkt sich der Parasympathikus auf Kopf und manche innere Organe. Extremitäten und Leibeswand, Niere, Milz, Lymphknoten, Thymus und Knochenmark werden nur sympathisch innerviert. Deshalb ist die populäre Vorstellung eines generellen Antagonismus von Sympathikus und Parasympathikus allein schon aus anatomischen Gründen irreführend. Die »zweizügelige« Steuerung der Organfunktionen ist eher die Ausnahme als die Regel, und selbst bei jenen Organen, die von beiden Systemen versorgt werden, zeigt die funktionelle Analyse eher ein komplexes »Miteinander« als ein antagonistisches »Gegeneinander« (Jänig 2006).

Die Begriffe Sympathikus und Parasympathikus beziehen sich nur auf den efferenten Schenkel des ANS. Da die Sicherung der Homöostase gegen Störungen jedoch vegetative Regelkreise erfordert, bilden afferente Neurone einen integralen Bestandteil des ANS. Obwohl sich diese *Viszeroafferenzen* in allen Nerven finden, die auch efferente sympathische bzw. parasympathische Fasern enthalten, wäre es irreführend, die jeweiligen Afferenzen als »sympathisch« oder »parasympathisch« zu bezeichnen, da spätestens mit ihrem Eintritt ins ZNS die scheinbare Zuordnung zu dem einen oder anderen System wegfällt. Neben diesen Viszeroafferenzen im engeren Sinn, die Informationen aus inneren Organen liefern, finden auch bestimmte Afferenzen aus »somatischen« Bereichen (Haut,

Skelettmuskulatur) Eingang in vegetative Regelkreise. Es handelt sich in der Regel um dünnkalibrige (Aδ- und C) thermo-, chemo-, nozi- und niederschwellig mechanozeptive Afferenzen, die z. B. bei der Thermoregulation eine Schlüsselrolle spielen. Als Überbegriff wurde dafür »homöostatische Afferenzen« vorgeschlagen (Craig 2003).

Somit erscheint es angebracht, das ANS in *periphere (Sympathikus, Parasympathikus, Darmnervensystem, viszerale Afferenzen)* und *zentrale Anteile* zu gliedern.

1.1 Peripheres ANS

Ein Charakteristikum des ANS ist die Aufteilung seines efferenten Anteils auf dem Weg zum Erfolgsorgan in eine prä- und eine postganglionäre Strecke: *Präganglionäre Neurone*, deren Zellkörper im ZNS (Rückenmark und Hirnstamm) liegen, senden ihre Axone über Spinal- bzw. bestimmte Hirnnerven zu *autonomen Ganglien*, Nervenzellanhäufungen im Bereich des PNS (Langley 1921; Müller 1931). In diesen Ganglien sitzen die Perikaryen der *postganglionären Neuronen* (die eigentlich richtiger »ganglionär« zu nennen wären), deren Axone, dem Verlauf von Spinal- bzw. Hirnnervenästen oder Gefäßen folgend, zum Erfolgsorgan (glatte Muskulatur, Drüsen) ziehen. Die in den autonomen Ganglien erfolgende *synaptische Umschaltung* von prä- auf postganglionäre Neurone, im Wesentlichen cholinerg-nikotinisch vermittelt, ermöglicht durch *Konvergenz* (Projektion von mehreren präganglionären auf ein postganglionäres Neuron) als auch *Divergenz* (Projektion eines präganglionären auf mehrere postganglionäre Neurone) sowohl die Verstärkung als auch die weite Verteilung der präganglionären Signale. So wurde etwa für das Ggl. cervicale superius des Menschen ein prä- zu postganglionäres Verhältnis von ca. 1 : 100 beschrieben (Jänig 2006).

Die Lage der autonomen Ganglien wird klassischerweise für den Sympathikus als organfern (paravertebrale und prävertebrale Ganglien), jedoch organnah oder gar intramural für den Parasympathikus beschrieben.

Somit ist die Länge präganglionärer Axone im Parasympathikus, insbesondere im N. vagus größer als jene der postganglionären, während im Sympathikus auch postganglionäre Axone ziemlich lange Strecken überbrücken müssen, z. B. von einem lumbalen oder sakralen Grenzstrangganglion bis zur Zehenspitze, um dort Schweißdrüsen oder Gefäße zu innervieren. Andererseits liegen sympathische postganglionäre Neurone in Beckenganglien oft sehr organnahe, sodass ihre Axone oft nur wenige Millimeter lang sind.

Die Kontakte zwischen postganglionären autonomen Neuronen und Effektoren wurden gern als Synapsen »par distance« beschrieben. Neuere Befunde zeigen jedoch, dass auch im ANS der typische Neuroeffektorkontakt eine sehr nahe Membranbeziehung von etwa 20 nm in einem umschriebenen Bereich darstellt (Luff et al. 1987).

1.1.1 Viszerale Afferenzen

Viszeroafferente Neurone besitzen ihre Zellkörper in thorakolumbalen und sakralen Spinalganglien der gleichen Segmente, in denen auch präganglionäre Neurone liegen (C 8–L 3 bzw. S 2–4; spinale Viszeroafferenzen) sowie in den sensorischen Ganglien des N. vagus (Ggl. nodosum/inferius und jugulare/superius) und N. glossopharyngeus (Ggl. petrosum/inferius). Ihre peripheren Axone, typischerweise dünne Aδ- und C-Fasern, findet man in sämtlichen Wandschichten der Hohlorgane, in den Luftwegen und im Ösophagus dringen sie sogar bis ins Epithel vor. Auf ihrem Weg nach zentral durchziehen sie die ganglionären Plexus, wobei insbesondere thorakolumbale Afferenzen Kollateralen an Ganglienzellen abgeben können. Ihre zentralen Endigungen finden wir im oberflächlichen Hinterhorn des Rückenmarks (spinale Viszeroafferenzen) und im Nucleus tractus solitarii (vagale und glossopharyngeale Afferenzen). Verglichen mit somatischen Afferenzen, stellen viszerale Afferenzen nur einen kleinen Teil des gesamten afferenten Einstroms ins ZNS dar. Selbst in den Haupt-Eintrittssegmenten bilden z. B. afferente Neurone des N. splanchnicus major der Ratte nur etwa 10 % der Spinalganglienzellen (Neuhuber et al. 1986). Andererseits besteht der N. vagus zu etwa 80 % aus afferenten Fasern (Berthoud und Neuhuber 2000).

Spinale Viszeroafferenzen

Die peripheren Axone spinaler Viszeroafferenzen zeigen oft das Bild »freier« Nervenendigungen in Schleimhaut und glatter Muskulatur. Thorakolumbale Afferenzen erscheinen dabei »einfacher«, weniger verzweigt als sakrale (Spencer et al. 2016). Viele dieser Neurone enthalten die Peptide CGRP und Substanz P sowie den pH-empfindlichen »Capsaicin«-Rezeptor TRPV1 und können aufgrund ihrer »lokalen Effektor-Funktion« durch Peptidfreisetzung Blutgefäße, glatte Muskulatur und Immunzellen beeinflussen. Thorakolumbale Afferenzen gelangen über Nn. splanchnici thoracici, lumbales bzw. mediastinale Äste des sympathischen Grenzstrangs, Rami communicantes albi und die jeweiligen Spinalnerven, sakrale Afferenzen über die Nn. splanchnici pelvici und die sakralen Spinalnerven zu ihren Spinalganglien. Über die Hinterwurzeln erreichen sie die oberflächlichsten Schichten des Hinterhorns und verteilen sich rostro-kaudal über viele

Segmente (Sugiura et al. 1993) (▶ Abb. 1.1). Mit schütter verteilten Synapsen kontaktieren sie sekundäre Hinterhornneurone, die zum Teil Ursprung für aufsteigende Bahnen sind (z. B. Tr. spinothalamicus, Tr. spinoreticularis), zu einem großen Teil jedoch Interneurone, welche die viszeroafferenten Signale verarbeiten und an präganglionäre sympathische und parasympathische Neurone, aber auch an den somatomotorischen Apparat weitergeben. Viszerale Afferenzen konvergieren an sekundären Hinterhornneuronen stets mit solchen aus somatischen Gebieten (Haut, Muskulatur, Bänder und Faszien). Die schüttere Verteilung über viele Segmente und die Konvergenz mit somatischen Afferenzen wird als Erklärung für die schlechte Lokalisierbarkeit sowie die Übertragung des Eingeweideschmerzes (»referred pain«) herangezogen (Head-Zonen, Konvergenz-Projektions-Theorie von Ruch; Cervero und Tattersall 1986).

Afferenzen des N. vagus und N. glossopharyngeus

Afferente Neurone des N. vagus und N. glossopharyngeus bilden in verschiedenen Organen *spezialisierte Endigungen* aus, z. T. in Verbindung mit nicht-neuronalen Zellen. Das Paradebeispiel sind die afferenten Endigungen in den *chemosensorischen Glomusorganen* (Glomus caroticum bzw. aorticum) und in vagalen *Paraganglien* (Berthoud und Neuhuber 2000; Kummer und Neuhuber 1989). In der Mukosa von Larynx und oberstem Ösophagus finden sich ausgeprägte laminäre Endigungsformationen, die von myelinisierten Axonen ausgehen und vermutlich niederschwellige Mechanosensoren darstellen (Wank und Neuhuber 2001). Ähnliche Strukturen finden sich in den drucksensitiven Wandarealen von Aorta und A. carotis, im Endokard und in der viszeralen Pleura (Wang et al. 2017). Im Bronchialbaum gelegene *Neuroepitheliale Körperchen* bilden mit vielfach verzweigten dickkalibrigen Vagusafferenzen komplexe Sensoren, die unter

1 Anatomie des autonomen Nervensystems

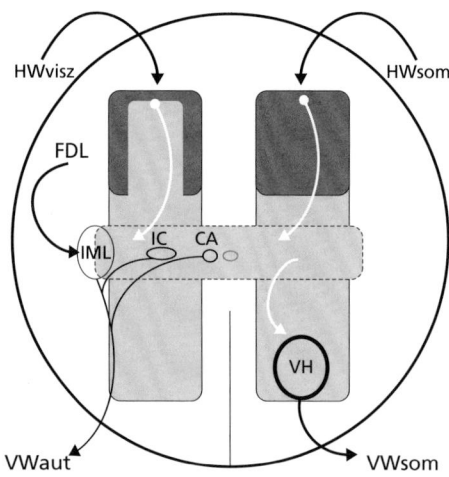

Abb. 1.1: Schema der Verteilung viszeraler und somatischer Primärafferenzen im spinalen Hinterhorn (HW – Hinterwurzel) sowie der Lokalisation präganglionärer sympathischer Neurone in der Zona intermedia des Rückenmarks (links). Rechts sind Motoneurone des Vorderhorns (VH) symbolisiert. IML – Ncl. intermediolateralis, IC – Ncl. intercalatus, CA – Ncl. autonomicus centralis. Strichliert ist der Bereich der Interneurone, die sowohl präganglionäre autonome als auch somatische Motoneurone koordinieren sowie Afferenzen aus dem Hinterhorn (weiße geschwungene Pfeile) integrieren und an die efferenten Neurone weiterleiten. FDL – Fasciculus dorsolateralis, über den prämotorische autonome Bahnen aus dem Hirnstamm zu den präganglionären Neuronen und Interneuronen herantreten.

anderem als Lungendehnungssensoren fungieren dürften (Adriaensen et al. 2006; Nonomura et al. 2017). Im gesamten Verdauungstrakt bilden afferente Vagusfasern dichte laminäre Verzweigungskörbe um und in myenterischen Ganglien, die sogenannten *Intraganglionären Laminären Endigungen (IGLEs)*. Sie stellen niederschwellige Mechanosensoren dar, die sowohl auf Dehnung als auch Kontraktion des Organs reagieren (Phillips und Powley 2000; Zagorodnyuk und Brookes 2000). Ihre strukturelle synaptische Verquickung mit den Ganglienzellen und ihre neurochemische Ausstattung deuten jedoch auf komplexere Wechselwirkungen mit den Ganglien hin (Hübsch et al. 2013; Neuhuber et al. 2006). In der glatten Muskulatur des Fundus und der Sphinkteren trifft man auf sogenannte *intramuscular arrays (IMAs)*, parallel zu den Muskelfasern verlaufende, dünnkalibrige, vielfach verzweigte afferente Vagusfasern. Sie sind keineswegs »freie Nervenendigungen«, sondern stehen in engem Kontakt zu interstitiellen Zellen von Cajal (Phillips und Powley 2000). Afferente Vagusneurone bilden in der Magen- und Dünndarmschleimhaut komplexe Endigungsstrukturen aus (Powley et al. 2011). Mit seinen Afferenzen reicht der N. vagus sogar bis zu Organen des kleinen Beckens (Collins et al. 1999). Vagale afferente Neurone unterscheiden sich von thorakolumbalen Afferenzen aus demselben Organ auch durch die Größe ihrer Zellkörper und den Gehalt an verschiedenen Transmittern, Peptiden, Rezeptoren und anderen Substanzen (Dütsch et al. 1998; Tan et al. 2008, 2009).

Neben diesen eigentlichen Viszeroafferenzen führen Vagus und Glossopharyngeus Geschmacksafferenzen sowie Afferenzen aus dem somatisch-viszeralen Übergangsbereich (weicher Gaumen, Pharynx, äußerer Gehörgang).

Vagale und glossopharyngeale Afferenzen werden nach ihrem Eintritt in den Hirnstamm über den *Tractus solitarius* auf die verschiedenen Unterkerne des *Nucleus tractus solitarii (NTS)* verteilt, wobei eine Somatotopik augenfällig ist. Respiratorische Afferenzen belegen den ventrolateralen, kardiovaskuläre den dorsolateralen und gastrointestinale den medialen Kernbereich (▶ Abb. 1.2). Im Solitariuskern werden die Afferenzen von einem komplexen interneuronalen Netzwerk verarbeitet und an vagale efferente Neurone des dorsalen Vaguskerns (für den Gastrointestinaltrakt), und des Nucleus ambiguus (für Pharynx, Larynx, Ösophagus, Herz und Tracheobronchialbaum) sowie an die Atem- und Kreislaufzentren der ventrolateralen Medulla oblongata weitergegeben. Der NTS ist aber auch die Vermittlungszentrale für die Weiterleitung viszeraler Signale an »höhere« Steuer- und Koordinationszentren, wie z. B. die Parabrachialkerne, das periaquäduktale Grau, den Hypothalamus und das limbische System.

Die vagalen Afferenzen aus dem somatisch-viszeralen Übergangsbereich projizieren, neben dem NTS, zum spinalen Trigeminuskern und zum Nucleus paratrigeminalis (Altschuler et al. 1989).

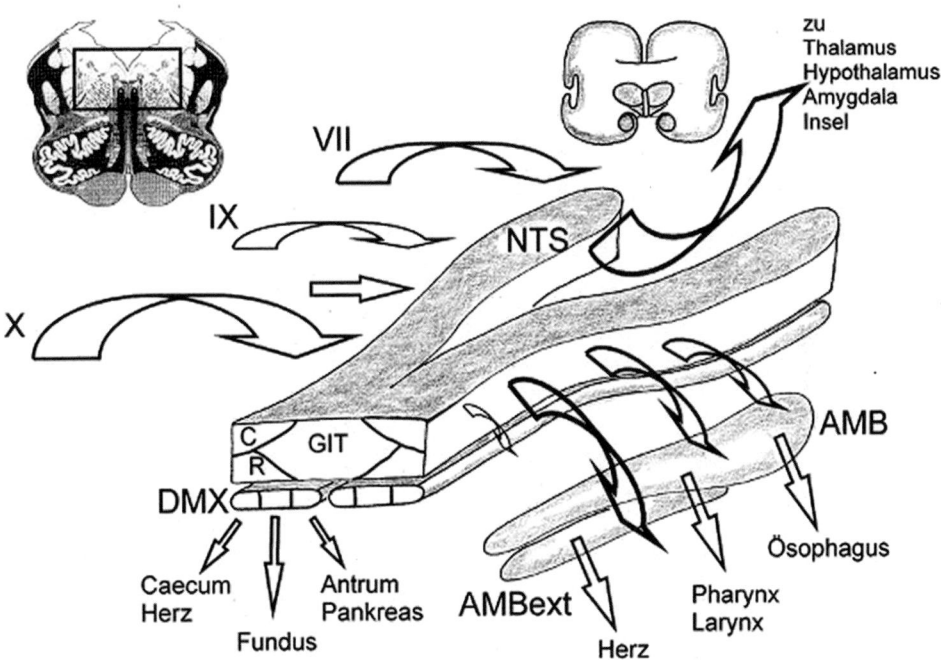

Abb. 1.2: Schematische Darstellung der Vaguskerne des Hirnstamms. Der Rechteckrahmen im Hirnstammquerschnitt links oben grenzt das Areal ein, in dem sich der Ncl. tractus solitarii (NTS), der dorsale Vaguskern (DMX) und der Ncl. ambiguus (AMB) befinden. Im Zentrum der Abbildung ist der NTS als nach rostral offenes »Y« mit dem darunter liegenden DMX dargestellt. Der gerade Pfeil links markiert die Höhe der Querschnittsebene in der Orientierungsskizze links oben. Die geschwungenen Pfeile von links symbolisieren den rostrokaudal angeordneten afferenten Einstrom über den VII. (Chorda tympani, gustatorisch), IX. (N. glossopharyngeus, gustatorisch und sensibel) und X. Hirnnerven (N. vagus, viszerosensibel). An der Querschnittsfläche des NTS sind die Endigungsareale der gastrointestinalen (GIT), kardiovaskulären (C) und respiratorischen (R) Afferenzen abgegrenzt. Die geschwungenen Pfeile rechts symbolisieren den Ausstrom aus dem NTS zum AMB (Motoneurone zur quergestreiften Ösophagus-, Pharynx- und Larynxmuskulatur; kardioinhibitorische Neurone in der externen Formation des AMB) und zum DMX. Die präganglionären Neurone des DMX sind in Längssäulen angeordnet, die verschiedene innere Organe versorgen. Suprabulbäre Projektionen aus dem NTS erreichen vor allem Thalamus, Hypothalamus, Amygdala und, über ein thalamisches Relais, die Inselrinde (nach Powley et al. 1992).

1.1.2 Sympathikus

Präganglionäre Neurone

Die *präganglionären Neurone* des Sympathikus (SPN) liegen, periodisch rostrokaudal gruppiert, in der Zona intermedia der Rückenmarksegmente C 8–L 3, weshalb man auch vom *thorakolumbalen System* spricht (▶ Abb. 2.2). Dabei finden sich die meisten dieser Zellkörper im klassischen *Ncl. intermediolateralis (IML)* des Seitenhorns, zum Teil auch in der weißen Substanz des Seitenstrangs, während andere medial davon im *Ncl. intercalatus (IC)* sowie nahe dem Zentralkanal im *Ncl. autonomicus centralis* liegen (▶ Abb. 1.1). Die mediolaterale Position korreliert in hohem Maße mit dem Zielgebiet der nachgeschalteten postganglionären Neurone: lateral gelegene SPN kontrollieren Extremitäten und Leibeswand, während weiter medial gelegene, insbesondere jene um den Zentralkanal die Innervation von Eingeweiden besorgen. Die Axone aller SPN, in der Regel myelinisiert, ziehen durch die Vorderwurzeln in die Spinalnerven, von denen sie über die *Rami communicantes albi* in die Ganglien des sympathischen Grenzstrangs übertreten (Gibbins 2012).

Die Zuordnung der SPN folgt einem groben segmentalen Prinzip. Präganglionäre Neurone der Segmente C 8–T 2 projizieren hauptsächlich zum Ggl. cervicale superius, von dem die postganglionäre Innervation von Kopf und Hals, somit auch des M. dilatator pupillae ausgeht, daher der Name *Centrum ciliospinale* für diese Segmente. Allerdings zeigen tierexperimentelle Befunde, dass SPN in der gesamten oberen Hälfte des Thorakalmarks (bis T 5/6) zum obersten Halsganglion projizieren; der präganglionäre Einfluss auf das Ggl. stellatum erstreckt sich bis T 9 (Pyner und Coote 1994). SPN der Segmente T 1–7 sind für die Innervation der Thoraxorgane, jene in T 5–L 1 für die Bauchorgane und schließlich jene in T 12–L 3 für die Innervation der Beckenorgane bestimmt. Für die Extremitäten gilt Ähnliches: T 1–5 für die obere, T 12–L 3 für die untere Extremität. Allerdings überlappen diese Territorien nicht unbeträchtlich. Das Nebennierenmark wird aus präganglionären Neuronen der Segmente T 6–11 versorgt, deren Axone es über den N. splanchnicus major erreichen.

Als *Transmitter* verwenden präganglionäre sympathische Neurone *Acetylcholin*, das auf nikotinische Rezeptoren der postganglionären Neurone wirkt, zum Teil auch *Stickoxyd (NO)*.

Postganglionäre Neurone

Die *postganglionären Neurone* des Sympathikus (SPoN) liegen in den *paravertebralen Ganglien* des sympathischen Grenzstrangs, *den prävertebralen Ganglien* vor der Bauchaorta und den *Beckenganglien*. Sie sind multipolar, von Satellitenzellen umgeben und eingebettet in das endoneurale Bindegewebe des Ganglions. Neben diesen *Hauptzellen* gibt es die in Gruppen liegenden sogenannten *small intensely fluorescent cells* (SIF-Zellen), deren Funktion unklar ist.

Die Ganglienkette des *Truncus sympathicus* zeigt eine segmentale Organisation, die allerdings nicht exakt mit der des Rückenmarks korreliert (Groen 1986). Mit 2–3 *Halsganglien*, Ggl. cervicale superius, medium (variabel) und inferius, 10–13 *Brustganglien*, typischerweise vor den Rippenköpfchen gelegen, 4 *Lendenganglien*, 4–5 *Sakralganglien*, medial der Foramina sacralia pelvina gelegen, und schließlich dem Ganglion impar vor der Spitze des Os sacrum erstreckt sich der Grenzstrang von knapp unterhalb der Schädelbasis durch den gesamten Hals und Rumpf, übertrifft also an Ausdehnung das präganglionäre Ursprungsgebiet im Rückenmark (▶ Abb. 2.2). Das größte Ganglion, *Ggl. cervicale superius*, ist spindelförmig und 2–3 cm lang; es enthält beim Menschen etwa eine Millionen Nervenzellen. Die thorakalen und lumbalen Ganglien enthalten je etwa 100.000 Neurone, die sakralen Ganglien sind wesentlich kleiner (Gibbins 2012). Das untere Halsganglion verschmilzt mit dem obersten Brustganglion zum *Ggl. stellatum* (cervicothoracicum), wobei es zur individuell variablen Ausbildung von Nervenschlingen um die A. subclavia kommt (Ansa subclavia; ▶ Abb. 1.3 und ▶ Abb. 1.4). In diesem Bereich liegt meist auch ein kleineres Ggl. vertebrale, aus dem der *N. vertebralis*, neben der gleichnamigen Arterie verlaufend, als R. communicans zu den Spinalnerven C 6 und 7 zieht, mit Ästen zur Arterie, den Wirbelgelenken und zur Dura (Tubbs et al. 2007). Die Axone der SPoN, in der Regel unmyelinisiert, verlassen die Grenzstrangganglien über die *Rami communicantes grisei* in Richtung Spinalnerven und untere Hirnnerven oder schließen sich größeren benachbarten Blutgefäßen, wie der A. carotis externa und interna *(N. oder Plexus caroticus externus bzw. internus)* oder der V. jugularis interna an (▶ Abb. 1.3). Rr. communicantes grisei findet man entlang des gesamten Grenzstrangs, während Rr. communicantes albi auf die Segmente der SPN beschränkt sind, d. h. C 8/Th 1–L 3. Die Rr. communicantes des Brustgrenzstrangs sind unter der Pleura leicht von den Ganglien zu den Interkostalnerven zu verfolgen (▶ Abb. 1.4). Die Rr. communicantes grisei des Halsgrenzstrangs ziehen zwischen den prävertebralen Muskeln und den Scaleni zu den darunter liegenden Nervenstämmen des Plexus brachialis und cervicalis, jene des Lumbalgrenzstranges verlaufen unter den Ursprungsarkaden des M. psoas major zum Plexus lumbalis und die des Sakralgrenzstrangs nach lateral zu den sakralen Spinalnerven. Jeder periphere Nerv erhält so postganglionäre sympathische Axone. Diese Fasern stammen nicht nur aus dem Grenzstrangganglion der gleichen Höhe, sondern auch aus dem kranial und aus bis zu zwei kaudal davon gelegenen (Baron et al. 1995). Der Tr. sympathicus fungiert somit als *Verteiler* des sympathischen Einflusses auf den gesamten Körper.

Nicht selten gelangen postganglionäre sympathische Axone aus dem zweiten Interkostalnerv zum ersten thorakalen Spinalnerven und von dort in den Plexus brachialis; diese Verbindung wird als *Kuntz-Nerv* bezeichnet und kann zum Misserfolg einer Hyperhidrose-Behandlung durch Sympathektomie führen (Ramsaroop et al. 2001) (▶ Abb. 1.4).

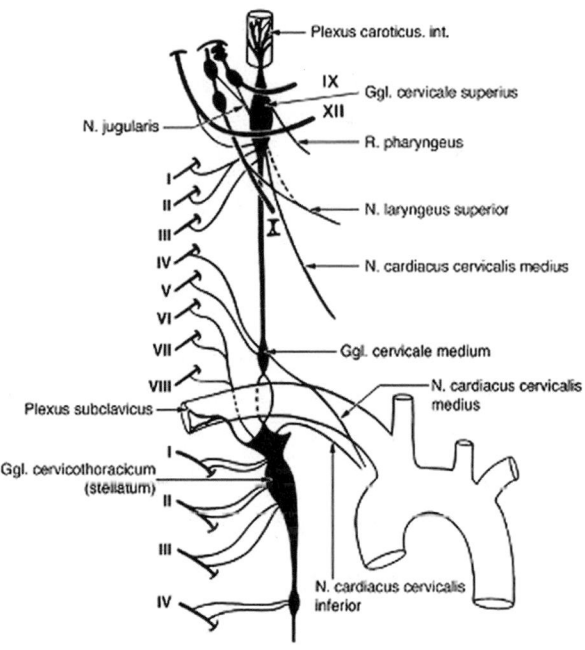

Abb. 1.3:
Schematische Darstellung des Hals- und oberen Brustgrenzstranges. Aus den drei Ganglien, Ggl. cervicale superius, medium und cervicothoracicum, das aus der Verschmelzung von Ggl. cervicale inferius und thoracale primum entstanden ist, entspringen die Nn. cardiaci cervicales superior, medius und inferior. Rr. communicantes verbinden die Grenzstrangganglien mit Spinal- und Hirnnerven (mit römischen Ziffern bezeichnet) (nach Ferner 1975. *Abdruck mit freundlicher Genehmigung des Verlags*).

Äste zu den Thoraxorganen, Nervi splanchnici und prävertebrale Plexus

Das Herz, die großen Gefäße, der Tracheobronchialbaum und die Lunge werden von Ästen des Grenzstrangs versorgt, die bereits am Hals als *Nn. cardiaci superiores, medii* und *inferiores,* und im Thorax als *Nn. cardiaci thoracici* und *Rr. pulmonales* abzweigen (▶ Abb. 1.3). Auch der Ösophagus wird von feinen Ästen des Grenzstrangs erreicht. Die *Nn. splanchnici* ziehen vom thorakalen, lumbalen und sakralen Grenzstrang nach mediokaudal zu den prävertebralen bzw. Beckenganglien. Der *N. splanchnicus (thoracicus) major* zweigt vom 5.–9. Ganglion des Brustgrenzstrangs ab, gefolgt vom *N. splanchnicus minor* aus dem 10. und 11. Ganglion und bisweilen von einem *N. splanchnicus imus* aus dem 12. Ganglion (▶ Abb. 1.4). Die Nn. splanchnici thoracici durchsetzen, oft getrennt vom Grenzstrang, das Diaphragma und strahlen in den Komplex des prävertebralen *Ganglion coeliacum-mesentericum superius* ein (▶ Abb. 1.5). Die *Nn. splanchnici lumbales* ziehen von den lumbalen Grenzstrangganglien in den der Aorta ventral aufliegenden *Plexus aorticus abdominalis* und zum *Ggl. mesentericum inferius* sowie in den kaudal anschließenden *Pl. hypogastricus superior,* der sich, über das Promontorium ziehend, in die beiden *Nn. hypogastrici* aufspaltet (▶ Abb. 1.6). Die *Nn. splanchnici sacrales* (nicht zu verwechseln mit den parasympathischen Nn. splanchnici *pelvici*) schließlich ziehen von den sakralen Grenzstrangganglien zum *Pl. hypogastricus inferior (Ggll. pelvica,* ▶ Abb. 1.6). Charakteristisch für die Nn. splanchnici ist, dass sie, neben viszeroafferenten, größtenteils präganglionäre Axone führen, die in den prävertebralen und Beckenganglien umgeschaltet werden (Gibbins 2012).

Die *prävertebralen (präaortalen) Gangliengeflechte* liegen der Aorta abdominalis ventral auf und enthalten Ganglienmassen um ihre großen Abgänge: *Ggl. coeliacum* mit etwa zwei Millionen Neuronen, *Ggl. mesen-*

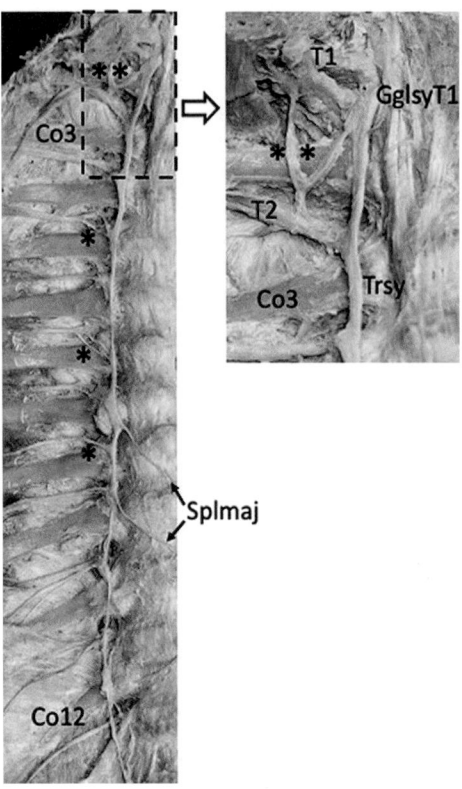

Abb. 1.4: Übersicht über den Brustgrenzstrang und seine Verbindungen an einem anatomischen Präparat. Sternchen markieren Rami communicantes zu den Interkostalnerven, das Sternchenpaar flankiert den Kuntz-Nerv (rechts in der vergrößerten Ansicht). Beachte die unterschiedlich großen Grenzstrangganglien. Co3, Co12 – dritte bzw. zwölfte Rippe; GglsyT 1 – erstes thorakales Grenzstrangganglion; dort wurde der Grenzstang bei der Präparation durchtrennt; Splmaj – Wurzeln des N. splanchnicus major; Trsy – Truncus sympathicus; T 1, T 2 – erster bzw. zweiter thorakaler Spinalnerv. Präparat erstellt von Soheil Arinrad und Maximilian Schmalfuß im Institut für Anatomie, Erlangen im Rahmen der Lehrveranstaltung »Angewandte Anatomie (EMPTY-Kurs)«. Foto: Philip Eichhorn.

tericum superius und *inferius* sowie beidseits je ein *Ggl. renale* und *testiculare* bzw. *ovaricum* (▶ Abb. 1.5). Aus diesen Ganglien gehen Äste hervor, die die postganglionären Axone enthalten und sich als Plexus den gleichnamigen Arterienästen zu den einzelnen Organen anschließen. Diese präaortalen Geflechte bündeln sich vor der Aortenbifurkation zum *Plexus hypogastricus superior*, der über das Promontorium ins kleine Becken zieht und sich in die beiden *Nn. hypogastrici* aufspaltet (▶ Abb. 1.6). Dies ist der *Hauptweg* für die präganglionäre *sympathische* sowie *thorakolumbal-afferente Versorgung der Beckenorgane*. Nicht unerwähnt soll bleiben, dass sich der *Truncus vagalis posterior* über seinen *R. coeliacus* mit dem Ggl. coeliacum verbindet, sodass sich in den prävertebralen Plexus auch präganglionäre parasympathische und afferente Axone des N. vagus finden (▶ Abb. 1.5) (Wang und Powley 2007).

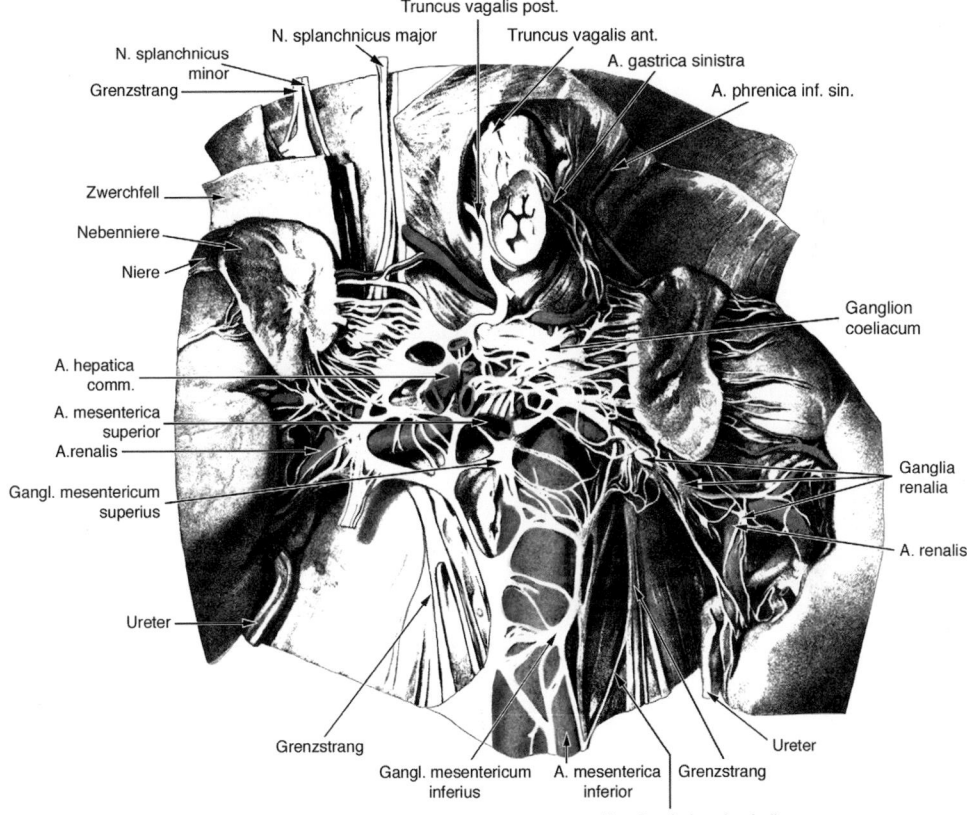

Abb. 1.5: Überblick über die prävertebralen Ganglien. Ein dichtes Nervengeflecht mit eingelagerten Ganglien umgibt die Aorta abdominalis und ihre großen Abgänge, Tr. coeliacus (repräsentiert durch A. hepatica communis und A. gastrica sinistra), A. mesenterica superior, A. mesenterica inferior und die Aa. renales. Von kranial durchsetzen die Nn. splanchnici major et minor sowie der Truncus vagalis posterior das Diaphragma und strahlen in den Komplex des Ggl. coeliacum ein. Kaudal des Diaphragmas zweigt vom lumbalen Grenzstrang ein N. splanchnicus lumbalis zum prävertebralen Geflecht ab (nach Ferner 1975. *Abdruck mit freundlicher Genehmigung des Verlags*).

1 Anatomie des autonomen Nervensystems

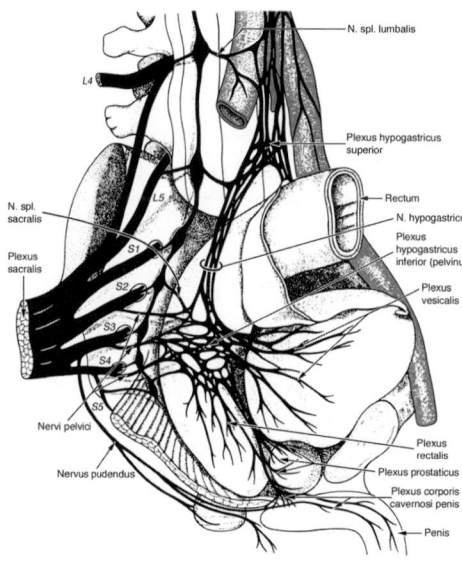

Abb. 1.6: Der kaudale lumbale und sakrale Grenzstrang in einer Ansicht von rechts nach Wegnahme der rechten Wandstrukturen und Gefäße des männlichen kleinen Beckens. Der Grenzstrang steht über Rr. communicantes nach lateral mit Spinalnerven (L 4–S 5 in dieser Darstellung), nach medial über Nn. splanchnici lumbales und sacrales mit dem prävertebralen Geflecht, das sich in den Pl. hypogastricus superior fortsetzt, bzw. dem Pl. hypogastricus inferior (pelvinus) in Verbindung. Die Nn. splanchnici pelvici führen präganglionäre parasympathische Axone aus den Spinalnerven S 2–S 4, der N. hypogastricus sympathische präganglionäre Axone aus den unteren Thorakal- und oberen Lumbalsegmenten zu. Die aus dem Pl. hypogastricus inferior entspringenden Geflechte zu den einzelnen Beckenorganen führen größtenteils postganglionäre parasympathische und sympathische Axone. Beachte den aus dem Pl. prostaticus hervorgehenden Pl. corporis cavernosi penis (Nn. cavernosi), der, seitlich der Prostata gelegen, den Beckenboden durchsetzt und zu den Schwellkörpern zieht. (nach Ferner 1975. *Abdruck mit freundlicher Genehmigung des Verlags*).

Die sympathischen Neurone der prävertebralen Ganglien sind mehr als nur prä-postganglionäre Relais, da sie außer den Synapsen der SPN auch solche von intestinofugalen Neuronen erhalten, also Information aus dem enterischen Nervensystem sowie Kollateralen von spinalen viszeralen Primärafferenzen aus den Bauch- und Beckenorganen (Jänig 2006).

Sympathische postganglionäre Neurone verwenden *Noradrenalin* als Haupttransmitter; vasokonstriktorische Neurone verwenden den Co-Transmitter NPY. Sudomotorische Neurone sind aufgrund besonderer Entwicklungsvorgänge *cholinerg* (Schütz et al. 2008).

Als Zielstrukturen der postganglionären sympathischen Neuronen sind glatte Muskulatur von Blutgefäßen und Hohlorganen, das Erregungsbildungs- und -leitungssystem des Herzens sowie dessen Arbeitsmyokard, die Mm arrectores pilorum sowie Drüsen seit langem etabliert (▶ Abb. 2.2). In neuerer Zeit wurden der juxtaglomeruläre Apparat der Niere, das braune und auch das weiße Fettgewebe, die lymphatischen Organe und das rote Knochenmark in diese Liste aufgenommen (Huesing et al. 2020; Katayama et al. 2006; Weihe et al. 1991).

1.1.3 Parasympathikus

Langley (1921) stellte ursprünglich den beiden *spinalen autonomen Systemen* (thorakolumbal bzw. sakral) ein *kraniales autonomes System* gegenüber, bei dem er noch zwischen tektal (mit dem III. Hirnnerven assoziiert) und bulbär (mit den Hirnnerven VII, IX und X assoziiert) unterschied. Da er fand, dass sich das kraniale und das sakrale System durch seine auf den Kopf sowie Brust- und Bauchorgane bzw. auf die Beckenorgane beschränkte Ausdehnung anatomisch ähnlich verhielten und auch ihre Wirkungen auf die Organfunktionen ähnlich waren, grenzte er beide unter dem Begriff *Parasympathikus* gegen den ubiquitären thorakolumbalen Sympathikus ab, der sich auch funktionell oft entgegengesetzt verhielt. Hinsichtlich der *Transmitter* erscheint der Parasympathikus homogener als der Sympathikus. Sowohl prä- als auch postganglionäre Neurone verwenden als hauptsächlichen Transmitter *Acetylcholin*, viele postganglionäre Neurone zusätzlich *NO*.

Kranialer Parasympathikus

N. oculomotorius: Die Ursprungsneurone des parasympathischen Anteils des dritten Hirnnerven sitzen in einem kleinen Abschnitt des *Edinger-Westphal-Kerns (pars preganglionica),* dorsomedial des motorischen Hauptkerns (Horn et al. 2008). Das Ziel dieser präganglionären Axone ist das *Ggl. ciliare* in der Orbita, lateral dem N. opticus anliegend. Von diesem gehen die *Nn. ciliares breves* aus, die am hinteren Bulbuspol die Sklera durchsetzen und in die Choroidea eintreten. Die postganglionären Axone der Nn. ciliares breves innervieren die glatten inneren Augenmuskeln, den M. sphincter pupillae und den M. ciliaris, aber auch die lokalen Neurone der Choroidea (Neuhuber und Schrödl 2011).

N. facialis-intermedius und N. glossopharyngeus: Die präganglionären *salivatorischen Neurone* liegen im Tegmentum um den motorischen Fazialiskern bis zum rostralen Pol des Solitariuskerns verstreut. Dabei liegen Neurone, die über den N. intermedius zu den Ggll. pterygopalatinum und submandibulare projizieren, im rostralen Bereich (»*Ncl. salivatorius superior*«) vermischt mit jenen, die über den N. glossopharyngeus zum Ggl oticum projizieren; im kaudalen Bereich (»*Ncl. salivatorius inferior*«) dominieren Neurone, die über den N. glossopharyngeus den Hirnstamm verlassen. Ventral gelegene salivatorische Neurone dienen eher für die Innervation der Tränendruse und von Arterien des Carotisstromgebiets (einschließlich der A. ophthalmica), während dorsal gelegene für die Innervation von Speicheldrüsen und Arterien des Vertebralis-Stromgebiets zuständig sind (Blessing und Benarroch 2012). Die Umschaltung der präganglionären auf die postganglionären Neurone erfolgt nicht nur in den größeren parasympathischen Kopfganglien *(Ggll. pterygopalatinum, submandibulare und oticum),* sondern auch in *Mikroganglien* des N. lingualis, in der Zunge und im Bereich des Sinus cavernosus (Hardebo et al. 1991).

N. vagus: Das präganglionär-efferente Innervationsgebiet des N. vagus erstreckt sich von Hals- über Thoraxorgane im Bauchraum bis über die linke Kolonflexur hinaus, wo es breit mit dem des sakralen Parasympathikus überlappt (► Abb. 1.7). Neben seinem präganglionär-parasympatischen Anteil enthält er branchiomotorische Fasern aus dem Nucleus ambiguus zur Innervation von quergestreifter Larynx-, Pharynx- und Ösophagusmuskulatur.

Die *präganglionären* parasympathisch efferenten *Neuronen* des N. vagus liegen im dorsalen Vaguskern, *Ncl. dorsalis nervi vagi (DMX);* präganglionäre Neurone für die Innervation von Herz und Bronchien liegen vor allem auch in der ventralen »externen« Formation des Ncl. ambiguus (► Abb. 1.2). In diesem locker strukturierten ventralen Anteil des Ncl. ambiguus vermischen sich branchiomotorische und präganglionäre Neurone mit Neuronen der ventralen respiratorischen Gruppe des Atemzentrums (Schwarzacher et al. 2011).

Die efferenten Neurone des DMX sind viszerotopisch geordnet. Neurone, die zu Corpus und Antrum des Magens, zum Pankreas und zur Leber projizieren, liegen medial von Neuronen für den Fundus, und diese wiederum medial von Neuronen für Caecum und Herz in longitudinalen Säulen (► Abb. 1.2). Auch der NTS weist sowohl eine longitudinale als auch mediolaterale (► Kap. 1.1.1) Gliederung auf. Rostral endigen die gustatorischen Afferenzen des VII. Hirnnerven, also von den vorderen zwei Zungendritteln und dem Gaumen, kaudal daran anschließend jene des IX. Hirnnerven vom hinteren Zungendrittel und schließlich die Afferenzen des N. vagus, die die NTS-Abschnitte vom Niveau des Obex nach kaudal dominieren (► Abb. 1.2). Diese »Überkreuz«-Überlappung von Afferenzen und Efferenzen soll der Koordination von Reflexen über die Organgrenzen hinweg dienen (Powley et al. 1992).

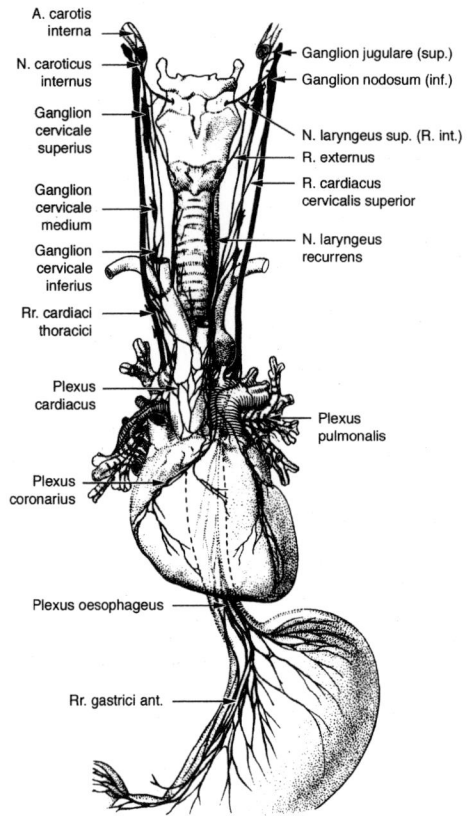

Abb. 1.7: Verlauf und Äste des N. vagus von der Schädelbasis bis zum Magen und seine topografische Beziehung zum Halsgrenzstrang. Die Rr. cardiaci n. vagi strahlen in den Pl. cardiacus ein und vermischen sich dort, ebenso wie im Pl. pulmonalis, mit Ästen des Sympathikus. Beachte auch Rr. communicantes zwischen dem sympathischen Ggl. cervicale superius und dem Vagus im Bereich der Ggll. nodosum und jugulare. Der Pl. oesophageus tritt mit der Speiseröhre durch den Hiatus oesophageus in den Bauchraum über und verzweigt sich an der Vorder- und Hinterfläche des Magens. (Nach Ferner 1975. Abdruck mit freundlicher Genehmigung des Verlags.)

Als *postganglionäre Neurone* fungieren Ganglienzellen in Larynx und Pharynx, vor allem aber Neurone der intramuralen Ganglienplexus des Tracheobronchialbaums, des Herzens und des Verdauungstrakts einschließlich Pankreas und Gallenblase (Furness 2006a). Auch ein Teil der Neuronen des sympathischen Ganglion coeliacum wird von Axonen aus dem dorsalen Vaguskern kontaktiert, deren Bedeutung noch unklar ist (Berthoud und Powley 1993). Ob dies dem Vagus einen direkten Zugang zur Milz ermöglicht, ist umstritten (Bratton et al. 2012; Kressel et al. 2020). Die Leber wird zwar afferent, jedoch kaum efferent vagal innerviert; die meisten efferenten Axone des R. hepaticus n. vagi ziehen zum Dünndarm (Berthoud und Neuhuber 2019). Von den lymphatischen Organen, die alle sympathisch innerviert werden, dürfte der Thymus vagal afferent, jedoch nicht efferent innerviert sein. Das lymphatische Gewebe des Verdauungs- und Respirationstrakts wird möglicherweise über die intramuralen Ganglienplexus auch vom Vagus beeinflusst. Nieren und Nebennieren sowie Milz und Lymphknoten werden weder efferent noch afferent durch den N. vagus innerviert (Cano et al. 2001, 2004). Auch neuere Berichte über eine vagale Innervation des Fettgewebes konnten nicht bestätigt werden (Berthoud et al. 2006).

Sakraler Parasympathikus

Die *präganglionären Neuronen* des sakralen Parasympathikus liegen im Ncl. intermediolateralis der Rückenmarksegmente S 2–4. Getrennte Neuronenpopulationen steuern die Harnblase bzw. das Rektum. Die präganglionären Axone verlaufen über die Vorderwurzeln in die entsprechenden Spinalnerven, von denen sie im kleinen Becken als *Nn. splanchnici pelvici (Nn. erigentes)* abzweigen, bevor jene den Plexus sacralis bilden (▶ Abb. 1.6; Jänig 2006; Gibbins 2012).

Die Nn. splanchnici pelvici treten dann in den *Plexus hypogastricus inferior* ein, wo die nikotinisch-cholinerge Umschaltung auf cholinerge und nitrerge *postganglionäre Neurone* stattfindet (▶ Abb. 1.6). Der Pl. hypogastricus inferior ist ein flächiges Gangliennetz mit größeren und kleineren Ganglien *(Beckenganglien, Ganglia pelvica),* das unmittelbar lateral von Rektum, Blase und den inneren Genitalorganen ins Beckenbindegewebe eingelagert ist (Baader und Herrmann 2003). Vom Rektum ist es durch die Fascia rectalis, die wiederum das Mesorektum umschließt, getrennt, was für die Schonung des Gangliengeflechts bei der totalen mesorektalen Exzision von Bedeutung ist. Ein besonders dichter Anteil des Geflechts umgibt die Spitze der Samenblasen. Bei der Frau liegt der Pl. hypogastricus inferior in der Plica sacrouterina und zu beiden Seiten der Zervix *(Frankenhäuser'sches Ganglion).* Von den postganglionären Neuronen der Beckenganglien verlaufen dünne Axonbündel zu den Beckenorganen sowie entlang der Prostatakapsel durchs Diaphragma urogenitale zu den Schwellkörpern des äußeren Genitale *(Pl. corporis cavernosi;* ▶ Abb. 1.6). Schonung dieser Nerven ist Ziel der nervenerhaltenden Techniken der totalen Prostatektomie zur Sicherung der erektilen Potenz.

Der Pl. hypogastricus inferior erhält über die Nn. hypogastrici auch *präganglionäre sympathische* Axone aus den oberen Lumbalsegmenten und die Beckenganglien enthalten sowohl parasympathische cholinerge als auch sympathische adrenerge postganglionäre Neurone, sind also parasympathisch-sympathisch *gemischt.* Ein weiterer sympathischer Zustrom gelangt über die *Nn. splanchnci sacrales* aus dem sakralen Grenzstrang in den Pl. hypogastricus inferior; es handelt sich dabei vorwiegend um postganglionäre Axone (▶ Abb. 1.6) (Gibbins 2012; Jänig 2006).

1.1.4 Enterisches Nervensystem

Das *Enterische Nervensystem (ENS)* oder Darmnervensystem besteht aus *Gangliengeflechten* zwischen den einzelnen Wandschichten des Verdauungstrakts und erstreckt sich vom Beginn des Ösophagus bis zum analen Sphinkterapparat. Auch die Gangliengeflechte von Pankreas und Gallenblase werden aufgrund ihrer Entwicklung und der engen Verbindungen mit dem ENS demselben zugerechnet (Furness 2006a). Der Grundbauplan zeigt Gangliengeflechte zwischen der äußeren und inneren Schicht der Tunica muscularis, *Plexus myentericus* (Auerbach), sowie in der Submucosa, *Plexus submucosus;* dieser lässt sich bei größeren Säugerspezies in einen *Pl. submucosus externus* (Schabadasch) und *Pl. submucosus internus* (Meissner) gliedern (▶ Abb. 1.8) (Brehmer et al. 2010). Von diesen ganglionären Primärgeflechten gehen aganglionäre sekundäre und tertiäre Nervengeflechte in den beiden Muskelschichten sowie in der Mukosa (dort mit vereinzelten Nervenzellen) aus. Die einzelnen Plexus sind durch die Wandschichten hindurch über Nervenfaserbündel verbunden. Dieser typische Bau des ENS findet sich im Dünn- und Dickdarm, jedoch nicht in allen Abschnitten des Verdauungstrakts. So fehlen etwa Ganglien im Pl. submucosus des Ösophagus und Magens weitgehend oder sind relativ klein (Anetsberger et al. 2018 Furness 2006a). Die Dichte des Netzes und die Größe der Ganglien variieren zwischen den einzelnen Organen und zwischen den einzelnen Plexus innerhalb eines Organs beträchtlich. Im Dünndarm ist der Plexus myentericus am dichtesten gewebt und besitzt auch die größten Ganglien. Generell sind die submukösen Ganglien kleiner als die myenterischen.

Funktionell ist das ENS in der Erfüllung seiner Aufgaben, der Peristaltikregulation, Steuerung von Resorption, Sekretion und immunologischer Funktionen sowie in der Interaktion mit dem Mikrobiom weitgehend unabhängig vom ZNS. Dies liegt daran, dass es sowohl motorische als auch eigene sensorische (intrinsische primäraffarente Neurone, IPANs) und Interneurone beherbergt, die es zum Aufbau lokaler Reflexe befähigen (Furness 2006a).

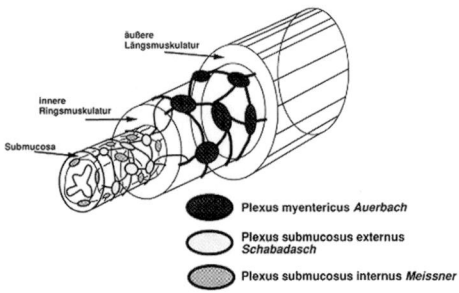

Abb. 1.8: Schema der Anordnung der ganglionären Plexus des enterischen Nervensystems. Beachte die Verbindung der Geflechte untereinander durch die Schichten der Darmwand hindurch (Neuhuber 1996 © 1996 Schattauer/Thieme Group).

Enterische Ganglien ähneln in ihrer engen Verquickung von Neuronen und Glia, eingehüllt von einer Basalmembran, ohne intraganglionäres Bindegewebe, eher dem Gehirn als peripheren autonomen Ganglien. *Enterische Neurone* zeigen eine bemerkenswerte morphologische und neurochemische Vielfalt, und die ursprünglich drei *Dogiel-Typen* erfuhren eine weitere Differenzierung auf bis zu sieben. Dazu kommt, dass die Zahl der Neuronen, etliche hundert Millionen, und die Vielfalt der synaptischen Verbindungen riesig sind, das Repertoire an Transmittern dem des ZNS in nichts nachsteht und *enterische Gliazellen* mehr Ähnlichkeiten mit Astrozyten als mit Schwann'schen oder Satelliten-Zellen des PNS haben. Neben *Acetylcholin* als *exzitatorischem Haupttransmitter* wirken ebenso Substanz P und wohl auch Glutamat. Der *inhibitorische Haupttransmitter* ist NO, das mit vasoaktivem intestinalem Polypetid (VIP) und vermutlich auch anderen Peptiden sowie GABA zusammenwirkt. Neueren Befunden zufolge gibt es auch katecholaminerge enterische Neurone, die Dopamin als Transmitter verwenden dürften (Anlauf et al. 2003). Der Vergleich mit dem ZNS schuf die Metapher des »Gehirns im Bauch« (*brain of the gut*; Wood 1987). Es gibt sogar Hinweise auf eine »Lernfähigkeit« des Darmnervensystems im Sinne einer Konditionierung (Schemann et al. 2020). Nichtsdestoweniger wird das Geschehen im ENS über seine reziproken extrinsischen Verbindungen (▶ Extrinsische Verbindungen des ENS) mit dem ZNS in die Homöostaseregulation des gesamten Organismus eingebunden, was mit dem Begriff der »Darm-Gehirn-Achse« (gut-brain axis) verdeutlicht wird.

Aufbauend auf ausgedehnten Studien am Meerschweinchen und Schwein und durch Anwendung exakter morphologisch-immunhistochemischer Techniken, konnten in den letzten Jahren auch beim Menschen, insbesondere im Plexus myentericus, verschiedene *Neuronentypen* charakterisiert werden, wie etwa die IPANs. Sie entsprechen den Dogiel Typ II-Neuronen, die sich morphologisch durch ihren großen, glattbegrenzten Zellkörper und ihre größtenteils zirkulär, z. T. bis in die Mukosa verlaufenden Axone auszeichnen. Beim Menschen sind sie durch den Gehalt von Somatostatin und Calretinin (einem speziellen Calcium-bindenden Protein) gekennzeichnet (Brehmer et al. 2004). Aber auch enterische Motoneurone und Interneurone lassen sich morphologisch-neurochemisch relativ gut charakterisieren. Die klassischen Dogiel Typ I-Neuronen, multidendritisch und uniaxonal, lassen sich aufgrund ihrer Dendritenmorphologie, Axonverläufe und Neurochemie in »stubby« und »spiny« trennen: erstere aszendierend cholinerg und Enkephalin-positiv, letztere deszendierend und nitrerg. Somit könnten stubby Typ I-Neurone aszendierenden exzitatorischen Motor- und Interneuronen, spiny Typ I-Neurone deszendierenden Motor- und Interneuronen entsprechen. Ein weiterer relativ gut charakterisierter Zelltyp ist Typ V, der deszendierenden cholinergen Interneuronen entsprechen dürfte. Die Identifikation von Typ III-, IV- und VI-Neurone beim Menschen ist noch problematisch. Nichtsdestoweniger zeichnet sich ab, dass auch im ENS des Menschen, nicht anders als im ZNS, morphologisch und chemisch definierbare Neuronentypen den verschiedenen funktionellen Kategorien von exzitatorischen und inhibitorischen Neuronen entsprechen (Brehmer 2006, Furness 2006a). Beispiele enterischer Neuronentypen im Ileum des Schweins zeigt Abbildung 1.9.

Ein erst in neuerer Zeit in seiner Bedeutung erkanntes, anatomisch aber schon lang bekanntes Zellelement in der Muskelwand des Verdauungstrakts, sind die *Interstitiellen Zellen von Cajal (ICC;* Furness 2006a*)*. Es handelt sich um mesenchymale, fortsatzreiche Zellen zwischen den glatten Muskelfasern (aber auch im quergestreiften Ösophagusabschnitt) und um myenterische Ganglien. Sie bilden über gap junctions ein weit verzweigtes elektrisch leitendes Netzwerk und stehen einerseits mit glatter Muskulatur, andererseits mit varikösen Nervenfasern sowohl intrinsischer als auch extrinsischer Herkunft in Verbindung. Sie erfüllen Schrittmacherfunktion und sind der Ursprung der langsamen Wellen (slow waves).

Extrinsische Verbindungen des ENS

Das ENS steht mit dem ZNS und mit prävertebralen Ganglien in *reziproker* Verbindung. Letzteres ermöglicht die Koordination von weiter auseinanderliegenden Abschnitten des Verdauungstrakts, Ersteres die Abstimmung zwischen Verdauungstrakt und Gesamtorganismus. Sowohl parasympathische als auch sympathische Nerven sind an dieser reziproken Kommunikation beteiligt.

Sympathische postganglionäre Neurone prävertebraler Ganglien innervieren die enterischen Ganglien mit motilitäts- und sekretionsregulierenden, i.d.R. hemmenden und

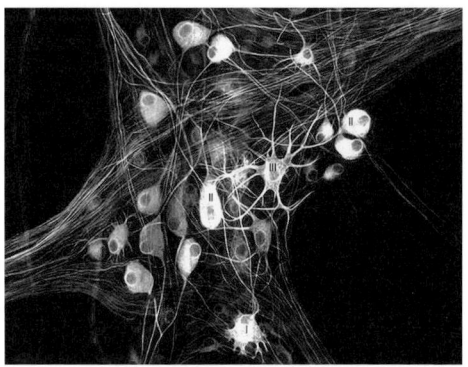

Abb. 1.9: Verschiedene Nervenzelltypen eines myenterischen Ganglions im Dünndarm des Schweins, dargestellt durch Immunhistochemie für Neurofilamente. Aufgrund der Form des Zellkörpers sowie der Morphologie und Verteilungsgeometrie der Dendriten können drei Typen unterschieden werden: Typ I (Motor- oder Interneurone), Typ II (enterische primärafferente Neurone), Typ III (vermutlich Interneurone) (der Verlag und der Autor danken Herrn Prof. Dr. A. Brehmer, Erlangen, für die freundliche Bereitstellung der Abbildung).

die Blutgefäße des Magen-Darmtrakts mit vasokonstriktorischen Fasern (Furness 2006a, Jänig 2006). Eine dichte adrenerge Innervation aus dem Ggl. mesentericum inferius und den Beckenganglien vermittelt die tonische Kontraktion des M. sphincter ani internus.

Präganglionäre cholinerge Neurone des *DMX* innervieren die enterischen Ganglien vom Ösophagus bis weit ins distale Kolon hinein, wobei im Magen praktisch jedes Ganglion und wohl die Mehrzahl der myenterischen Neuronen »postvagal« sind (Berthoud et al. 1991); vom Duodenum analwärts ist die präganglionäre vagale Innervation wesentlich schütterer. Neben cholinergen scheint es auch eine kleinere Zahl von dopaminergen und nitrergen dorsalen Vaguskernneuronen zu geben, die vor allem zum Magen projizieren. Der Ncl. ambiguus beteiligt sich nicht an der präganglionären Innervation des ENS in den glattmuskulären Abschnitten; er versorgt die quergestreifte Muskulatur des Ösophagus, gibt dort aber auch Kollateralen an myenterische Ganglien ab (Powley et al. 2013). Andererseits wird die quergestreifte Muskulatur des Ösophagus von Neuronen des ENS co-innerviert, was vermutlich eine inhibitorische Modulation der vagalen neuromuskulären Übertragung ermöglicht (Neuhuber und Wörl 2016).

Die *afferenten* Vagusneurone, die als IGLEs myenterische Ganglien im gesamten Ausbreitungsgebiet des N. vagus umspinnen, spielen als Mechanosensoren eine wesentliche Rolle bei der reflektorischen Kontrolle des Schluckens und bei der Sättigung (Bai et al. 2019; Neuhuber und Bieger 2013). Vagale Afferenzen dürften zwischen dem Mikrobiom und zentralen vegetativen Regelkreisen vermitteln (Muller et al. 2020).

Anders als die präganglionären Neurone des dorsalen Vaguskerns, enden die *präganglionären Neurone* des *sakralen Parasympathikus* größtenteils bereits in den Beckenganglien, sodass das ENS des distalen Kolons und Rektums von postganglionären cholinergen parasympathischen Neuronen innerviert wird (Fukai und Fukuda 1985). Die postganglionären Axone aus den Beckenganglien steigen, vermischt mit sakralen Afferenzen, als »aszendierende pelvine Nerven« in der Wand von Rektum, Sigmoid und Colon descendens bis ins Colon transversum auf (Stach 1971). Der als Grenze zwischen den Territorien von Vagus und sakralem Parasympathikus viel zitierte Cannon-Böhm-Punkt an der linken Kolonflexur ist eher eine breite Überlappungszone. Vagus und sakraler Parasympathikus fördern Motilität und Sekretion.

Eine spezielle Gruppe stellen die *intestinofugalen Neuronen* dar, deren Zellkörper in myenterischen Ganglien vor allem distaler Darmabschnitte sitzen. Es sind keine Primärafferenzen, sondern cholinerge Neurone höherer Ordnung, die von anderen enterischen Neuronen, vermutlich IPANs synaptisch aktiviert werden. Sie registrieren Dehnung von Colon und Rektum und erregen über ihre axonale Projektion zu prävertebralen Ganglien die dortigen adrenergen postganglionären Neuronen, die ihrerseits Peristaltik und Sekretion im Dünndarm hemmen. So wird der Enddarm über diesen präzentralen, ohne Beteiligung des Rückenmarks ablaufenden Reflex vor Überfüllung bewahrt. Im Rektum der Ratte konnte eine besondere Gruppe intestinofugaler Neurone beschrieben werden, die sogar direkt ins sakrale Rückenmark projiziert (rektospinale Neurone) (Furness 2006a).

1.1.5 Weitere intramurale Plexus

Um die Einmündung der großen Venen in die Vorhöfe des Herzens und an den Wurzeln von Aorta und Truncus pulmonalis liegen beim Menschen subepikardial bis zu 1.500 kleine *kardiale Ganglien,* die insgesamt etwa 40.000 Nervenzellen enthalten (Pauza et al. 2000). Sie werden von Ästen des Vagus und des sympathischen Grenzstrangs innerviert und sind selbst Ausgangspunkt von Axonen zum Erregungsbildungs- und -leitungssystem sowie zu den Koronargefäßen und zum Myokard. Viele der Nervenzellen sind cholinerg, jedoch gibt es auch verschiedene peptiderge Neurone und SIF-Zellen wie in sympathischen Ganglien. Die kardioinhibitorischen Neurone der externen Formation des Ncl. ambiguus innervieren nur die großen cholinergen Hauptzellen der Herzganglien. Unmyelinisierte Axone aus dem DMX endigen ebenfalls an einem Teil der Hauptzellen, jedoch auch an SIF-Zellen; ihre Funktion ist noch unbekannt. Afferente Axone aus dem Ggl. nodosum umspinnen in den Ganglien vor allem die SIF-Zellen und bilden Endigungen im Endokard und um die Fasern des Erregungsleitungssystems und der Arbeitsmuskulatur aus (Cheng und Powley 2000; Cheng et al. 1997, 1999).

Auch die Ganglien der *Harnblase* und des *Tracheobronchialbaums* dürften mehr sein als bloße präganglionär-postganglionäre parasympathische Relais, wenngleich auch die Belege für ihre eigenständige lokale Integrationsfunktion noch spärlich sind (Furness 2006b).

Ein intramurales Gangliennetz, das bisher kaum beachtet wurde, liegt in der *Uvea* des *Auges*. Insgesamt finden sich in der Choroidea und dem Ziliarkörper des Menschen etwa 2.000 Neurone pro Auge. Sie innervieren choroidale Blutgefäße, nichtvaskuläre glatte Muskulatur und stehen auch untereinander in Verbindung. Die meisten dieser Neurone sind nitrerg, doch kommen auch andere Peptide wie VIP und Galanin in ihnen vor; cholinerge Neurone scheint es unter ihnen nicht zu geben. Diese *intrinsischen Neurone der Choroidea* werden von postganglionären sympathischen adrenergen Neuronen aus dem Ggl. cervicale superius und cholinergen postganglionären Neuronen des Ggl. ciliare sowie von Kollateralen peptiderger afferenter Trigeminusneuronen innerviert. Diese Verbindungsanatomie und »chemische Kodierung« lässt eine lokale integrative Funktion v. a. zur Regulation der Durchblutung vermuten. Interessanterweise konnten diese intrinsischen choroidalen Neuronen bisher nur bei höheren Primaten, insbesondere dem Menschen, und bei Vögeln nachgewiesen werden, was mit deren differenziertem Fokussierungsapparat zusammenhängen dürfte (Neuhuber und Schrödl 2011). Die lokalen Neuronen des Ziliarkörpers dürften über Freisetzung von NO den M. ciliaris hemmend modulieren (Tamm et al. 1995).

1.2 Zentrales ANS

Abgesehen von den präganglionären Neuronen im Rückenmark und Hirnstamm, findet man im ZNS eine Reihe von Neuronengruppen, die mit Initiierung und Koordination autonomer Funktionen befasst sind. In Abbildung 1.10 sind die wichtigsten spinalen, supraspinalen und kortikalen Strukturen mit ihren meist reziproken Verbindungen zusammengefasst. Ausführliche Übersichten finden sich bei Jänig (2006) sowie Blessing und Benarroch (2012).

1.2.1 Rückenmark

Die präganglionären thorakolumbalen und sakralen Neuronen sind in ein *interneuronales Netzwerk* eingebunden, in dem visceromotorische Programme modular organisiert sind. In dieses Netzwerk strahlen Primärafferenzen und absteigende Bahnen aus supraspinalen autonomen Zentren ein. So werden lebenswichtige Funktionen, z. B. ein basaler sympathischer Vasotonus und die Kontrolle von Harnblase und Mastdarm bereits auf spinaler Ebene gewährleistet.

1.2.2 Medulla oblongata

In der *ventrolateralen Medulla* liegen die Zentren für die *Vitalfunktionen* Atmung und Kreislauf. Die *ventrale respiratorische Gruppe* beherbergt in Gestalt des Prä-Bötzinger-Komplexes den *Atemrhythmusgenerator* (Schwarzacher et al. 2011) sowie inspiratorische und exspiratorische Neurone, vor allem auch jene, die absteigend auf die Motoneurone des Phrenicus und der Interkostal- und Bauchmuskeln projizieren. Der *Nucleus retrotrapezius*, der zentrale CO_2 und pH Sensor, liegt knapp unter der ventrolateralen Hirnstammoberfläche auf Höhe des Fazialiskerns (Paxinos et al. 2012) und projiziert auf die respiratorischen Neuronen.

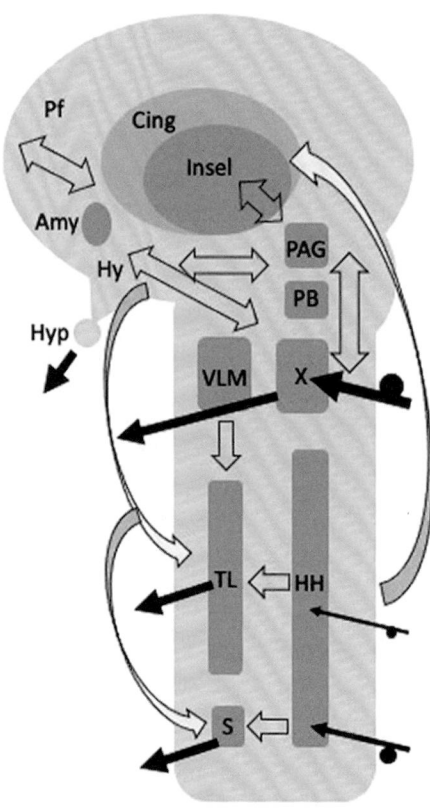

Abb. 1.10: Schema des zentralnervösen autonomen Netzwerks. Großhirn, Kleinhirn und Rückenmark sind als hellgraue Silhouette dargestellt, die einzelnen Kerngebiete und Rindenareale etwas dunkler. Beachte, dass die meisten Verbindungen reziprok sind. Schwarze Pfeile rechts – vagale und spinale Primärafferenzen; schwarze Pfeile nach linkes – vagale und spinale autonome präganglionäre Efferenzen sowie Hypophysenhormone (Hyp); Amy – Amygdala; Cing – Gyrus cinguli; HH – spinales Hinterhorn; Hy – Hypothalamus; PAG – periaquäduktales Grau; PB – Parabrachialkerne; Pf – präfrontaler Kortex; S – sakraler Parasympathikus; TL – thorakolumbales System (Sympathikus); VLM – ventrolaterale Medulla; X – Vagus-Solitarius-Komplex.

Die Neuronengruppen des *Kreislaufzentrums* erstrecken sich etwas medial der respiratorischen Gruppen über die gleiche rostro-kaudale Distanz. Erregende glutamaterge liegen vermischt mit hemmenden GABAergen und katecholaminergen (A1: noradrenerg, C 1: adrenerg) Neuronen. Glutamaterge Neuronen der rostralen ventrolateralen Medulla projizieren absteigend zum Ncl. intermediolateralis des Thorakalmarks, wodurch über einen sympathischen vasokonstriktorischen Tonus der arterielle Blutdruck aufrechterhalten wird. C 1 Neurone werden als Kern eines »*Notfall-Systems*« angesehen, das vital bedrohliche Zustände registriert und über seine vielfältigen Projektionen geeignete vegetative Reaktionen auslöst (Guyenet et al. 2013).

Der *Ncl. tractus solitarii* in der dorsalen Medulla ist aus mehreren Gründen ein wichtiger vegetativer Koordinations- und »Umschlags«-Platz. Er ist die zentrale Eingang- und erste Verarbeitungsinstanz aller Afferenzen der Nn. vagus und glossopharyngeus. Diese werden entweder für *vitale Reflexe* verwendet (Projektion zum Atemzentrum: z. B. Hering-Breuer-Reflex; Projektion zum Kreislaufzentrum: Baroreflex; Projektion zum Ncl. ambiguus und dorsalen Vaguskern: Schluckreflex, verschiedenen motorische und sekretorische gastrointestinale Reflexe) oder zu »höheren« vegetativen Zentren *weitervermittelt*. Der mediale Unterkern des NTS, Ankunftsort gastrointestinaler Afferenzen, wird mit dem DMX und der Area postrema zum *dorsalen Vaguskomplex* zusammengefasst, dem medullären »*Verdauungszentrum*«. Im dorsalen Vaguskomplex und seiner unmittelbaren Umgebung sind wesentliche Anteile des *Schluck-* und *Brechzentrums* lokalisiert. Der ventrolaterale Bereich des NTS, in dem respiratorische Afferenzen eintreffen, beherbergt die *dorsale respiratorische Gruppe* des Atemzentrums.

Weiterhin haben die kaudalen *Raphekerne pallidus* und *obscurus* vegetative Aufgaben, da sie prämotorisch vor allem für sympathische präganglionäre Neuronen zur Innervation des braunen Fettgewebes sind.

1.2.3 Pons

Das Tegmentum der Brücke beherbergt den *Parabrachialkern-Komplex* (Ncll. parabrachialis medialis und lateralis, Ncl. subparabrachialis Kölliker-Fuse), der eine »höhere« Koordinationsinstanz für Atemregulation (*»pontines Atemzentrum«*), Schmerzmodulation, Erkennen von Gefahrensituationen und Vorbereitung von »fight and flight«-Verhalten darstellt. Afferenzen aus der Peripherie erreichen ihn über Bahnen aus dem Rückenmark, spinalem Trigeminuskern und NTS, und reziproke Verbindungen schließen ihn mit dem NTS, dem peripaquäduktalen Grau, dem Hypothalamus und dem limbischen System zusammen.

Das Brückentegmentum ist auch Sitz zweier noradrenerger Kerne, die neben etlichen anderen Funktionen sowohl für sympathische als auch parasympathische präganglionäre Neuronen prämotorische sind: des *Locus caeruleus* (A6, seitlich im Boden des vierten Ventrikels) und der *Gruppe A5* (medial des Fazialiskerns). Beide sind vielfach mit anderen vegetativen Zentren verbunden.

Eine wichtige vegetative Koordinationsstelle ist der *Barrington-Kern* unmittelbar medial des Locus caeruleus. Er ist als *pontines Miktionszentrum* bekannt, da er den Wechsel von Kontinenz zur (willkürlichen) Miktion über absteigende Bahnen zum oberen Lumbal- und mittlerem Sakralmark koordiniert. So wird das Wechselspiel von Detrusor und innerem Urethrasphinkter sowie äußerem Rhabdosphinkter, der aus dem sakralen Onuf-Kern innerviert wird, gesteuert. Darüber hinaus dürfte er Einfluss auf die sympathische Innervation von Niere und Milz haben (Cano et al. 2001, 2004).

1.2.4 Mesencephalon

Das *periaquäduktale Grau* des Mesencephalon *(PAG)* koordiniert somatomotorische und autonome Funktionen, die einerseits Angriff bzw. Flucht, andererseits Rückzug und Ruhe ermöglichen. Diese sind in dorsolateralen und lateralen bzw. ventrolateralen längs angeordneten Kompartimenten des PAG repräsentiert und werden über absteigende Bahnen zu ponto-medullären (Locus caeruleus, Raphekerne, ventrolaterale Medulla, dorsaler Vaguskomplex) und spinalen Kerngebieten exekutiert. Es fungiert als Schnittstelle zwischen Bahnen, die vom Rückenmark und unteren Hirnstamm aufsteigen und solchen, die vom Kortex und limbischen Arealen absteigen. Hervorzuheben ist seine Rolle bei der *Schmerzmodulation*.

Die mesenzephale *Substantia nigra pars compacta (SNpc)* projiziert direkt auf den dorsalen Vaguskern (Anselmi et al. 2017). Dies könnte eine der anatomischen Grundlagen für die gastrointestinalen Symptome bei Degeneration der SNpc, aber auch für die Propagation eines pathogenen Agens aus dem Darm über den N. vagus zur SNpc beim M. Parkinson sein (Braak et al. 2004; Svensson et al. 2015).

1.2.5 Prosencephalon

Der *Hypothalamus* stellt das übergeordnete autonome und endokrine Koordinations- und Regulationszentrum dar. Seine verschiedenen Kerne können in eine periventrikuläre endokrin-motorische Zone, eine mediale Verhaltens-Kontrollsäule und eine laterale Zone gegliedert werden. Die beiden letzteren projizieren zu autonomen und somatomotorischen Kerngebieten in Hirnstamm und Rückenmark. Der Hypothalamus verwendet afferente Signale, die in vorgeschalteten »Instanzen« (z. B. Rückenmark, NTS, Parabrachialkerne) vorverarbeitet wurden, einschließlich humoraler Signale, die ihn über zirkumventrikuläre Organe erreichen und generiert über seine reziproken Verbindungen mit dem Kortex (An-)triebe, die der Aufrechterhaltung der Homöostase dienen (Saper 2012). Dies hat L. R. Müller mit dem Begriff der »Lebenstriebe« treffend charakterisiert (Müller 1931).

Schließlich orchestrieren *telenzephale* Strukturen Verhalten und autonome Funktionen. Zytoarchitektonisch definierte Areale des *medialen präfrontalen* und *orbitofrontalen Kortex* stehen mit bestimmten Kompartimenten des PAG und des Hypothalamus in Verbindung. Die *Insel* spielt als kortikaler Repräsentationsort viszeraler, gustatorischer, emotionell konnotierter (»sensual touch«) und nozizeptiver Afferenzen eine Schlüsselrolle für Stimmung und Verhalten. Der *vordere cinguläre Kortex* beeinflusst als motorischer limbischer Kortex vegetative Zentren. Die *Amygdala* schließlich koordiniert über deszendierende Bahnen, die aus ihrem *zentralen Subnukleus* entspringen, autonome und somatomotorische Aspekte aversiven Verhaltens.

Literatur

Adriaensen D, Brouns I, Pintelon I et al. (2006) Evidence for a role of neuroepithelial bodies as complex airway sensors: comparison with smooth muscle-associated airway receptors. J Appl Physiol 101: 960–970.

Altschuler SM, Bao X, Bieger D et al. (1989) Viscerotopic representation of the upper alimentary tract in the rat: sensory ganglia and nuclei of the solitary and spinal trigeminal tracts. J Comp Neurol 283: 248-268.

Anetsberger D, Kürten S, Jabari S, Brehmer A (2018) Morphological and immunohistochemical characterization of human intrinsic gastric neurons. Cell Tissues Organs 206: 183–195.

Anlauf M, Schäfer MK, Eiden L, Weihe E (2003) Chemical coding of the human gastrointestinal nervous system: cholinergic, VIPergic, and catecholaminergic phenotypes. J Comp Neurol 459: 90–111.

Anselmi L, Toti L, Bove C et al. (2017) A nigro-vagal pathway controls gastric motility and is affected in a rat model of parkinsonism. Gastroenterology 153: 1581–1593.

Baader B, Herrmann M (2003) Topography of the pelvic autonomic nervous system and its potential impact on surgical intervention in the pelvis. Clin Anat 16: 119–130.

Bai L, Mesgarzadeh S, Ramesh KS et al. (2019) Genetic identification of vagal sensory neurons that control feeding. Cell 179: 1129-1143.

Baron R, Jänig W, With H (1995) Sympathetic and afferent neurons projecting into forelimb and trunk nerves and the anatomical organization of the thoracic sympathetic outflow of the rat. J Auton Nerv Syst 53: 205–214.

Berthoud HR, Carlson NR, Powley TL (1991) Topography of efferent vagal innervation of the rat gastrointestinal tract. Am J Physiol 260: R200–R207.

Berthoud HR, Fox EA, Neuhuber WL (2006) Vagaries of adipose tissue innervation. Am J Physiol Regul Integr Comp Physiol 291: R1240–1242.

Berthoud HR, Neuhuber WL (2000) Functional and chemical anatomy of the afferent vagal system. Auton Neurosci 85(1–3): 1–17.

Berthoud HR, Neuhuber WL (2019) Vagal mechanisms as neuromodulatory targets for the treatment of metabolic disease. Ann NY Acad Sci 1454: 42–55.

Berthoud HR, Powley TL (1993) Characterization of vagal innervation to the rat celiac, suprarenal and mesenteric ganglia. J Auton Nerv Syst 42: 153–170.

Blessing WW, Benarroch EE (2012) Lower brainstem regulation of visceral, cardiovascular, and respiratory function. In: Mai JK, Paxinos G (Hrsg.) The human nervous system. 3. Aufl. San Diego: Academic Press. S. 1058–1073.

Braak H, de Vos RAI, Bohl J, Del Tredici K (2006) Gastric a-synuclein immunoreactive inclusions in Meissner`s and Auerbach's plexuses in cases staged for Parkinson's disease-related brain pathology. Neurosci Lett 396: 67–72.

Bratton BO, Martelli D, McKinley MJ et al. (2012) Neural regulation of inflammation: no neural connection from the vagus to splenic sympathetic neurons. Exp Physiol 97: 1180–1185.

Brehmer A (2006) Structure of enteric neurons. Adv Anat Embryol Cell Biol 186: 1–91.

Brehmer A, Croner R, Dimmler A et al. (2004) Immunohistochemical characterization of putative primary afferent (sensory) myenteric neurons in human small intestine. Auton Neurosci 112: 49–59.

Brehmer A, Rupprecht H, Neuhuber W (2010) Two submucosal nerve plexus in human intestines. Histochem Cell Biol 133: 149–161.

Cano G, Card JP, Sved AF (2004) Dual viral transneuronal tracing of central autonomic circuits involved in the innervation of the two kidneys in rat. J Comp Neurol 471: 462-481.

Cano G, Sved AF, Rinaman L et al. (2001) Characterization of the central nervous system innervation of the rat spleen using viral transneuronal tracing. J Comp Neurol 439: 1–18.

Cervero F, Tattersall JE (1986) Somatic and visceral sensory integration in the thoracic spinal cord. Prog Brain Res 67: 189–205.

Cheng Z, Powley TL (2000) Nucleus ambiguus projections to cardiac ganglia of rat atria: an anterograde tracing study. J Comp Neurol 424: 588–606.

Cheng Z, Powley TL, Schwaber JS, Doyle III FJ (1997) Vagal afferent innervation of the atria of the rat heart reconstructed with confocal microscopy. J Comp Neurol 381: 1–17.

Cheng Z, Powley TL, Schwaber JS, Doyle III FJ (1999) Projections of the dorsal motor nucleus of the vagus to cardiac ganglia of rat atria: an anterograde tracing study. J Comp Neurol 410: 320–341.

Collins JJ, Lin CE, Berthoud HR, Papka RE (1999) Vagal afferents from the uterus and cervix provide direct connections to the brainstem. Cell Tissue Res 295: 43–54.

Craig AD (2003) A new view of pain as a homeostatic emotion. Trends Neurosci 26: 303–307.

Dütsch M, Eichhorn U, Wörl J et al. (1998) Vagal and spinal afferent innervation of the rat esophagus: a combined retrograde tracing and immunocytochemical study with special emphasis on calcium binding proteins. J Comp Neurol 398: 289–307.

Ferner H (Hrsg.) (1975) Lehrbuch der Anatomie des Menschen, begr. v. Alfred Brenninghoff, fortgef. v. Kurt Goerttler. Bd. 3. 9. Aufl. München: Urban & Schwarzenberg.

Fukai K, Fukuda H (1985) Three serial neurons in the innervation of the colon by the sacral parasympathetic nerve of the dog. J Physiol 362: 69–78.

Furness JB (2006a) The enteric nervous system. Oxford: Blackwell.

Furness JB (2006b) The organisation of the autonomic nervous system: peripheral connections. Auton Neurosci 130: 1–5.

Gibbins I (2012) Peripheral autonomic pathways. In: Mai JK, Paxinos G (Hrsg.) The human nervous system. 3. Aufl. San Diego: Academic Press. S. 141–185.

Groen GJ (1986) Contributions to the anatomy of the peripheral autonomic nervous system. Amsterdam: Rodopi.

Guyenet PG, Stornetta RL, Bochorishvili G et al. (2013) C1 neurons: the body's EMTs. Am J Physiol 305: R187–R204.

Hardebo JE, Arbab M, Suzuki N et al. (1991) Pathways of parasympathetic and sensory cerebrovascular nerves in monkeys. Stroke 22: 331–342.

Horn AK, Eberhorn A, Härtig W et al. (2008) Perioculomotor cell groups in monkey and man defined by their histochemical and functional properties: reappraisal of the Edinger-Westphal nucleus. J Comp Neurol 507: 1317–1335.

Hübsch M, Neuhuber WL, Raab M (2013) Muscarinic acetylcholine receptors in the mouse esophagus: focus on intraganglionic laminar endings (IGLEs). Neurogastroenterol Motil 25: e560–e573.

Huesing C, Qualls-Creekmore E, Lee N et al. (2020) Sympathetic innervation of inguinal white adipose tissue in the mouse. J Comp Neurol 529: 1465–1485.

Jänig W (2006) The integrative action of the autonomic nervous system. Cambridge: University Press.

Katayama Y, Battista M, Kao WM et al. (2006) Signals from the sympathetic nervous system regulate hematopoietic stem cell egress from bone marrow. Cell 124: 407–421.

Kressel AM, Tsaava T, Levine YA et al. (2020) Identification of a brainstem locus that inhibits tumor necrosis factor. PNAS 117: 29803–29810.

Kummer W, Neuhuber WL (1989) Vagal paraganglia in the rat. J Electron Microsc Tech 12: 343–355.

Langley JN (1921) The autonomic nervous system. Part 1. Cambridge: W. Heffer.

Luff SE, McLachlan EM, Hirst GDS (1987) An ultrastructural analysis of the sympathetic neuromuscular junctions on arterioles of the submucosa of the guinea pig ileum. J Comp Neurol 257: 578–594.

Müller LR (1931) Lebensnerven und Lebenstriebe. Berlin: Springer.

Muller PA, Schneeberger M, Matheis F et al. (2020) Microbes modulate sympathetic neurons via a gut-brain circuit. Nature 583: 441–446.

Neuhuber W, Bieger D (2013) Brainstem control of deglutition: brainstem neural circuits and mediators regulating swallowing. In: Shaker R, Belafsky PC, Postma GN, Easterling C (Hrsg.) Principles of deglutition. New York: Springer. S. 89–113.

Neuhuber W, Schrödl F (2011) Autonomic control of the eye and the iris. Auton Neurosci 165: 67–79.

Neuhuber WL, Raab M, Berthoud HR, Wörl J (2006) Innervation of the mammalian esophagus. Adv Anat Embryol Cell Biol 185: 1–73.

Neuhuber WL, Sandoz PA, Fryscak T (1986) The central projections of primary afferent neurons of greater splanchnic and intercostal nerves in the rat. A horseradish peroxidase study. Anat Embryol 174: 123–144.

Neuhuber WL, Wörl J (2016) Enteric co-innervation of striated muscle in the esophagus: still enigmatic? Histochem Cell Biol 146: 721–735.

Nonomura K, Woo SH, Chang RB et al. (2017) Piezo2 senses airway stretch and mediates lung inflation-induced apnoea. Nature 541: 176–181.

Pauza DH, Skipka V, Pauziene N, Stropus R (2000) Morphology, distribution, and variability of the epicardial neural ganglionated subplexusesin the human heart. Anat Rec 259: 353–382.

Paxinos G, Xu-Feng H, Sengul G, Watson C (2012) Organization of brainstem nuclei. In: Mai JK, Paxinos G (Hrsg.) The human nervous system. 3. Aufl. San Diego: Academic Press. S. 260–327.

Phillips RJ, Powley TL (2000) Tension and stretch receptors in gastrointestinal smooth muscle: re-evaluating vagal mechanoreceptor electrophysiology. Brain Res Brain Res Rev 34: 1–26.

Powley TL, Berthoud HR, Fox AP, Laughton W (1992) The dorsal vagal complex forms a sensory-motor lattice: the circuitry of gastrointestinal reflexes. In: Ritter S, Ritter RC, Barnes CD (Hrsg.) Neuroanatomy and physiology of abdominal vagal afferents. Boca Raton: CRC Press. S. 55–79.

Powley TL, Mittal RK, Baronowsky EA et al. (2013) Architecture of vagal motor units controlling striated muscle of esophagus: peripheral elements patterning peristalsis? Auton Neurosci 179: 90–98.

Powley TL, Spaulding RA, Haglof SA (2011) Vagal afferent innervation of the proximal gastrointestinal tract mucosa: chemoreceptor and mechanoreceptor architecture. J Comp Neurol 519: 644–660.

Pyner S, Coote JH (1994) A comparison between the adult rat and neonate rat of the architecture of sympathetic preganglionic neurones projecting to the superior cervical ganglion, stellate ganglion and adrenal medulla. J Auton Nerv Syst 48: 153–166.

Ramsaroop L, Partab P, Singh B, Satyapal KS (2001) Thoracic origin of sympathetic supply to the upper limb: the »nerve of Kuntz« revisited. J Anat 199: 675–682.

Saper CB (2012) Hypothalamus. In: Mai JK, Paxinos G (Hrsg.) The human nervous system. 3. Aufl. San Diego: Academic Press. S. 548–583.

Schemann M, Frieling T, Enck P (2020) To learn, to remember, to forget – how smart is the gut? Acta Physiol (Oxf) 228: e13296.

Schütz B, von Engelhardt J, Gördes M et al. (2008) Sweat gland innervation is pioneered by sympathetic neurons expressing a cholinergic/noradrenergic co-phenotype in the mouse. Neuroscience 156: 310–318.

Schwarzacher SW, Rüb U, Deller T (2011) Neuroanatomical characteristics of the human pre-Bötzinger complex and its involvement in neurodegenerative brainstem diseases. Brain 134: 24–35.

Spencer NJ, Zagorodnyuk V, Brookes SJ, Hibberd T (2016) Spinal afferent nerve endings in visceral organs: recent advances. Am J Physiol 311: G1056–G1063.

Stach W (1971) Aszendierende Nerven des Plexus pelvinus in der Wand des Dickdarms und die Grenzen der vagalen und sakralen parasympathischen Innervation. Z Mikrosk Anat Forsch 84: 65–90.

Sugiura Y, Terui N, Hosoya Y et al. (1993) Quantitative analysis of central terminal projections of visceral and somatic unmyelinated (C) primary afferent fibers in the guinea pig. J Comp Neurol 332: 315–325.

Svensson E, Horváth-Puhó E, Thomsen RW et al. (2015) Vagotomy and subsequent risk of Parkinson's disease. Ann Neurol 78: 522–529.

Tamm ER, Flügel-Koch C, Mayer B, Lütjen-Drecoll E (1995) Nerve cells in the human ciliary muscle: ultrastructural and immunocytochemical characterization. Invest Ophthalmol Vis Sci 36: 414–426.

Tan LL, Bornstein JC, Anderson CR (2008) Distinct chemical classes of medium-sized transient receptor potential channel vanilloid 1-immunoreactive dorsal root ganglion neurons innervate the adult mouse jejunum and colon. Neuroscience 156: 334–343.

Tan LL, Bornstein JC, Anderson CR (2009) Neurochemical and morphological phenotypes of vagal afferent neurons innervating the adult mouse jejunum. Neurogastroenterol Motil doi:10.1111/j.1365-2982.2009.01322.x

Tubbs RS, Loukas M, Remy AC et al. (2007) The vertebral nerve revisited. Clin Anat 20: 644–647.

Wang FB, Liao YH, Wang YC (2017) Vagal nerve endings in visceral pleura and triangular ligaments of the rat lung. J Anat 230: 303–314.

Wang FB, Powley TL (2007) Vagal innervation of intestines: afferent pathways mapped with new en bloc horseradish peroxidase adaptation. Cell Tissue Res 329: 221–230.

Wank M, Neuhuber WL 2001) Local differences in vagal afferent innervation of the rat esophagus are reflected by neurochemical differences at the level of the sensory ganglia and by different brainstem projections. J Comp Neurol 435: 41–59.

Weihe E, Nohr D, Michel S et al. (1991) Molecular anatomy of the neuro-immune connection. Int J Neurosci 59: 1–23.

Wood JD (1987) Physiology of the enteric nervous system. In: Johnson LR (Hrsg.) Physiology of the gastrointestinal tract. 2. Aufl. New York: Raven Press. S. 67–109.

Zagorodnyuk VP, Brookes SJ (2000) Transduction sites of vagal mechanoreceptors in the guinea pig esophagus. J Neurosci 20: 6249–6255.

2 Physiologie des autonomen Nervensystems

Wilfrid Jänig

2.1 Einleitung

Der Organismus agiert in der Umwelt über seine Skelettmuskulatur, deren Kraftentwicklung und Koordination vom somatomotorischen System geregelt wird. Die neuronalen Programme, von denen diese Regelung abhängt, liegen in verschiedenen Hirnbereichen (Rückenmark, Hirnstamm, Hypothalamus, Zerebellum, Basalganglien und Großhirnrinde). Diese Hirnbereiche bekommen auf allen Ebenen *Rückmeldungen* über die sensorischen Systeme aus der Umwelt und vom Körper (▶ Abb. 2.1 rechts). Die motorische Aktivität des Körpers kann nur stattfinden, wenn seine Zellen, Gewebe und Organe in einem optimalen Funktionszustand gehalten werden und dieser Zustand bei den verschiedenen externen und internen Belastungen des Körpers kurzzeitig und über längere Zeiträume angepasst wird. Kurzzeitregulationen schließen die Regulation der Blutflüsse, des Körperflüssigkeitsvolumens und osmotischen Druckes, der Körpertemperatur, der gastrointestinaler Funktionen (Nahrungsaufnahme und Verdauung), der Beckenorgane, des Metabolismus usw. ein. Langzeit-Regulationen schließen Wachstum und Aufrechterhaltung der Körpergewebe, zirkadianen Periodik aller Körperfunktionen (einschließlich Schlaf-Wach-Rhythmus) und Protektion aller Körpergewebe (einschließlich Schmerz und Nozizeption) ein.

Wie das somatomotorische System stehen auch alle autonom und neuroendokrin geregelten Körperfunktionen unter der Kontrolle des Gehirns. Um die eben genannten Funktionen auszuüben, wirkt das Gehirn auf die verschiedenen Zielgewebe ein (glatte Muskulatur, Herz, exokrine und endokrine Drüsen, metabolische Gewebe, Immunsystem usw.). Die efferenten Systeme sind neuronal (das autonome Nervensystem) und endokrin (die neuroendokrinen Systeme) (▶ Abb. 2.1 links). Die Zeiträume dieser Regulationen erstrecken sich über mehrere Größenordnungen: autonome Regulationen finden normalerweise in Sekunden bis Minuten statt, neuroendokrine Regulationen dagegen in Zeitbereichen von zehn Minuten, Stunden, Tagen oder länger. Die afferenten Signale von den Körpergeweben sind neuronal, hormonell oder humoral (z. B. die Blutglukosekonzentration oder die Temperatur des Blutes) (▶ Abb. 2.1 links).

Die autonomen und endokrinen Regulationen sind im Hypothalamus, Hirnstamm und Rückenmark repräsentiert. Die sensomotorischen Programme der autonomen und neuroendokrinen Regulationen stehen unter der Kontrolle des Großhirns (Neokortex und limbisches System) und sind auf allen zentralnervösen neuronalen Ebenen mit der Regulation der Somatomotorik integriert.

Die Präzision und biologische Bedeutung der autonomen Regulationen werden offensichtlich unter pathophysiologischen Bedingungen, z. B.

2.1 Einleitung

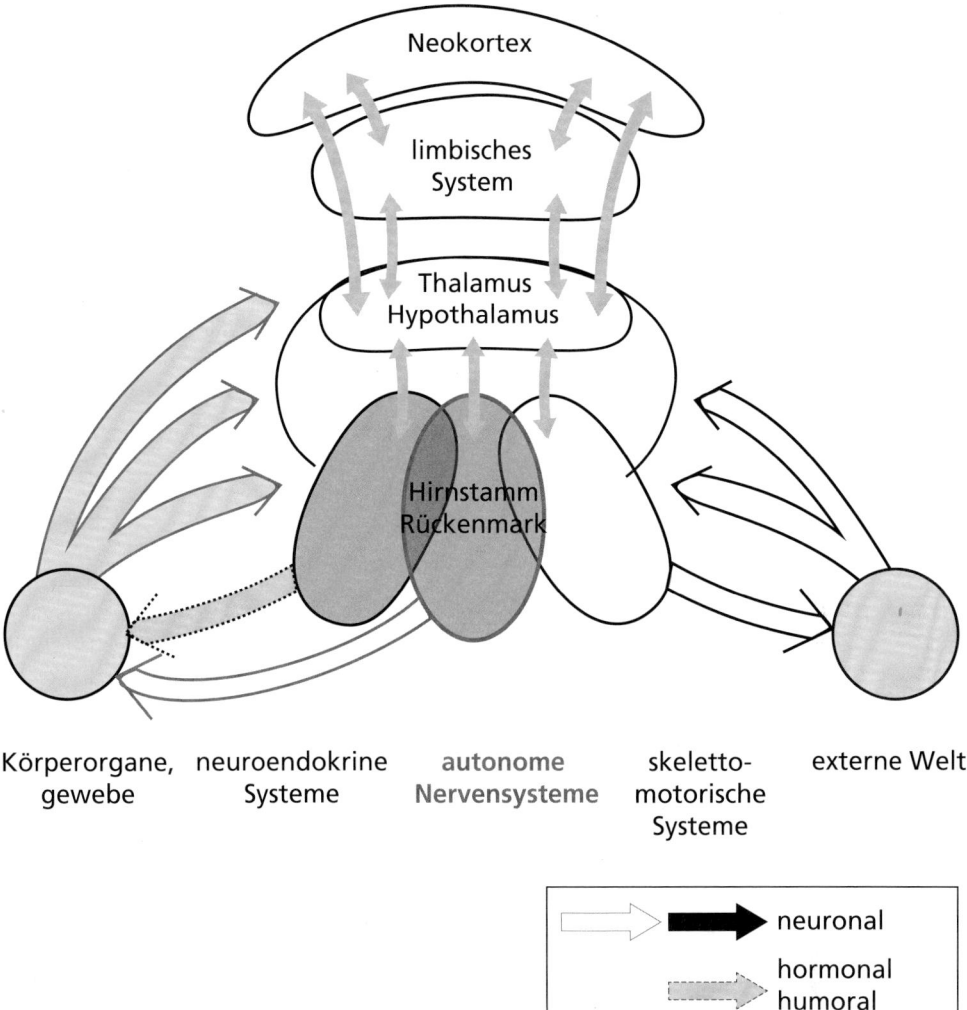

Abb. 2.1: Autonomes Nervensystem, Gehirn und Organismus. *Rechts:* somatisches Nervensystem und Umwelt. *Links:* peripheres autonomes Nervensystem, Endokrinium sowie Körperorgane und Körpergewebe. *Mitte:* Rückenmark, Hirnstamm, Hypothalamus (im dick umrandeten Oval) und Endhirn. Die afferenten Rückmeldungen aus dem Körper sind neuronal, hormonell und humoral (z. B. die Konzentration von Glukose und Ionen [Osmolalität]) und anderer Natur (z. B. Temperatur des Blutes). Pfeile: *Ausgezogen (schwarz, grau)* neuronal; *gepunktet:* hormonell und humoral (modifiziert nach Jänig 2022).

- wenn diese Regulationen versagen (z. B. unter extremer physischer Belastung, hämorrhagischem Schock, schweren Infektionserkrankungen),
- wenn periphere autonome Neurone geschädigt sind (z. B. durch Toxine oder metabolisch wie bei der diabetischen autonomen Neuropathie),
- wenn Gruppen autonomer Neuronen fehlen (z. B. in der Hirschsprung'schen Erkrankung, in der hemmende Motoneurone des Darmnervensystems in

einem Abschnitt des Dickdarms fehlen),
- wenn das Rückenmark geschädigt ist und es zur Unterbrechung zwischen spinalen autonomen Systemen und supraspinalen Zentren kommt (bei partiellen oder vollständig Querschnittsgelähmten),
- bei zentralnervösen Systemerkrankungen (z. B. bei Parkinson, Epilepsie oder Multipler Sklerose)
- oder im Alter, wenn periphere autonome Neuronen degenerieren und die zentralnervösen Regulationen schwächer werden (Mathias und Bannister 2013; Robertson et al. 2012).

In diesem Kapitel wird die neuronale Grundlage der Kontrolle peripherer Zielgewebe und Organe durch das autonome Nervensystem beschrieben. Die Kenntnis der Neurobiologie des autonomen Nervensystems ist Voraussetzung, um die Pathophysiologie zu verstehen. Diese Beschreibung erstreckt sich weitgehend auf die Physiologie des peripheren autonomen Nervensystems; die zentrale Organisation im Rückenmark, Hirnstamm und Hypothalamus wird summarisch behandelt (Jänig 2022; Jänig und Baron 2019b, c). Es soll hier aber ausdrücklich betont werden, dass jede Trennung in periphere und zentralnervöse Funktion des autonomen Nervensystems artifiziell ist.

2.2 Peripheres autonomes Nervensystem

2.2.1 Einteilung und Abgrenzung des autonomen Nervensystems

Der Begriff autonomes Nervensystem wurde ursprünglich von Langley (1921) vorgeschlagen. Er beschreibt die efferente Innervation aller Gewebe außer der quergestreiften Muskulatur und umfasst das parasympathische, das sympathische und das Darmnervensystem. Die Definition des parasympathischen und sympathischen Nervensystems ist primär anatomisch nach dem Ursprung der Systeme aus dem Hirnstamm und Rückenmark (Parasympathikus: kranio-[bulbo-tekto-]sakrales System; Sympathikus: thorako-lumbales System). Die Ursprünge entsprechen den Ebenen, von denen die Neuralleistenzellen, aus denen sich die parasympathischen und sympathischen Neuronen entwickeln und auswandern. Das weitere Hauptmerkmal der Unterscheidung von Parasympathikus und Sympathikus sind die räumlichen Abgrenzungen ihrer Ursprünge durch die zervikale und lumbale Verbreiterung des Rückenmarks, von denen die Innervationen der Extremitäten ausgehen (▶ Abb. 2.2).

Peripherer Parasympathikus und Sympathikus bestehen aus je zwei Populationen von Neuronen, die in Serie liegen und synaptisch miteinander verschaltet sind. Die autonomen Neuronen, die die Zielorgane innervieren, liegen außerhalb des Zentralnervensystems in den autonomen Ganglien. Ihre Axone sind unmyelinisiert (Leitungsgeschwindigkeit 0,3–1,5 m/s). Diese Neuronen werden autonome (parasympathische oder sympathische) Ganglienzellen oder postganglionäre Neuronen genannt. Präganglionäre Neuronen verbinden das Zentralnervensystem mit den postganglionären Neuronen. Ihre Zellkörper liegen in der intermediären Zone des Rückenmarks (die meisten im Nucleus intermediolateralis, ▶ Abb. 2.11) und in verschiedenen Kerngebieten im Hirnstamm (▶ Kap. 1). Sie projizieren mit ihren Axonen in die autonomen Ganglien und bilden Synapsen auf den Dendriten und Somata der postganglionären Neuronen. Ihre Axone sind entweder myelinisiert (Leitungsgeschwindigkeit 2–15 m/s; B-Fasern) oder unmyelinisiert (Leitungsgeschwindigkeiten 0,5–1 m/s; C-Fasern).

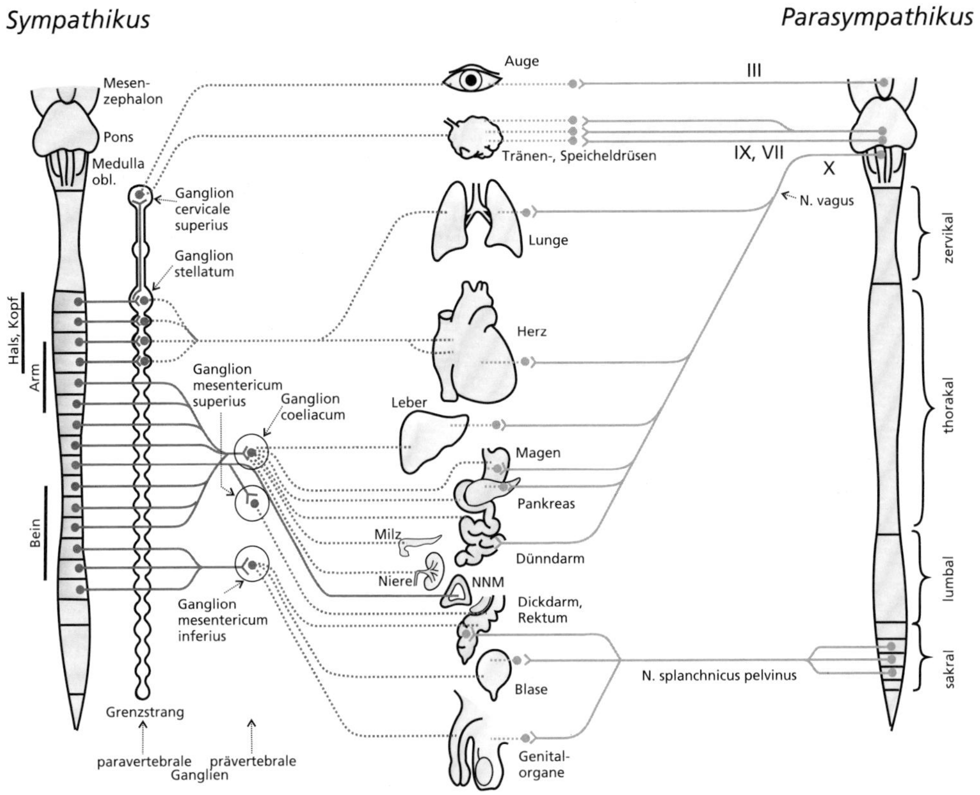

Sympathikus *Parasympathikus*

Abb. 2.2: Aufbau des peripheren autonomen Nervensystems. *Fette hellgraue und dunkelgraue Linien:* präganglionäre Axone. *Punktierte hellgraue und dunkelgraue Linien:* postganglionäre Axone. Die sympathische Innervation von Blutgefäßen, Schweißdrüsen und Haarbalgmuskulatur hat ihren Ursprung in den thorakalen und oberen lumbalen Segmenten. Ihre Ursprünge sind links für die Extremitäten und den Kopf angegeben (nach Jänig und Baron 2019a).

Das Darmnervensystem, welches sich aus den Neuralleistenzellen des Vagus (bis zur linken Kolonflexur) und spinalen Neuralleistenzellen (distales Colon-Rektum) entwickelt, ist ein intrinsisches Nervensystem des Gastrointestinaltraktes. Es besteht aus intrinsischen primär-afferenten Neuronen, Motoneuronen und Interneuronen, die Reflexkreise bilden und verantwortlich sind für die Regulation von Motilität (z. B. Peristaltik, Segmentation), Sekretion und Reabsorption und deren Koordination. Das Darmnervensystem wird nicht weiter beschrieben (Furness 2006; Jänig 2022, ▶ Kap. 5).

2.2.2 Viszerale afferente Neurone

Etwa 85 % aller Axone in den Nervi vagi und etwa 50 % aller Axone in den spinalen Nn. splanchnici sind afferent. Diese Afferenzen kommen von Sensoren innerer Organe und werden deshalb *viszerale Afferenzen* genannt. Ihre Zellkörper liegen im Ganglion inferius (und wenige im Ganglion superius) des N. vagus und in den Spinalganglien (spinale Afferenzen). Afferenzen von den arteriellen Baro- und Chemosensoren in der Karotisgabel laufen im N. glossopharyngeus (Zellkörper im Ganglion petrosum). Die viszeralen Afferenzen zum Hirnstamm und zum Sakralmark sind in neuronalen Regulationen innerer Organe eingebunden (Lunge, Herz, Kreislaufsystem, Magen-Darm-Trakt, Entleerungsorgane, Genitalorgane und Atemwege). Die meisten viszeralen Afferenzen haben mechanosensible Eigenschaften und messen bei Dehnung der Wände der Hohlorgane entweder die intraluminalen Drücke (z. B. die arteriellen Barosensoren vom arteriellen System und die sakralen Afferenzen von der Harnblase oder vom Enddarm) oder die Volumina in den Organen (z. B. Afferenzen vom Magen-Darm-Trakt, vom rechten Vorhof und von der Lunge). Andere mechanosensible Afferenzen von der Mukosa des Darms werden durch Scherreize adäquat erregt. Einige Afferenzen sind chemosensibel (z. B. arterielle Chemosensoren in der Aorten- und Karotiswand, Osmosensoren in der Leber, Glukosensoren in der Mukosa des Darms). Reize, die viszerale Schmerzempfindungen auslösen können (z. B. starke Dehnung oder Kontraktion des Magen-Darm-Trakts oder der Harnblase, Mesenterialzug, ischämische Reize), werden durch die Impulsaktivität in spinalen (thorakalen, lumbalen und sakralen) viszeralen Afferenzen kodiert, nicht aber in vagalen Afferenzen, wenn man von der Innervation der proximalen Trachea und des proximalen Ösophagus absieht. Die Nozizeptoren dieser spinalen Afferenzen liegen in der Serosa, am Mesenterialansatz und möglicherweise auch in den Organwänden. Sie sind häufig mit den Blutgefäßen assoziiert (z. B. den Koronararterien) (Jänig 2022; Undem und Weinreich 2005).

Manchmal werden viszerale Afferenzen als »sympathische« und »parasympathische« Afferenzen bezeichnet. Es gibt keine konzeptionelle Grundlage und keine funktionellen Daten, die diese Begriffsbildung rechtfertigen (Jänig 2022). Allerdings können vagale und spinale viszerale afferente Neuronen, die dasselbe Organ innervieren, anatomisch und immunhistochemisch unterschieden werden.

Tab. 2.1: Effekte der Aktivierung sympathischer oder parasympathischer Neurone auf autonome Effektorgewebe. In der rechten Spalte sind die Adrenozeptoren aufgeführt, die die physiologischen Effekte bei Aktivierung sympathischer postganglionärer Neurone vermitteln. (nach Jänig und Baron 2019a und Jänig und McLachlan 2013).

Organ oder Organsystem	Aktivierung parasympathischer Nerven	Aktivierung sympathischer Nerven	Adrenozeptoren
Herzmuskel	Abnahme Herzfrequenz	Zunahme Herzfrequenz	β_1
	Abnahme Kontraktionskraft (nur Vorhöfe)	Zunahme Kontraktionskraft (Vorhöfe, Ventrikel)	β_1
Blutgefäße			
Arterien			
Haut (Rumpf, Extrem.)	0	Vasokonstriktion	α_1
Haut, Mukosa Gesicht (Nase, Mund, usw.)	Vasodilatation	Vasokonstriktion	α_1

Tab. 2.1: Effekte der Aktivierung sympathischer oder parasympathischer Neurone auf autonome Effektorgewebe. In der rechten Spalte sind die Adrenozeptoren aufgeführt, die die physiologischen Effekte bei Aktivierung sympathischer postganglionärer Neurone vermitteln. (nach Jänig und Baron 2019a und Jänig und McLachlan 2013). – Fortsetzung

Organ oder Organsystem	Aktivierung parasympathischer Nerven	Aktivierung sympathischer Nerven	Adrenozeptoren
Viszera		Vasokonstriktion	α_1
Skelettmuskel	0	Vasokonstriktion	α_1
		Vasodilatation (cholinerg)[1]	
Herz (Koronarien)	Vasodilatation?	Vasokonstriktion	α_1
Erektiles Gewebe (Penis, Klitoris)	Vasodilatation	Vasokonstriktion	α_1
Vagina, Zervix, Uterus	Vasodilatation	? (entw. Vasodilatation oder Vasokonstriktion oder beides)	α_1
Im Gehirn (intrakranial)	Vasodilatation	Vasokonstriktion	α_1
Venen	0	Vasokonstriktion	α_1
Gastrointestinaltrakt			
Longitudinale und zirkuläre Muskulatur	Zunahme Motilität	Abnahme Motilität	α_2, β_1
Sphinkteren	Erschlaffung	Kontraktion	α_1
Milzkapsel	0	Kontraktion	α_1
Harnblase			
Detrusor vesicae	Kontraktion	Erschlaffung (klein)	β_2
Trigonum	0	Kontraktion	α_1
Interner Sphinkter	0	Kontraktion	α_1
Reproduktive Organe			
Samenblase, Prostata	0	Kontraktion	α_1
Ductus deferens	0	Kontraktion	α_1
Uterus	0	Kontraktion	α_1
		Erschlaffung (abh. von Spezies und hormonellen Status)	β_2
Auge			
M. dilatator pupillae	0	Kontraktion (Mydriasis)	α_1
M. sphincter pupillae	Kontraktion (Miosis)	0	

Tab. 2.1: Effekte der Aktivierung sympathischer oder parasympathischer Neurone auf autonome Effektorgewebe. In der rechten Spalte sind die Adrenozeptoren aufgeführt, die die physiologischen Effekte bei Aktivierung sympathischer postganglionärer Neurone vermitteln. (nach Jänig und Baron 2019a und Jänig und McLachlan 2013). – Fortsetzung

Organ oder Organsystem	Aktivierung parasympathischer Nerven	Aktivierung sympathischer Nerven	Adrenozeptoren
M. ciliaris	Kontraktion (Akkommodation)		
M. tarsalis	0	Kontraktion (Lidstraffung)	
M. orbitalis	0	Kontraktion (Bulbusprotrusion)	
Tracheal-/Bronchialmuskulatur	Kontraktion	Erschlaffung (vorwiegend durch Adrenalin)	β_2
Mm. arrectores pilorum	0	Kontraktion	α_1
Exokrine Drüsen[2]			
Speicheldrüsen	Starke seröse Sekretion	Schwache seröse Sekretion (Gl. submand.), muköse Sekretion	α_1
Tränendrüse	Sekretion	∅	
Gl. nasopharyngeales	Sekretion		
Bronchialdrüsen	Sekretion	?	
Schweißdrüsen	0	Sekretion (cholinerg)	
Verdauungsdrüsen (Magen, Pankreas)	Sekretion	Abnahme der Sekretion oder ∅	
Mukosa (Dickdarm, Dünndarm)	Sekretion (hauptsächlich im Dickdarm)	Abnahme von Sekretion oder Reabsorption	
Gl. pinealis (Zirbeldrüse)	0	Anstieg der Synthese von Melatonin	β_2
Braunes Fettgewebe	0	Wärmeproduktion	β_3
Stoffwechsel			
Leber	0	Glykogenolysis, Glukoneogenesis	β_2
Fettzellen	0	Lipolysis (freie Fettsäuren im Blut erhöht)	β_2
β-Zellen des Inselorgans im Pankreas	Sekretion von Insulin	Abnahme der Sekretion von Insulin	α_2
α-Zellen des Inselorgans im Pankreas	0	Sekretion von Glukagon	β

Tab. 2.1: Effekte der Aktivierung sympathischer oder parasympathischer Neurone auf autonome Effektorgewebe. In der rechten Spalte sind die Adrenozeptoren aufgeführt, die die physiologischen Effekte bei Aktivierung sympathischer postganglionärer Neurone vermitteln. (nach Jänig und Baron 2019a und Jänig und McLachlan 2013). – Fortsetzung

Organ oder Organsystem	Aktivierung parasympathischer Nerven	Aktivierung sympathischer Nerven	Adrenozeptoren
Nebennierenmark	0	Sekretion von Adrenalin und Noradrenalin[3]	

[1] Nur in einigen Spezies (z. B. Katze, Hund). Ob cholinerge Muskelvasodilatatorneurone beim Menschen vorkommen, ist ungeklärt.
[2] Die Sekretion exokriner Drüsen durch Aktivierung von Sekretomotorneuronen wird begleitet von einer aktiven Vasodilatation der umgebenden Blutgefäße.
[3] Die Zellen des Nebennierenmarks (NNM) sind ontogenetisch homolog zu den sympathischen postganglionären Neuronen. Die NNM-Zellen werden aktiviert durch Erregung der präganglionären Neuronen zum NNM und setzen entweder Adrenalin (beim Menschen 85 % der NNM-Zellen) oder Noradrenalin (15 % der NNM-Zellen) in die Zirkulation frei. Adrenalin ist ein Stoffwechselhormon, dessen Effekte über β-Adrenozeptoren vermittelt werden.

2.2.3 Effektorantworten auf Aktivierung parasympathischer oder sympathischer Neuronen

Die Kontrolle einzelner autonomer Zielorgane durch spinale autonome Systeme hat ihren Ursprung in wenigen benachbarten Segmenten. Im Rückenmark und Hirnstamm sind die präganglionären Neuronen nach ihren Funktionen topografisch organisiert und bilden Zellsäulen aus, ähnlich wie Motoneurone eines Skelettmuskels. Diese Form der Organisation wurde experimentell an Tieren mit retrograden Markierungstechniken für die Lumbal- und Sakralsegmente und für den Nucleus dorsalis nervi vagi herausgearbeitet (Jänig 2022; Jänig und McLachlan 1987; Undem und Weinreich 2005; ▶ Kap. 1).

Aktivierung der prä- oder postganglionären Neuronen (durch elektrische Reizung entsprechender Nerven oder reflektorisch) löst autonome Effektorantworten aus. Diese Effektorantworten sind für die autonomen Organe oder Organsysteme in Tabelle 2.1 aufgeführt. Sie haben folgende Merkmale:

1. Die meisten Effektorantworten bestehen aus Kontraktion, Sekretion oder Stoffwechselwirkungen. Aktive Erschlaffung oder Hemmung von Sekretion sind selten.
2. Die meisten Effektororgane reagieren vorwiegend oder ausschließlich auf die Aktivierung eines autonomen Systems.
3. Wenige Effektororgane reagieren auf die Aktivierung beider autonomer Systeme (z. B. Herz, Harnblase, Iris).
4. Antagonistische Antworten einzelner Effektorzellverbände auf Erregung parasympathischer und sympathischer Neuronen sind eher die Ausnahme (z. B. Schrittmacherzellen des Herzens) als die Regel.

Tabelle 2.1 zeigt summarisch, dass die Idee der generalisierten antagonistischen Wirkungen von Parasympathikus und Sympathikus auf die Effektororgane eine Fehlinterpretation der Daten und damit weitgehend eine Misskonzeption ist. Funktionell wirken beide Systeme immer zusammen. Häufig hängt es von den funktionellen Bedingungen ab, welches System Vorrang hat. So werden z. B. bei größeren Säugern die schnellen Änderungen der Herzfrequenz während Veränderung des Körpers im Schwerefeld der Erde oder bei emotionellen Reizen durch Änderungen der Aktivität in den parasympathischen Kardiomotorneuronen erzeugt und der anhaltende Anstieg der Herzfrequenz bei körperlicher Arbeit vorwiegend durch Anstieg der Aktivität in den sympathischen Kardiomotorneuronen. Weiterhin soll hier schon betont werden, dass Effektorantworten auf Reizung autonomer Neuronen mechanistisch nicht notwendigerweise zu vergleichen sind mit den Effektorantworten auf exogen applizierte Neurotransmitter (Azetylcholin, Noradrenalin; ▶ Kap. 2.2.5).

2.2.4 Funktionelle Eigenschaften autonomer Systeme

Viele sympathische und parasympathische prä- und postganglionäre Neurone sind in vivo spontan aktiv und können durch physiologische Reize reflektorisch erregt oder gehemmt werden. Dieses ist in anästhesierten Tieren für sympathische lumbale Systeme zur Haut, Skelettmuskulatur und den Beckenorganen, für sympathische Systeme im oberen Thorakalmark und für einige parasympathische Systeme gezeigt worden, und beim wachen Menschen für sympathische Systeme zur Haut und Skelettmuskulatur (Jänig 2022; Wallin 2013). Die Reflexmuster, die durch physiologische Reizung afferenter Systeme erzeugt werden können, sind charakteristisch für jedes vegetative System (▶ Tab. 2.1). Sie repräsentieren die physiologischen Merkmale dieser Systeme, die abhängen von den autonomen Reflexkreisen im Rückenmark, Hirnstamm und Hypothalamus und die wiederum die Grundlage sind für die vielfältigen zentralnervösen Regulationen, in die diese autonomen Systeme eingebunden sind. Die Abbildungen 2.3–2.5 zeigen zur Demonstration dieses wichtigen Sachverhaltes als Beispiele die Reflexmuster in Muskelvasokonstriktorneuronen (MVC), viszeralen Vasokonstriktorneuronen (VVC), kutanen Vasokonstriktorneuronen (CVC), Sudomotorneuronen (SM) und sympathischen Motilität-regulierenden Neuronen zu den Beckenorganen (MR). Die wichtigsten Merkmale dieser Reflexmuster sind wie folgt:

1. Die Reflexmuster in MVC- und VVC-Neuronen bestehen aus Hemmung bei Reizung arterieller Barorezeptoren (▶ Abb. 2.4a) und Erregung bei Aktivierung arterieller Chemorezeptoren (▶ Abb. 2.3a) oder kutaner, viszeraler oder tiefer somatischer Nozizeptoren (▶ Abb. 2.3b).

2. Die meisten CVC-Neuronen, die Hautblutgefäße der distalen Extremitäten innervieren, werden gehemmt bei Reizung von Nozizeptoren, die die gleiche Hautregion innervieren wie die CVC-Neuronen (▶ Abb. 2.3b), arteriellen Chemorezeptoren (▶ Abb. 2.3a) oder zentralen warmsensiblen Neuronen (im Hypothalamus oder Rückenmark; ▶ Abb. 2.3d). Beim wachen Menschen kann man diese Reflexe wegen der kortikalen emotionalen und kognitiven Aktivitäten nur schwer sichtbar machen.

3. SM-Neurone werden durch Vibrationsreize (die Afferenzen der Pacinischen Körperchen erregen) oder noxische Reize erregt (▶ Abb. 2.3c). Beim Menschen werden diese Neurone durch Körpererwärmung (Reizung zentraler warmsensibler Neuronen) erregt.

4. MR-Neurone werden erregt oder gehemmt durch physiologische Reizung von Afferenzen der Beckenorgane (Harnblase, Enddarm, Analkanal) (▶ Abb. 2.5). Sie werden nicht erregt oder gehemmt bei Reizung arterieller Baro- oder Chemorezeptoren (▶ Abb. 2.4b). Verschiedene Typen von sympathischen MR-Neuronen zu den Beckenorganen oder anderen Teilen des Gastrointestinaltraktes können unterschieden werden.

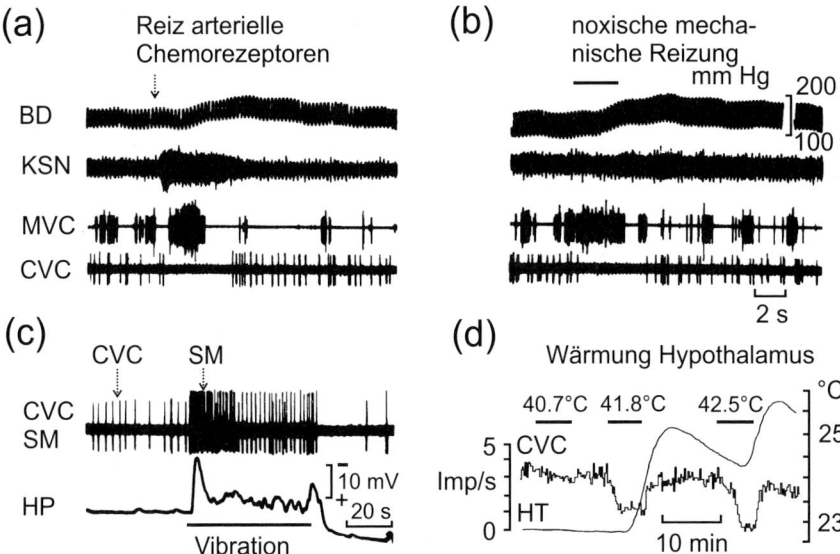

Abb. 2.3a–d: Reflexe in MVC, CVC und SM in anästhesierten und künstlich beatmeten Katzen. Die Aktivitäten wurden von den postganglionären Axonen abgeleitet. **(a)** Reizung der arteriellen Chemorezeptoren in den Glomera carotica (s. Aktivierung im Karotissinusnerv, KSN) durch eine Bolusinjektion von CO_2-angereicherter physiologischer Kochsalzlösung in die A. carotis (Pfeil) aktiviert die MVC-Neuronen und hemmt die CVC-Neuronen. Der Anstieg des arteriellen Blutdrucks (BD) hervorgerufen durch die Reizung der arteriellen Chemorezeptoren führt zur Abnahme der MVC-Aktivität durch Reizung der arteriellen Barorezeptoren, aber nicht der CVC-Aktivität. **(b)** Mechanische Reizung kutaner Nozizeptoren in der ipsilateralen Hinterpfote (Balken) erregt die MVC-Neurone und hemmt die CVC-Neuronen. **(c)** Reizung der Pacinischen Körperchen in der Hinterpfote (durch Vibration) erregt die SM-Neurone und hemmt die CVC-Neuronen zur unbehaarten Haut der Katzenpfote. Die SM-Aktivität war korreliert mit einer Negativierung des Hautpotenzials (HP) (a, b und c nach Jänig und Kümmel unpubliziert). **(d)** Hemmung von CVC-Neuronen bei Wärmung des vorderen Hypothalamus mit Anstieg der Hauttemperatur (HT) auf dem Zentralballen der Katzenpfote (nach Grewe et al. 1995).

Insgesamt konnten auf diese Weise elf Gruppen von funktionell verschiedenen sympathischen prä- und postganglionären Neuronen herausgearbeitet werden (▶ Tab. 2.2). Acht dieser sympathischen Neuronen zeigen normalerweise Ruheaktivität. Zukünftige experimentelle Untersuchungen werden zeigen, dass weitere funktionell verschiedene sympathische Neurone, die anhand ihrer Effektorzellen definiert sind (▶ Tab. 2.1), ebenso nach ihren Reflexmustern funktionell differenziert sind. In den oberen lumbalen spinalen Segmenten befinden sich nach diesen experimentellen Untersuchungen mindestens neun verschiedene sympathische Systeme (▶ Abb. 2.6).

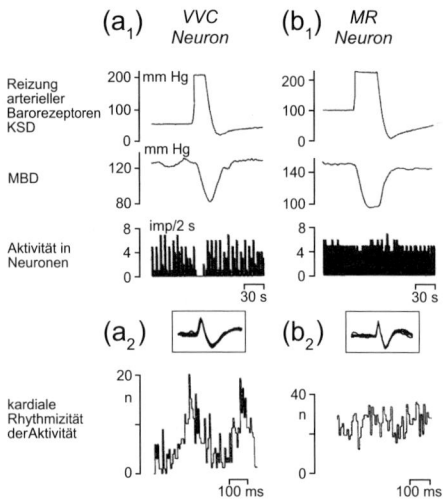
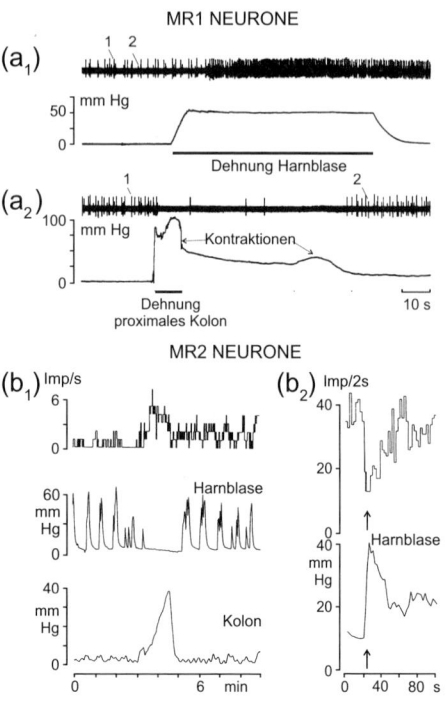

Abb. 2.4: Barorezeptorreflexe in sympathischen Neuronen in der Katze. Aktivität in einem einzelnen präganglionären viszeralen Vasokonstriktorneuron (VVC, a_1) und einem einzelnen präganglionären Motilität-regulierenden Neuron (MR, b_1) und Reaktion des Blutdrucks auf Reizung der arteriellen Barorezeptoren durch Drucksprünge in einem isolierten Karotissinusblindsack. Die durch den Karotissinusnerven innervierte Karotisgabel wurde vom arteriellen System vaskulär isoliert durch Ligation der A. carotis communis, A. carotis externa und A. carotis interna. Der Druck in dieser Karotisgabel wurde über einen Katheter in der A. carotis externa erhöht und gemessen. Die Ableitungen zeigen von oben nach unten den Karotissinusdruck (KSD), den mittleren arteriellen Blutdruck (MBD) und die Aktivitäten in den VVC- und MR-Neuronen. a_2, b_2. Post-R-Wellen-Histogramme der Aktivität in dem VVC-Neuron und in dem MR-Neuron (Peristimulus-Zeithistogramme). Die Aktivität wurde über den Zeitraum von zwei Herzzyklen 500mal überlagert (Binweite 8 ms). Beachte die kardiale Rhythmizität in dem VVC-Neuron und das Nichtvorhandensein in dem MR-Neuron. Die Aktivität der Neurone wurde von deren Axonen, die von einem N. splanchnicus lumbalis isoliert worden sind, in anästhesierten Katzen abgeleitet. (nach Michaelis et al. 1993).

Abb. 2.5: Reflexe in sympathischen Motilität-regulierenden (MR) Neuronen erzeugt durch Reizung von sakralen Afferenzen der Harnblase oder des Kolons bei der Katze. Ableitungen von postganglionären Axonen des N. hypogastricus. (a) Zwei MR-Neurone Typ 1: Aktivierung während Dehnung der Harnblase (a_1, Füllung mit 20 ml Flüssigkeit) und Hemmung während Dehnung/Kontraktion des Kolons (a_2, Füllung mit 20 ml Flüssigkeit); Kolonkontraktion während Füllung und nach Entleerung. (b) MR-Neuron Typ 2: Aktivierung während Kontraktion des Kolons (b_1) und Hemmung während Kontraktion der Harnblase (b_1, b_2). In b_2 Aktivität während 20 Kontraktionen überlagert. (modifiziert nach Jänig et al. 1991).

2.2 Peripheres autonomes Nervensystem

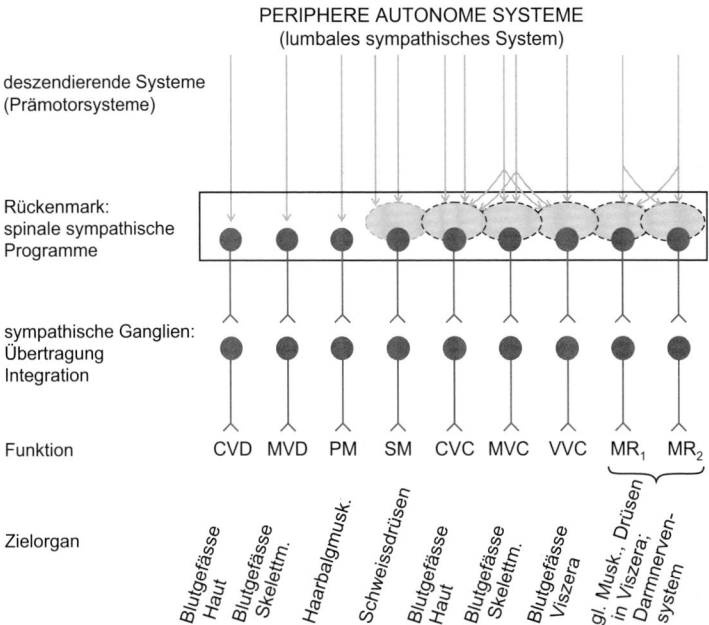

Abb. 2.6: Lumbale sympathische Systeme zur Skelettmuskulatur und Haut der Hinterextremität und zu Beckenorganen (einschließlich Kolon) bei der Katze. Die präganglionären Neuronen liegen in den lumbalen Segmenten L 1 bis zur rostralen Hälfte L 5 (die Katze hat 7 Lumbalsegmente) und projizieren in den lumbalen Grenzstrang distal zum paravertebralen Ganglion L 5 oder in die Nn. splanchnici lumbales und die Nn. hypogastrici. Die erste Gruppe projiziert (mit einigen Ausnahmen zu den Beckenorganen) zu postganglionären Neuronen, die somatische Gewebe innervieren, und die zweite Gruppe zu postganglionären Neuronen, die Beckenorgane oder Kolon innervieren. Die zweite Gruppe schließt sympathische Endstrecken ein, die die inneren Sexualorgane und wahrscheinlich andere Zielorgane innervieren, die in der Abbildung nicht aufgeführt sind. Die präganglionären Neuronen sind verknüpft mit spinalen Reflexkreisen (▶ Abb. 2.11) und unter vielfältiger supraspinaler Kontrolle über deszendierende Systeme (sympathische Prämotorneurone; ▶ Abb. 2.12). Sympathische Systeme mit Ruheaktivität fett. CVC, kutaner Vasokonstriktor; CVD, kutaner Vasodilatator; MR, Motilität-regulierend; MVC, Muskel Vasokonstriktor; MVD, Muskel Vasodilatator; PM, Pilomotor; SM, Sudomotor; VVC, Viszera Vasokonstriktor. (nach Jänig 2022, Nachdruck mit freundlicher Genehmigung).

Tab. 2.2: Funktionelle Klassifikation sympathischer Neurone auf Grund ihrer Reflexe in vivo. (nach Jänig 2022).

Vermutete Funktion	Lokalisation	Zielgewebe	Effektorgewebe	Identifizierender Reiz[b]	Ruheaktivität
Vasokonstriktor					
Muskel	Lumbal[c]	Hintere Extremität	Widerstandsgefäße	Baro-Inhibition[d]	ja
	Zervikal[e]	Kopf, Nacken	Widerstandsgefäße	Baro-Inhibition	ja

2 Physiologie des autonomen Nervensystems

Tab. 2.2: Funktionelle Klassifikation sympathischer Neurone auf Grund ihrer Reflexe in vivo. (nach Jänig 2022). – Fortsetzung

Vermutete Funktion	Lokalisation	Zielgewebe	Effektorgewebe	Identifizierender Reiz[b]	Ruheaktivität
Haut	Lumbal	Hintere Extremität	Thermoregulatorische Blutgefäße	Hemmung durch ZNS Wärmung	ja
	Zervikal	Kopf, Nacken	Thermoregulatorische Blutgefäße	Hemmung durch ZNS Wärmung	ja
Viszera	Lumbal splanchnicus	Beckenorgane, Kolon	Widerstandsgefäße	Baro-Inhibition	ja
Vasodilatator					
Muskel	Lumbal	Hintere Extremität	Muskelarterien	Reiz Hypothalamus	nein
Haut	Lumbal	Hintere Extremität	Hautblutgefäße	?	nein
Sudomotor	Lumbal	Unbehaarte Haut	Schweißdrüsen	Vibration (in Katze), ZNS Wärmung (Mensch)	ja, einige
Pilomotor	Lumbal	Schwanz	Piloarrector Musk.	Reiz Hypothalamus	nein
Inspiratorisch	Zervikal	Luftwege?	Blutgefäße nasale Mukosa?	Inspiration	ja
Pupillomotor	Zervikal	Iris	M. dilatator pup.	Hemmung durch Licht	ja, einige
Motilitätregulierend					
Typ 1 Viszera	Lumbal	Enddarm, Harnblase	Viszerale glatte Muskulatur	Dehnung der Harnblase	ja
Typ 2 Viszera	Lumbal	Enddarm, Harnblase	Viszerale glatte Muskulatur	Hemmung durch Harnblasendehnung	ja
Reproduktion	Lumbal	Innere reproduktive Organe	Viszerale glatte Muskulatur, Drüsen?	?	nein

[a] Experimentelle Daten von anästhesierten Katzen (Jänig 1985, 1996, Jänig und McLachlan 1987).
[b] Reflektorische Erregung auf Reizung, Hemmung spezifiziert.
[c] »Lumbal« bezieht sich auf präganglionäre oder postganglionäre Axone des lumbalen sympathischen Systems.
[d] »Baro-Inhibition« zeigt Hemmung auf Reizung der artriellen Barorezeptoren an.
[e] »Zervikal« bezieht sich auf präganglionäre Axone im zervikalen Grenzstrang.

Parasympathische Neurone zeigen, soweit sie experimentell untersucht worden sind, ebenso eine klare funktionelle Differenzierung. Der Hauptunterschied zwischen parasympathischen und sympathischen Systemen ist, dass die Effektoren der sympathischen Systeme meistens weit verteilt sind (z. B. Blutgefäße, Schweißdrüsen, Fettgewebe, Haarbalgmuskulatur), jedoch die Effektoren der parasympathischen Systeme nicht.

Die für die verschiedenen autonomen Systeme typischen Reflexmuster sind sowohl in den präganglionären als auch in den postganglionären Neuronen vorhanden. Die neurophysiologischen Untersuchungen autonomer Neurone in vivo führen zu folgenden Schlussfolgerungen:

1. Die Reflexmuster in den autonomen Neuronen sind das Ergebnis integrativer Prozesse im Rückenmark, Hirnstamm und Hypothalamus.
2. Funktionell gleiche prä- und postganglionäre Neurone sind in den autonomen Ganglien synaptisch miteinander verschaltet. »Übersprechen« (»crosstalk«) zwischen funktionell verschiedenen autonomen Systemen findet in den Ganglien nicht statt.
3. Die Aktivität in den postganglionären Neuronen wird durch besondere neuroeffektorische Mechanismen auf die autonomen Effektorzellen übertragen.

In den beiden folgenden Unterkapiteln wird die Signalübertragung in den autonomen Ganglien und von den postganglionären Axonen auf die Effektorzellen beschrieben.

2.2.5 Transmittersubstanzen in peripheren autonomen Neuronen

Das Prinzip chemischer synaptischer Übertragung wurde zuerst im peripheren autonomen Nervensystem aufgrund der Freisetzung der konventionellen Transmitter Azetylcholin (ACh) oder Noradrenalin (NAd) beschrieben. Experimentelle immunhistochemische, physiologische und pharmakologische Untersuchungen zeigen, dass andere Substanzen in den autonomen Neuronen mit ACh oder NAd kolokalisiert sind, die bei Erregung freigesetzt werden und möglicherweise als Transmitter auf die Effektorzellen einwirken (Furness et al. 1989; Morris und Gibbins 1992; Gibbins 2004). Obwohl die unkonventionellen kolokalisierten möglichen Transmitter (Neuropeptide, Adenosintriphosphat, Stickoxid [NO]) in autonomen Neuronen ausführlich untersucht worden sind, ist nur für einige wenige Substanzen bewiesen worden, dass sie unter physiologischen Bedingungen als Transmitter wirken. Das gilt besonders für die ubiquitär vorkommenden Neuropeptide in den prä- und postganglionären Neuronen (Gibbins 1995), die nur bei repetitiver Reizung der autonomen Neurone freigesetzt werden (▶ Tab. 2.3):

1. ACh wird von allen präganglionären Axonen an ihren Synapsen mit den ganglionären Neuronen freigesetzt. Die Wirkung wird normalerweise durch Blockade der nikotinischen ACh-Rezeptoren verhindert. In einigen sympathischen Vasokonstriktorsystemen kann ACh in den Ganglien nach repetitiver Aktivierung präganglionärer Neuronen auch mit muskarinischen Rezeptoren reagieren und zu langanhaltenden Aktivierungen führen (Jänig 1995, 2022).
2. Die meisten sympathischen postganglionären Axone setzen bei Erregung NAd frei. Sudomotoraxone und Muskelvasodilatatoraxone setzen ACh bei Erregung frei. Cholinerge Muskelvasodilatatorneurone existieren nur in einigen Spezies (z. B. Katze, Hund); ob sie beim Menschen vorkommen, ist ungeklärt (Jänig 2022). Die meisten (aber nicht alle) Effekte von neuronal freigesetztem NAd oder ACh können durch Adrenozeptorblocker oder Blockade muskarinischer Rezeptoren verhindert werden. Die Typen von Adrenozeptoren (α_1, α_2, β_1, β_2, β_3), die unter physiologischen Bedin-

gungen eine Rolle spielen, sind in Tabelle 2.1 aufgeführt.
3. Alle parasympathischen postganglionären Neurone sind cholinerg und setzen bei Erregung ACh frei. Die Effektorwirkungen bei Erregung einiger parasympathischer Neurone können durch Blockade der muskarinischen Rezeptoren nicht oder nur unvollständig verhindert werden und müssen deshalb durch andere freigesetzte Substanzen erzeugt werden.
4. Vasoaktives intestinales Polypetid (VIP) wird bei Erregung cholinerger Sekretomotorneurone und cholinerger Vasodilatatorneurone freigesetzt. VIP erzeugt oder verstärkt die Vasodilatation, die bei Erregung dieser Neuronen erzeugt wird, z. B. im erektilen Gewebe (wo der primäre Transmitter NO ist), um die Schweißdrüsen und in den Speicheldrüsen.
5. Sympathische postganglionäre Vasokonstriktoraxone und peptiderge afferente Axone, die Substanz P (SP) und/oder »Calcitonin gene-related peptide« (CGRP) exprimieren, interagieren in der lokalen Regulation einiger Blutgefäßbetten (z. B. Haut, Mesenterialbett, Gelenkkapsel). Diese Interaktion geschieht postsynaptisch und nicht zwischen den Axonen. Bei Entzündung oder noxischen Reizen werden die peptidergen Afferenzen erregt und setzen CGRP und/oder SP frei (das Letztere nicht in der Haut des Menschen). CGRP erzeugt präkapillär eine Vasodilatation; SP erzeugt venolär eine Plasmaextravasation. Beide zusammen werden als neurogene Entzündung bezeichnet und sind in den Geweben protektive Reaktionen, die unabhängig vom Zentralnervensystem ablaufen.

Tab. 2.3: Überträgersubstanzen im peripheren autonomen Nervensystem

System	Neuron	Transmitter	Co-Transmitter
Parasympathisch	Präganglionär	ACh	
	Postganglionär	ACh	VIP und/oder NO
Sympathisch	Präganglionär	ACh	
	Postganglionär	NAd,	ATP und/oder NPY
		Einige ACh	VIP und/oder NO

ATP = Adenosin-tri-Phosphat, ACh = Azetylcholin, NAd = Noradrenalin, NO = Stickoxid, NPY = Neuropeptid Y, VIP = Vasoactive Intestinal Peptide

2.2.6 Signalübertragung in autonomen Ganglien

Die Signalübertragung in autonomen Ganglien ist cholinerg. Erregung präganglionärer Neurone führt zur Ausschüttung von ACh, welches mit nikotinischen Rezeptoren in den postganglionären Neuronen reagiert. Dieses erzeugt postsynaptische Potenziale in den postganglionären Neuronen. Die Funktion von Peptiden in den präganglionären Neuronen, die bei Erregung vermutlich auch freigesetzt werden, ist unbekannt. Repetitive Aktivierung präganglionärer Neuronen erzeugt in manchen postganglionären Neuronen (Vasokonstriktorneurone, Vasodilatator-/Sekretomotorneurone des Uterus und der Cervix) eine anhaltende Aktivität, die durch cholinerge muskarinische Rezeptoren oder nicht-cholinerge (vermutlich peptiderge) Rezeptoren vermittelt wird. Die Funktion dieser nicht-nikotinischen Übertragung in der Regulation entsprechender autonomer Effektorzellen ist unbekannt (Jänig 2005b, 2022; McLachlan 1995).

In peripheren autonomen Ganglien divergieren und konvergieren präganglionäre Axone auf postganglionäre Neurone. Divergenz und Konvergenz finden in den gleichen autonomen Endstrecken statt und nicht zwischen funktionell verschiedenen autonomen Systemen. Die Hauptfunktion autonomer Ganglien ist die Übertragung der zentral erzeugten Signale von relativ wenigen präganglionären Neuronen auf viele postganglionäre Neurone (Divergenz- oder Verteilungsfunktion der Ganglien). Das Ausmaß der Divergenz variiert erheblich zwischen verschiedenen autonomen Systemen und zwischen verschiedenen Spezies. Eine große Divergenz findet in autonomen Systemen statt, deren Effektoren weit verstreut sind (z. B. Vasokonstriktorsysteme, Sudomotor- und Pilomotorsystem, parasympathische Systeme im Nucleus dorsalis nervi vagi). Sie beträgt z. B. etwa 1 : 200 in Vasokonstriktorsystemen im Ganglion cervicale superius des Menschen. Eine kleine Divergenz von 1 : 2 bis 1 : 4 findet in autonomen Systemen statt, die begrenzte Zielorgane zeitlich und räumlich präzise regeln (z. B. im Ganglion ciliaris, in dem die postganglionären Neuronen zu den inneren Augenmuskeln liegen; in den parasympathischen Herzganglien, in denen die postganglionären Neurone zu den Schrittmacherzellen liegen).

Sympathische Ganglien

Paravertebrale Ganglien

Die meisten postganglionären Neuronen in den paravertebralen Ganglien der sympathischen Grenzstränge innervieren autonome Effektorzellen in der Haut oder in tiefen somatischen Geweben. Einige innervieren Viszera (z. B. das Herz) oder Effektorgewebe des Kopfes (▶ Tab. 2.1). Erregung konvergierender präganglionärer Axone erzeugt postganglionäre Potenziale, deren Amplitude von wenigen Millivolt (unterschwellige schwache synaptische Eingänge) bis zu 10–40 mV reichen (überschwellige starke synaptische Eingänge). Die fortgeleitete Aktivität in den meisten paravertebralen Ganglienzellen wird durch 1–3 überschwellige synaptische Eingänge erzeugt und nicht durch Summation unterschwelliger postsynaptischer Potenziale. Die Funktion der konvergierenden unterschwelligen synaptischen Eingänge ist unbekannt (McLachlan et al. 1997, 1998). Damit funktionieren die paravertebralen sympathischen Ganglien wie Relaisstationen (▶ Abb. 2.7 a).

Prävertebrale Ganglien

Neurone in den prävertebralen sympathischen Ganglien innervieren die Viszera (Gastrointestinaltrakt, Beckenorgane, Niere, Milz). Sie sind an der Regulation von Motilität, Sekretion, Blutflüssen und einigen anderen Funktionen beteiligt (▶ Tab. 2.1). Nach elektrophysiologischen (anhand der Kaliumkanäle, die die Erregbarkeit bestimmen), morphologischen (Größe der Zellkörper, Dendritenaufteilung) und neurochemischen (Peptidgehalt) Kriterien werden drei Gruppen von postganglionären Neuronen unterschieden. Zwei Gruppen funktionieren wie paravertebrale postganglionäre Neuronen. Ihr Entladungsverhalten hängt von überschwelligen synaptischen Eingängen eines oder weniger präganglionärer Axone ab (▶ Abb. 2.7a). Die dritte große Gruppe von prävertebralen postganglionären Neuronen funktioniert anders. Die Neuronen dieser Gruppe erhalten schwache (unterschwellige) cholinerge synaptische Eingänge von präganglionären Axonen und von intestinofugalen Neuronen des Darmnervensystems, die durch mechanische Reizung des Gastrointestinaltraktes (Dehnung, Kontraktion) aktiviert werden können. Summation der schwachen synaptischen Potenziale bei Erregung der

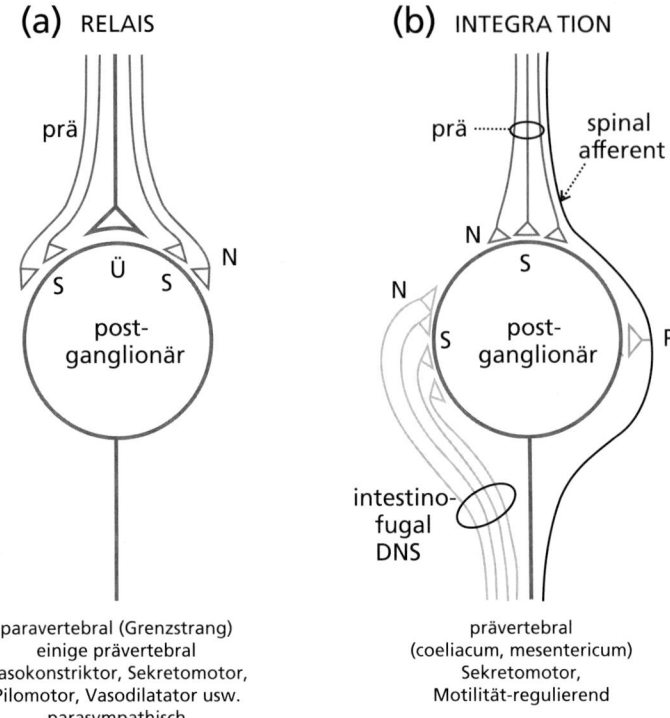

Abb. 2.7: Übertragung von Impulsaktivität in autonomen Ganglien. **(a)** *Relaisfunktion autonomer ganglionärer Neuronen.* Postganglionäre (post) Neuronen mit einem oder wenigen starken (ü, überschwellig) präganglionären (prä) synaptischen Eingängen (die postsynaptische Potenziale von 10–40 mV erzeugen) und vielen schwachen (s, unterschwellig) synaptischen Eingängen (die synaptischen Potenziale von wenigen mV erzeugen). Dieser Übertragungsmodus findet in allen paravertebralen sympathischen Neuronen, in einigen prävertebralen sympathischen Neuronen und in allen parasympathischen Ganglien statt. **(b)** *Relaisfunktion und integrative Funktionen von autonomen Neuronen in prävertebralen Ganglien.* Postganglionäre Neuronen mit schwachen unterschwelligen synaptischen Eingängen von präganglionären Neuronen und Interneuronen des Darmnervensystems (DNS, intestino-fugale Neurone) und von Kollateralen spinaler viszeraler Afferenzen. Die ersten beiden sind nikotinisch cholinerg (N). Die afferenten Kollateralen sind peptiderg (P) und benutzen Substanz P (SP) als Überträger. Die postganglionären Neuronen innervieren Neurone des DNS und möglicherweise andere Zielzellen in den Viszera (aber nicht Blutgefäße). Sie werden nur aktiviert durch Summation von mehreren unterschwelligen cholinergen synaptischen Potenzialen und langsamen afferent-erzeugten Depolarisationen (modifiziert nach Jänig und Baron 2019a).

peripheren und präganglionären Eingänge ist nötig, um Aktionspotenziale in diesen Neuronen zu erzeugen. Diese Neurone haben keine Vasokonstriktorfunktion, sondern sind an der Regulation von Motilität und Sekretion des Magendarmtraktes beteiligt. Ein Teil dieser Neurone (vermutlich Motilität-regulierende und bevorzugt Sekretomotorneurone) erhält einen weiteren synaptischen Eingang von Kollateralen primär afferenter Neuronen, die ihre Zellkörper in den Spinalganglien haben (viszerale afferente Neurone). Diese afferenten Neuronen haben vermutlich nozizeptive Funktion. Ihre Erregung führt zu langanhaltenden Depolarisationen der postganglionären Neuronen, die erzeugt werden durch Ausschüttung des Peptids Substanz P aus den Kollateralen. Die Aktivierung dieser dritten Gruppe von postganglionären Neuronen hängt auch von der zeitlichen und räumlichen Integration verschiedener unterschwelliger synaptischer Potenziale ab (▶ Abb. 2.7b; Jänig und McLachlan 1992; Jänig 2022). Diese Neurone können periphere (extraspinale) Reflexe vermitteln (▶ Abb. 2.8 und ▶ Periphere Reflexe).

Parasympathische Ganglien

Viele parasympathische Ganglienzellen sind einfacher aufgebaut als sympathische Ganglienzellen. Sie erhalten häufig nur einen überschwelligen präganglionären synaptischen Eingang. Einige parasympathische Ganglien (die mit dem Herzen oder Drüsen des Magenarmtraktes assoziiert sind) enthalten Neurone, die entweder afferente Neurone oder Interneurone sind. Diese Ganglien können möglicherweise periphere Reflexe vermitteln. Die Funktion dieser Reflexe ist unbekannt (Jänig 2022; McLachlan 1995).

Der Plexus hypogastricus inferior (Plexus splanchnicus pelvinus) und der Plexus hypogastricus superior enthalten ganglionäre Neurone, die die Beckenorgane innervieren. Die meisten Ganglienzellen im Plexus hypogastricus inferior werden von sakralen präganglionären Neuronen aktiviert. Einige dieser Ganglionzellen sind noradrenerg und werden durch lumbale sympathische präganglionäre Neurone synaptisch aktiviert. Einige cholinerge Ganglienzellen erhalten synaptische Eingänge von sympathischen und parasympathischen präganglionären Neuronen (Keast 1995). Man könnte deshalb den Plexus hypogastricus inferior (oder Teile von ihm) auch als gemischtes parasympathisch-sympathisches Ganglion ansehen. Vermutlich sind aber die parasympathischen und die sympathischen Endstrecken in diesem Ganglion zu den Beckenorganen vollständig getrennt (Jänig et al. 2017).

Periphere Reflexe

Sympathische ganglionäre Neurone in prävertebralen Ganglien können periphere Reflexe außerhalb des Zentralnervensystems vermitteln. Axone von intestinofugalen Neuronen des Darmnervensystems (im Wesentlichen vermutlich im distalen Kolon) projizieren durch die Mesenterialnerven zu prävertebralen Ganglien (Ganglion coeliacum, Ganglion mesentericum superius, Ganglion mesentericum inferius). Aktivierung dieser Neurone des Darmnervensystems durch Dehnung oder Kontraktion des Darmes aktiviert die ganglionären Neurone in den prävertebralen Ganglien synaptisch durch Summation von postsynaptischen Potenzialen. Diese Aktivierung führt zur Freisetzung von Noradrenalin und zur Erschlaffung des Magendarmtraktes durch präsynaptische Hemmung der Transmitterfreisetzung von Neuronen des Darmnervensystems und möglicherweise durch direkte Hemmung von erregenden Motoneuronen des Darmnervensystems. Die cholinerge nikotinische Übertragung von den intestinofugalen Neuronen auf die ganglionären Neurone wird vermutlich gefördert durch Erregung spinaler viszeraler Afferenzen und Freisetzung von Substanz P im prävertebralen Ganglion.

Abbildung 2.8 zeigt als Beispiel einen extraspinalen intestino-intestinalen Reflex. Dehnung des Darms aktiviert intrinsische afferente Neurone des DNS, die intestinofugale Neurone (Neuron 1) synaptisch aktivieren. Diese projizieren zu den prävertebralen Ganglien und aktivieren die noradrenergen postganglionären Neurone synaptisch. Diese Aktivierung wird unterstützt durch Erregung spinaler viszeral afferenter Neurone (Neuron 2), deren Zellkörper im spinalen Hinterwurzelganglion liegen und deren Kollateralen peptiderge Synapsen mit den noradrenergen postganglionären Neuronen bilden. Ausschüttung von Substanz P (SP) an diesen Synapsen führt zu langanhaltenden postsynaptischen Depolarisationen durch Erhöhung des Membranwiderstandes der postganglionären Neurone, welche durch Inaktivierung von Kaliumkanälen erzeugt wird. Der dritte synaptische Eingang geschieht über präganglionäre Neurone (Neuron 3). Die synaptisch aktivierten postganglionären Neurone projizieren zu anderen Teilen des Gastrointestinaltraktes und hemmen diese durch präsynaptische Hemmung der synaptischen Übertragung auf die Motoneurone des DNS und möglicherweise auch postsynaptische Hemmung der Neurone des DNS. Wenn die synaptischen Eingänge 1 & 2 oder 1, 2 & 3 aktiviert werden, kommt es zur Summation der synaptischen Potenziale in den postganglionären Neuronen und Erzeugung von Aktionspotenzialen. Dieser extrazentrale Reflex trägt vermutlich zur Speicherfunktion des Dickdarms bei und fördert auf diese Weise die Reabsorption von Flüssigkeit und Elektrolyten aus dem Darminhalt.

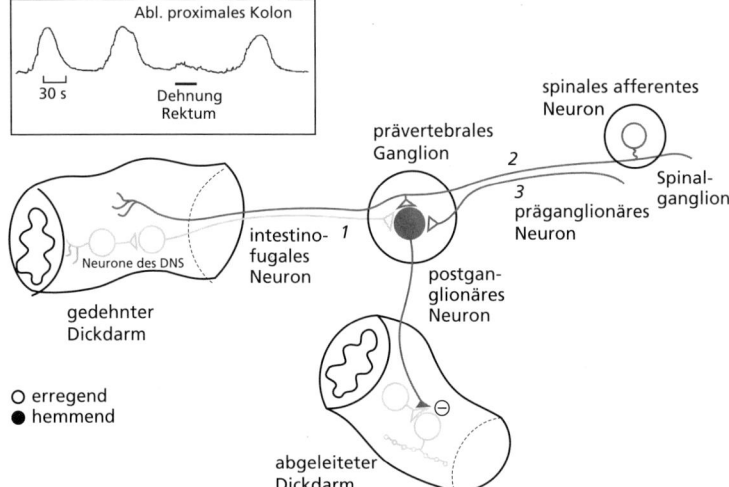

Abb. 2.8: Periphere Reflexe des Darmes vermittelt durch prävertebrale Ganglien. Dehnung eines Darmsegmentes (z. B. des Rektums) führt zur Hemmung der Motilität des proximalen Dickdarms. *Einsatzbild*: Registrierung des intraluminalen Druckes in einem isolierten proximalen Segment des Kolons und Dehnung des Rektums in einer anästhesierten Katze. Das prävertebrale Ganglion (Ganglion mesentericum inferius) war dezentralisiert nach Durchtrennung aller präganglionären Axone in den Nn. splanchnici lumbales. Die regelmäßigen Kontraktionen des proximalen Kolons wurden bei Dehnung des Rektums gehemmt. Siehe Text für Einzelheiten. (nach Kuntz 1940 und Jänig 2022, Nachdruck mit freundlicher Genehmigung).

2.2.7 Mechanismen der neuroeffektorischen Übertragung

Häufig wird angenommen, dass die chemische Übertragung der Aktivität von postganglionären autonomen (besonders sympathischen) Neuronen auf Effektorzellen relativ einfach ist, nicht über spezialisierte neuroeffektorische Mechanismen abläuft und simuliert werden kann durch exogene Applikation der Transmitter ACh oder NAd. Diese Auffassung ist nicht richtig. Die Übertragung der Aktivität in postganglionären Axonterminalen auf autonome Effektorzellen ist komplex und hängt von der Freisetzung verschiedener Substanzen und der

Verteilung der Rezeptoren in den Effektormembranen für den/die Transmitter (subsynaptisch, extrasynaptisch) ab. Anatomische (elektonenmikroskopische) quantitative Untersuchungen der neuroeffektorischen Synapsen an Arteriolen, an Venen, an kardialen Schrittmacherzellen, an glatten Muskelzellen des Samenleiters, am Myoepithelium der Iris, an der longitudinalen glatten Muskulatur des Magendarmtraktes und an der glatten Muskulatur der Harnblase haben gezeigt, dass viele Varikositäten der autonomen postganglionären Nervenfasern enge synaptische Kontakte mit den Effektorzellen ausbilden mit Fusion der Basalmembran und ohne Begrenzung durch das Zytoplasmas der Schwann'schen Zellen (▶ Abb. 2.9). Diese Strukturen sind die morphologischen Substrate für die Übertragung der zentral erzeugten Impulsaktivität auf die Effektorzellen. Die typischen synaptischen Kontakte finden auf < 1 % der Oberfläche der Effektorzellen statt. Neurophysiologische Untersuchungen der neuroeffektorischen Übertragung an diesen Präparaten zeigen, dass die Signalübertragung unter physiologischen Bedingungen in den meisten Effektoren über diese Synapsen stattfindet (Hirst et al. 1992, 1996; Jänig 2022). Der Transmitter reagiert mit den subsynaptischen Rezeptoren (muskarinische Rezeptoren für ACh, Adrenozeptoren für NAd, Purinozeptoren für ATP). Dieses führt dann Liganden-gesteuert, G-Protein-gesteuert oder über katalytische Rezeptoren zur Aktivierung zellulärer Effektoren (Ionenkanäle, kontraktile Proteine, Sekretion, metabolische Prozesse, Transkription). Über diese spezifische neuroeffektorische Signalübertragung auf autonome Effektorzellen wird die zentral erzeugte Impulsaktivität übertragen. Diese Übertragung ist eine wichtige Grundlage für die präzise neuronale Regulation autonomer Effektorzellen unter physiologischen Bedingungen.

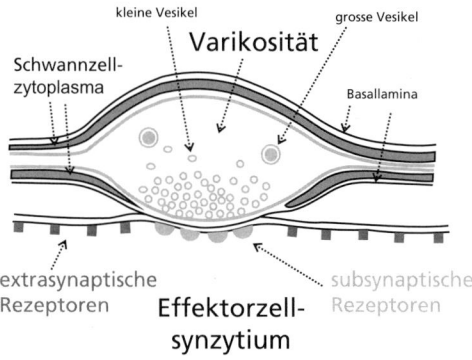

Abb. 2.9: Vereinfachtes Schema der neuroeffektorischen Übertragung auf autonome Effektorzellen (Arteriolen, kleine Arterien, Venen, Herz, nicht-vaskuläre glatte Muskulatur, sekretorische Epithelien). Die Effektorzellen (glatte Muskelzellen, Herzmuskelzellen, sekretorische Zellen) sind durch Kontakte niedriger elektrischer Widerstände (Nexus, »gap junctions«) miteinander verbunden und bilden funktionelle Synzytien aus. Die Aktivität in den postganglionären Neuronen wird über Synapsen, die die Varikositäten mit den Effektorzellen bilden, übertragen. Diese Übertragung geschieht an etwa ≤ 1 % der Gesamtzelloberfläche. Der aus den Varikositäten freigesetzte Transmitter reagiert mit subsynaptischen Rezeptoren. Die subsynaptischen Rezeptoren übertragen die Aktivität Liganden- oder Second-Messenger-gekoppelt auf die zellulären Effektoren (z. B. Ionenkanäle, Calciumspeicher, Transkriptionsmechanismus). Extrasynaptische Rezeptoren für die Transmitter sind entweder verschieden von den subsynaptischen und/oder mit verschiedenen intrazellulären Second-Messenger-Wegen an die zellulären Effektoren gekoppelt. Die Funktion der extrasynaptischen Rezeptoren ist unklar in den meisten innervierten Effektorzellen. Die kleinen Vesikel, die den Transmitter (ACh, NAd, ATP) enthalten, liegen in der Nähe des synaptischen Spaltes. Große Vesikel sind in vielen Varikositäten vorhanden. Sie enthalten neben den klassischen Transmittern Neuropeptide und liegen nicht in der Nähe des synaptischen Spalts. Die physiologische Rolle der meisten Neuropeptide ist unbekannt. (nach Jänig 2022 und Jänig und McLachlan 2013, Nachdruck mit freundlicher Genehmigung).

Die synaptische Übertragung der Impulsaktivität auf Blutgefäße hängt von der Art des Blutgefäßes ab und ist sehr variabel:

- Bei einigen kleinen Arterien ist die synaptische und extrasynaptische noradrenerge Signalübertragung wichtig (z. B. Rattenschwanzarterie).
- In kleinen Mesenterialarterien ist die Signalübertragung noradrenerg (vermutlich synaptisch und extrasynaptisch) und purinerg.
- In Venen ist die Signalübertragung synaptisch noradrenerg.
- In Arteriolen der Submukosa des Gastrointestinaltraktes ist die Signalübertragung purinerg synaptisch.

Die experimentellen Untersuchungen der cholinergen Übertragung auf die Schrittmacherzellen des Herzens, der cholinergen Übertragung auf die longitudinale Muskulatur des Dünndarmes und der noradrenergen Übertragung auf die Ventrikelmuskulatur des Herzens und auf die Arteriolen zeigen, dass die subsynaptischen und extrasynaptischen Rezeptoren an verschiedene intrazelluläre Signalwege geknüpft sind. Das bedeutet, dass die subzellulären Mechanismen der Signalübertragung verschieden sind für neuronal freigesetzte Transmitter und für exogen zugeführte Transmitter. Die Funktion der extrasynaptischen Rezeptoren ist für die meisten autonomen Effektorzellen unbekannt. Zirkulierendes NAd und Adrenalin kann die innervierten autonomen Effektorzellen nicht beeinflussen, weil ihre Konzentrationen im Plasma unter physiologischen Bedingungen zu niedrig sind. Zirkulierendes Adrenalin ist ein Stoffwechselhormon.

2.3 Zentrale Organisation des autonomen Nervensystems

Die zentrale Repräsentation des autonomen Nervensystems (oder der autonomen Regulationen) sind rostrokaudal im Rückenmark, im Hirnstamm und im Hypothalamus organisiert. Die in Kapitel 2.2.4 beschriebenen Reflexmuster (▶ Abb. 2.3–2.5) reflektieren beispielhaft diese zentrale Organisation. Das Konzept der hierarchischen Organisation zentraler autonomer Systeme und ihrer Integration mit dem somatomotorischen Systemen, den endokrinen Systemen und den afferenten Systemen liegt der folgenden Beschreibung zugrunde. Dieses hierarchische Konzept ist nicht absolut. Es hilft aber, die physiologischen Grundlagen der zentralnervösen Regulation peripherer autonomer Systeme und ihrer Effektorzellen vor dem Hintergrund der Differenzierung peripherer autonomer Systeme und der Spezifität der Signalübertragung in ihnen zu verstehen (▶ Abb. 2.10). Die folgende Beschreibung ist eine Zusammenfassung (Jänig 2022; Jänig und Baron 2019b, c).

2.3.1 Organisation im Rückenmark

Das Rückenmark ist ein integratives neuronales Organ, welches einige Komponenten der Reflexmuster in spinalen autonomen Systemen bestimmt. Diese Reflexkomponenten sind nicht notwendigerweise sichtbar, wenn das Rückenmark intakt ist, jedoch wenn es von supraspinalen Zentren abgetrennt ist. Wichtige Neuronen in dieser Integration sind verschiedene Gruppen von funktionsspezifischen Interneuronen, die a. G. von experimentellen Untersuchungen der Reflexmuster in spinalen autonomen Systemen und in supraspinalen parasympathischen Systemen postuliert worden sind (▶ Abb. 2.3–2.5). Diese Interneuronen sind segmental oder propriospinal organisiert und liegen entweder in der intermediären Zone in der Nähe der präganglionären Neuronen, im oberflächlichen Hinterhorn (Laminae I, II, V) oder im tiefen Hinterhorn (Laminae VI, IX, X). Nur wenige autonome Interneurone (im Sakralmark) wurden bisher anhand ihrer Funktion (ihrer physiologischen synaptischen Eingänge) und anhand der präganglionären Neuronen, mit denen sie synaptisch verschaltet sind und die an der Regulation der Harnblase (Miktion, Kontinenz) beteiligt sind, identifiziert (Fowler et al. 2008; De Groat 2013; De Groat et al. 2015).

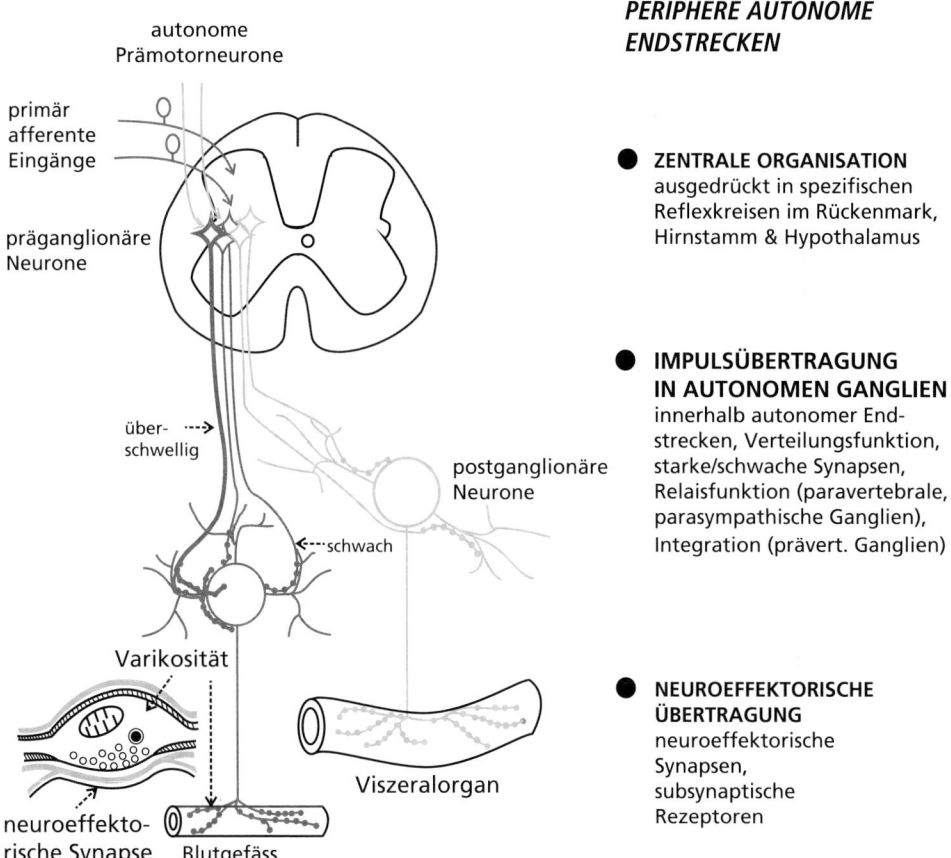

Abb. 2.10: Organisation spinaler autonomer Systeme in funktionelle Endstrecken. Getrennte autonome Endstrecken verbinden das Rückenmark mit den autonomen Effektororganen und -geweben. Präganglionäre Neurone in der intermediären Zone der thorako-lumbalen und sakralen Segmente integrieren die Signale in den supraspinalen autonomen Prämotorneuronen (▶ Abb. 2.12), den spinalen primär afferenten Neuronen und den (segmentalen und propriospinalen) Interneuronen. Parasympathische Systeme im Hirnstamm sind ähnlich organisiert. Die präganglionären Neuronen projizieren zu den peripheren Ganglien und konvergieren auf postganglionäre Neurone. Die wesentlichen Merkmale der Signalübertragung in den Ganglien und auf die autonomen Effektorzellen sind rechts aufgeführt. (nach Jänig und McLachlan 1992).

Präganglionäre Neurone, autonome Interneurone und Populationen von primär afferenten Neuronen, die Haut, tiefe somatische Gewebe oder Viszera innervieren, bilden spinale autonome Reflexwege, die integriert sind in der Regulation der Aktivität in präganglionären Neuronen durch supraspinale Zentren (Jänig 2022). Diese Reflexwege sind disynaptisch oder polysynaptisch. Die sympathischen oder parasympathischen Prämotorneuronen im Hirnstamm und Hypothalamus, die zum Rückenmark projizieren, sind entweder monosynaptisch, disynaptisch oder polysynaptisch mit den präganglionären Neuronen verknüpft. Dieses Arrangement von präganglionären Neuronen, Interneuronen, primär afferenten Neuronen und autonomen Prämotorneuronen in den supraspinalen Zentren bildet die Grundbausteine spinaler autonomer Systeme und ist vermutlich in allen zentralen autonomen Systemen vorhanden (▶ Abb. 2.11).

Das gleiche Arrangement gilt für die parasympathischen autonomen Systeme im Hirnstamm. Die präganglionären Neuronen liegen im Nucleus dorsalis nervi vagi (Gastrointestinaltrakt), in den Nuclei salivatorii (Speicheldrüsen, Glandulae nasopharyngeales), in der externen Formation der Nucleus ambiguus (Herz; glatte Muskulatur und Drüsen der Luftwege), oder im Nucleus Edinger-Westphal (Auge). Die meisten Interneuronen liegen in verschiedenen Kerngebieten des NTS oder in der Nähe des Nucleus Edinger-Westphal. Die Afferenzen zum NTS projizieren durch den Nervus vagus, Nervus glossopharyngeus, die Chorda tympani oder den Nervus petrosus major (Geschmack).

Die autonomen Prämotorneuronen, die zu den spinalen Reflexkreisen projizieren, liegen in der rostralen ventrolateralen Medulla, in den kaudalen Raphenuclei, in der Area A5 der kaudalen ventrolateralen Pons, im lateralen Hypothalamus oder im Nucleus paraventricularis hypothalami (parvozellulärer Teil; ▶ Abb. 2.12). Das gleiche gilt für parasympathische Systeme im Hirnstamm. Der primär erregende Transmitter der autonomen Prämotorneuronen und der erregenden Interneuronen ist Glutamat. Der hemmende Transmitter in Interneuronen (und vermutlich auch einigen sympathischen Prämotorneuronen) ist γ-amino-Buttersäure (GABA) und vermutlich Glyzin (Interneurone). Die Funktionen der Monoamine in den sympathischen Prämotorneuronen (Adrenalin in den C1-Prämotorneuronen der rostralen ventrolateralen Medulla; Noradrenalin in den A5-Prämotorneuronen; Serotonin in den sympathischen Prämotorneuronen der kaudalen Raphekerne) und der Neuropeptide in den Prämotorneuronen (z. B. Korticotropin-releasing Hormon, Enkephalin, Substanz P, Thyreotropin-releasing Hormon, Oxytozin, Adiuretin) sind nach wie vor unklar.

Die Reflexmuster, die unter standardisierten experimentellen Bedingungen in prä- oder postganglionären Neuronen gemessen worden sind, führen zu folgenden Schlüssen (Jänig 2022):

1. Das Rückenmark und der Hirnstamm enthalten autonome Reflexwege, die in die autonomen Regulationen integriert sind.
2. Diese Reflexintegration ist assoziiert mit den funktionell verschiedenen synaptischen afferenten Eingängen von den Körpergeweben (kutan, tief somatisch, viszeral).
3. Supraspinale/Supramedulläre Signale werden integriert mit der Aktivität in den Reflexgrundbausteinen (Interneurone, präganglionäre Neuronen).
4. Die spinalen autonomen Reflexwege (und entsprechenden Reflexwege auf Hirnstammebene) sind wichtig für die Koordination funktionell verschiedener autonomer Systeme und für die Koordination von somatomotorischen und autonomen Systemen.

2.3 Zentrale Organisation des autonomen Nervensystems

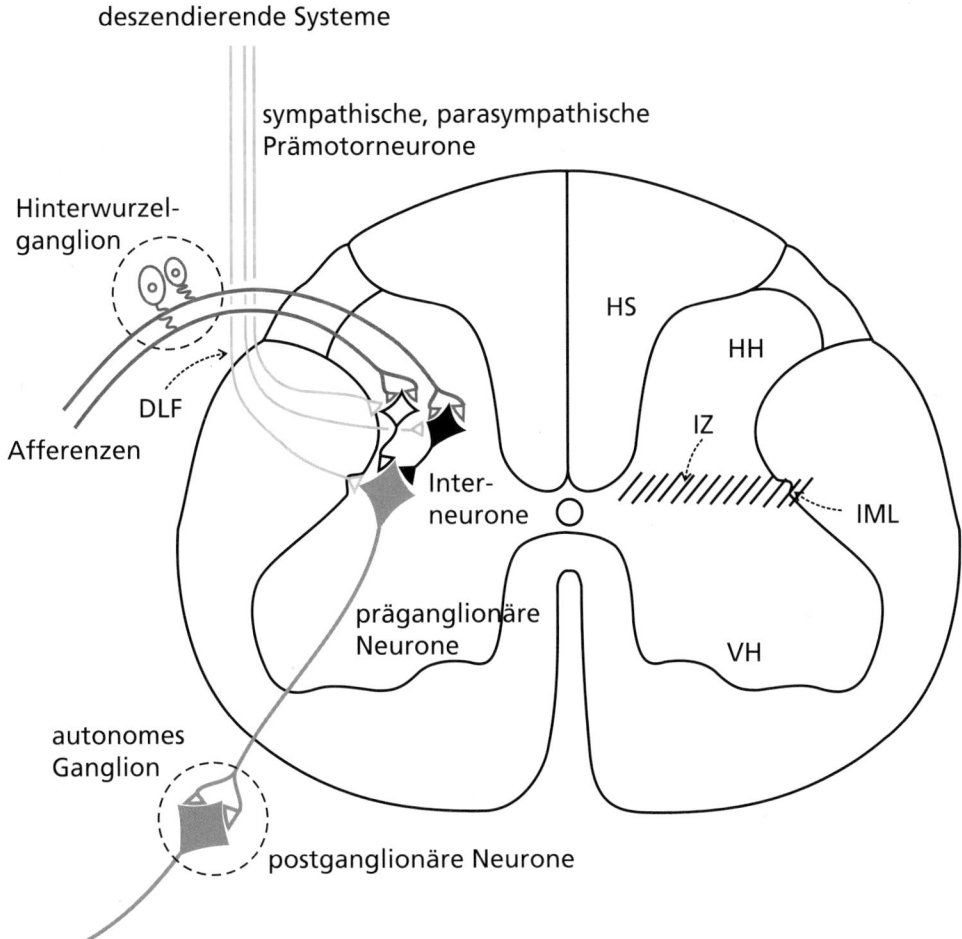

Abb. 2.11: Der spinale autonome Reflexkreis als Grundbaustein zwischen den supraspinalen Zentren und peripheren autonomen Systemen (Endstrecken). Wenigstens ein (erregendes oder hemmendes) Interneuron liegt zwischen den somatischen oder viszeralen primär afferenten Neuronen und den präganglionären Neuronen. Autonome Prämotorneurone im Hirnstamm oder Hypothalamus projizieren durch den dorsolateralen Funikulus (DLF) des Rückenmarks und sind mit den autonomen Interneuronen und präganglionären Neuronen synaptisch verschaltet. HS = Hinterstrang, HH = Hinterhorn, IML = Nucleus intermediolateralis, IZ = intermediäre Zone, VH = Vorderhorn. (modifiziert nach Jänig 2022, Nachdruck mit freundlicher Genehmigung).

In Analogie zum somatomotorischen System (Jänig 2006) bilden spinale autonome Interneurone, präganglionäre Neurone und ihre spezifischen synaptischen Verknüpfungen *spinale autonome Motorprogramme*, die integriert sind in die normalen Regulationen autonomer Zielorgane. In Abhängigkeit von der Funktion dieser Regulationen stehen die spinalen autonomen Motorprogramme unter dominanter Kontrolle des unteren Hirnstammes und der Pons (z. B. Vasokonstriktorsysteme zur Skelettmuskulatur oder den Viszera; Kardiomotorneurone; Neurone zu Beckenorganen) oder des Hypothalamus

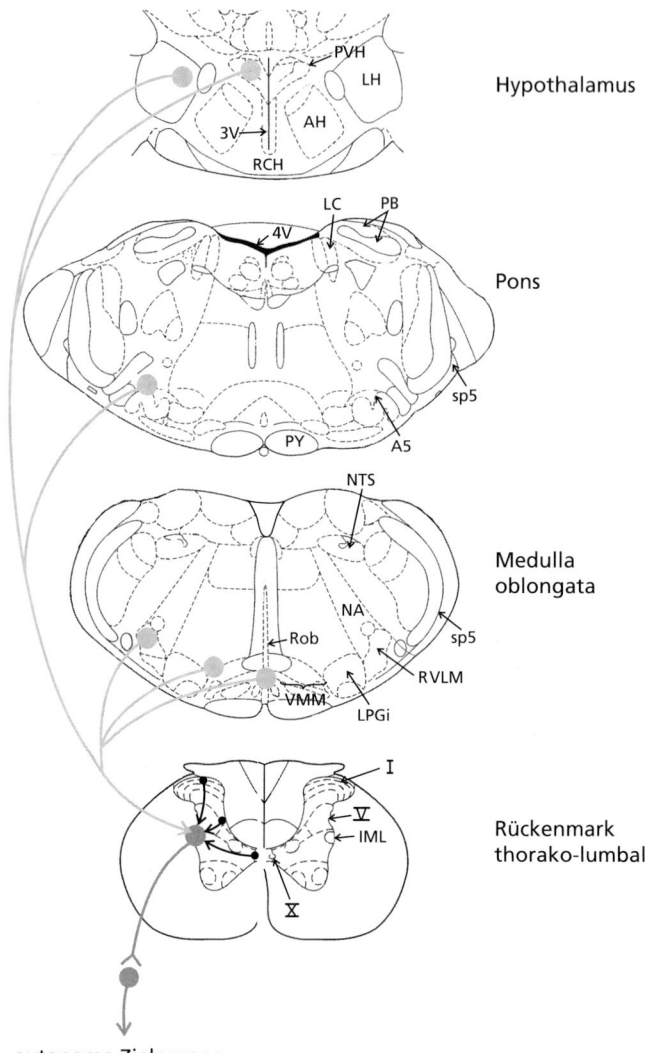

Abb. 2.12: Sympathische Prämotorneurone im Hirnstamm und Hypothalamus und spinale segmentale Interneurone (einschließlich propriospinaler Neurone), die zu sympathischen präganglionären Neuronen projizieren. Sympathische Prämotorneurone liegen in der rostralen ventrolateralen Medulla (RVLM), in den kaudalen Raphenuklei der Medulla oblongata (Raphe magnus, pallidus and obscurus [Rob]), in der Area A5 der kaudalen ventrolateralen Pons, im lateralen Hypothalamus (LH) und im Nucleus paraventricularis hypothalami (PVH). Autonome Interneurone liegen in den Laminae I, II, V, VI, IX und X des Rückenmarks. Propriospinale Neurone liegen in den Laminae I, V, VII und X der zervikalen spinalen Segmente C 1–C 6, im lateralen Funikulus und im lateralen spinalen Nucleus der zervikalen Segmente C 1–C 4 (nicht gezeigt). Transversalschnitte nach Paxinos und Watson (2014). AH, Hypothalamus anterior; LC, locus coeruleus; LPGi, lateraler paragigantocellulärer Nukleus (schließt den gigantocellulären retikulären Nucleus Alpha & ventral und den parapyramidalen Nukleus ein); NA = Nucleus ambiguus; NTS = Nucleus tractus solitarii; PB = Nucleus parabrachialis; PY = Pyramidaltrakt; RCH = retrochiasmatische Area; sp5 = spinaler trigeminaler Trakt; VMM = ventromediale Medulla; 3V = 3. Ventrikel; 4V = 4. Ventrikel. (modifiziert nach Jansen et al. 1995; Strack et al. 1989a, b).

(z. B. Vasokonstriktorsysteme zu Haut, s, Pilomotorneurone, Lipomotorneurone zum Fettgewebe). In einigen sympathischen Systemen (z. B. Motilität-regulierende Systeme und Sekretomotorneurone zum Gastrointestinaltrakt) scheint die spinale Reflexkontrolle besonders ausgeprägt zu sein. Doch sind vermutlich in allen autonomen Systemen diese spinalen Reflexgrundbausteine (oder die entsprechenden Reflexbausteine auf Hirnstammebene) (▶ Abb. 2.11) wichtig für die Integration verschiedener neuronaler Signale; sie bestimmen die Erregbarkeit präganglionärer Neurone und kanalisieren die Aktivität in den autonomen Prämotorneuronen (Jänig 1996, 2022, 2009a).

Klinische Beobachtungen und Ableitungen von autonomen Effektorantworten zeigen indirekt, dass es eine ganze Reihe von spinalen autonomen Reflexkreisen zur Haut, zu tiefen somatischen Geweben und zu den Viszera geben muss. Diese Reflexkreise sind vermutlich auch spezifisch in Bezug auf die spinalen primär afferenten Eingänge, die autonomen Interneurone und die sympathischen Ausgangssysteme. Es handelt sich um kardio-kardiale, reno-renale, intestino-intestinale (Gastrointestinaltrakt), viszero-somatische (zur Haut oder zu tiefen somatischen Geweben) und somatoviszerale Reflexe. Eine chronische Irritation von Viszera oder tiefen somatischen Geweben (z. B. durch Entzündungen) kann Veränderungen in den entsprechenden Dermatomen, Myotomen und Sklerotomen erzeugen (z. B. von Blutflüssen, Schweißsekretion, Piloarrektion und Gewebekonsistenz [trophischen Veränderungen] in der Haut und ihrer Anhänge, der Subkutis, Gelenkkapseln, Faszien usw.). Es wird angenommen, dass diese Veränderungen über die segmental organisierten sympathischen Systeme und möglicherweise auch über afferente Neurone mit unmyelinisierten Axonen erzeugt werden. Therapeutische Interventionen in den Dermatomen oder Myotomen können Blutflüsse, Motilität, Sekretionsvorgänge oder andere Vorgänge in den Viszera und Blutflüsse sowie andere Prozesse in tiefen somatischen Geweben reflektorisch beeinflussen (Jänig 2005a; King et al. 2011). Die Veränderungen der autonomen Effektororgane können relativ leicht durch die Veränderungen der Aktivitäten in den sympathischen Neuronen erklärt werden. Die neuronalen Mechanismen, die den trophischen Veränderungen zugrunde liegen, sind nicht erforscht. Hier spielen u. U. die peptidergen afferenten Neuronen mit unmyelinisierten Axonen eine Rolle, die auch segmental organisiert sind. Die Hypothese ist, dass im Rückenmark durch präsynaptische Depolarisation (über GABAerge Interneurone) der spinalen Terminalen dieser afferenten Neurone Impulse erzeugt werden, die antidrom zur Peripherie fortgeleitet werden. Eine andere Möglichkeit ist, dass sich die zentrifugalen Stofftransporte in diesen afferenten Neuronen ändern (Jänig 1993; 2005a, Jänig und Häbler 1995; Willis 1999; King et al. 2011).

2.3.2 Organisation im unteren Hirnstamm

Die Regulationen von arteriellem Blutdruck, Atmung und gastrointestinalen Funktionen sind im unteren Hirnstamm repräsentiert. Sie erfordern eine präzise zeitliche und räumliche Koordination und Adaptation an die somatischen Körperfunktionen und sind deshalb eng miteinander integriert. Diese Integration schlägt sich in der Anatomie und Physiologie der neuronalen Substrate dieser Regulationen im unteren Hirnstamm nieder. Eingeschlossen in diese homeostatischen Regulationen sind die spinalen autonomen Reflexkreise, die peripheren autonomen Systeme und das Darmnervensystem (Jänig 2022):

1. Die Neurone, welche an der Regulation des arteriellen Blutdruckes (Regulation von Herz und peripheren Widerstandsgefäßen) und der Atmung beteiligt sind, sind in der ventrolateralen Medulla

(VLM) organisiert, welche sich vom Nucleus facialis bis etwa 10 mm kaudal des Obex erstreckt. Die VLM liegt in der Nähe der externen Formation des Nucleus ambiguus, welche die parasympathischen präganglionären Kardiomotorneurone und Bronchomotorneurone enthält. Die VLM schließt folgende Kerngebiete ein: (a) Die ventrale respiratorische Gruppe von Neuronen; (b) die rostrale ventrolaterale Medulla (RVLM), welche sympathische kardiovaskuläre Prämotorneurone und Interneurone enthält; (c) verschiedene Teile der kaudalen ventrolateralen Medulla (CVLM), welche erregende und hemmende Interneurone enthält.
2. Die RVLM ist ein sympathischer kardiovaskulärer prämotorischer Nucleus, welcher die homeostatischen Reflexe zu kardiovaskulären präganglionären Neuronen vermittelt. Die Spontanaktivität in den peripheren sympathischen kardiovaskulären Neuronen zum Herzen und zu den Widerstandsgefäßen entsteht wahrscheinlich in diesem Nucleus oder in einem neuronalen Netzwerk, welches mit diesem Kerngebiet verknüpft ist (Dampney 1994; Spyer 1994; Guyenet 2006).
3. (a) Die arteriellen Barorezeptorreflexe zu sympathischen kardiovaskulären Neuronen werden durch Neurone im NTS, in der CVLM und in der RVLM vermittelt. Die Hemmung findet in der RVLM statt und ist GABAerg. Der Übertrager an den anderen Synapsen ist Glutamat. (b) Der Barorezeptorreflex zu den parasympathischen Kardiomotorneuronen wird über den NTS vermittelt und ist disynaptisch. (c) Die arteriellen Chemorezeptorreflexe zu den kardiovaskulären Neuronen werden einerseits über das respiratorische Netzwerk und andererseits auch unabhängig davon vermittelt (Guyenet 2006; Guyenet und Bayliss 2015).
4. Reflexe zu sympathischen kardiovaskulären Neuronen auf Reizung vagaler kardialer Afferenzen, Lungenafferenzen oder Afferenzen vom Gastrointestinaltrakt werden ebenso über den NTS und die RVLM vermittelt; ihre genauen Reflexwege sind aber unbekannt.
5. Reflexe in sympathischen kardiovaskulären Neuronen auf Reizung somatischer Afferenzen oder spinaler viszeraler Afferenzen werden z. T. durch die RVLM vermittelt. Ihre Reflexwege sind wenig erforscht.
6. Die kaudalen Raphekerne enthalten sympathische Prämotorneurone zu präganglionären kutanen Vasokonstriktorneuronen und präganglionären Lipomotorneuronen (zum braunen Fettgewebe der Ratte und beim neugeborenen Menschen). Diese Prämotorneurone sind in die Thermoregulation und die Regulation der Energiebilanz eingebunden (Morrison 1999, 2001; Rathner et al. 2001) und stehen unter der Kontrolle des Hypothalamus. Andere sympathische Prämotorneurone, die an der Regulation der Niere oder Herzens beteiligt sind, liegen möglicherweise auch in diesen Kerngebieten.
7. Die Aktivität in vielen autonomen Neuronen schwankt mit der zentralen Atmung (Feldman et al. 2013). Diese respiratorische Rhythmizität ist ein Ausdruck für die enge zeitliche Kopplung zwischen der Regulation der Atmung und der Regulation autonomer Systeme. Die Kopplung zwischen dem ponto-medullären respiratorischen Netzwerk und den autonomen Systemen findet im unteren Hirnstamm statt. Sie ist verschieden für verschiedene autonome Systeme (Häbler et al. 1994; Jänig und Häbler 2003; Jänig 2022).
8. Der Nucleus dorsalis nervi vagi (NDNV) ist der Motornukleus des Gastrointestinaltraktes (GIT), in dem die präganglionären Neurone zum GIT viszerotop organisiert sind (▶ Kap. 1). NTS, NDNV und das neurohämale Organ Area postrema bilden den dorsalen Vaguskomplex, der viele funktionsspezifische vago-vaga-

le Reflexwege enthält. Diese in der Medulla oblongata organisierten Reflexe sind Bestandteile der Regulation der Funktionen des GIT durch den oberen Hirnstamm, den Hypothalamus und das Großhirn (Jänig 2009b; Travagli et al. 2006).

9. Präganglionäre Neurone zu den Speichel- und nasopharyngealen Drüsen liegen in den Nuclei salivatorii und präganglionäre Bronchomotorneurone (zur glatten Muskulatur und den Drüsen der Luftwege) in der externen Formation des Nucleus ambiguus. Diese parasympathischen Neuronen bilden mindestens disynaptisch Reflexwege mit afferenten Neuronen von Geschmacksrezeptoren oder mit vagalen afferenten Neuronen, die die Mukosa der Luftwege innervieren, über den NTS aus. Diese Reflexwege stehen unter supramedullärer Kontrolle, sind aber wenig erforscht (Canning und Mazzone 2005).

10. Die supraspinalen Zentren der Kontrolle der Beckenorgane im Hirnstamm (z. B. das pontine Miktionszentrum) sind auf der Einzelneuronenebene wenig erforscht (Jänig 2022; Fowler et al. 2008; de Groat et al. 2015; McKenna 2013: Jänig und Baron 2019b).

2.3.3 Organisation im oberen Hirnstamm und Hypothalamus

Die homöostatischen autonomen Regulationen, die im unteren Hirnstamm und Rückenmark repräsentiert sind, stehen unter der Kontrolle des oberen Hirnstamms (besonders dem periaquäduktalen Höhlengrau), des Hypothalamus, des limbischen Systems und des Neokortex (▶ Abb. 2.13). Sie sind Bausteine der suprapontomedullären Regulationen. In Tabelle 2.4 sind die Funktionen des Hypothalamus (und Mesenzephalon), welche die autonomen Systeme einschließen, aufgeführt (Card und Swanson 2013). Diese Regulationen, in denen der Hypothalamus im Zentrum steht, werden unter verschiedenen Teilgebieten in den Lehrbüchern der Physiologie beschrieben.

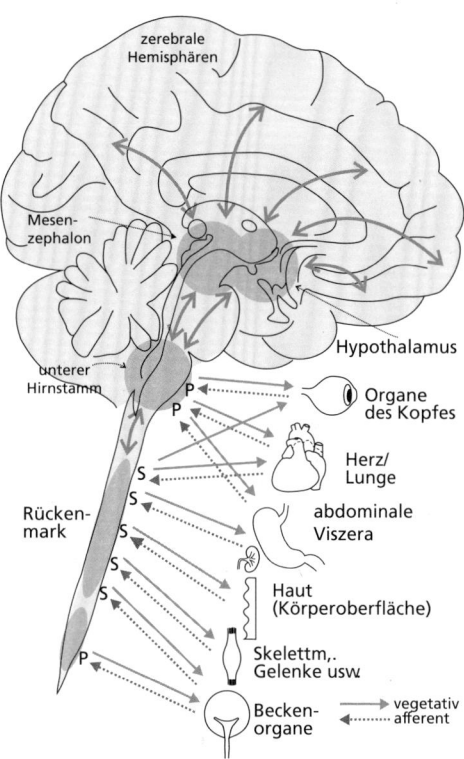

Abb. 2.13: Reziproke Kommunikation zwischen Gehirn und Körpergeweben über die efferenten autonomen Endstrecken (grau) und die afferenten Neuronen (gepunktet). Die globalen autonomen Zentren im Rückenmark, unteren und oberen Hirnstamm und Hypothalamus sind in dunkelgrau angezeigt. Das Großhirn (limbisches System, Neokortex) beeinflusst die autonomen Effektorgewebe über diese autonomen Zentren und erhält fortlaufend Rückmeldungen von ihnen. Die primär afferenten Neuronen haben unmyelinisierte oder dünne myelinisierte Axone. Sie registrieren die mechanischen, thermischen, chemischen und metabolischen Zustände der Körpergewebe (modifiziert nach Jänig et al. 2015, © Thieme).

Tab. 2.4: Integrierte Funktionen des Hypothalamus (nach Jänig und Baron 2019c)

Funktion	Verhalten	Kerngebiete im Hypothalamus	Afferente Systeme	Vegetative Systeme	Endokrine Systeme, Hormone
Thermoregulation	Thermoregulatorisches Verhalten	R. praeopt., Hypothalamus ant./post., OVLT (pyrogene Zone, Fieber)	Periphere Thermorezeptoren, zentrale Thermosensibilität (R. praeopt.), Zytokine (Fieber)	SyNS (Haut; CVC, SM) (BFG, Ratte; neugeborener Mensch)	TRH/Thyr (HVL)
Reproduktion, sexuelle Reifung	Sexualverhalten und sexuelle Orientierung	R. praeopt. med. (männl.; Mensch: dimorph) N.ventromed. (weibl.)	Afferenzen von Sexualorganen, Afferenzen von anderen Sinnessystemen	SyNS (thor-lumb), PaNS (sakral) (Genitalorgane)	GnRH, FSH/LH (HVL)
Volumen-, Osmoregul. (Flüßigkeitshomöostase)	Durst, Trinkverhalten	N. paraventr./supraopt., R. praeopt. med, AVPV, OVLT, SFO	Osmorezept. in OVLT & Leber, Volumenrez. re. Vorhof (vagal) Angiotensin II über SFO	NTS, SyNS (Niere)	Adiuretin/Vasopressin (HHL)
Regul. von Nahrungsaufn. Regul. des Metabolismus	Nutritives Verhalten, Hunger/Sattheit	N. arcuatus, N. paraventr., lateraler Hypothalamus, N. ventromed. (Insulinsekr.)	vagale Afferenzen & Hormone vom GIT, Leptin vom Fettgewebe, Glukosekonz. im Blut	DNS, NTS, PaNS (N. dors. nervi vagi), SyNS (BFG)	Insulin, Glucagon, Orexin, Leptin
zeitliche Organisation von Körperfunktionen	Schlaf-Wach-Verhalten, Zirkadiane/endogene Rhythmik	N. suprachiasmaticus, Regio praeoptica	Afferenzen von Retina (Tractus retino-hypothalamicus)	SyNS, PaNS, SyNS zu Gl. pinealis	Melatonin (Gl. pinealis)
Körperabwehr (akut, z. B. bei Schmerz und Stress)	Abwehrverhalten (akut; Angriff, Flucht)	Hypothal. ant., ventromed., posterior; zentrales mesenzephales Höhlengrau	nozizeptive Afferenzen (Körperoberfläche, tief somatische Gewebe, Viszera)	SyNS, PaNS (kardiovask. System, CM, MVC, VVC usw.)	CRH/ACTH (HVL) Adrenalin (SA System)
Immunabwehr	Abwehr und Annäherung von/an toxische und nutritive Situationen	N. paraventr. Hypothalamus	Zytokine	SyNS (zu Immungewebe)	CRH/ACTH (HVL) Adrenalin (SA System)

ant./post. = anterior/posterior; AVPV = anteriorventraler periventrikulärer N.; BFG = braunes Fettgewebe; CRH/ACTH= Cortocotropin-RH/Adrenocorticotropes Hormon; CM = Cardiomotorneurone; CVC= cutane Vasokonstriktorneurone; DNS = Darmnervensystem; GIT = Gastrointestinaltrakt; GL = Glandula; GnRH = Gonadotropin-RH; FSH/LH = Follikel-stimulierendes Hormon/luteinisierendes Hormon; HHL = Hypophysenhinterlappen; HVL = Hypophysenvorderlappen; MVC = Muskelvasokonstriktorneurone; N. = Nucleus; NTS, Nucleus tractus solitarii; OVLT, Organum vasculosum laminae terminalis (Osmosensoren); PaNS, parasympathisches Nervensystem; R., Regio; RH, Releasing Hormon; R. praeopt. med. = Regio praeoptica medialis; SA System, sympathoadrenales System (Nebennierenmark); SFO, Subfornikalorgan, Angiotensinsensibilität; SM = Sudomotorneurone; SyNS = sympathisches Nervensystem; TRH/Thyr = Thyreotropin-RH/Thyroxin; VVC = viszerale Vasokonstriktorneurone

Die integrativen Funktionen des Hypothalamus bestehen aus somatomotorischen, neuroendokrinen und autonomen Komponenten und sind, wie zuerst von Walter Rudolf Hess beschrieben (Hess 1954), elementare Verhaltensweisen. Diese integrativen Funktionen des Hypothalamus stehen unter vielfältiger Kontrolle des limbischen Systems und des Neokortex. Hier soll explizit betont werden, dass der Ablauf der komplexen Regulationen, die im Hypothalamus repräsentiert und in Tabelle 2.4 aufgeführt sind, abhängen:

1. von der anatomischen und funktionellen Spezifität des Aufbaus des peripheren autonomen Nervensystems und
2. vom Aufbau der autonomen Reflexkreise im Rückenmark und unteren Hirnstamm.

Eine globale integrative Funktion des Hypothalamus und Mittelhirns, die in Tabelle 2.4 unter Körperabwehr und Immunabwehr aufgeführt worden ist, wurde bisher nicht erwähnt. Diese Funktion ist nicht besonders gut untersucht worden. Sie ist abhängig vom sympathischen Nervensystem (z. B. einem System, welches das Immunsystem innerviert; dem sympathoadrenalen System) und von neuroendokrinen Systemen. Diese hypothalamisch organisierten Abwehrfunktionen werden während akuter und chronischer Bedrohungen des Körpers von außen (der Umwelt) und von innen (z. B. bei Entzündungen), die von Schmerz und Stress begleitet werden, ausgelöst. Ihre Physiologie und Pathophysiologie sind anderweitig diskutiert worden (Bandler et al. 2000a, b; Jänig und Baron 2003; Jänig und Levine 2013; Jänig 2009c, d; Jänig 2014; Jänig 2020).

Literatur

Bandler R, Price JL, Keay KA (2000a) Brain mediation of active and passive emotional coping. Prog Brain Res 122: 333–349.

Bandler R, Keay KA, Floyd N, Price J (2000b) Central circuits mediating patterned autonomic activity during active vs. passive emotional coping. Brain Res Bull 53: 95–104.

Canning BJ, Mazzone SB (2005) Reflexes initiated by activation of the vagal afferent nerves innervating the airways and lung. In: Undem BJ, Weinreich D (Hrsg.) Advances in Vagal Afferent Neurobiology. Boca Raton: CRC, Taylor & Francis. S. 403–430.

Card JP, Swanson LW (2013) The hypothalamus: an overview of regulatory systems. In: Squire LR, Berg D, Bloom FE, Du Lac S, Ghosh H, Spitzer NC (Hrsg.) Fundamental Neuroscience. 4. Aufl. Academic Press, Elsevier. S. 717–727.

Dampney RA (1994) Functional organization of central pathways regulating the cardiovascular system. Physiol Rev 74: 323–364.

De Groat WC (2013) Neural control of the urinary bladder. In: Mathias CJ, Bannister R (Hrsg.) Autonomic Failure. 5. Aufl. New York Oxford: Oxford University Press. S. 108–118.

De Groat WC, Griffiths D, Yoshimura N (2015) Neural control of the lower urinary tract. Comprehensive Physiology 5: 327–396.

Feldman JL, McCrimmon DR, Morrison SF (2013) Neural control of respiratory and cardiovascular functions. In: Squire LR, Berg D, Bloom FE, Du Lac S, Ghosh A, Spitzer NC (Hrsg.) Fundamental Neuroscience. 4. Aufl. Amsterdam: Elsevier Academic Press. S. 750–766.

Fowler CJ, Griffiths D, De Groat WC (2008) The neural control of micturition. Nat Rev Neurosci 9: 453–466.

Furness JB (2006) The Enteric Nervous System. Oxford: Blackwell Science Ltd.

Furness JB, Morris JL, Gibbins IL et al. (1989) Chemical coding of neurons and plurichemical transmission. Annu Rev Pharmacol Toxicol 29: 289–306.

Gibbins IL (1995) Chemical neuroanatomy of sympathetic ganglia. In: McLachlan EM (Hrsg.) The Autonomic Nervous System. Bd. 6: Autonomic Ganglia. Luxembourg: Harwood Academic Publishers. S. 73–122.

Gibbins IL (2004) Peripheral autonomic pathways. In: Paxinos G, Mai JK (Hrsg.) The Human

Nervous System. 2. Aufl. Amsterdam San Diego London: Elsevier Academic Press. S. 134–189.

Grewe J, Jänig W, Kümmel H (1995) Effects of hypothalamic thermal stimuli on sympathetic neurones innervating skin and skeletal muscle of the cat hindlimb. J. Physiol. 448:139–152.

Guyenet PG (2006) The sympathetic control of blood pressure. Nature Reviews Neuroscience 7: 335–346.

Guyenet PG, Bayliss DA (2015) Neural control of breathing and CO_2 homeostasis. Neuron 87: 946–961.

Häbler HJ, Jänig W, Michaelis M (1994) Respiratory modulation of activity in sympathetic neurones. Prog Neurobiol 43: 567–606.

Hess WR (1954) Das Zwischenhirn, Syndrome, Lokalisationen, Funktionen. 2. Aufl. Basel: Benno Schwabe.

Hirst GDS, Bramich NJ, Edwards FR, Klemm M (1992) Transmission at autonomic neuroeffector junctions. Trends Neurosci 15: 40–46.

Hirst GD, Choate JK, Cousins HM et al. (1996) Transmission by post-ganglionic axons of the autonomic nervous system: the importance of the specialized neuroeffector junction. Neurosci 73: 7–23.

Jänig W (1985) Organization of the lumbar sympathetic outflow to skeletal muscle and skin of the cat hindlimb and tail. Rev Physiol Biochem Pharmacol 102: 119–213.

Jänig W (1986) Spinal cord integration of visceral sensory systems and sympathetic nervous system reflexes. Prog Brain Res 67: 255–277.

Jänig W (1993) Spinal visceral afferents, sympathetic nervous system and referred pain. In: Vecchiet L, Albe-Fessard D, Lindblom U et al. (Hrsg.) New Trends in Referred Pain and Hyperalgesia (= Pain Research and Clinical Management, Bd. 7). Amsterdam: Elsevier Science Publishers. S. 83–92.

Jänig W (1995) Ganglionic transmission in vivo. In: McLachlan EM (Hrsg.) The Autonomic Nervous System. Bd. 6: Autonomic Ganglia. Luxembourg: Harwood Academic Publishers. S. 349–395.

Jänig W (1996) Spinal cord reflex organization of sympathetic systems. Prog Brain Res 107: 43–77.

Jänig W (2005a) Neurobiologische Grundlagen von Reflextherapien in der Naturheilkunde. In: Bühring M, Kremer FH (Hrsg.) Naturheilverfahren und Unkonventionelle Medizinische Richtungen. 2. Aufl. Sektion 1.06. Berlin Heidelberg: Springer-Verlag. S. 1–104.

Jänig W (2005b) Non-nicotinic transmission in autonomic ganglia revisited – an important physiological function? J Physiol 566: 1–2.

Jänig W (2009a) Autonomic reflexes. In: Binder MD, Hirokawa N, Windhorst U (Hrsg.) Encyclopedia of Neuroscience. Berlin Heidelberg: Springer-Verlag. S. 272–281.

Jänig W (2009b) Autonomic nervous system: Central control of the gastrointestinal tract. In: Squire LR (Hrsg.) Encyclopedia of Neuroscience. Bd. 1. Oxford: Academic Press. S. 871–881.

Jänig W (2009c) Role of the sympathetic nervous system in the generation of pain. In: Squire LR (Hrsg.) Encyclopedia of Neuroscience. Bd. 7. Oxford: Academic Press. S. 371–382.

Jänig W (2014) Sympathetic nervous system and inflammation: a conceptual view. Autonomic Neuroscience: Basic & Clinical 182: 4–14.

Jänig W (2020) Autonomic nervous system and pain. In: Fritzsch B (Hrsg.) und Pogatzki-Zahn E & Schaible H-G (Hrsg. des Bandes) The Senses: A Comprehensive Reference. Vol 5. Elsevier, Academic Press. S. 349–378.

Jänig W (2022) The Integrative Action of the Autonomic Nervous System. Neurobiology of Homeostasis. 2. Aufl. Cambridge, New York: Cambridge University Press.

Jänig W, Baron R (2003) Complex regional pain syndrome: mystery explained? Lancet Neurol 2: 687–697.

Jänig W, Baron R (2019a) Peripheres vegetatives Nervensystem. In: Brandes R, Lang F, Schmidt RF (Hrsg.) Physiologie des Menschen. 32. Aufl. Heidelberg, Berlin: Springer-Verlag. S. 879–891.

Jänig W, Baron R (2019b) Organisation des vegetativen Nervensystems in Rückenmark und Hirnstamm. In: Brandes R, Lang F, Schmidt RF (Hrsg.) Physiologie des Menschen. 32. Aufl. Heidelberg, Berlin: Springer-Verlag. S. 893–908.

Jänig W, Baron R (2019c) Hypothalamus. In: Brandes R, Lang F, Schmidt RF (Hrsg.) Physiologie des Menschen. 32. Aufl. Heidelberg, Berlin: Springer-Verlag. S. 909–915.

Jänig W, Häbler HJ (1995) Visceral-autonomic integration. In: Gebhart GF (Hrsg.) Visceral pain (= Progress in Pain Research and Management, Bd. 5). Seattle: IASP Press. S. 311–348.

Jänig W, Häbler HJ (2003) Neurophysiological analysis of target-related sympathetic pathways – from animal to human: similarities and differences. Acta Physiol Scand 177: 255–274.

Jänig W, Levine JD (2013) Autonomic, endocrine, and immune interactions in acute and chronic pain. In: McMahon SB, Koltzenburg M, Tracey I, Turk DC (Hrsg.) Wall & Melzack's Textbook of Pain. 6. Aufl. Philadelphia: Elsevier Saunders. S. 198–210.

Jänig W, McLachlan EM (1987) Organization of lumbar spinal outflow to distal colon and pelvic organs. Physiol Rev 67: 1332–1404.

Jänig W, McLachlan EM (1992) Characteristics of function-specific pathways in the sympathe-

tic nervous system. Trends Neurosci 15: 475–481.
Jänig W, McLachlan EM (2013) Neurobiology of the autonomic nervous system. In: Mathias CJ, Bannister R (Hrsg.) Autonomic Failure. 5. Aufl. New York, Oxford: Oxford University Press. S. 21–34.
Jänig W, Schmidt M, Schnitzler A, Wesselmann U (1991). Differentiation of neurones projecting in the hypogastric nerves by way of their reflex patterns. J. Physiol. 437: 157–179.
Jänig W, Böhnie U, von Heymann W (2015) Interozeption, Schmerz und vegetatives Nervensystem. In: Böhni U, Lauper M, Locher H (Hrsg.) Manuelle Medizin 1. Fehlfunktionen und Schmerz am Bewegungsapparat verstehen und behandeln. Stuttgart, New York: Georg Thieme Verlag. S. 69–100.
Jänig W, Keast JR, McLachlan EM, Neuhuber WL, Southard-Smith M (2017) Renaming all spinal autonomic outflows as sympathetic is a mistake. Autonomic Neuroscience: Basic & Clinical 206: 60–62.
Jansen AS, Wessendorf MW, Loewy AD (1995) Transneuronal labeling of CNS neuropeptide and monoamine neurons after pseudorabies virus injections into the stellate ganglion. Brain Res. 683: 1–24.
Keast JR (1995) Pelvic ganglia. In: McLachlan EM (Hrsg.) Autonomic Ganglia (= The Autonomic Nervous System, Bd. 6). London: Harwood Academic Publishers. S. 445–479.
King HH, Jänig W., Patterson MM (Hrsg.) (2011) The Science and Clinical Application of Manual Therapy. Edinburgh: Churchill Livingstone Elsevier.
Kuntz AJ (1940) The structural organization of the inferior mesenteric ganglia. J. Comp. Neurol. 72: 371–382.
Langley JN (1921) The Autonomic Nervous System. Part I. Cambridge: W. Heffer.
Mathias MC, Bannister R (Hrsg.) (2013) Autonomic Failure. 5. Aufl. Oxford New York: Oxford University Press.
McLachlan EM (Hrsg.) (1995) Autonomic Ganglia (= The Autonomic Nervous System, Bd. 6). Luxembourg: Harwood Academic Publishers.
McLachlan EM, Davies PJ, Häbler HJ et al. (1997) On-going and reflex synaptic events in rat superior cervical ganglion cells. J Physiol 501: 165–181.
McLachlan EM, Häbler HJ, Jamieson J et al. (1998) Analysis of the periodicity of synaptic events in neurones in the superior cervical ganglion of anaesthetized rats. J Physiol 511: 461–478.
McKenna KE (2013) The autonomic neuroscience of sexual function. In: Mathias CJ, Bannister R (Hrsg.) Autonomic Failure. 5. Aufl. New York Oxford: Oxford University Press. S. 119–131.
Michaelis M, Boczek-Funcke A, Häbler H-J, Jänig W (1993) Responses of lumbar vasoconstrictor neurones projecting to different vascular beds to graded baroreceptor stimuli. J Auton Nerv Syst 42: 241–50.
Morris JL, Gibbins IL (1992) Co-transmission and neuromodulation. In: Burnstock G, Hoyle CHV (Hrsg.) Autonomic Neuroeffector Mechanisms (= The Autonomic Nervous System, Bd. 1). Chur, Switzerland: Harwood. S. 33–119.
Morrison SF (1999) RVLM and raphe differentially regulate sympathetic outflows to splanchnic and brown adipose tissue. Am J Physiol 276: R962–R973.
Morrison SF (2001) Differential control of sympathetic outflow. Am J Physiol Regul Integr Comp Physiol 281: R683–R698.
Paxinos G, Watson C (2014) The rat brain in stereotaxic coodinates, 7. Aufl. San Diego: Elsevier Academic Press.
Rathner JA, Owens NC, McAllen RM (2001) Cold-activated raphe-spinal neurons in rats. J Physiol (Lond) 535: 841–854.
Robertson D, Biaggioni I, Burnstock G, Low PA, Paton JFR (Hrsg.) (2012) Primer on the Autonomic Nervous System. Amsterdam: Elsevier.
Spyer KM (1994) Central nervous mechanisms contributing to cardiovascular control. J Physiol 474: 1–19.
Strack AM, Sawyer WB, Hughes JH, Platt KB, Loewy AD (1989a) A general pattern of CNS innervation of the sympathetic outflow demonstrated by transneuronal pseudorabies viral infections. Brain Res 491: 156–162.
Strack AM, Sawyer WB, Platt KB, Loewy AD (1989b). CNS cell groups regulating the sympathetic outflow to adrenal gland as revealed by transneuronal cell body labeling with pseudorabies virus. Brain Res 491: 274–296.
Travagli RA, Hermann GE, Browning KN et al. (2006) Brainstem circuits regulating gastric function. Annu Rev Physiol 68: 279–305.
Undem B, Weinreich D (Hrsg.) (2005) Advance in Vagal Afferent Neurobiology. Boca Raton: CRC Press.
Wallin BG (2013) Intraneural recordings of normal and abnormal sympathetic activity in humans. In: Mathias CJ, Bannister R (Hrsg.) Autonomic Failure. 5. Aufl. Oxford: Oxford University Press. S. 323–331.
Willis WD, Jr. (1999) Dorsal root potentials and dorsal root reflexes: a double-edged sword. Exp Brain Res 124: 395–421.

3 Histopathologie der Haut- und Darminnervation

Joachim Weis und Istvan Katona

In den letzten 10–15 Jahren hat sich die histopathologische Untersuchung von Hautbiopsien als fester Bestandteil der Diagnostik von Neuropathien etabliert. Die Small-Fiber-Neuropathie (SFN) bzw. sensorische und autonome Neuropathien werden mit standardisierten immunhistochemischen Verfahren an Haut-Stanzbiopsien diagnostiziert und erforscht. Zudem zeichnet sich ab, dass Nervenfasern der Haut auch bei systemischen neurodegenerativen Erkrankungen wie dem Morbus Parkinson bereits in frühen Stadien beteiligt sein können. Diese Entwicklung eröffnet interessante diagnostische und wissenschaftliche Perspektiven.

Schon seit mehreren Jahrzehnten hat die histopathologische Analyse von Darmwandbiopsien eine große Bedeutung in der Diagnose von Darminnervationsstörungen aus dem Formenkreis des Morbus Hirschsprung. Hier wurde das Methodenspektrum in den letzten Jahren um neue, immunhistochemische Verfahren erweitert, mit denen Nervenfasern und Ganglienzellen besser und spezifischer dargestellt werden können.

Im vorliegenden Kapitel fassen wir diese Entwicklungen aus neuropathologischer Sicht zusammen und beschreiben unsere eigenen Erfahrungen in der Anwendung der neuen Techniken in Diagnostik und Forschung.

3.1 Sensorische und autonome Neuropathien

Periphere Neuropathien sind häufige neurologische Erkrankungen (Martyn und Hughes 1997). Oft betreffen sie selektiv die sensorischen und/oder die autonomen Nervenfasern. Hauptsymptome in solchen Fällen sind Schmerzen bzw. aufgehobene Schmerzempfindung, Sensibilitätsstörungen/Dysästhesien und Störungen autonomer Funktionen (Schweißsekretion, Gefäßtonus, Erektion, Blasenentleerung, Darmmotilität etc.) sowie der Haut-Trophik. Histologisch korreliert diese Symptomatik mit einer bevorzugten Degeneration von kleinen sensorischen und autonomen Nervenfasern (kleine markhaltige Aδ- und unmyelinisierte C-Fasern), weshalb hier auch die Bezeichnung Small-fiber neuropathy (SFN) verwendet wird.

Eine SFN kann u. a. im Rahmen eines Diabetes mellitus, bei Vitamin B12-Mangel und Alkohol- und Medikamententoxizität auftreten (Hovaguimian und Gibbons 2011; Sopacua et al. 2019). Auch eine Autoimmun-Pathogenese wird diskutiert, etwa eine Assoziation mit TS-HDS- und FGFR-3-Autoantikörpern (Levine et al. 2020). Ursachen erblicher Formen der SFN bzw. der Hereditären Sensorischen und Autonomen Neuropathie (HSAN) sind Mutationen folgender Gene (Eggermann et al. 2018; Rotthier et al. 2009; Schwartzlow und Kazamel 2019; Weis et al. 2017):

- häufig Untereinheiten von Natriumkanälen (SCN9A, Nav1.7; SCN10A, Nav1.8; SCN11A, Nav1.9) (Leipold et al. 2015), seltener
- Serine-Palmitoyltransferase long-chain base unit 1 and 2 (SPTLC1 und -2): Serin-Metabolismus,
- Struktur bzw. shaping des endoplasmatischen Retikulums, ER-Phagie: Atlastin 1 und 3 (Guelly et al. 2011), FAM134B/RETREG1 (Reticulophagy regulator 1) (Khaminets et al. 2015),
- Axonaler Transport, vesikuläres Trafficking: RAB7 (RAS-associated protein 7), KIF1A (Kinesin family member 1A),
- Neurotrophismus: NGF (Nerve growth factor), TRK-A/NTRK1 (Neurotrophin-Rezeptor), RAB7 (RAS-associated protein 7) (Saxena et al. 2005),
- Transkriptionsregulation: PRDM12 (PR-Domain zinc finger protein 12) (Chen et al. 2015); IKBKAP/ELP1 (Inhibitor of kappa light polypeptide enhancer in B cells-kinase complex associated protein/Elongator complex protein 1),
- DNA-Methylierung (DNMT1, DNA-Methyltransferase 1 (Baets et al. 2015); zelluläres Signalling: WNK1 (With-No lysine kinase or lysine-deficient protein kinase); Zytoskelett: DST (Dystonin).

In etwa der Hälfte der Fälle von SFN gelingt keine ätiologische Zuordnung (»idiopathische« SFN).

3.2 SFN bei neurodegenerativen Krankheiten

Vor allem in Fällen von erblicher SFN kann das ZNS z. B. in Form einer kognitiven Beeinträchtigung bzw. Demenz beteiligt sein (Schwartzlow und Kazamel 2019). Umgekehrt haben Studien anderer Autoren und unserer Arbeitsgruppe in den letzten Jahren gezeigt, dass die kleine Hautnervenfasern oft schon in frühen Stadien anderer neurologischer Krankheiten degenerieren, u. a. bei der REM-Schlaf-Verhaltensstörung, einer Vorstufe der Parkinson-Krankheit (Schrempf et al. 2016), der Parkinson-Krankheit selbst sowie anderen Synucleinopathien (Doppler et al. 2014; Doppler et al. 2016; Nolano et al. 2008), der Amyotrophischen Lateralsklerose (ALS) (Weis et al. 2011), dem Posturalen Tachykardie-Syndrom (POTS) (Haensch et al. 2014) sowie dem Morbus Fabry (Schelleckes et al. 2014) und anderen erblichen und sporadischen neurodegenerativen Krankheiten (Ghasemi und Rajabally 2020). Allerdings ist zu bedenken, dass auch die medikamentöse Therapie des Morbus Parkinson zu einer Neuropathie führen kann, im Fall von Duodopa wahrscheinlich aufgrund eines Cobalamin- bzw. Vitamin B6-Mangels (Urban et al. 2010).

3.3 Neuropathologische Untersuchung der Hautbiopsie bei Verdacht auf SFN

In der Regel wird bei Verdacht auf eine SFN eine 3 mm-Stanzbiopsie vom distalen lateralen Unterschenkel ca. 10 cm proximal des Malleolus lateralis entnommen. Bei Verdacht auf einen Prozess, der auch proximale Hautabschnitte betrifft, kann zusätzlich eine Stanzbiopsie vom lateralen Oberschenkel, ca. 20 cm distal der Spina iliaca anterior, entnommen werden. Die Biopsate werden in Zamboni-Lösung fixiert. Wir untersuchen 40 μm dicke Kryostatschnitte mittels Immunfluoreszenz-Technik unter Verwendung des PGP9.5-Antikörpers, welcher ein axonales Antigen detektiert (▶ Abb. 3.1). In den 40 μm-Schnitten können die epidermalen und dermalen Axone im Verlauf verfolgt werden. Dies ermöglicht eine präzise Lokalisation mit quantitativer Auswertung (Ebenezer et al. 2007; Sommer und Lauria 2007). Alters- und geschlechtskorrelierte Normwerte der Dichte der intraepidermalen Nervenfasern (IENFD) sind durch große internationale Referenzstudien etabliert (Lauria et al. 2010; Provitera et al. 2016). Neben der Nervenfaserdichte sind u. a. axonale Schwellungen als frühes Zeichen der Degeneration (Lauria et al. 2003; Weis et al. 2011) sowie Veränderungen der Innervation der sensorischen Endorgane, der Schweißdrüsen und der pilomotorischen sowie der Gefäßwandinnervation von Interesse (Mellgren et al. 2013).

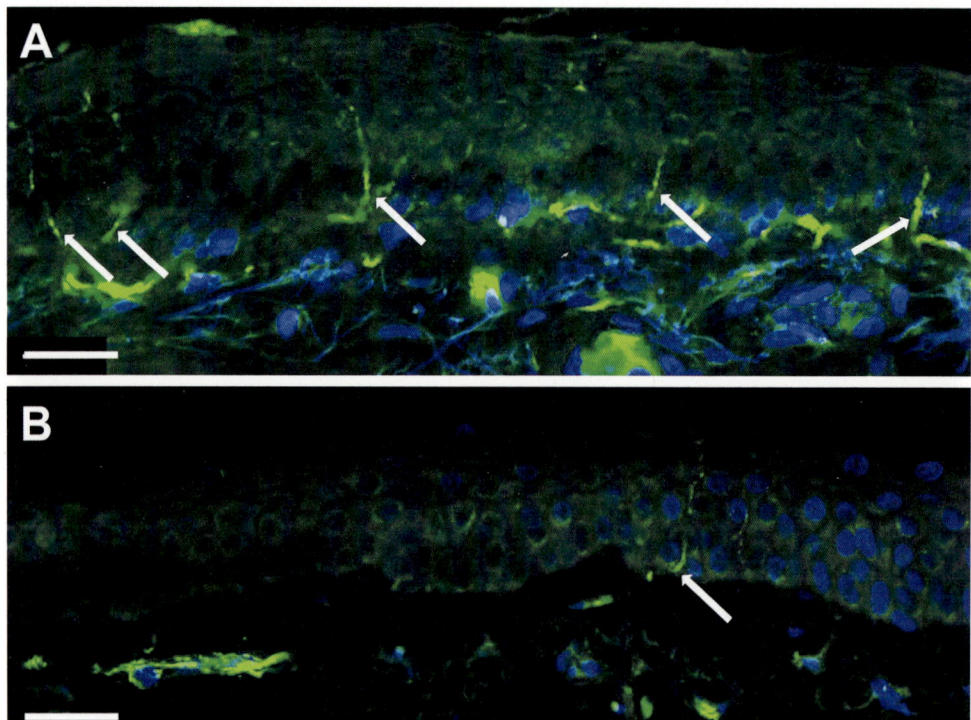

Abb. 3.1: **A)** Fünf intraepidermale Nervenfasern (Pfeile) in einem Hautabschnitt einer Kontrollperson. **B)** Eine intraepidermale Nervenfaser in einem gleich großen Hautabschnitt eines Patienten mit SFN. Pfeil: Durchtritt des Axons durch die epidermale Basallamina. Kryostatschnitte: PGP9.5-Immunhistochemie, DAPI-Gegenfärbung. Maßstäbe: 60 μm.

Eine zusätzliche elektronenmikroskopische Untersuchung kann sinnvoll sein, z. B. bei Verdacht auf eine Speicherkrankheit. Dafür sollte eine separate Hautbiopsie in 3,9 %iger gepufferter Glutaraldehydlösung fixiert und in Kunstharz eingebettet werden. Ultradünnschnitte können dann mit dem Transmissionselektronenmikroskop u. a. auf abnorme Ablagerungen in Nervenfasern und anderen Zellpopulationen wie glatten Muskelfasern untersucht werden (Katona et al. 2014).

In unserer eigenen praktischen Erfahrung in der Diagnostik und Erforschung von hereditären und sporadischen Neuropathien hat die Untersuchung von Nervenfasern in Hautbiopsien durchaus interessante, für das Verständnis der Erkrankungen relevante Ergebnisse geliefert (Chen et al. 2015; Haensch et al. 2014; Leipold et al. 2015; Schelleckes et al. 2014; Schrempf et al. 2016; Stratogianni et al. 2012; Weis et al. 2011). Allerdings kann sie die klassische N. suralis-Biopsie dann nicht ersetzen, wenn Veränderungen des Nerven-Interstitiums einschl. Neuritis, Vaskulitis, Amyloidose, Mikroangiopathie und Aspekte der speziellen Pathologie markhaltiger Nervenfasern (z. B. Demyelinisierung, Zwiebelschalenformationen) abgebildet werden sollen (Katona und Weis 2017; Weis et al. 2012; Weis et al. 2017).

3.4 Abnorme α-Synuclein-Aggregate in Hautnervenfasern

In letzter Zeit verdichten sich die Hinweise, dass Hautnervenfasern schon in frühen Stadien einer Parkinson-Krankheit abnorme α-Synuclein-Ablagerungen zeigen können (Donadio et al. 2014; Doppler et al. 2014; Gibbons et al. 2016; Ikemura et al. 2008). An diese Resultate knüpft sich die Erwartung, dass der Nachweis derartiger Ablagerungen für die (Früh-)Diagnostik des Morbus Parkinson und verwandter Erkrankungen eingesetzt werden kann. Allerdings sind bisher noch keine Standardverfahren für die Untersuchung von Hautnervenfasern auf abnorme α-Synuclein-Ablagerungen etabliert, während sich die quantitative Analyse der IENFD – wie in Kapitel 3.3 beschrieben – bereits an detaillierten, international anerkannten Richtlinien orientieren kann. Immerhin konnte bereits gezeigt werden, dass α-Synuclein-immunreaktive Nervenfasern anscheinend besonders häufig in der paraspinalen zervikalen und thorakalen Haut zu finden sind (Donadio 2019). Damit wäre definiert, wo eine Biopsie sinnvollerweise entnommen werden sollte. Ein Konsensus hinsichtlich Auswahl und Spezifität der Antikörper, histologischer Methodik (Schnittdicke, Hellfeld-Mikroskopie vs. Immunfluoreszenz etc.), Verfahren der Quantifizierung, alters- und geschlechtskorrelierter Normwerte, Kriterien zur Differenzierung der verschiedenen Synucleinopathien, also sporadischer Morbus Parkinson vs. diverse erbliche Formen und Diffuse Lewy-Körper-Krankheit mit und ohne orthostatische Hypotension, Multisystematrophie etc., ist hingegen noch nicht erreicht (Donadio 2019).

3.5 Darmwandbiopsien zur Diagnose von Innervationsstörungen des Darmes

Bei Hirschsprung-Krankheit (Megacolon congenitum) fehlen die Ganglienzellen des Plexus submucosus (Meissner) und des Plexus myentericus (Auerbach) in einem aganglionären Segment des Rektums. Meistens besteht eine kurzstreckige Aganglionose am rektosigmoidalen Übergang, seltener ein ultrakurzer Ausfall der Ganglienzellen (very short aganglionic segment) von weniger als 2 cm Länge am anorektalen Übergang. In wenigen Fällen ist ein großer Teil des Dickdarms oder sogar das gesamte Colon evtl. mit Teilen des Dünndarms von der Aganglionose betroffen (Ambartsumyan et al. 2020). In 70 % der Fälle tritt der Morbus Hirschsprung non-syndromal und isoliert auf, in 30 % syndromal, z. B. bei Trisomie 21, Waardenburg-Shah- oder Multiplem Endokrinem Neoplasie-(MEN-)Syndrom (Ambartsumyan et al. 2020; Heuckeroth 2018; Luzon-Toro et al. 2020). Die erblichen Fälle sind heterogen; häufige Ursache auch von sporadischen Fällen sind Mutationen im RET-Protoonkogen, einem Rezeptor für neurotrophe Faktoren (Luzon-Toro et al. 2020).

Differenzialdiagnostisch kommen z. T. noch nicht komplett etablierte bzw. definierte Entitäten wie die Hypoganglionose, die neuronale intestinale Dysplasie (Typ A und B) sowie die Hyperganglionose/ganglioneuromatöse Hyperplasie infrage (Knowles et al. 2009; Schappi et al. 2013; Terra et al. 2017), daneben als weitere primär neuropathische Störungen die Beteiligung des enterischen Nervensystems bei neuronalen Speicherkrankheiten und der intraneuronalen nukleären Einschlusskörperkrankheit (INID) (Goutieres et al. 1990), bei diabetischer Neuropathie und bei (paraneoplastischer) Neuritis und Ganglionitis (Knowles et al. 2009). Differenzialdiagnosen aus dem primär myopathischen Spektrum sind Entwicklungsstörungen der Darmmuskulatur sowie enterische und systemische Myopathien. Differenzialdiagnostisch bedeutsam sind weiterhin Amyloidosen, Vaskulitiden, die Polyglucosankörperkrankheit und primär entzündliche Darmerkrankungen wie der Morbus Crohn (Knowles et al. 2009).

Eine Rektumbiopsie kann bei stark verzögerter Mekoniumpassage, ausgeprägter Obstipation in den ersten Wochen nach der Geburt, chronischer Überblähung mit Er-brechen und positiver Familienanamnese kombiniert mit einer Gedeihstörung indiziert sein (Phillips et al. 2019). Oft werden initial endoskopische Saugbiopsien aus mehreren Etagen untersucht, daneben Stanzbiopsien und (Streifen-)Biopsate aus offenen und endoskopischen Eingriffen (Comes et al. 2021). Im Rahmen der operativen Versorgung können Vollwandbiopsien und Kolonresektate zur Untersuchung kommen.

In bestimmten Fällen, so bei Verdacht auf Speichererkrankung oder Mitochondriopathie bzw. mitochondriale neurogastrointestinale Encephalomyopathie (MNGIE) (Perez-Atayde et al. 1998), kann es sinnvoll sein, Gewebe in Glutaraldehyd zu fixieren, um eine elektronenmikroskopische Untersuchung zu ermöglichen.

3.6 Histopathologische Untersuchung der Darminnervation

Um sicher auszuschließen, dass in einem Biopsat keine Ganglienzellen vorhanden sind, muss das Gewebe in vielen Fällen umfassend in Schnittserien aufgearbeitet werden. Jahrzehntelang war die Kombination aus Hämatoxylin-Eosin-Färbung (HE) und Enzymhistochemie die Standardmethode in der histologischen Hirschsprung-Diagnostik (Knowles et al. 2009). Die HE-Färbung kann sowohl an Paraffinschnitten von primärem Formalinfixiertem Gewebe als auch an Kryostatschnitten von unfixiertem, eingefrorenem Gewebe durchgeführt werden. Mit dieser Färbung lassen sich häufig schon Ganglienzellen identifizieren und es lässt sich die Größe und Anzahl der Nervenfaszikel abschätzen. Außerdem lassen sich damit andere pathologische Veränderungen der Darmwand (Entzündung, Atrophie der glatten Muskulatur etc.) erfassen. Zusätzlich wurde sehr häufig auch von uns die Acetylcholinesterase-(AChE-)Enzymhistochemie an Gefrierschnitten angewendet, um cholinerge Nervenfasern anzufärben (Knowles et al. 2009). Die AChE-Aktivität ist bei Fällen von Morbus Hirschsprung vermehrt, was neben dem Fehlen der Ganglienzellen als Diagnosekriterium etabliert ist. Häufig wurden und werden zudem enzymhistochemische Lactatedehydrogenase-(LDH-), Succinatdehydrogenase-(SDH-) und NADH-Tetrazolium-Reductase-(NADH-TR-)Reaktionen verwendet, um Ganglienzellen darzustellen (Knowles et al. 2009; Schappi et al. 2013).

Die enzymhistochemischen Färbungen sind aufwändig, nicht besonders sensitiv und oft schwierig zu interpretieren. Sie werden daher zunehmend durch die Immunhistochemie ersetzt, vor allem durch die Färbung mit dem Antikörper gegen Calretinin. Diese stellt selektiv Ganglienzellen und Nervenfasern dar und lässt sich gut an Paraffinschnitten anwenden (Guinard-Samuel et al. 2009). Die zuverlässige Nervenfaserfärbung ist vor allem dann von Vorteil, wenn – was nicht selten vorkommt – nur sehr oberflächliche Biopsate mit wenig Submucosa eingesandt wurden. Auch wenn in solchen Proben der Nachweis von Ganglienzellen nicht gelingen sollte, zeigen Calretinin-immunreaktive Nervenfasern in der Mucosa an, dass wahrscheinlich keine Aganglionose vorliegt (Gonzalo und Plesec 2013). Zusätzlich können Microtubuli associated protein-2-(MAP-2-) oder der in Kapitel 3.3 bereits erwähnte PGP9.5-Antikörper angewendet werden (Burtelow und Longacre 2009). Nach unserer Erfahrung hat vor allem die Calretinin-Immunhistochemie die Aufarbeitung von Darmwandbiopsaten vereinfacht und treffsicherer und verlässlicher gemacht (▶ Abb. 3.2).

3 Histopathologie der Haut- und Darminnervation

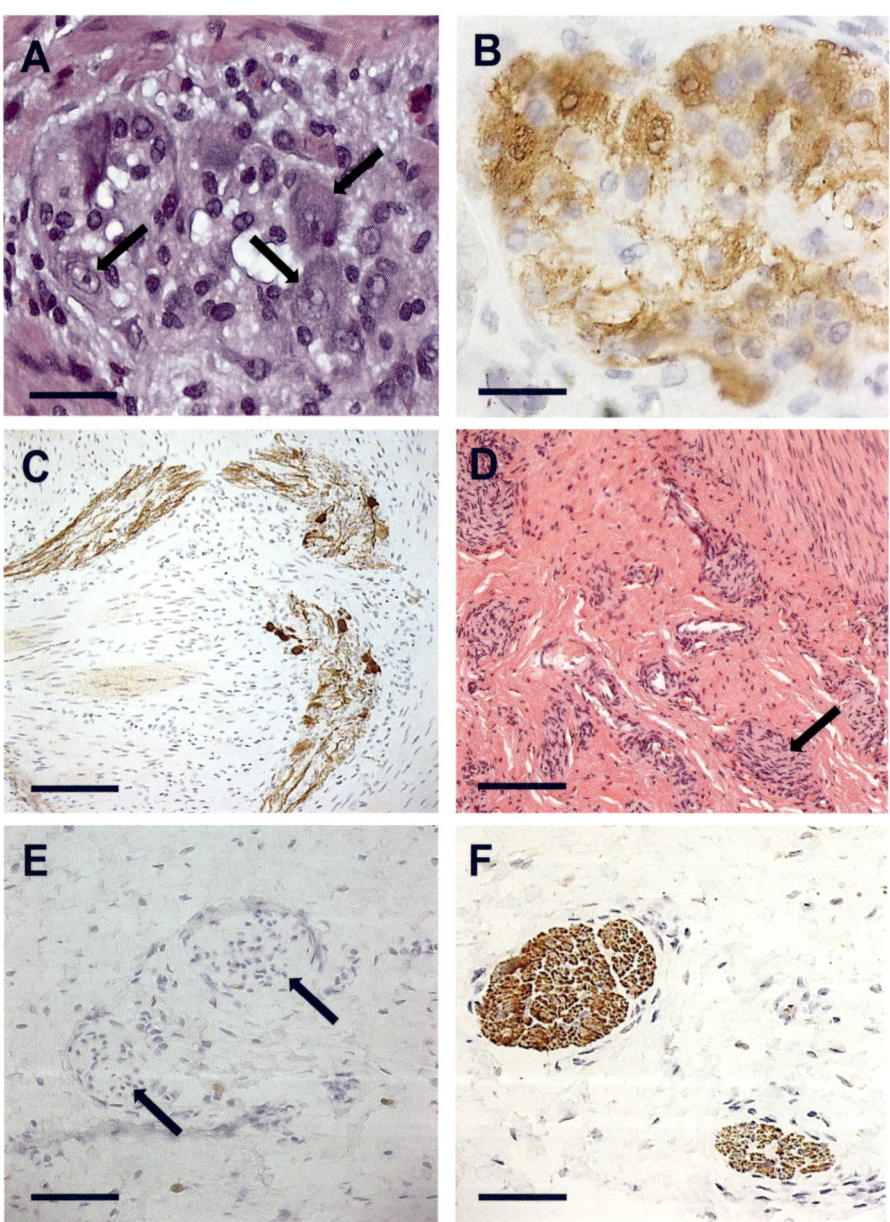

Abb. 3.2: Paraffinschnitte von Formalin-fixiertem Darmwandbiopsie-Gewebe. **A)** Normales Ganglion des Plexus myentericus mit ausgereiften Ganglienzellen (Pfeile). HE-Färbung. Maßstab: 50 μm. **B)** Die Ganglienzellen weisen eine ausgeprägte zytoplasmatische Calretinin-Immunreaktivität (braun) auf. Hämatoxilin-Gegenfärbung. Maßstab: 50 μm. **C)** Deutliche Calretinin-Immunreaktivität auch der Axone in der normal innervierten Darmwand. Maßstab: 200 μm. **D)** Fehlende Ganglien, aber vermehrte und vergrößerte Nervenfaszikel (Pfeil) bei Mb. Hirschsprung. HE-Färbung. Maßstab: 350 μm **E)** Fehlende Calretinin-Immunreaktivität der Nervenfasern bei Mb. Hirschsprung. Maßstab: 100 μm. **D)** Die PGP9.5-Immunreaktivität der Nervenfasern in den z. T. deutlich vergrößerten Faszikeln ist dagegen erhalten. Maßstab: 100 μm.

Literatur

Ambartsumyan L, Smith C, Kapur RP (2020) Diagnosis of Hirschsprung Disease. Pediatr Dev Pathol 23: 8-22.

Baets J, Duan X, Wu Y et al. (2015) Defects of mutant DNMT1 are linked to a spectrum of neurological disorders. Brain 138: 845–861.

Burtelow MA, Longacre TA (2009) Utility of microtubule associated protein-2 (MAP-2) immunohistochemistry for identification of ganglion cells in paraffin-embedded rectal suction biopsies. Am J Surg Pathol 33: 1025–1030.

Chen YC, Auer-Grumbach M, Matsukawa S et al. (2015) Transcriptional regulator PRDM12 is essential for human pain perception. Nat Genet 47: 803–808.

Comes GT, Ortolan EVP, de Medeiros Moreira MM et al. (2021) Rectal Biopsy Technique for the Diagnosis of Hirschsprung Disease in Children: A Systematic Review and Meta-Analysis. J Pediatr Gastroenterol Nutr 72: 494–500.

Donadio V (2019) Skin nerve alpha-synuclein deposits in Parkinson's disease and other synucleinopathies: a review. Clin Auton Res 29: 577–585.

Donadio V, Incensi A, Leta V et al. (2014) Skin nerve alpha-synuclein deposits: a biomarker for idiopathic Parkinson disease. Neurology 82: 1362–1369.

Doppler K, Ebert S, Uceyler N et al. (2014) Cutaneous neuropathy in Parkinson's disease: a window into brain pathology. Acta Neuropathol 128: 99–109.

Doppler K, Volkmann J, Sommer C (2016) Skin biopsies in the differential diagnosis of parkinsonism: are we ready for simplified protocols? Brain 139: e5.

Ebenezer GJ, Hauer P, Gibbons C et al. (2007) Assessment of epidermal nerve fibers: a new diagnostic and predictive tool for peripheral neuropathies. J Neuropathol Exp Neurol 66: 1059–1073.

Eggermann K, Gess B, Hausler M et al. (2018) Hereditary Neuropathies. Dtsch Arztebl Int 115: 91–97.

Ghasemi M, Rajabally YA (2020) Small fiber neuropathy in unexpected clinical settings: a review. Muscle Nerve 62. 167–175.

Gibbons CH, Garcia J, Wang N et al. (2016) The diagnostic discrimination of cutaneous alpha-synuclein deposition in Parkinson disease. Neurology 87: 505–512.

Gonzalo DH, Plesec T (2013) Hirschsprung disease and use of calretinin in inadequate rectal suction biopsies. Arch Pathol Lab Med 137: 1099–1102.

Goutieres F, Mikol J, Aicardi J (1990) Neuronal intranuclear inclusion disease in a child: diagnosis by rectal biopsy. Ann Neurol 27: 103–106.

Guelly C, Zhu PP, Leonardis L et al. (2011) Targeted high-throughput sequencing identifies mutations in atlastin-1 as a cause of hereditary sensory neuropathy type I. Am J Hum Genet 88: 99–105.

Guinard-Samuel V, Bonnard A, De Lagausie P et al. (2009) Calretinin immunohistochemistry: a simple and efficient tool to diagnose Hirschsprung disease. Mod Pathol 22: 1379–1384.

Haensch CA, Tosch M, Katona I et al. (2014) Small-fiber neuropathy with cardiac denervation in postural tachycardia syndrome. Muscle Nerve 50: 956-61.

Heuckeroth RO (2018) Hirschsprung disease – integrating basic science and clinical medicine to improve outcomes. Nat Rev Gastroenterol Hepatol 15: 152–167.

Hovaguimian A, Gibbons CH (2011) Diagnosis and treatment of pain in small-fiber neuropathy. Curr Pain Headache Rep 15: 193–200.

Ikemura M, Saito Y, Sengoku R et al. (2008) Lewy body pathology involves cutaneous nerves. J Neuropathol Exp Neurol 67: 945–953.

Katona I, Weis J (2017) Diseases of the peripheral nerves. Handb Clin Neurol 145: 453–474.

Katona I, Weis J, Hanisch F (2014) Glycogenosome accumulation in the arrector pili muscle in Pompe disease. Orphanet J Rare Dis 9: 17.

Khaminets A, Heinrich T, Mari M et al. (2015) Regulation of endoplasmic reticulum turnover by selective autophagy. Nature 522: 354–358.

Knowles CH, De Giorgio R, Kapur RP et al. (2009) Gastrointestinal neuromuscular pathology: guidelines for histological techniques and reporting on behalf of the Gastro 2009 International Working Group. Acta Neuropathol 118: 271–301.

Lauria G, Bakkers M, Schmitz C et al. (2010) Intraepidermal nerve fiber density at the distal leg: a worldwide normative reference study. J Peripher Nerv Syst 15: 202–207.

Lauria G, Morbin M, Lombardi R et al. (2003) Axonal swellings predict the degeneration of epidermal nerve fibers in painful neuropathies. Neurology 61: 631–636.

Leipold E, Hanson-Kahn A, Frick M et al. (2015) Cold-aggravated pain in humans caused by a hyperactive NaV1.9 channel mutant. Nat Commun 6: 10049.

Levine TD, Kafaie J, Zeidman LA et al. (2020) Cryptogenic small-fiber neuropathies: Serum autoantibody binding to trisulfated heparan disaccharide and fibroblast growth factor receptor-3. Muscle Nerve 61(4): 512–515.

Luzon-Toro B, Villalba-Benito L, Torroglosa A et al. (2020) What is new about the genetic background of Hirschsprung disease? Clin Genet 97: 114–124.

Martyn CN, Hughes RA (1997) Epidemiology of peripheral neuropathy. J Neurol Neurosurg Psychiatry 62: 310–318.

Mellgren SI, Nolano M, Sommer C (2013) The cutaneous nerve biopsy: technical aspects, indications, and contribution. Handb Clin Neurol 115: 171–188.

Nolano M, Provitera V, Estraneo A et al. (2008) Sensory deficit in Parkinson's disease: evidence of a cutaneous denervation. Brain 131: 1903–1911.

Perez-Atayde AR, Fox V, Teitelbaum JE et al. (1998) Mitochondrial neurogastrointestinal encephalomyopathy: diagnosis by rectal biopsy. Am J Surg Pathol 22: 1141–1147.

Phillips LAF, Darwish AA, Surana R (2019) Too Many Biopsies Performed to Rule Out Hirschsprung's Disease: But It is Worth Doing Them. Eur J Pediatr Surg 29: 97–101.

Provitera V, Gibbons CH, Wendelschafer-Crabb G et al. (2016) A multi-center, multinational age- and gender-adjusted normative dataset for immunofluorescent intraepidermal nerve fiber density at the distal leg. Eur J Neurol 23: 333–338.

Rotthier A, Baets J, De Vriendt E et al. (2009) Genes for hereditary sensory and autonomic neuropathies: a genotype-phenotype correlation. Brain 132: 2699–2711.

Saxena S, Bucci C, Weis J et al. (2005) The small GTPase Rab7 controls the endosomal trafficking and neuritogenic signaling of the nerve growth factor receptor TrkA. J Neurosci 25: 10930–10940.

Schappi MG, Staiano A, Milla PJ et al. (2013) A practical guide for the diagnosis of primary enteric nervous system disorders. J Pediatr Gastroenterol Nutr 57: 677–686.

Schelleckes M, Lenders M, Guske K et al. (2014) Cryptogenic stroke and small fiber neuropathy of unknown etiology in patients with alpha-galactosidase A -10T genotype. Orphanet J Rare Dis 9: 178.

Schrempf W, Katona I, Dogan I et al. (2016) Reduced intraepidermal nerve fiber density in patients with REM sleep behavior disorder. Parkinsonism Relat Disord 29: 10–16.

Schwartzlow C, Kazamel M (2019) Hereditary Sensory and Autonomic Neuropathies: Adding More to the Classification. Curr Neurol Neurosci Rep 19: 52.

Sommer C, Lauria G (2007) Skin biopsy in the management of peripheral neuropathy. Lancet Neurol 6: 632–642.

Sopacua M, Hoeijmakers JGJ, Merkies ISJ et al. (2019) Small-fiber neuropathy: Expanding the clinical pain universe. J Peripher Nerv Syst 24: 19–33.

Stratogianni A, Tosch M, Schlemmer H et al. (2012) Bortezomib-induced severe autonomic neuropathy. Clin Auton Res 22: 199–202.

Terra SA, de Arruda Lourencao PL, M GS et al. (2017) A critical appraisal of the morphological criteria for diagnosing intestinal neuronal dysplasia type B. Mod Pathol 30: 978–985.

Urban PP, Wellach I, Faiss S et al. (2010) Subacute axonal neuropathy in Parkinson's disease with cobalamin and vitamin B6 deficiency under duodopa therapy. Mov Disord 25: 1748–1752.

Weis J, Brandner S, Lammens M et al. (2012) Processing of nerve biopsies: a practical guide for neuropathologists. Clin Neuropathol 31: 7–23.

Weis J, Claeys KG, Roos A et al. (2017) Towards a functional pathology of hereditary neuropathies. Acta Neuropathol 133: 493–515.

Weis J, Katona I, Muller-Newen G et al. (2011) Small-fiber neuropathy in patients with ALS. Neurology 76: 2024–2029.

4 Anamnese und klinische Untersuchung

Carl-Albrecht Haensch

4.1 Vegetative Anamnese

Die Diagnostik einer Störung des autonomen Nervensystems beginnt mit einer detaillierten Anamnese (Haensch und Lührs 2018; Lührs und Haensch 2018). Die Anamnese soll mögliche zugrunde liegende Erkrankungen (z. B. Morbus Parkinson), die Verteilung autonomer Störungen (z. B. Sudomotorik, Vasomotorik etc.), den zeitlichen Verlauf und spezifische pathophysiologische Mechanismen (z. B. Orthostase) eruieren. Die spezielle Anamnese hinsichtlich autonomer Symptome, dem zeitlichen Verlauf, auslösender, verstärkender oder mildernder Faktoren, Ernährung und Flüssigkeitszufuhr sowie die Medikamentenanamnese sind die Voraussetzung nicht nur für die präzise gestellte Verdachtsdiagnose, sondern auch für die Interpretation der Untersuchungsbefunde autonomer neurophysiologischer Diagnostik. Der autonomen Anamnese kommt dabei eine besondere Bedeutung zu, da die Funktion des ständig aktiven autonomen Nervensystems häufig nur indirekt gemessen werden kann. Leider ist die vegetative Anamnese dennoch in den vergangenen Jahren in den Hintergrund gerückt. Fragen nach Miktion, Defäkation, Herzrasen, Schwindel beim raschen Aufstehen, Erektion und Libido, Schwitzen und Schlaf sollten aber nach wie vor zu jeder Anamneseerhebung gehören. Die autonome Anamnese erfolgt zunächst symptombezogen. Sie soll den Untersucher in die Lage versetzen, für die weiteren Untersuchungsschritte folgende notwendige Fragen zu beantworten:

Durch die autonome Anamnese zu klärenden Fragen

- Welches Organsystem ist vermutlich betroffen?
- Handelt es sich um eine generalisierte oder lokalisierte autonome Funktionsstörung?
- Ist die Störung dem zentralen autonomen Netzwerk oder dem peripheren Nervensystem zuzuordnen?
- Welcher Regelkreis ist gestört?
- Handelt es sich um eine sympathische, parasympathische oder enterische Störung?
- Liegt der mutmaßliche Läsionsort prä- oder postganglionär?

Damit birgt die exakte Anamnese und neurologische Untersuchung heute noch den Schlüssel für die Festlegung des Ortes der Läsion(en): Auf keinem anderen Gebiet der Medizin kommt es so sehr darauf an, dass der Untersucher die topografische Anatomie und die Neurophysiologie beherrscht, um dann aus der Zusammenschau einzelner Symptome auf den Ort der Läsion zu schließen. Fragebögen mit Summenscores beinhalten die Gefahr, isolierte Dysfunktionen des autonomen Nervensystems (z. B. Dopamin-β-Hydroxylase-Mangel) zu übersehen (Goldstein und Low 2007).

Die autonome Anamnese orientiert sich neben den im Vordergrund stehenden subjektiven Beschwerden des Patienten an den Organsystemen: Orthostatische Intoleranz, urogenitale, gastrointestinale und vasomotorische Beschwerden sind ebenso wie Störungen des Schwitzens oder des Schlafes zu erfragen. Für die richtige diagnostische Zuordnung synkopaler Zustände ist eine exakte Fremdanamnese essenziell.

Tab. 4.1: Leitsymptome autonomer Störungen/Vorschläge zur Anamnese (nach Haensch und Lührs 2020)

Organsystem, Lebenssituation	Zu erfragen:
Orthostase	Herzrasen im Stehen, Blässe, Leere im Kopf, Schwindel beim Aufrichten, Ohnmachten aus dem Stehen heraus u. a.
Schwitzen	Vermindertes Schwitzen, ungleichmäßige Schweißsekretion
Schlaf	Ein- und Durchschlafstörungen, Schlafdauer, Wachzeiten im Bett, Schlaf tagsüber
Stuhlgang	Obstipation (Ernährungsgewohnheiten, Trinkmenge, medikamentöse Einflüsse), Diarrhö (Beschaffenheit/Konsistenz), Frequenz, Medikation, Nahrungsmittelabhängigkeit
Blasenfunktion	Inkontinenz, Restharn, vermehrter Harndrang, Nachträufeln, erschwerte Miktion, Einnässen, Nykturie
Sexualität	Libido/Erektion, Morgenerektion, Änderungen der Medikation
Ernährungsgewohnheiten	Trinkmenge, Mahlzeiten, spezielle Diätformen
Sportliche Betätigung	Ausdauersport, Muskeltraining, Aufbauprodukte, Elektrolytgetränke

Die *orthostatische Intoleranz* ist ein besonders häufiges Schlüsselsymptom autonomer Insuffizienz. Häufig klagen die Patienten diffuse Sehstörungen, Schwarzwerden vor den Augen, Benommenheit und Schwäche. Weiterhin sind Angst, Übelkeit, Erbrechen, Schwindel, Müdigkeit, Herzklopfen, Herzrasen, Blässe, kalte Haut, Schweißausbruch, Veränderung der Farben/Farbverlust des visuellen Eindrucks, Tunnelsehen, Sehen eines hellen Lichts, Gefühl der Leere im Kopf, Denkbeeinträchtigung, Kopfschmerzen, Schmerzen im Bereich des Nackens/Hinterkopfes/Schultern, Schmerzen im Bereich des Rückens, Schmerzen im Bereich des Brustkorbs und Veränderungen des Höreindrucks zu erfragen (Ziemssen 2003). *Schwindel* als Ausdruck einer gestörten Gleichgewichtsregulation umfasst die verschiedensten subjektiven Empfindungen. Schwindel und Benommenheit werden von über 30 % der über 65-Jährigen berichtet (Haensch und Jörg 2005). Dies sind auch die häufigsten Beschwerden in einer Allgemeinarztpraxis bei Patienten über dem 75. Lebensjahr. Die Prävalenz von Schwindel liegt bei den Hochbetagten über 80 Jahren sogar bei 39 %. Prädiktoren einer kardiovaskulären Genese des Schwindels sind vorhergehende Synkopen, Benommenheit, der Drang zu sitzen oder zu liegen, um Beschwerden zu vermeiden, Blässe mit Symptomen, langes Stehen als auslösende Situation und vorbestehende kardiovaskuläre Erkrankungen.

Winker konnte mit einem Fragebogen zu Symptomen der orthostatischen Intoleranz mithilfe eines Scores (▶ Tab. 4.2) mit einer Wahrscheinlichkeit von 93,48 % eine orthostatische Dysregulation während der Kipptischuntersuchung vorhersagen (Winker 2004). Die Schwere einer orthostatischen Intoleranz kann mit der »Orthostatischen Intoleranz Skala« nach Schrezenmaier (Schrezenmaier 2005) (▶ Tab. 4.3) graduiert werden.

Unter einer *Synkope* wird ein plötzlich eintretender, vorübergehender Verlust von Bewusstsein und Muskeltonus, bedingt durch eine globale zerebrale Minderdurchblutung verstanden. Die Anamnese bei Synkopen sollte insbesondere die auslösende Situation erfassen: die Körperposition (liegend, stehend, sitzend), die Aktivität (Ruhe, während oder nach Belastung, während oder unmittelbar nach Miktion, Defäkation, Husten, Schluckakt), prädisponierende Faktoren (warme, menschenüberfüllte Umgebung, langes Stehen, postprandial) und wichtige Ereignisse (Angst, starker Schmerz). Das Prodromalstadium (*Präsynkope*) einer Synkope geht mit Benommenheitsgefühl und ggf. Schwitzen, Sehstörungen, Übelkeit, »Schwinden der Sinne«, Palpitationen oder Hyperventilation einher und muss nicht in eine Synkope einmünden. Erfragt werden muss die Art des Fallens (Zusammensacken oder Umkippen), Hautfarbe (Röte, Zyanose), Dauer des Bewusstseinsverlustes, Atmung (Schnarchen), Bewegungen (tonisch, klonisch, tonisch-klonisch, minimaler Myoklonus, Automatismen) und deren Dauer, Zungenbiss, Enuresis. Die unterschiedliche Semiologie von Synkopen und ihre Abgrenzung zu epileptischen oder psychogenen Anfällen zeigt Tabelle 4.4. Die *kardiologische Anamnese* umfasst neben vorbestehenden Herzerkrankungen, kardiovaskulären Risikofaktoren, Medikamentenanamnese (▶ Tab. 4.5) kardiale Symptome wie Angina pectoris, Dyspnoe, »Leistungsknick«, Empfindungen von »Herzrasen«, »Herzstolpern«, »Herzaussetzern«, Schwindel und Synkopen.

Tab. 4.2: Erhebung von typischen orthostatischen Beschwerden mittels eines Fragebogens (nach Winker 2004)

Beschwerden beim Übergang vom Liegen zum Stehen oder bei längerem Stehen, nach der Häufigkeit des Auftretens[1]:
Übelkeit:
Zittern der Hände:
Schwindel:
Herzklopfen:
Kopfschmerzen:
Starkes Schwitzen:
Verschwommenes Sehen:
Beklemmungsgefühl im Brustkorb:
Benommenheit:
Konzentrationsschwierigkeiten:

[1] 0 = Niemals; 1 = 1 x pro Monat; 2 = 2–4 x pro Monat; 3 = 2–7 x pro Woche; 4 = Öfter als einmal täglich

Die *neurourologische Anamnese* umfasst die Miktionsfrequenz tagsüber und nachts, Beschwerden während, vor und nach der Miktion, unwillkürliche Harnabgänge mit und ohne Drang, Verzögerung beim Miktionsbeginn und Unterbrechung während der Miktion, subjektive Angaben zur möglichen Ursache, mit denen der Patient die Störung in Zusammenhang bringt, wie z. B. Alkoholgenuss, Unterkühlung usw., vorangegangene operative Eingriffe gynäkologischer, neurologischer Art, Eingriffe im kleinen Becken und an der Wirbelsäule. Zu genaueren Evaluierung ist ein *Miktionsprotokoll* oder ein *Miktionstagebuch* über 2–3 Tage sinnvoll; es empfiehlt sich, diese Daten in einem Zeitraum zu erfassen, zu dem der Patient nicht z. B. durch berufliche oder sportliche Aktivitäten abgelenkt ist und die Daten nur unvollständig erfasst werden; gut geeignet sind Wochenenden unter weitgehend häuslichen Bedingungen. Die initiale Beschwerdesymptomatik ist meist eine zunächst seltene Miktion mit inkompletter Entleerung. Im Verlauf tritt eine häufige Blasenentleerung kleiner Miktionsmengen infolge einer Überlaufblase auf. Die *gynäkologische Anamnese* (Anzahl der Schwangerschaften und Geburten) und Fragen zur Darmfunktion und Sexualfunktion sowie wiederum die Medikamentenanamnese hat besondere Bedeutung, da viele Medikamente Auswirkungen auf die Funktion von Blase und Harnröhre haben. Zur individuellen Lebensqualität bei Inkontinenz existieren eine Reihe validierter Fragebögen (z. B. Kings Health Questionaire).

Tab. 4.3: Orthostatische Intoleranz-Skala (nach Schrezenmaier 2005)

Grad 0	• Normale orthostatische Intoleranz, beschwerdefrei
Grad 1	• Orthostatische Symptome sind selten oder treten nur bei erhöhtem orthostatischem Stress (z. B. langes Stehen, warme Räume etc.) auf • Fähigkeit, über 15 Minuten frei zu stehen • Uneingeschränkte Alltagsaktivitäten
Grad 2	• Orthostatische Symptome sind häufig, mindestens einmal pro Woche Orthostatische Belastung führt in der Regel auch zu Symptomen • Fähigkeit, über fünf Minuten frei zu stehen • Eingeschränkte Alltagsaktivitäten
Grad 3	• Orthostatische Symptome treten bei den meisten Gelegenheiten auf und orthostatischer Stress führt regelhaft zu Beschwerden • Fähigkeit, über eine Minute frei zu stehen • Eingeschränkte Alltagsaktivitäten
Grad 4	• Anhaltende orthostatische Symptome • Standfähigkeit unter einer Minute • Schwere Beeinträchtigung des Patienten mit Rollstuhlpflichtigkeit aufgrund orthostatischer Beschwerden • Häufige Synkopen beim Versuch, zu stehen

Die *Sexualanamnese* umfasst das subjektive Empfinden des Sexuallebens, Geschlechtsverkehr, Libido, Orgasmus und Erektion. Kommt eine Erektion zustande? Ist die Erektion ausreichend für penovaginalen Verkehr? Ist die Auslösung der Erektion spontan oder sind zusätzliche Reize notwendig? Kommt es zur Erektion beim Koitus oder nur bei der Masturbation? Ist die Störung partner-, situations- oder milieuabhängig? Sind zur Erektion Hilfsmittel oder Medikamente nötig? Nächtliche spontane Erektionen sprechen für eine Psychogenese der Beschwerden. Seltener bemerken die Patienten eine Ejakulationsstörung als Zeichen einer sympathischen Dysfunktion. Eine retrograde Ejakulation wird als milchig aussehender Urin bemerkt.

Tab. 4.4: Semiologische Abgrenzung der Kreislaufsynkopen gegenüber epileptischen Anfällen (nach Hess 2001)

	Kreislaufsynkope	Epileptischer Anfall	Psychogener Anfall
Begünstigend	Anämie, aufrechte Lage, Antihypertensiva	Schlafmangel, Alkohol, Flackerlicht, Neuroleptika	Bestimmte psychophysische Konstellationen
Auslösend	Angst, Schreck, Schmerz, Injektion etc.	Unvermittelt, selten Emotionen	
Prodromal	Nausea, Schwitzen, Schwarz-Sehen, Von-weitem-Hören, elementare Wahrnehmungen	Evtl. stereotype kurze Aura (z. B. epigastrisch, Schwindel), evtl. angstbetont	
Augen	Offen, Deviation meist nach oben (zur Seite)	Offen, Deviation oft zur Seite	Schon initial geschlossen
Sturz	Zusammensacken oder steif (nach hinten)	Evtl. heftig, Verletzungen häufig	Auffangbewegungen oder unbeobachteter Sturz, Verletzungen fehlend oder atypisch
Automatismen	Kurz und solitär (z. B. aufsitzen, Lippen)	Evtl. repetitiv, länger dauernd	Asynchrone, grobe »willkürliche« Bewegungen, evtl. negativistisch (Augen zukneifen)
Konvulsionen	Häufig: evtl. kurz-tonisch (strecken, beugen), Kloni multifokal, meist arrhythmisch, kein Zungenbiss	Können fehlen; Grand Mal: tonisch-klonisch, Kloni symmetrisch, rhythmisch, ausklingend, laterater Zungenbiss typisch	Zungenbiss fehlt oder an der Zungenspitze
Urinabgang	Gelegentlich	Relativ häufig, aber nicht obligat	Gelegentlich
Atmung/Haut	Flach – blasses Gesicht, arrhythmogen: aschfahl → tiefrot	Grand Mal: Apnoe: zyanotisch, ohne Generalisierung: unauffällig/leichtes Erröten	Atmung bleibt erhalten
Dauer	Ø 12 (< 30) Sekunden	1–2 (< 3) Minuten (Ausnahme: Status epilepticus)	> 5 Minuten
Postiktal	Sofort orientiert Evtl. Nausea, Brechreiz, Schwäche	Verwirrt, somnolent oder agitiert, rasche Reorientierung nach Frontallappenanfällen, evtl. Kopfschmerzen, Muskelkater	Evtl. Schreien, Wimmern, Stöhnen, oder »staunendes Erwachen«

Veränderungen der *Schweißsekretion* werden von Patienten am häufigsten an warmen Tagen wahrgenommen. Es kann aber auch nach dem Schwitzen bei Fieber, warmen Bädern oder sportlicher Betätigung gefragt werden. Eine generalisierte Anhidrosis geht meist mit trockenen Augen und Mund einher. Nach fehlendem oder überschießendem Körperhaar- und Nägelwachstum ist ebenso wie nach trockener Haut und vermehrtem Gebrauch von Handcremes zu fragen. Störungen der Vasomotorik manifestieren sich meist zunächst als Kältegefühl. Das Ausbleiben einer Faltenbildung der Finger und Handflächen nach längerem Eintauchen in Wasser (»Waschfrauenhände«) kann als Hinweis auf eine gestörte Vasomotorik erfragt werden (Tsai und Kirkham 2005).

Tab. 4.5: Übersicht der Medikamente, die eine orthostatische Intoleranz begünstigen

Kardiovaskuläre Pharmaka	ACE-Hemmer α-Rezeptorblocker β-Rezeptorblocker Calciumantagonisten Nitrate Diuretika Hydralazin Sildenafil
Nichtkardiale Pharmaka	Phenothiazine Trizyklische Antidepressiva Bromocriptin Ethanol Opiate MAO-Hemmer Ganglienblockierende Substanzen Dopaminagonisten

Als Symptome in der *gastroenterologischen Anamnese* ist nach postprandialem Erbrechen, Appetitverlust, epigastrischem Schmerz, schnellem Sättigungsgefühl, anhaltendem Völlegefühl und einer Gewichtsabnahme zu fragen. Als Zeichen einer Denervierung des Kolons ist der gastrokolische Reflex, der zum Stuhldrang bei gefülltem Magen führt und bei Kleinkindern besonders gut beobachtet werden kann, vermindert und es tritt eine Obstipation, manchmal alternierend mit nächtlichen Diarrhöen auf.

Störungen der *Pupillomotorik* können sich als vermehrtes Blendungsgefühl z. B. durch Gegenverkehr beim Autofahren in den Abendstunden bemerkbar machen.

Die *Schlafanamnese* umfasst Fragen nach Schnarchen, fremdbeobachtete Atemaussetzer, Schlafverhalten, morgendliches Befinden, Kopfschmerzen, Tagesmüdigkeit, Tagesschläfrigkeit, Einschlafneigung in monotonen Situationen, Nachtsschweiß, Alkoholanamnese, Fragen zur Sozialanamnese in Bezug auf Schichtarbeit, Personenbeförderung, Arbeit als Berufskraftfahrer, Tätigkeit an Maschinen oder auf Gerüsten. Hilfreich und gut evaluiert sind die Schlaffragebögen PSQI (Pittsburgher Schlafqualitätsindex) (Buysse et al. 1989) und als Skala für die Tagesmüdigkeit/-schläfrigkeit die ESS (Epworth Sleepiness Scale) (Johns 1991) und die SSS (Stanford Sleepiness Scale) (Herscovitch und Broughton 1981; MacLean et al. 1992).

4.2 Klinische Untersuchung

Bei der Inspektion der Haut ist auf Akrozyanose, Blässe, Marmorierung oder Rötung sowie lokale Veränderungen von Temperatur und Farbe zu achten. Schweißsekretionsstörungen lassen sich aufgrund der trockenen Haut einfach erfassen. Auch die Füße sollten untersucht werden. Ein Hohlfuß tritt bei der hereditären sensorischen und autonomen Neuropathie Typ I auf. Auf Schweißbildung an den Socken sollte geachtet werden. Fehlende Behaarung, Nagelveränderungen und atrophe Haut weisen auf trophische Veränderungen hin (Flachenecker 2000). Weißer Dermografismus nach kurzer, im Druck intensiver mechanischer Reizung der Haut tritt bei erhöhtem Sympathikotonus auf (Bossnew 1986). Unterschiede der Hauttemperatur der Extremitäten können mit einem Oberflächenthermometer leicht quantifiziert werden. Seitendifferenzen > 1,5 °C gelten als pathologisch. Ausdruck einer gestörten Sympathikusinnervation ist die fehlende Pilomotorenreaktion, das reflektorische Aufrichten der Körperhaare (Piloarrektion, »Gänsehaut«) auf Kälte- oder Strichreiz der Haut (Hackel 2005). Die klinische Untersuchung der Pupillen muss Form, Größe und die Reaktionen auf Licht und Akkommodation berücksichtigen. Folge einer häufig im Vordergrund stehenden sympathischen Schädigung ist eine Miosis. Bei zunächst nicht lichtreagiblen Pupillen sollte die Lichtreaktion mit einem mindestens fünf Sekunden anhaltenden Lichtreiz überprüft werden, um eine tonische Pupillenstörung nachzuweisen. Auch die Redilatation nach Pupillenkonstriktion kann verzögert oder fehlend sein. Das *Horner-Syndrom* tritt einseitig auf, die Pupille ist klein und regelmäßig. Gleichzeitig findet sich eine Ptosis des Augenlides und häufig ein Verlust der Schweißsekretion im Stirnbereich der betroffenen Seite. Die Ptosis lässt den Bulbus kleiner erscheinen. Das Horner-Syndrom wird verursacht durch eine Unterbrechung sympathischer Nervenfasern, meist im Halsbereich. Die Pupille reagiert auf Licht und Konvergenz. Eine verminderte Tränensekretion kann mit dem Schirmer-Test nachgewiesen werden: Ein 0,5 cm breiter, 3,5 cm langer Filterpapierstreifen wird an der Unterlidkante eingelegt. Physiologisch sind nach fünf Minuten mehr als > 15 mm des Streifens befeuchtet.

Auf eine häufig mit Schmerzen einhergehende neuropathische Gelenkfehlstellung (»Charcot-Fuß«) ist zu achten. Beim Posturalen Tachykardiesyndrom können die Gelenke bei gleichzeitigem Vorliegen eines Ehlers-Danlos-Syndroms überstreckbar sein.

Blutdruck und Puls werden im Liegen und nach mindestens einer Minute Stehen gemessen, unter Umständen auch noch nach zehn Minuten. Häufig sind Patienten mit einer chronischen orthostatischen Hypotonie gut angepasst, sodass bei alleinigem Vertrauen auf die Schilderung einer orthostatischen Intoleranz eine solche Erkrankung übersehen werden kann. Eine orthostatische Hypotonie, definiert als Blutdruckabfall systolisch > 20 oder diastolisch > 10 mm Hg im Stehen, ohne reflektorische Tachykardie weist auf ein generalisiertes Baroreflexversagen mit gestörter sympathisch vermittelter Vasomotorik und parasympathischer kardiovagaler Dysfunktion hin. Bei der Palpation des Pulses ist auf das Vorhandensein einer respiratorischen Sinusarrhythmie zu achten. Weitere klinische Zeichen einer *kardialen Neuropathie* sind eine Ruhetachykardie und orthostatische Hypotonie mit einer eingeschränkten oder aufgehobenen zirkadianen Rhythmik des Blutdruckverhaltens in der 24-Stunden-Blutdruckmessung (Haensch 2001). Subjektiv besteht eine verminderte Herzwahrnehmung, die sich in eingeschränkten oder aufgehobenen stenokardischen Beschwerden äußern kann. Weitere Zeichen sind eine Belastungsintoleranz mit gestörter Frequenz- und Blutdruckanpassung sowie unter Umständen eine Verlängerung der relativen QT-Dauer über 430 msec. Weiterhin sind insbesondere intra- und postoperativ abnorme Frequenz- und Blutdruckreaktionen zu beachten. Deshalb sind bei entsprechenden Verdachtsmomenten präoperativ Tests der Herzfrequenz- und der Blutdruckreaktion unbedingt erforderlich.

Die *klinische Untersuchung des enterischen Nervensystems* umfasst die rektale Untersuchung zur Beurteilung des Sphinktertonus und den Analreflex. Die Berührung zirkulär rechts und links über die perianale Haut führt als afferent und efferent durch den N. pudendus (S 3–S 5) innervierter Fremdreflex zu einer Kontraktion des Sphincter externus. Der Kremasterreflex wird durch das Bestreichen der Haut an der Innenseite des proximalen Oberschenkels ausgelöst und führt durch Innervation des N. genitofemoralis (L 1–L 2) zu einem Aufsteigen des ipsilateralen Hodens. Beim Bulbokavernosusreflex wird nach leichtem Kneifen der Glans penis eine Kontraktion des M. bulbocavernosus ausgelöst. Diese Reflexantwort wird vom N. pudendus (S 3–S 4) vermittelt.

Literatur

Bossnew W (1986) Neurovegetative Pathologie der oberen Extremitäten. Basel: Karger.

Buysse DJ, Reynolds CF, Monk TH et al. (1989) The Pittsburgh Sleep Quality Index: a new instrument for psychiatric practice and research. Psychiatry Res 28: 193–213.

Flachenecker P (2000) Klinische Standarduntersuchungen autonomer Funktionen – Parasympathikusfunktionen. In: Jörg J (Hrsg.) Autonome Diagnostik und Schlafpolygraphie in Klinik und Praxis. Darmstadt: Steinkopff. S. 3–22.

Goldstein DS, Low PA (2007) Clinical evaluation of the Autonomic Nervous System. Continuum Lifelong Learning Neurol 13: 33–49.

Hackel V (2005) Autonome Funktionen In: Kornhuber M, Zierz S (Hrsg.) Die neurologische Untersuchung. Darmstadt: Steinkopff. S. 142–153.

Haensch CA (2001) Kardioneuropathie. Akt Neurol Sonderband 1: 341–344.

Haensch CA, Jörg J (2005) Schwindel und Synkope bei Polyneuropathie im Alter. Euro J Ger 7: 167–173.

Haensch CA, Lührs A (2018) Autonome Störungen. Klin Neurophysiol 49: 161–64.

Haensch CA, Lührs A (2020) Autonomes Nervensystem. In: Zettl U, Sieb J (Hrsg.) Diagnostik und Therapie neurologischer Erkrankungen. 3. Auf. München: Elsevier. S. 331–344.

Hess C W (2001) Nichtepileptische Anfälle – Einführung und Überblick. Akt Neurol 28: 2–7.

Herscovitch J, Broughton R (1981) Sensitivity of the stanford sleepiness scale to the effects of cumulative partial sleep deprivation and recovery oversleeping. Sleep 4(1): 83–91.

Johns MW (1991) A new method for measuring daytime sleepiness: the Epworth sleepiness scale. Sleep 14: 540–545.

Lührs A, Haensch CA (2018) Leitlinienorientierte Diagnostik autonomer Störungen – vom Symptom zur Therapie. Klin Neurophysiol 49: 152–60.

MacLean AW, Fekken GC et al. (1992) Psychometric evaluation of the Stanford Sleepiness Scale. J Sleep Res 1: 35–39.

Schrezenmaier C, Gehrking JA et al. (2005) Evaluation of orthostatic hypotension: relationship of a new self-report instrument to laboratory-based measures. Mayo Clin Proc 80: 330–334.

Tsai N, Kirkham S (2005) Fingertip skin wrinkling – the effect of varying tonicity. J Hand Surg 30: 273–275.

Winker R (2004) Orthostatic intolerance – prevalence, diagnostic management and its significance for occupational medicine. Wien Klin Wochenschr 116: 40–46.

Ziemssen T, Süß M (2003) Funktionsdiagnostik des autonomen Nervensystems, Allgemeine Grundlagen, Inhaltlich-methodische Kurzeinführung. Dresden: Süß Medizin Technik GmbH.

5 Untersuchungsmethodik

Carl-Albrecht Haensch

Die Funktionsdiagnostik im autonomen Labor ist als eine Hilfsmethode und Erweiterung der klinischen Untersuchung anzuwenden (Lahrmann et al. 2005). Die spezielle Anamnese hinsichtlich autonomer Symptome, des zeitlichen Verlaufs, auslösender, verstärkender oder mildernder Faktoren, Ernährung und Flüssigkeitszufuhr sowie der Medikamentenanamnese sind die Voraussetzung nicht nur für die präzise gestellte Verdachtsdiagnose, sondern auch für die Interpretation der Untersuchungsbefunde autonomer neurophysiologischer Diagnostik. Idealbedingungen für einen autonomen Funktionstest sind die Nicht-Invasivität, Reproduzierbarkeit, Sensitivität, Spezifität, Relevanz und Einfachheit für Untersucher und Patienten.

5.1 Voraussetzungen

Das autonome Nervensystem kann nicht-invasiv, quantitativ mit präzisen und reproduzierbaren Ergebnissen im autonomen Labor untersucht werden. Durch die hohe Variabilität der Methoden und verwandten Messplätze ist eine minimale Standardisierung notwendig. Untersuchungen im autonomen Labor sollten hinsichtlich verschiedener Umwelteinflüsse wie Tageszeit, Koffein- oder Nikotingenuss, Flüssigkeitszufuhr oder Medikation, insbesondere aber für die Raumtemperatur kontrolliert werden (▶ Kasten 5.1). Die nicht-invasiven Untersuchungen können durch eine erfahrene MTA mit einem in Rufbereitschaft befindlichem, supervidierenden Arzt durchgeführt werden.

Kasten 5.1: Praktisches Vorgehen zur Fehlervermeidung bei autonomen Untersuchungen

Praktisches Vorgehen

- Patienten vor der Untersuchung zur Toilette schicken.
- Medikamentösen Einfluss bedenken: Anticholinergika, Fludrocortison, Diuretika, Sympathomimetika und Parasympathomimetika sollten 48 h vor der Untersuchung – falls vertretbar – abgesetzt werden. Vermeidung von Analgetika am Untersuchungstag.
- Patienten in entspannter Haltung lagern und beruhigend über den Testablauf instruieren.
- Drei Stunden vor Untersuchung Nahrungsaufnahme, Alkohol, Koffein und Nikotin vermeiden.
- Keine komprimierende Kleidung wie enge Mieder, Strumpfhosen oder Jeans.

- Der Patient sollte komfortabel und entspannt gelagert und schmerzfrei sein.
- Der Untersuchungsraum sollte konstant zw. 20 ° und 23 °C warm und ruhig sein.
- Die Untersuchungen sollten zu einer festen Tageszeit, vorzugsweise vormittags zwischen 8 und 11 Uhr durchgeführt werden.
- Die Hände sollten warm und gut durchblutet sein.
- Hypovolämie ausschließen!

Personelle, räumliche, apparative und strukturelle Voraussetzungen im autonomen Labor

Die Mitarbeiter im autonomen Labor müssen sehr gute Kenntnisse in der Diagnostik autonomer Funktionsstörungen aufweisen. Die korrekte und artefaktfreie Funktion der Messaufnehmer während der Messung ist zu gewährleisten. Das Personal muss gut geschult sein im Umgang mit sudomotorischen, elektrokardiografischen und Blutdruck-Messungen. Es muss praktische EDV-Kenntnisse besitzen und fähig sein, technische Probleme zu erkennen und zu beheben. Eine kontinuierliche Überwachung der Vitalparameter einschließlich des Elektrokardiogramms erfolgt bei neurokardiovaskulären Untersuchungen durch die Mitarbeiter, die bei Zwischenfällen eine adäquate Notfallversorgung einleiten. Ein Arzt muss ständig im Haus sein und bei Notfällen unmittelbar zur Verfügung stehen. Das Untersuchungspersonal muss in kardiopulmonaler Wiederbelebung trainiert sein und wesentliche EKG-Abnormitäten erkennen können (Low und Opfer-Gehrking 1999). Kenntnisse über den Einfluss von Umgebungstemperatur, Angst und Aufgeregtheit des Patienten vor der Untersuchung, Lärm, Medikamentenwirkung, Tageszeitpunkt, Mahlzeiten, Nikotin- und Koffeineinfluss sowie der Blasenfüllung auf die Ergebnisse neurovegetativer Untersuchungen müssen vorhanden sein, Störreize wie ein Klicken der Fußtaste, Geräusch von der Reizauslösung, Bewegung zum Auslöseknopf etc. erkannt werden können (Claus 2005). Der Untersucher muss in der Lage sein, eine für den Patienten geeignete, entspannte und ruhige Untersuchungssituation zu schaffen. Das beinhaltet auch eine bequeme Lagerung des Patienten und den Verzicht auf Unterhaltungen, Telefonate oder gar Radiohören während der Untersuchungen.

Die Mess- und Untersuchungsräume müssen ausreichend groß (ca. 12 qm), abdunkelbar, schallabgeschirmt, belüftungsfähig und temperierbar sein. Die Untersuchungen werden bei einer Raumlufttemperatur zwischen 20 ° und 23 °C durchgeführt. Der Raum soll eine ausreichende Größe für ein Krankenbett haben (Low 1997a).

Im Rahmen der Corona-Pandemie 2020 wurden entsprechende Erfahrungen und hieraus resultierende hygienische Empfehlungen publiziert. Neben einer kritischen Indikationsstellung und Patientenpräselektion sind insbesondere ausreichende Sicherheitsabstände zum Patienten während der Untersuchung zu beachten (Guaraldi 2020; Figueroa 2020).

5.2 Datenakquisition

Verschiedene Konfigurationen sind möglich und praktikabel. Die PC-Ausrüstung eines autonomen Labors basiert auf den Schwerpunkten der autonomen Funktionsdiagnostik, die das Labor vorhalten möchte. Für die neurokardiovaskuläre Diagnostik ist eine Online-Darstellung von Blutdruck, EKG und Atmung notwendig. Die Datenakquisition erfordert mindestens eine 250, besser 500 Hz-Abtastung des Signals. Die Daten werden digital auf CD, DVD oder einem Server archiviert.

5.3 Untersuchungsmethoden

5.3.1 Herz-Kreislaufsystem

Herzfrequenzvariabilitätsanalyse

Zur Quantifizierung der Herzfrequenzvariabilität (HFV) werden Maße im Zeit- und Frequenzbereich benutzt. Zeitbereichsmaße (Mittelwert, Standardabweichung [SD], Variationskoeffizient [VK], RMSSD, E/I-Ratio) sind einfach zu berechnen und können sehr verschiedene Anteile der Gesamtvariabilität der Herzfrequenz beinhalten. Der Mittelwert und die Standardabweichung (SD, Dispersion der Einzelwerte um den Mittelwert) sind statistische Größen zur Beschreibung einer Herzfrequenzzeitreihe. Extrasystolen, Trends und andere Rauschanteile beeinflussen beide Maße und führen zur groben Verschätzung. Die SD als Quadratwurzel aus der Summe, der quadrierten Differenzen der Einzelwerte zum Mittelwert ist auch abhängig von der Zahl der Beobachtungen, d. h. je größer die Zahl der Herzschläge in einem Zeitabschnitt ist, umso geringer ist die SD. Die Standardabweichung von der mittleren RR Intervalldauer gibt jedoch keinerlei Auskunft über die Art der Variabilität, so kann sie bei einer Aufzeichnung mit wenigen starken periodischen und einer anderen mit zahlreichen geringeren, eher zufälligen Fluktuationen völlig identisch sein.

Der Variationskoeffizient (VK) wird folgendermaßen berechnet:

$$VK = \frac{SD \times 100y}{Mittelwert}$$

Der VK wird nicht von der Herzfrequenz beeinflusst.

Der Parameter der sogenannten Respiratorischen Sinusarrhythmie (RSA) gibt den Median der Differenzen der maximalen und minimalen RR-Abstände pro Atemzyklus an. Der Median hat gegenüber dem Mittelwert den Vorteil, dass er sehr viel unempfindlicher gegen Ausreißer ist. Die RSA wird bei einer vertieften Atmung mit sechs Atemzügen pro Minute bestimmt, da sie unter dieser Bedingung physiologisch am stärksten ausgeprägt ist.

Der RMSSD (Root mean square of successive differences) ist ein Maß für die Streuung aufeinander folgender RR-Intervalle. Er wird berechnet nach der Formel:

$$RMSSD = \sqrt{\frac{1}{N} \times \sum_{i-1} (RRi + 1 - RRi)^2}$$

Dieses Maß ist wenig trendempfindlich (▶ Abb. 5.1), aber frequenzabhängig und führt zu einer stärkeren Bewertung der Anteile der Herzfrequenzvariabilität mit höherer

Schwankungsfrequenz (Ziegler et al. 1992; Claus 2006). Daher ist der RMSSD insbesondere ein Maß für die parasympathische Aktivität.

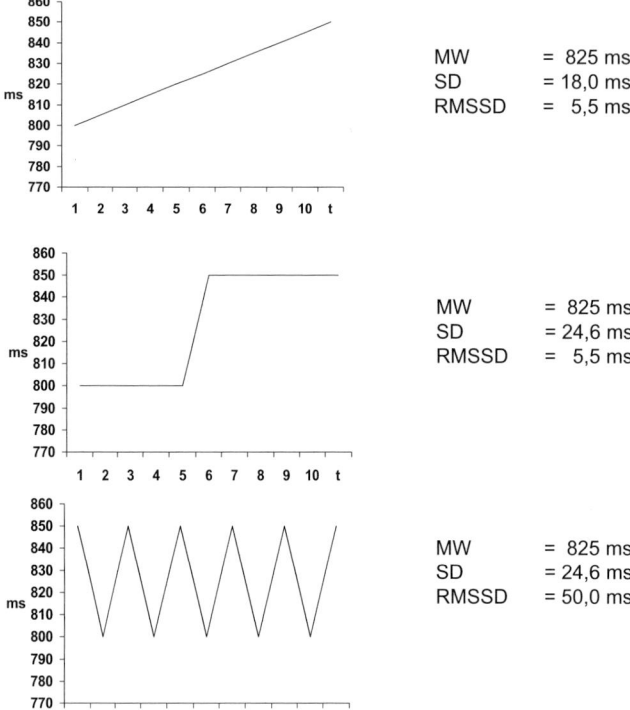

Abb. 5.1: Vergleich verschiedener statistischer Maße der Herzfrequenzvariabilität: Mittelwert (MW), Standardabweichung (SD) und »square root of successive RR interval differences« (RMSSD)

Die E/I-Ratio gibt die Herzfrequenzvariation an, die bei regelmäßiger vertiefter Atmung und vorgegebener Atemfrequenz von sechs Atemzügen/Minute ermittelt werden kann. Es wird über eine bestimmte Anzahl von Atemzyklen der Quotient aus dem Mittelwert der längsten RR-Intervalle während der Exspiration (E) und dem Mittelwert der kürzesten RR-Intervalle während der Inspiration (I) gebildet. Diese Methode ist unabhängig von der zugrunde liegenden Herzfrequenz.

Die vektorielle Berechnung der Mean circular resultant (MCR) geht von der Vorstellung aus, dass die Herzschläge als Ereignisse in der Zeit auf einem Einheitskreis, dessen Umfang der Länge eines Atemzyklus entspricht, dargestellt werden können (▶ Abb. 5.2). Wenn keine atemabhängige Herzfrequenzvariabilität bestünde, wären die Punkte auf diesem Einheitskreis zufällig verteilt, bei regelmäßiger Variabilität tendieren die Herzschläge hingegen zur Clusterbildung auf dem Kreis. Die Länge eines entsprechend berechneten Vektors aus 25 Atemzügen ist dann proportional zu dieser Clusterbildung: je länger der Vektor, desto größer die Herzfrequenzvariabilität. Je größer der MCR, desto größer die atemabhängige Periodizität der Herzfrequenz. Hier ist jedoch eine gute Patientenkooperation notwendig, da die Länge der Atemzüge möglichst gleich bleiben muss. Die Methode ist gegenüber Extrasystolen unempfindlich.

5.3 Untersuchungsmethoden

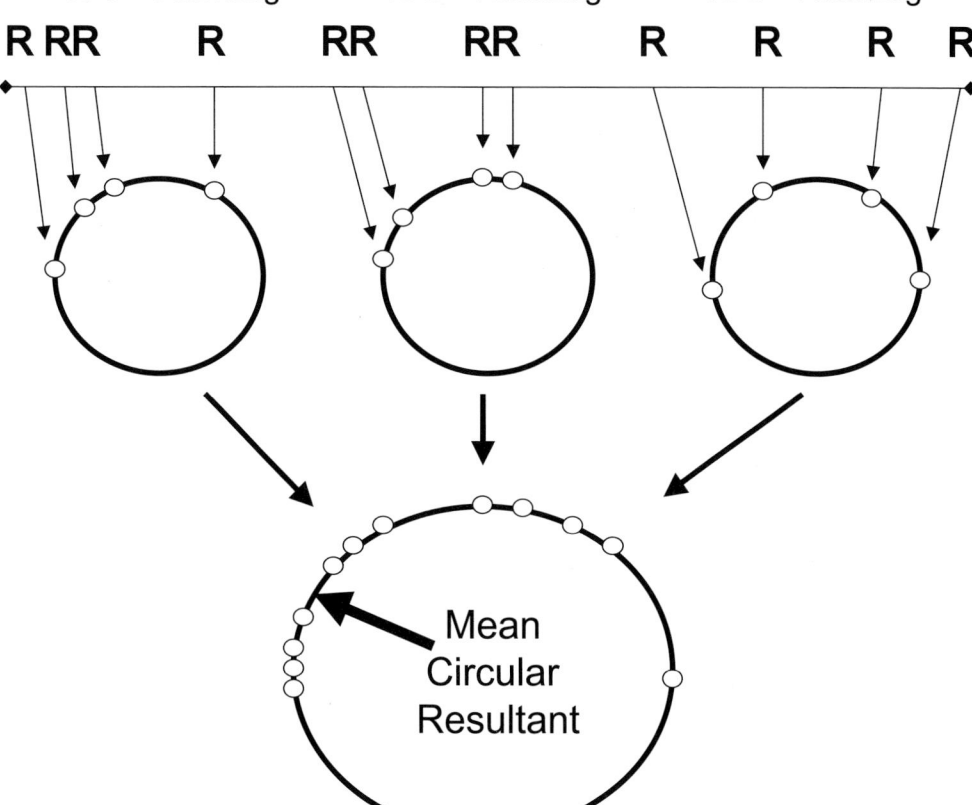

Abb. 5.2: Mean circular resultant (MCR): Die Vektoranalyse der Herzfrequenzvariabilität in Abhängigkeit von der Atmung ist ein besonders geeignetes Maß für die respiratorische Sinusarrhythmie.

Umfassende Empfehlungen und eine Checkliste für jede Analyse der Herzfrequenzvariabilität wurde kürzlich publiziert (Catai 2020).

Atropin-Test

Eine i. v.-Gabe von 0,025–0,04 mg/kg KG Atropin führt zu einer kompletten efferenten parasympathischen Blockade für 30 Minuten. Die daraus resultierende Tachykardie kann als Parameter für die intakte vagale Innervation des Herzens gelten.

Spektralanalyse der Herzfrequenz

Die Spektralanalyse der Herzfrequenz ermöglicht den sympathischen und parasympathischen Einfluss auf das Herz annähernd getrennt zu quantifizieren (Haensch 2001). Die Fourieranalyse zerlegt ein periodisches Signal in die Summe von Sinus- bzw. Kosinusschwingungen verschiedener Frequenzen, Phasen und Amplituden. Für die Analyse der diskontinuierlichen Herzfrequenz kommt die »Fast-Fourier-Transformation« (FFT) zur Anwendung. Die rhythmischen Komponenten unterliegen vielfältigen Einflüssen, unter anderem dem Alter, der Atmung, der Tageszeit,

Nahrungsaufnahme und der Körperposition. Im mittelfrequenten Leistungsbereich um 0,05–0,15 Hz stellt sich die gemischt parasympathisch und sympathisch vermittelte Aktivität der Barorezeptoren dar. Demgegenüber spiegelt der hochfrequente Leistungsanteil um 0,15–0,5 Hz die respiratorische Sinusarrhythmie, die durch parasympathische Efferenzen vermittelt wird, wider (▶ Abb. 5.3). Der Quotient aus mittelfrequenter und hochfrequenter Leistungsdichte in der Spektralanalyse der Herzfrequenzvariabilität kann als Ausdruck der sympathischen und parasympathischen Balance interpretiert werden. Insbesondere durch die unterschiedlichen verwendeten statistischen Algorhythmen unterscheiden sich die Ergebnisse der frequenzbasierten Herzfrequenzvariabilitätsanalyse geräteabhängig (Braune et al. 1996a, 1996b; Evans et al. 2001; Agelink et al. 2001).

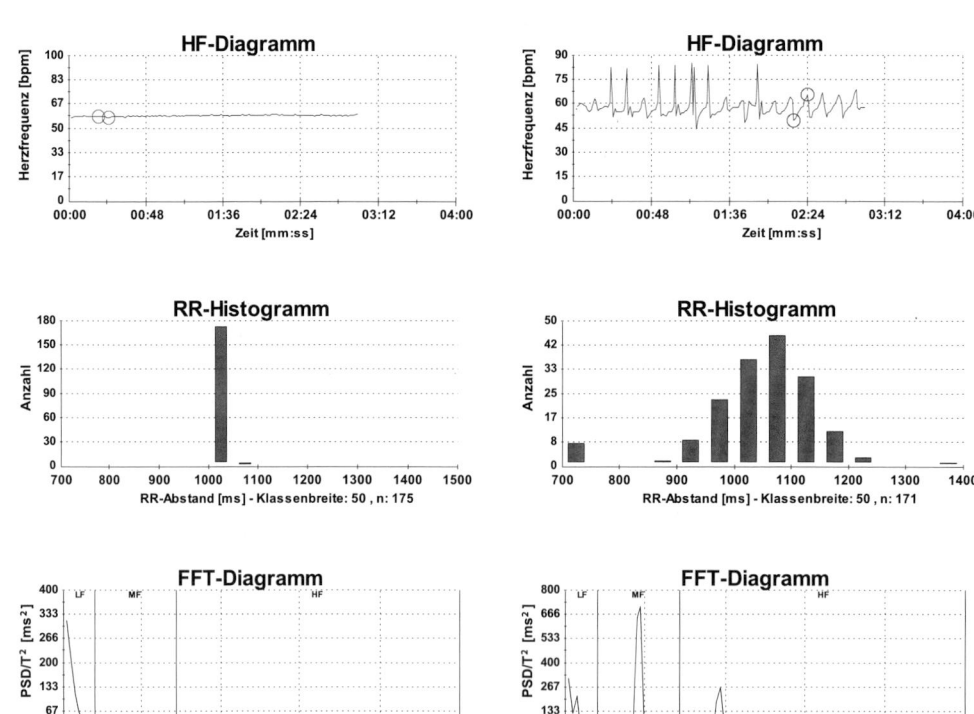

Abb. 5.3: Herzfrequenzstarre (links) gegenüber physiologischer respiratorischer Sinusarrhythmie einer Normalperson (rechts) bei vertiefter Respiration (6 Atemzüge/Minute); reduzierte Spektralleistung im mittel- und hochfrequenten Bereich (Peaks)

Methodenabhängige Normwerte (▶ Tab. 5.1–5.3) sollten nur sehr zurückhaltend aus der Literatur übernommen werden (Ziegler et al. 1992; Claus 2006; Braune et al. 1996a, 1996b; Evans et al. 2001; Agelink et al. 2001; Mehta et al. 2002; Claus et al. 1999). Die Parameter kardiovaskulärer autonomer Nervenfunktion weisen eine Altersbeziehung auf.

Unter den Medikamenten, die zu einer HRV-Reduktion führen, sind z. B. trizyklische Antidepressiva, Anticholinergika, Sympatho-mimetika, Antiarrhythmika der Klasse I, Neuroleptika und Clonidin zu nennen.

5.3 Untersuchungsmethoden

Tab. 5.1: Normwerte zu den wichtigsten Parametern der respiratorischen Sinusarrhythmie, gemessen bei 100 Probanden (Mittelwert ± SD nach Logarithmisierung) (nach Claus et al. 2006)

	< 40 J. (n = 50)	40–59 J. (n = 35)	> 60 J. (n = 15)
Vertiefte Respiration (6 Atemzüge/min)			
E–I HV (ms)	78	56	35
Variationskoeffizient	4,1	3,1	1,8
RMSSD (ms)	17	15	11
MCR	0,01	0,008	0,005
Spontanatmung			
E–I Ruhe (ms)	21	14	4
Variationskoeffizient	2,7	1,8	1,1
RMSSD (ms)	12	7	4
MCR	0,01	0,007	0,004
Valsalva-Quotient	1,4	1,15	1,06

Tab. 5.2: Altersabhängige untere Normgrenzwerte (2,5 Perzentile) der kardiovaskulären autonomen Funktionstests, erhoben mit dem System ProSciCard I, bei gesunden Probanden (nach Ziegler et al. 1992)

	15 J.	20 J.	25 J.	30 J.	35 J.	40 J.	45 J.	50 J.	55 J.	60 J.	65 J.
HRV (Ruhe)											
VK (%)	3,72	3,43	3,15	2,90	2,66	2,45	2,25	2,07	1,91	1,75	1,61
Spektralanalyse											
VLF-Band [0,003–0,04 Hz] (ms^2)	270,7	236,7	206,9	180,9	158,2	138,3	120,9	105,7	92,4	80,8	70,6
LF-Band [0,04–0,15 Hz] (ms^2)	554,4	424,9	325,7	249,6	191,3	146,6	112,4	86,1	66,0	50,6	38,8
HF-Band [0,15–0,4 Hz] (ms^2)	257,0	190,0	140,5	103,9	76,8	56,8	42,0	31,0	23,0	17,0	12,5
HRV (tiefe Respiration)											
E/I- Quotient	1,22	1,21	1,19	1,17	1,16	1,15	1,14	1,13	1,12	1,11	1,10
Mean circular resultant	0,027	0,025	0,023	0,022	0,021	0,019	0,018	0,017	0,016	0,015	0,014
Valsalva-Quotient	1,23	1,22	1,22	1,21	1,20	1,19	1,19	1,18	1,17	1,17	1,16
Orthostase-Test (mm Hg)	-27 für alle Altersklassen										

Tab. 5.3: Normbereiche der altersabhängigen kardiovaskulären autonomen Funktionstests, erhoben mit dem Neurodiag II, bei 139 gesunden Probanden im Alter von 17–77 Jahren. Die angegebenen Werte repräsentieren die 2,5 Perzentile. (nach Agelink et al. 2001.)

	15 J.	20 J.	25 J.	30 J.	35 J.	40 J.	45 J.	50 J.	55 J.	60 J.	65 J.
Herzfrequenzvariabilität (HRV) in Ruhe											
VK (%)	3,14	2,87	2,62	2,39	2,18	1,99	1,82	1,66	1,51	1,38	1,26
RMSSD (ms)	12,71	11,34	10,11	9,02	8,04	7,17	6,39	5,70	5,08	4,53	4,04
Spektralanalyse der HRV											
VLF (ms^2)	337,1	290,5	250,4	215,8	186,0	160,3	138,1	119,0	102,6	88,4	76,2
LF (ms^2)	456,6	352,5	272,2	210,2	162,3	125,3	96,8	74,7	57,7	44,6	34,4
HF (ms^2)	307,8	224,5	163,7	119,4	87,1	63,5	46,3	33,8	24,6	18,0	13,1
HRV unter tiefer Respiration											
VKR (%)	6,20	5,52	4,92	4,39	3,91	3,49	3,11	2,77	2,47	2,20	1,96
RMSSDR	21,45	19,16	17,08	15,22	13,56	12,09	10,77	9,60	8,56	7,63	6,80
E-I-Differenz (ms)	152,2	139,6	128,1	117,5	107,8	98,9	90,7	83,2	76,3	70,0	64,2
E/I-Quotient	1,20	1,18	1,16	1,15	1,13	1,12	1,11	1,10	1,09	1,08	1,07
Vektoranalyse (MCR)	0,030	0,026	0,023	0,020	0,017	0,015	0,013	0,012	0,010	0,009	0,008
Max/Min 30 : 15-Quotient	1,20	1,17	1,15	1,13	1,11	1,10	1,09	1,08	1,07	1,06	1,05
Valsalva-Quotient	1,23	1,22	1,22	1,21	1,20	1,19	1,19	1,18	1,17	1,17	1,16

Einen günstigen Einfluss auf die parasympathische Funktion mit Anstieg der HRV haben dagegen z. B. ACE-Hemmer (ACE: Angiotensinkonversionsenzym), AT1-Rezeptor-Blocker (Angiotensin-II-Rezeptor-Subtyp-1-Blocker), β1-selektive β-Blocker ohne intrinsische sympathische Aktivität, Parasympathomimetika, Sympatholytika und Digoxin (Ziegler 2020).

Messung der arteriellen Blutdruckregulation

Da die Aktivität blutdruckregulierender, autonomer Nervenfasern in der klinischen Praxis nicht direkt gemessen werden kann, werden in der autonomen Funktionsdiagnostik kardiovaskuläre Reflexantworten untersucht (Haensch 2005). Autonome Reflexe halten den Blutdruck im Stehen aufrecht. Die einfache Messung der Blutdruck- und Herzfrequenzveränderung vom Liegen zum Stehen ist daher der wichtigste Test der autonomen kardiovaskulären Reflexe. Beim Gesunden findet sich ein leichter Anstieg des diastolischen Druckes um 3–5 mm Hg und ein geringer Abfall des systolischen Blutdruckes um 5–10 mm Hg. Die Herzfrequenz steigt um bis zu 20 Schläge pro Minute (Haensch und Jörg 2005).

Die derzeit zur Verfügung stehenden Geräte messen auskultatorisch nach Korotkoff oder oszillometrisch bzw. kombiniert nach beiden Verfahren. Automatisierte Geräte erlauben eine Blutdruckmessung in mindestens einminütigem Intervall. Schnelle Blutdruckänderungen wie beim Valsalva-Versuch und tatsächliche Maxima und Minima können hiermit jedoch nicht erfasst werden.

Eine nicht-invasive kontinuierliche arterielle Blutdruckmessung ist nach der Peñáž-Methode mithilfe des Volumen-Klemm-Prinzip möglich (Geräte: Finapress®, Portapress®, Colin®, FinapressNova®) (Wesseling 1996). Hierzu wird ein Messfühler bestehend aus einer umschließenden, druckkontrollierten und luftgefüllten Manschette sowie einem Plethysmografen für die Fingerarterien über dem mittleren Interphalangealabschnitt des Mittel- oder Ringfingers angebracht. Die Lagerung der Hand kann in Herzhöhe erfolgen oder der hydrostatische Druckunterschied zwischen Fingerarterie und Herz (als fiktive Nullhöhe) wird durch eine druckgesteuerte Höhenkorrektur ausgeglichen. Die Genauigkeit der Blutdruckmessung ist mit der intraarteriellen, »blutigen« Bestimmung vergleichbar. Prinzipiell ist jedoch zu beachten, dass der Blutdruck in den Fingerarterien nicht den Druckwerten der Arteria brachialis entspricht, sondern niedriger liegt. Für die Beurteilung der Blutdruckregulation sind jedoch die relativen Blutdruckänderungen von Interesse, die sich nicht unterscheiden. Trotz der hohen Anschaffungskosten hat sich diese Methode zum Goldstandard in der neurokardiovaskulären Diagnostik entwickelt. Die kontinuierliche Blutdruckmessung hat viele physiologische Untersuchungen möglich gemacht und wird, was Validität und zeitliche Auflösung betrifft, von keiner anderen Methode übertroffen.

Schellong-Test und Kipptisch-Versuch

Autonome Reflexe halten den Blutdruck nach Lagewechsel in die aufrechte Körperposition stabil. Eine orthostatische Hypotonie ist das häufigste Leitsymptom einer autonomen Störung. Die einfache Messung der Blutdruck- und Herzfrequenzänderung im Liegen und Stehen ist daher der hilfreichste Test des autonomen Nervensystems überhaupt. Durch das aktive Aufstehen beim Schellong-Test[2] oder das passive Aufrichten im Kipptischversuch werden 300–800 ml Blut in die venösen Kapazitätsgefäße der unteren Extremitäten verlagert. Dies führt durch Aktivierung barorezeptorischer Afferenzen zu einer kompensatorischen Vasokonstriktion und Herzfrequenzzunahme. Diese Gegenregulation ist beim Gesunden im Mittel nach 19 Sekunden mit einer oberen Normgrenze von 38 Sekunden abgeschlossen (Braune et al. 1996a).

Schellong-Test: Zunächst wird der Blutdruck zweimal innerhalb einer Minute im Liegen gemessen, anschließend direkt nach aktivem Aufstehen und danach alle 30 Sekunden über mindestens drei Minuten. Man definiert die systolische Blutdruckänderung als Differenz zwischen dem letzten Wert vor dem Aufstehen und dem niedrigsten Wert nach dem Aufstehen (Schellong 1954).

Die kardiovaskuläre Adaptation an prolongierte Orthostasebelastung kann am besten mittels passiver Kipptischuntersuchung beurteilt werden. Da im Kipptischversuch durch passives Aufrichten und Fixierung des Probanden die aktive Muskelpumpe aufgehoben wird, finden sich hier im Vergleich zum

---

2 Fritz Schellong darf ohne Zweifel als NS-belastet gelten. Er unterzeichnete am 04.03.1933 einen Wahlaufruf zugunsten Hitlers, gemeinsam mit seinem Chef und Lehrer Schittenhelm (dem 2021 die DGIM-Mitgliedschaft aberkannt wurde). 1939 nahm Schellong einen vom Wissenschaftsministerium veranlassten Ruf an die Univ. Prag an, als Direktor der II. Med. Klinik und ab 01.01.1940 als Ordinarius. Noch 1940 wechselte er nach Münster. – Schellong war seit 01.05.1933 Mitglied der NSDAP (Nr. 2730450), von 1934–1939 gehörte er der SA an (Sanitätsdienst). Im Krieg u. a. Beratender Internist beim Wehrbevollmächtigten in Prag. Nach Kriegsende wurde er für kurze Zeit von der Militärregierung seiner Ämter an der Univ. Münster enthoben. (nach persönlicher Mitteilung von Herrn Prof. Dr. med. Axel Karenberg, Institut für Geschichte und Ethik der Medizin Universität zu Köln.)

physiologischen aktiven Aufstehen im Schellong-Test häufiger pathologische Reaktionen. Vorteil ist jedoch die einfachere Standardisierung der Untersuchung, die Anwendung auch bei Patienten ohne aktive Stehfähigkeit und die höhere Sicherheit des Patienten. Die Liegedauer vor dem Aufrichten sollte konstant gehalten werden (z. B. zehn Minuten), da mit längerer Zeit im Liegen der initiale Blutdruckabfall nach Lagewechsel ansteigt. Zwischen 60° und 80° aufrechter Position zeigen sich keine Unterschiede im Blutdruckverhalten. Auch schnellere (ca. 12 s) und langsamere (ca. 25 s) Kipptischmodelle haben keinen relevanten Einfluss (Braune 2002). Die Untersuchungsdauer in aufrechter Position richtet sich nach der Verdachtsdiagnose: Orthostatische Hypotonie: 3 min, Posturales Tachykardiesyndrom 10 min und neurokardiogene Synkope bis zu 45 min. Neben der Blutdruckmessung sollte während der Untersuchung ein EKG- und Atmungsmonitoring erfolgen. Beim Auftreten einer Synkope ist der Test unmittelbar abzubrechen. Durch eine sofortige Flachlagerung des Kipptisches ist die Symptomatik unmittelbar zu beenden. Die Anwesenheit eines Arztes bei der Untersuchung ist zu empfehlen. Die passive Orthostasebelastung führt physiologisch zu einem 5–10 mm Hg betragenden Anstieg des mittleren Blutdruckes. Es ist zu beachten, dass auch bei der Kipptischuntersuchung eine muskuläre Kontraktion nur dann vermieden werden kann, wenn der Patient nicht um 90° aufgerichtet wird (Hilz und Dütsch 2005). Pharmakologische Provokationen beispielsweise mit Isoprenalin können unspezifisch falsch positive Befunde ergeben und sind daher nicht diagnostisch hilfreich. Der Normalbefund ist durch einen leichten Anstieg des diastolischen Blutdruckes um 3–5 mm Hg und einen diskreten Abfall des systolischen Druckes um 5–10 mm Hg gekennzeichnet. Die Herzfrequenz steigt um bis zu 20 Schläge pro Minute. 40 Sekunden nach dem Aufrichten fällt der mittlere arterielle Blutdruck nicht mehr.

Valsalva-Versuch

Der Ausdruck eines intakten Barorezeptorreflexes während des Valsalva-Versuches ist

1. eine Tachykardie und periphere Vasokonstriktion während des Pressens gegen einen definierten Widerstand und
2. eine relative Bradykardie infolge eines überschießenden Blutdruckanstieges durch fortdauernde Vasokonstriktion nach dem Pressen (Goldstein und Tack 2000).

Dieser komplexe Test bezieht die Integrität verschiedener afferenter autonomer Rezeptoren (z. B. Barorezeptoren des Hoch- und Niederdrucksystems, Chemorezeptoren), komplexer zentraler autonomer Interaktionen und die efferenten sympathischen und vagalen Mechanismen ein (Caplan et al. 1999). Das Valsalva-Manöver evaluiert damit den Baroreflexbogen und seine sympathischen und parasympathischen Reaktionen. Sympathikusaffektionen gehen mit einem kontinuierlichen Blutdruckabfall während des Pressens und einem anschließenden langsamen Anstieg bis zum Ausgangswert einher. Bei einer Läsion des Parasympathikus wird die typische Veränderung der Herzfrequenz vermisst und es besteht eine mehr oder weniger stark ausgeprägte Herzfrequenzstarre. Gegenüber der herkömmlichen alleinigen Bestimmung der Valsalva-Ratio als Verhältnis tachykarder und bradykarder Herzfrequenzregulation erlaubt die nicht-invasive kontinuierliche Blutdruckmessung während des Manövers auch die Beurteilung sympathischer Vasokonstriktion. Dieses Vorgehen halten wir auch für sinnvoll, um Fehlinterpretationen pathologischer Befunde zu vermeiden.

Durchführung: Der sitzende Proband presst ohne vorherige tiefe Inspiration für 15 Sekunden über ein Schlauchsystem mit Mundstück gegen einen definierten Widerstand von 20–40 mm Hg. Aufgrund der potenziellen Gefahr der Auslösung von Netzhaut- bzw. Glaskörperblutungen soll das Valsalva-Manöver bei Patienten mit proliferativer Retinopathie nicht durchgeführt werden. Bei kontinuierlicher Blutdruckmessung sind vier Phasen der durch den erhöhten intrathorakalen Druck ausgelösten Blutdruckregulation zu unterscheiden (▶ Abb. 5.4): Zu Beginn der Pressphase steigt der systolische Blutdruck kurzfristig an, da das restliche Schlagvolumen des Herzens ausgeworfen wird. Durch den erhöhten intrathorakalen Druck vermindert sich der venöse Rückstrom und der Blutdruck fällt.

Der verstärkte barorezeptorische Input führt zu einer reflektorischen Tachykardie (Parasympathikus) und Vasokonstriktion (Sympathikus). Nach Ende des Pressens geht der plötzlich verminderte intrathorakale Druck mit einem kurzen Blutdruckabfall einher. Die kompensatorische Vasokonstriktion bewirkt einen überschießenden Blutdruckanstieg, der wiederum durch eine entgegenwirkende Bradykardie ausgeglichen wird, bis der Ausgangsblutdruck erreicht ist. Pathologisch bewertet wird ein diastolischer Blutdruckabfall zum Ende der Phase zwei unter den Ausgangswert und/oder das Fehlen der Phase vier. Zu bewerten ist auch die zeitliche Latenz zwischen Phase drei und vier, die beim Gesunden sieben Sekunden nicht überschreiten darf. Der Quotient (»Valsalva-Ratio«) aus dem längstem RR-Intervall nach dem Pressen (Phase vier) und dem kürzesten während des Pressens (Phase zwei) gibt weiterhin Aufschluss über die parasympathische Innervation des Herzens (Haensch 2005).

Testung des Baroreflexes

Der Baroreflex ist ein Mechanismus zur Aufrechterhaltung der kardiovaskulären Homöostase. Ein Anstieg des Blutdruckes führt, vermittelt durch das vegetative Nervensystem, gegenregulatorisch zu einem Abfall der Herzfrequenz und zu einer Dilatation der Widerstandsgefäße und umgekehrt. Dadurch werden überschießende Blutdruckschwankungen verhindert. Das Ausmaß der Baroreflexantwort ist ein starker und unabhängiger Prädiktor für Überleben und kardiale Ereignisse. Bei Erkrankungen des Herzkreislaufsystems liegt häufig ein pathologisch abgeschwächter Baroreflex vor (Steger 2018). Die kreislaufregulierenden Zentren beantworten einen Blutdruckanstieg mit einer Verringerung des Sympathikotonus und einer Zunahme der kardiovagalen Aktivität. Eine arterielle Drucksenkung führt zu einer Steigerung der Herzfrequenz und der Kontraktilität des Herzens sowie zur einer Vasokonstriktion im Gefäßbett der Skelettmuskulatur und in den Bauchorganen. Insbesondere die vasomotorische Regulation ist dabei für die Aufrechterhaltung eines konstanten Blutdruckes entscheidend (Haensch 2005). Die Baroreflexsensitivität lässt sich berechnen, wenn die auf rasche Blutdruckänderungen folgenden Herzfrequenzveränderungen erfasst werden. Entweder können abrupte Blutdruckänderungen (mindestens 20 mm Hg) pharmakologisch z. B. mit Phenylephrin oder Nitroprussidnatrium ausgelöst werden (»Oxford-Methode«), die Barorezeptoren mit Unter- oder Überdruck direkt stimuliert werden (»neck chamber«-Methode) (Hilz et al. 2000) oder spontan auftretende Fluktuationen (Laitinen et al. 1998) werden erfasst. Möglich ist auch die Berechnung der Baroreflexsensitivität aus den raschen Blutdruckänderungen des Valsalva-Versuches (Ogura et al. 1985; La Rovere et al. 2008; Vogel et al. 2005; Sandroni et al. 2000). Es werden hieraus PC-gestützt Sequenzen ermittelt, während derer der Blutdruck über wenigstens drei Pulsschläge ansteigt und die Herzfrequenz konsekutiv abfällt oder umgekehrt. Die Anzahl dieser Sequenzen und die Korrelation beider Signale sind ein Maß für die Baro-rezeptoren-Reflexempfindlichkeit. Die Steigung einer Regressionsgraden aus Veränderung des RR-Intervalls und des Blutdruckes entspricht der Baroreflexsensitivität, die beim Gesunden > 3 ms/mm Hg beträgt (Laitinen 1998; el-Sayed und Hainsworth 1995). Die »spontane Baroreflexsensitivität« kann auch mittels Spektralanalyse der Modulation von Blutdruck und Herzfrequenz in Ruhe und anschließender Analyse des »gains«, d. h. der Verstärkung der sympathischen Herzfrequenzmodulation durch die sympathische Blutdruckmodulation bestimmt werden. Hierzu wird der »gain« der Transferfunktion zwischen Blutdruck und Herzfrequenz im sogenannten low-frequency-Band (0,05–0,15 Hz) der Modulation beider Biosignale bestimmt.

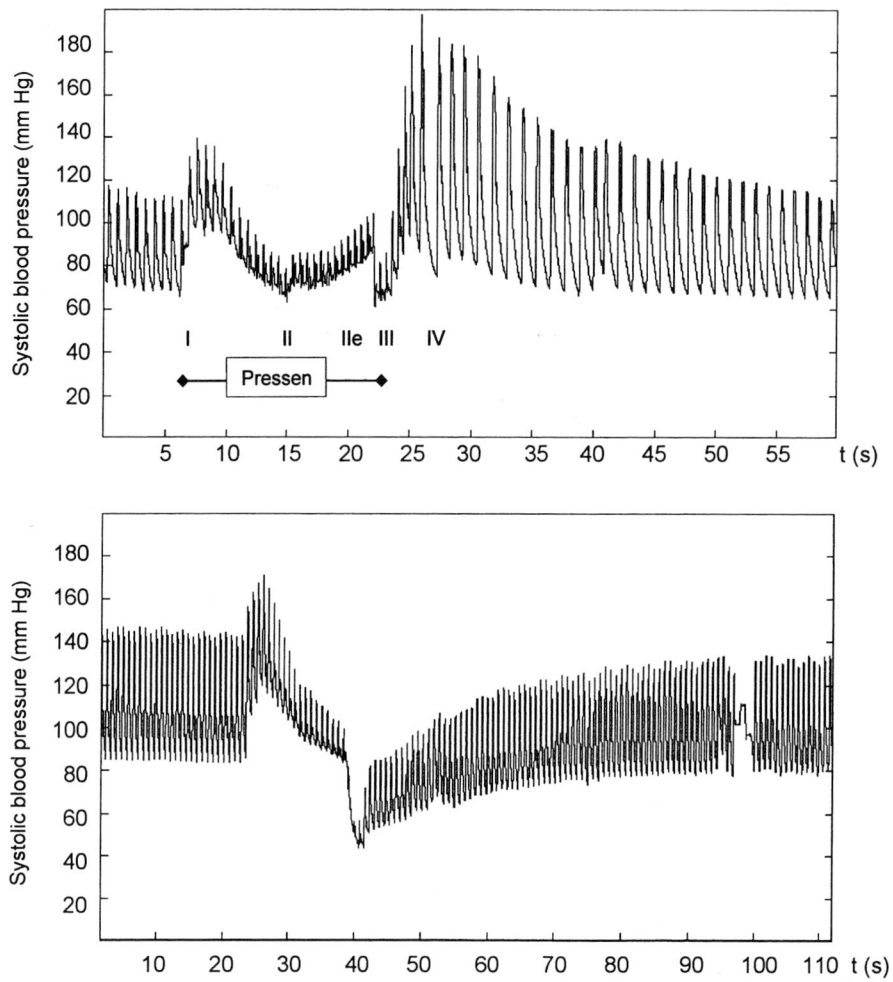

Abb. 5.4: Kontinuierliche arterielle Blutdruckmessung im Valsalva-Versuch: Physiologischer Blutdruckverlauf mit Darstellung der Phasen I–IV (oben). Beachte Tachykardie in der Pressphase und Bradykardie nach der Phase IV (Valsalva-Index). Pathologischer Blutdruckverlauf mit fehlender Phase IV und relativer Herzfrequenzstarre (unten).

Blutdruckregulation nach Extrasystolen

Das extrasystolisch geringere Schlagvolumen und der niedrigere systolische Blutdruck führen bereits zu einer Sympathikusaktivierung, die mit einem Blutdruckanstieg für einige Herzschläge einhergeht (▶ Abb. 5.5). Während der kompensatorischen Pause nach einer vorzeitigen Ventrikelkontraktion wird der linke Ventrikel verstärkt gefüllt, sodass beim nächsten Herzschlag Schlagvolumen und Blutdruck überschießen (»Postextrasystolische Potenzierung«). Die sympathisch vermittelte Vasokonstriktion verursacht um den achten Herzschlag einen leichten Blutdruckanstieg über den Ausgangswert. Die Kurzzeitanalyse der Blutdruckregulation nach vorzeitiger Ventrikelkontraktion erlaubt damit Aussagen zur sympathisch-vasomotorischen Blutdruckregulation innerhalb von zehn Herzschlägen. Bei Normalpersonen kann in jedem Fall ein Blutdruckanstieg um den achten Herzschlag über das Ausgangsniveau nachgewiesen werden. Bei gestörtem Baroezeptorreflex mit einem sympathischen Kreislaufversagen fehlt nach Extrasystolen eine sympathische Vasokonstriktion. Dieser Befund korreliert mit dem Nachweis einer orthostatischen Hypotonie im Kipptisch-Versuch und einem pathologischen Valsalva-Versuch positiv. Der Vorteil dieser Methode resultiert aus der Unabhängigkeit von der Patientenmitarbeit (Haensch und Jörg 2006a).

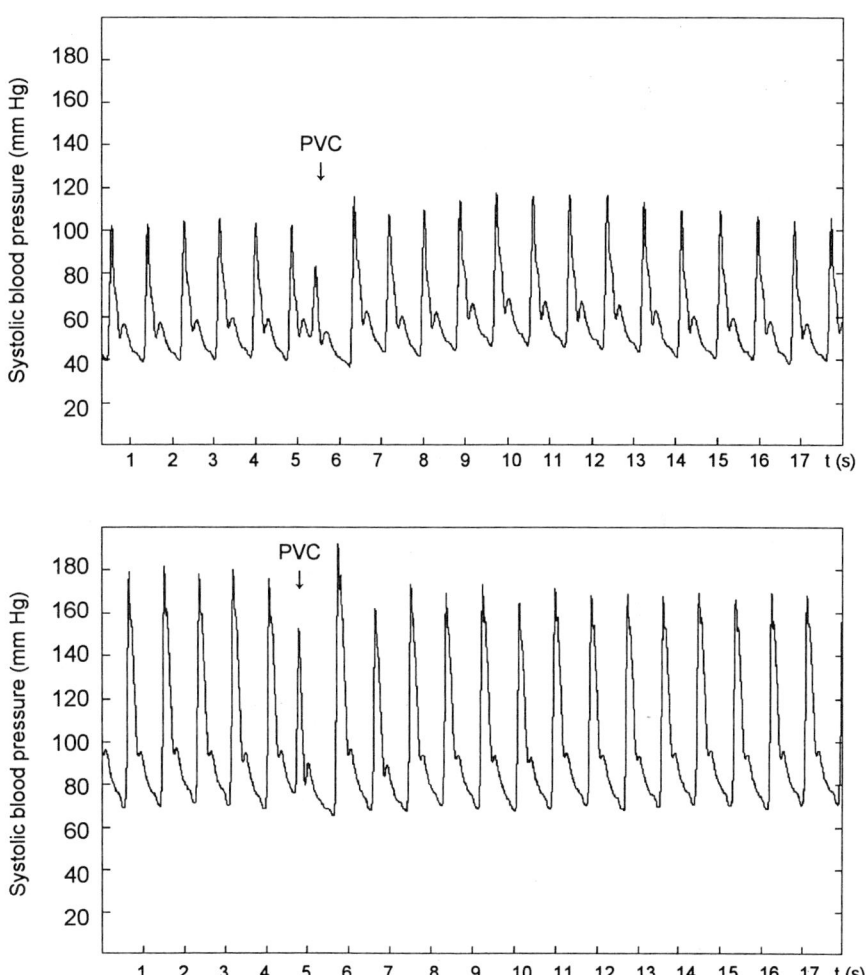

Abb. 5.5: Postextrasystolische Blutdruckregulation. Beim Gesunden verursacht die kompensatorische Vasokonstriktion um den 8. Herzschlag einen leichten Blutdruckanstieg über den Ausgangswert (oben). Fehlende Blutdruckregulation bei sympathischer Innervationsstörung (unten).

Eiswassertest (Cold-pressure-Test)

Dieser Test prüft wie alle Tests, die das Blutdruckverhalten bewerten, vorwiegend den sympathischen, vasomotorischen Anteil des autonomen Nervensystems. Eine Hand wird für 60 Sekunden in Eiswasser (5 °C) getaucht und kontralateral der systolische Blutdruck bestimmt. Im Normalfall steigt der Blutdruck um 15–20 mm Hg an, die Herzfrequenz nimmt ab. Δ RR < 10 mm Hg werden als pathologisch gewertet.

24h-Blutdruckmessung

Die diskontinuierliche Blutdruckmessung mit portablen Geräten (z. B. TM-2430PC boso®; Spacelab®) nach dem oszillatorischen oder Korotkoff-Prinzip ermöglichen eine regelmäßige Blutdruckbestimmung in 15- oder 30-Minuten-Intervallen über 24 Stunden. Eine erhaltene zirkadiane Blutdruckrhythmik wird angenommen, wenn im Tagesintervall von 7:00–22:00 Uhr der Blutdruck um 10–15 % über den Werten des Nachtintervalls von 22:00–7:00 Uhr liegt. Ursächlich für einen fehlenden Tag-Nacht-Rhythmus (▶ Abb. 5.6) sind neben sekundären Hypertonieursachen (Nierenarterienstenose, Phäochromozytom, Hyperthyreoidismus, Eklampsie, Schlaf-Apnoe-Syndrom, diabetische Nephropathie u. a.) Störungen des peripheren und zentralen autonomen Nervensystems bei Morbus Parkinson, Multisystematrophie, autonomer diabetischer Neuropathie u. a.

Nuklearmedizinische Untersuchung der kardialen Innervation

Die szintigrafische Darstellung der postganglionären, sympathischen Innervation des Herzens ist mittels ^{123}J-(MIBG)-Single Photon Emission Computer Tomography (SPECT) möglich (Goldstein 2004). Das MIBG-SPECT wird seit Jahren in der Diagnostik von Tumoren des sympathischen Grenzstranges und des Nebennierenmarks z. B. von Phaeochromozytomen angewendet. Eine weitere Indikation der MIBG-Szintigrafie ist die Visualisierung der sympathischen Innervation des Herzens. Die SPECT-Methodik erlaubt gegenüber der häufig angewandten planaren Szintigrafie eine bessere anatomische Zuordnung. Die Vesikel der sympathischen Nervenendigung nehmen dieses Radiopharmakon als Analogon des Guanethidins und Noradrenalins auf. Parallel zu Noradrenalin wird das injizierte Radiopharmakon MIBG aus dem synaptischen Spalt in die Nervenendigung aufgenommen und dann in die Speichervesikel weitertransportiert (Kirsch und Hellwig 2000). Im Gegensatz zu Noradrenalin wird MIBG aber nicht durch die Monoaminooxidase und Catechol-Methyl-Transferase metabolisiert. Somit bleibt es in den funktionsfähigen sympathischen postganglionären Nerven über einen gewissen Zeitraum gespeichert und kann bildgebend dargestellt werden. Hauptsächlich werden zwei Aufnahmemechanismen unterschieden; ein spezifisches, energieabhängiges, durch ein Transportprotein vermitteltes System (Uptake type I) und ein unspezifisches, energieunabhängiges System entsprechend einer passiven Diffusion (Uptake type II). In den niedrigeren Konzentrationen wie bei der Szintigrafie wird MIBG zum größten Teil über den Uptake-I-Mechanismus aufgenommen. Die hohe Sensitivität dieser Methode für den frühzeitigen Nachweis einer Störung der sympathischen Innervation des Herzens konnte für die kardiale diabetische Neuropathie (Claus et al. 1994; Claus et al. 2002; Giordano et al. 2000; Schnell et al. 1996; Haensch et al. 2007), den Morbus Parkinson (Goldstein 2003; Goldstein et al. 2000; Spiegel et al. 2007; Oka et al. 2006a, 2006b; Courbon et al. 2003; Braune et al. 1998), die Lewy-Körperchen Demenz (Oka et al. 2007a, 2007b; Taki et al. 2004), die REM-Schlafverhaltensstörung (Miyamoto et al. 2006), Pure Autonomic Failure (Kashihara et al. 2006; Reinhardt et al. 2000), Amyloid-Polyneuropathie (Delahaye et al. 2006; Coutinho et al. 2004; Hongo et al. 2002; Watanabe et al. 2001), Small-Fiber-Neuropathie sowie bei Sarkoidose (Hoitsma 2005), Amyotropher Lateralsklerose (Druschky 1999a), bei Frontallappenepilepsie (Hilz et al. 2003; Druschky et al. 2001), dem Ross-Syndrom (Druschky et al. 1999b) und dem Posturalen Tachykardiesyndrom (Haensch et al. 2010) gezeigt werden. Bedeutung hat das MIBG-SPECT insbesondere auch als differenzialdiagnostisches Kriterium zur Abgrenzung des Morbus Parkinson gegenüber der Multisystematrophie, die mit einer präganglionären Innervationsstörung einhergeht (Courbon et al. 2003; Reinhardt et al. 2000; Braune et al. 1999; Druschky et al. 2000; Satoh et al. 1999; Takatsu et al. 2000; Goldstein 2001; Braune 2001). Ein weiterer wichtiger Aspekt ist die mögliche prognostisch relevante Information, die sich aus der Bildgebung des autonomen Nervensystems ergibt. Die Frage lautet, ob regionale oder globale Veränderungen in der MIBG-SPECT, Aufschluss darüber geben können, ob Patienten individuell gefährdeter sind, was das Auftreten von potenziell lebensbedrohlichen Rhythmusstörungen betrifft, als Patienten mit normalen Untersuchungsergebnissen. Ein solcher prognostischer Nutzen wurde beispielsweise für Patienten mit chronischer Herzinsuffizienz als Folge einer ischämischen oder idiopathischen dilatativen Kardiomyopathie gezeigt (Stegger et al. 2007; Schäfers 2007).

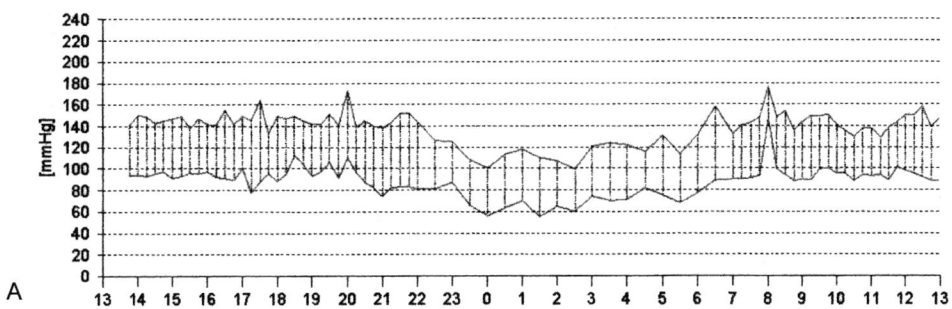

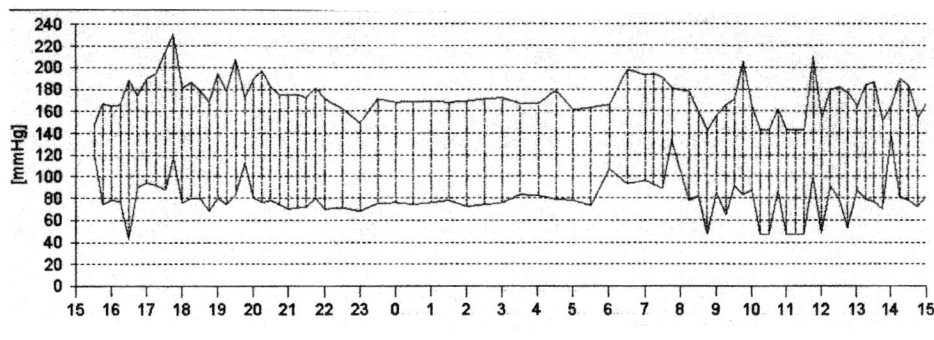

Abb. 5.6a, b: 24-h-Blutdruckprofil: Physiologischer zirkadianer Blutdruckverlauf mit Abfall des Blutdruckes in der Nacht (a); aufgehobene zirkadiane Blutdruckrhythmik, sog. »non-dipper« (b)

Das MIBG-SPECT kann auch für die betroffenen Extremitäten bei dem Komplexen regionalen Schmerzsyndrom Typ I (CRPS I; früher Sudeck-Syndrom) angewandt werden, um eine postganglionäre, also periphere sympathische Innervationsstörung darzustellen (Haensch et al. 2002). Pathophysiologisch ist eine periphere Vasokonstriktion infolge Denervierungshypersensitivität vasomotorischer glatter Muskelzellen bei einer postganglionären sympathischen Innervationsstörung ebenso wie eine kompetitive Hemmung des MIBG-Uptakes bei lokal erhöhter Noradrenalinkonzentration zu diskutieren.

5.3.2 Sudomotorik

Sympathische Hautreaktion (SSR)

Die sympathische Hautreaktion (SSR) dient zum Nachweis und Quantifizierung von Schädigungen der sympathisch-sudomotorischen Innervation des autonomen Nervensystems (Claus und Schondorf 1999). Durch Reizung mit Elektroimpulsen oder Tonreizen kann die SSR bilateral von Händen, Füßen oder penil abgeleitet werden. Normwerte wurden für Latenzen und Amplituden an gesunden Probanden bestimmt. Der größte Vorteil der Methode ist ihre Einfachheit, daher kann sie in jedem elektrophysiologischen Labor angewandt werden. Von Nachteil ist die erhebliche Variabilität und Habituation der Reizantwort (Claus 2005). Die Ableitung der SSR kann unter anderem zur Diagnose von autonomen Störungen bei Polyneuropathien, Rückenmarkerkrankungen, Parkinson-Syndrom und Multipler Sklerose (Haensch und Jörg 2006b) verwendet werden. Die ekkrinen Schweißdrüsen der Haut werden rein sympathisch innerviert und nutzen Acetylcholin als Neurotransmitter. Emotionale oder sensorische Reize aktivieren beim gesunden Menschen das autonome Nervensystem. Die damit verbundene Aktivierung der sympathisch-sudomotorischen Fasern führt durch die synchronisierte Aktivierung der Schweißdrüsen zu einer vorübergehenden Potenzialänderung der Hautoberfläche und zu einer Verminderung des Hautwiderstandes. Die Messung der SSR erlaubt damit Aussagen über den Zustand autonomer, sympathischer C-Fasern. Beim Gesunden ist eine SSR an Händen und Füßen nach Ton- und Stromreiz immer erhältlich. Kasten 5.2 gibt wichtige Hinweise für die richtige Ableitung der SSR.

Kasten 5.2: Hinweise für die richtige Ableitung der sympathischen Hautreaktion

Zu beachten ist:
- Störungen der Afferenz müssen beachtet werden
- Einfluss von Vigilanz, Habituationen sind zu berücksichtigen
- Das Effektororgan Schweißdrüse muss intakt sein
- Medikamentenwirkungen sind zu beachten
- Unterschiede in der Potenzialkonfiguration beachten
- Potenziale müssen reproduzierbar sein
- Eigene Normwerterstellung wichtig

Die SSR werden durch unterschiedliche sensorische Reize (elektrisch, akustisch u. a.) ausgelöst, so dass die Latenz der SSR sich aus drei Anteilen zusammensetzt:

1. afferente Leitungszeit (reizabhängig)
2. zentrale Verarbeitungszeit
3. sudomotorisch-efferente Leitungszeit

Die afferente Leitungszeit ist reizspezifisch, macht jedoch auch bei elektrischer Stimulation an den unteren Extremitäten weniger als 5 % der Latenz aus und ist daher bei der Bewertung der SSR-Gesamtlatenz zu vernachlässigen. Die Auslösung der SSR im ZNS dürfte in der Regel unter Beteiligung des Hypothalamus erfolgen, der wiederum unter der Kontrolle des limbischen Systems steht. Daneben können auch die Basalganglien, der prämotorische Kortex sowie die Formatio reticularis auf die Entstehung der SSR Einfluss nehmen. Dadurch können nicht nur thermoregulatorische relevante Veränderungen, sondern auch emotional bedeutsame Reize SSR hervorrufen. Die efferente Leitungszeit ergibt sich aus der Strecke der sympathisch-sudmotorischen Fasern bis zum Ableitungsort. Diese verlaufen vom Hypothalamus aus ungekreuzt durch den Hirnstamm und steigen ipsilateral entlang der lateralen Säule spinal ab. Die erste Umschaltung erfolgt im Seitenhorn des Rückenmarks auf das präganglionäre Neuron. Nach dem Austreten mit den Vorderwurzeln erfolgt die zweite Umschaltung auf das postganglionäre Neuron im Grenzstrang. Die postganglionären Neuriten ziehen als sympathisch-sudomotorischen Fasern zusammen mit den übrigen Anteilen des peripheren Nerven bis zur neuroglandulären Verbindung.

Die sympathisch-sudomotorischen Fasern im ZNS und die Efferenzen des präganglionären Neurons sind myelinisiert (»B-Fasern«); postganglionär gehören die Fasern den marklosen C-Fasern an.

Die sympathische Innervation der Schweißdrüsen erfolgt über die Spinalsegmente Th 2–L 2:

- Spinalsegmente Th 2/3–4   Kopf, Hals und Nacken
- Spinalsegmente Th 5–7   Hand
- Spinalsegmente Th 3–7   obere Extremitäten
- Spinalsegmente Th 6–10   Rumpf
- Spinalsegmente Th 10–L 2   untere Extremitäten und Füße

Die physiologischen Grundlagen der Hautpotenzialänderung sind noch nicht vollständig geklärt. Es gilt jedoch als allgemein akzeptiert, dass Potenzialänderungen, die im Zusammenhang mit der Aktivierung der Schweißdrüsen auftreten, Zeitpunkt und Form der SSR bestimmen. Zu beachten ist, dass anticholinerg wirkende Substanzen die SSR reduzieren können.

Indikationen

Die SSR werden in der neurophysiologischen Diagnostik bei folgenden Indikationen eingesetzt:

- Objektive Quantifizierung von Läsionen im
  - peripheren sympathischen Nervensystem
  - zentralen sympathischen Nervensystem
- Nachweis klinisch latenter Läsionen im sympathischen Nervensystem
- Lokalisation von autonomen Läsionen
- Differenzierung von radikulären Läsionen gegenüber Plexusaffektionen
- Verlaufsbeurteilung unter Therapiemaßnahmen (Monitoring)

Die Potenzial-Veränderungen der SSR sind ebenso wie die Veränderungen anderer elektrophysiologischer Parameter nicht krankheitsspezifisch, es lassen sich jedoch charakteristische Veränderungen bei unterschiedlichen Erkrankungen nachweisen. Dabei ist noch offen, wie sich z. B. Latenzverzögerungen im Rahmen peripherer Nervenschädigungen pathophysiologisch erklären lassen.

Bei der Ableitung des Hautpotenzials unterscheidet man zwei Anteile:

- länger andauernde tonische Shifts
- kurzfristige phasische Veränderungen mit einer initial negativen und einer anschließenden positiven Komponente.

Die tonischen Shifts werden durch eine Änderung der Gesamtleitfähigkeit des Stratum corneum bei Eindringen des aufsteigenden

Schweißes in das Corneum hervorgerufen. Die phasischen Schwankungen bestehen aus einer negativen Komponente mit langer Rückbildungszeit, die auf das Ansteigen des Schweißes in den Ducti zurückzuführen ist. Die anschließende positive Komponente mit kurzer Rückbildungszeit entspricht einem positiven Membranpotenzial (Schweißdrüsenmembran, Muskeln der Blutkapillaren und Piloarrektoren, adrenerge Myoepithelien).

Reiztechnik (▶ Tab. 5.4)

Der Patient soll wach und entspannt sowie frei von störenden Außenreizen auf einer Sitzliege bequem ruhen. Die Raumtemperatur soll zwischen 22 und 25 °C liegen. Die Atmung hat ruhig und ohne Vertiefungen zu erfolgen, da nicht nur äußere Reize, sondern auch tiefe Atemzüge eine sympathische Hautreaktion auslösen können.

Tab. 5.4: Ableittechnik und Reizmodalitäten der sympathischen Hautreaktion

Ableite-technik	Raumtemperatur 22–25 °C, keine Außenreize, ruhige Atmung
	• Handinnenfläche (N. medianus) gegen oberes Drittel Unterarm innen
	• Fußsohle (N. plantaris medialis) gegen untere Tibiakante
	• Kniekehle gegen obere Tibiakante (autonome NLG)
	• Lateraler Penisschaft verschaltet gegen Glans penis
	
	Ag/AgCl-Napfelektroden
	   Haut-Elektroden-Widerstand < 5 kOhm
	   Analysezeit 10 s, Frequenzfilter 0,1–500 Hz

Reiz-modali-täten	Reizfrequenz: • dreimal unregelmäßig im Abstand von 1,5–3 min (Habituation!) • Eine Habituierung tritt besonders bei häufigen, regelmäßigen und schnell aufeinanderfolgenden Reizungen auf. Reizart: Elektroimpuls: Rechteckreiz von 0,1 oder 0,2 ms Dauer und supra-maximaler Reizstärke am: • N. medianus (Handgelenk) • N. tibialis (Malleolus medialis) • N. supraorbitalis (Nasenwurzel) Tonreiz: 1.000 Hz von 100 ms Dauer, 80 dB binaural über Kopfhörer

Nach dreimaliger unregelmäßiger und damit unerwarteter Stromimpulsreizung erfolgt nach etwa 2–3 min dreimal die Tonreizung. Kürzere oder für den Probanden vorhersehbare Reizfolgen verursachen eine wesentlich stärkere Habituation, sodass eine Amplitudenreduktion oder gar ein Potenzialverlust die Folge wären. Gelegentlich werden auch andere Reizorte wie z. B. die Stirnmitte oder der N. supraorbitalis verwandt, wobei die Ergebnisse keine Unterschiede aufweisen.

Ansteigende elektrische Reizstärken können nach eigener Erfahrung zur Reduktion oder dem Verschwinden einer zu starken Habituation beitragen.

Bei Ableitung an der Handinnenflächen wird der N. tibialis am Malleolus medialis gereizt, bei Ableitung an den Fußsohlen erfolgt die Stimulation des N. medianus am Handgelenk mit bipolaren Oberflächenelektroden. Die in Tabelle 5.5 vorgelegten Normwerte beziehen sich auf diese beiden Reizorte.

Tab. 5.5: Normwerte (Mittelwerte und Standardabweichung) der Sympathischen Hautreaktion an Händen und Füßen nach Ton- und Stromreiz

			Hand	Fuß
Stromreiz				
P0	[s]	Potenzialabgang	1,45 ± 0,18	2,13 ± 0,31
N1	[s]	1. negativer Peak	2,23 ± 0,45	3,26 ± 0,63
Seitendifferenz P0	[s]		0,08 ± 0,07	0,15 ± 0,12
Seitendifferenz N1	[s]		0,12 ± 0,15	0,19 ± 0,25
Seitendifferenz Amplitude	[%]	P0/N1 bzw. N1/P1	82 ± 22	74 ± 22
Median Amplitude	[µV]	P0/N1 bzw. N1/P1	1.960	1.000
Normgrenze Amplitude	[µV]	P0/N1 bzw. N1/P1	> 260	> 240
Tonreiz				
P0	[s]	Potenzialabgang	1,53 ± 0,17	2,19 ± 0,27
N1	[s]	1. negativer Peak	2,33 ± 0,35	3,39 ± 0,59
Seitendifferenz P0	[s]		0,08 ± 0,07	0,14 ± 0,15
Seitendifferenz N1	[s]		0,12 ± 0,15	0,24 ± 0,35
Seitendifferenz Amplitude	[%]	P0/N1 bzw. N1/P1	77 ± 18	72 ± 19
Median Amplitude	[µV]	P0/N1 bzw. N1/P1	1.520	960
Normgrenze Amplitude	[µV]	P0/N1 bzw. N1/P1	> 180	> 160

Prinzipiell führt die elektrische Reizung an jeder Stelle des Körpers zu einer SSR. Kann z. B. wegen eines sensiblen Querschnittssyndroms nicht nach der beschriebenen Reiztechnik verfahren werden, so können andere Reizorte wie z. B. der N. supraorbitalis verwandt werden. Bei halbseitigen Sensibilitätsstörungen muss auf der gesunden Seite stimuliert werden. Bei gesunden Probanden hat die Wahl der elektrisch stimulierten Seite keinen Einfluss auf die Latenzen oder Amplituden der zeitgleich abgeleiteten SSR beider Hände oder Füße.

Der Tonreiz wird binaural über Kopfhörer appliziert und ist dem Click-Reiz wegen geringerer Habituation und besserer Potenzialausprägung überlegen. Eine Lautstärke von 80 dB – d. h. 40–50 dB über der Hörschwelle – bringt nach unseren Erfahrungen optimale SSR-Amplituden hervor.

Die Ableitorte für die indifferenten Elektroden werden mit einer Schmirgellotion gereinigt, damit der Haut-Elektroden-Widerstand unter 5 kOhm liegt. Die Schmirgel-Vorbehandlung sollte an den differenten Ableitorten unterbleiben, da das Schmirgeln eine empfindliche Störung des Haut-Schweißdrüsen-Systems hervorrufen kann (Boucsein). Niemals sind die Elektroden auf Hornhaut zu platzieren, da dort keine SSR zu erwarten ist. Die Ag/AgCl-Napfelektroden werden mit Kleberingen fixiert, nachdem eine schweißisotone Paste eingebracht wurde.

Routinemäßig werden folgende Ableitorte jeweils zeitgleich beidseitig verwandt:

- Radiale Hand-Innenfläche (Versorgungsgebiet des N. medianus) verschaltet gegen das obere Drittel der Oberarm-Innenseite
- Mediale Fußsohle (N. plantaris medialis) verschaltet gegen die untere Tibiakante
- Kniekehle verschaltet gegen die obere Tibiakante zur Bestimmung der sympathischen NLG
- Ulnare Hand-Innenfläche (N. ulnaris) verschaltet gegen das obere Drittel der Unterarm-Innenseite

Die Elektroden an der Unterarm-Innenseite oder Tibiakante werden als »indifferente« Elektroden definiert und entsprechend verschaltet. Bei der Fragestellung C-8-Syndrom oder N. ulnaris-Affektion kann eine Ableitung an den ulnaren Hand-Innenflächen im Versorgungsgebiet des N. ulnaris durchgeführt werden.

Je nach Indikation (z. B. Verdacht auf erektile Dysfunktion oder Horner-Syndrom) bieten sich auch Ableitorte am Perineum, am lateralen Penisschaft (verschaltet gegen Glans penis) oder der Stirn an.

Die Analysezeit soll zehn Sekunden betragen, da bei fünf Sekunden das Potenzial häufig nicht mehr in seiner Gesamtheit dargestellt würde. Die Grenzfrequenzen sind auf 0,1 (untere Grenzfrequenz) und 500 Hz (obere Grenzfrequenz) einzustellen.

Eine Aufsummierung ist nicht empfehlenswert, weil die Konfiguration selbst in Serie abgeleiteter Potenziale sehr unterschiedlich sein kann und dann eine Aufsummierung zur Auslöschung führen könnte. Es wird mindestens dreimal gemessen und immer die kürzeste Latenz bestimmt.

Auswertung

Eine Reizantwort wird als solche erkannt, wenn sie zumindest einmal reproduzierbar ist und eine Amplitude von mindestens 50 µV erreicht; andernfalls wird das Fehlen der SSR angenommen.

Es werden die Potenziale mit der kürzesten Latenz und der höchsten Amplitude zur Beurteilung ausgewählt. Kasten 5.3 führt die zu bestimmenden Potenzial-Parameter auf. Der Null-Linienabgang erhält die Bezeichnung P 0, die nach oben gerichteten Gipfel werden mit N und fortlaufenden Ziffern, die nach unten gerichteten Gipfel mit P und fortlaufenden Ziffern gekennzeichnet. Die Bewertung erfolgt für die absoluten Latenzen und Amplituden, ihre Relation im Seitenvergleich und das Verhältnis von P 0 der Hände gegenüber dem P 0 der Füße. Es ist darauf zu achten, dass Seitendifferenzen nur bei parallel abgeleiteten Potenzialen nach demselben Stimulus bestimmt werden dürfen.

Kasten 5.3: Potenzial-Parameter der Sympathischen Hautreaktion

1. Beschreibung von Konfiguration und Ausprägung der SSR
2. Seitenvergleich der SSR für Konfiguration, Latenzen und Amplituden (nur bei gleichem Stimulus anzuwenden)
3. Vergleich von P0 und N1 der SSR der Hände gegenüber den SSR der Füße
4. Latenzen des Null-Linienabganges und aller reproduzierbaren Potenzial-Gipfel
5. Amplituden zwischen Null-Linienabgang und 1. Gipfel sowie bei mehrphasischen Potenzialen zwischen 1. und 2. Gipfel.

Physiologischerweise ist die SSR immer und reproduzierbar sowohl von den Hand-Innenflächen als auch an den Fußsohlen nachzuweisen, unabhängig ob die Reizung elektrisch oder mittels Tonreiz erfolgt. Dagegen ist bei

15–20 % der Gesunden kein SSR von der Poplitea oder dem Penis zu erhalten.

Die Konfiguration der SSR kann mono-, bi- oder triphasisch mit initial negativem oder positivem Abgang sein (▶ Abb. 5.7). Am häufigsten sind mono- oder biphasische Potenziale mit einem negativen 1. Gipfel N 1. Erfolgen die Messungen gleichzeitig parallel an Händen und Füßen, werden in ca. 85 % die gleichen Konfigurationen an der rechten und linken Seite gefunden (Haensch et al. 2001). Die Latenzen und Amplituden von 63 Normalpersonen sind in der Tabelle 5.6 für die oben beschriebene Reiz- und Ableitetechnik zusammengefasst. Die Absolutwerte der Amplituden weisen eine große Spannweite auf und folgen keiner Normalverteilung. Daher sind nur der Median und die untere Normgrenze angegeben. Die Amplituden sind nach Stromreiz höher als nach Tonreizen. Die relativen Seitendifferenzen der Amplituden sind dagegen normalverteilt, sodass hier mit Mittelwert und Standardabweichung gearbeitet werden muss; für die klinische Auswertung liefern die Seitendifferenzen der Amplituden häufiger relevante Ergebnisse.

Die Normwerte sind von der radialen Handinnenfläche gewonnen worden, welches dem N. medianus-Versorgungsgebiet entspricht. Erfolgt die Reizung des N. supraorbitalis, finden sich folgende Normalwerte vom Medianusversorgungsgebiet der Handinnenfläche: P0:1,47 ± 0,276; N1: 2,49 ± 0,51. Die gering kürzere Latenz bei N. tibialis-Stimulation erklärt sich durch die kürzere afferente Leitungsstrecke.

Die vom N. ulnaris-Versorgungsgebiet der Handinnenfläche abgeleiteten SSR liegen für Latenzen und Amplituden in der gleichen Größenordnung. Nur bei der Potenzialkonfiguration fällt auf, dass die SSR aus dem N. ulnaris-Versorgungsgebiet gelegentlich für den ersten Gipfel mehr ein Plateau statt eines Peaks aufweisen.

Bei Ableitung vom Penis beträgt die P0-Latenz der sympathischen Hautreaktion 1.500 ± 300 ms; sie ist bei 85 % der Normalpersonen ableitbar. Jost fand bei 80 % der Gesunden eine Latenz von 1.413 ms (1.100–1.600 ms) und gibt 1,6 s als oberen Normwert an (Jost 1994).

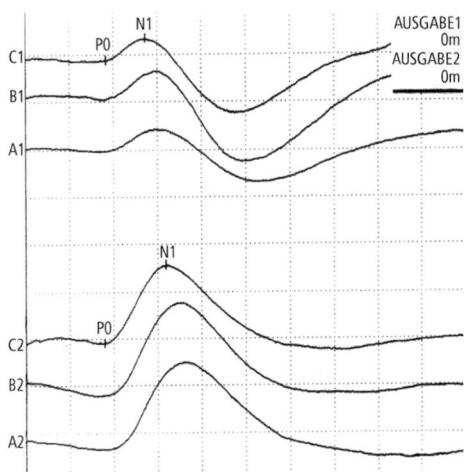

Abb. 5.7: Normwertige Sympathische Hautreaktion an den oberen Extremitäten; hier Ableitung im Versorgungsgebiet des N. ulnaris

Jod-Stärke-Test nach Minor

Prinzip (Minor 1927): Jod, Stärke und Wasser bilden einen schwarzvioletten Farbkomplex.

Durchführung:

1. Schwitzen wird durch ASS und Tee induziert
2. Am liegenden Patienten wird die zu testende Körperregion mit der Jodlösung auf einem Wattebausch bestrichen (Jodi puri 1,5; Olei rhicini 10,0, Spiritus 96 % ad 100)
3. Die Fläche wird mit Stärke fein bestäubt
4. Fläche wird gleichmäßig erhitzt

Die nicht oder schlecht schwitzenden Körperpartien bleiben weiß oder schwärzen sich geringer an.

Ninhydrin-Test nach Moberg

Für Hand- und Fußflächen geeignet. Prinzip: Nachweis von Amionosäuren im Schweiß.

> **Durchführung:**
> 1. Hand oder Fuß werden fest auf ein sauberes Blatt Papier gedrückt, die Umrisse werden eingezeichnet.
> 2. Das Blatt wird durch 1%ige Ninhydrinlösung in Aceton + einige Tropfen Eisessig gezogen.
> 3. Im Heißluftsterilisator bei 110 °C 2–3 Minuten erhitzt.

Die von schweiß-sezernierender Haut berührten Papierstellen färben sich violett, der anhydrotische Bezirk bleibt weiß.

Quantitativer Sudomotor-Axon-Reflex-Test (QSART)

Die Methode (Low 1997b; Low et al. 1983) des QSART untersucht ausschließlich die Funktion distaler, postganglionärer sudomotorischer Fasern. Beim quantitativen Sudomotor-Axonreflextest (QSART) wird hygrometrisch die Feuchtigkeitsentwicklung in einem definierten Hautareal nach einer Gleichstromiontophorese mit 1%iger Carbachollösung oder 10%iger Acetylcholinlösung bestimmt. Ein automatisierter Messplatz ist kommerziell erhältlich (Q-Sweat®, Fa. WR Medical Electronics Co., USA).

5.3.3 Urogenitaltrakt

Die Restharnmessung (sonografisch oder per Einmalkatheterismus) wird als Screeningmethode empfohlen. Ein Blasenvolumen über 500 ml ist pathologisch, ebenso ein Restharn nach Miktion von über 50 ml.

Die Harnstrahlmessung (Uroflowmetrie) dient zur Bestimmung der Harnflussrate des externen Harnstrahls als Volumen pro Zeiteinheit in Milliliter pro Sekunde (ml/s). Die Uroflowmetrie ist ein einfaches und nichtinvasives Untersuchungsverfahren zur Objektivierung aller Störungen der Speicher- und Entleerungsfunktion der Blase. Hierbei uriniert der Patient in eine Messeinrichtung, die den maximalen Harnfluss und das Miktionsvolumen computerunterstützt erfasst. Ergänzend wird zur Beurteilung des Schließmuskelverhaltens kontinuierlich ein Oberflächen-EMG des M. sphincter ani externus aufgezeichnet. Eine maximale Uroflowrate unter 15 ml/s gilt bei einem Miktionsvolumen von über 200 ml als pathologisch und weist auf eine funktionelle oder mechanische infravesikale Obstruktion oder Detrusorschwäche hin. Die sonografische Bestimmung des Restharnvolumens ist dabei eine sinnvolle und notwendige Ergänzung. Rein technisch ist zu beachten, dass das Blasenfüllungsvolumen erheblichen Einfluss auf die Flowrate hat (Stöhrer et al. 2006).

Die Füllungszystometrie ist eine urodynamische Untersuchungstechnik des Verhaltens der Blase während der Füllungsphase; sie erfasst die Dehnbarkeit des Detrusors, Sensorik und Motorik (▶ Abb. 5.8, ▶ Kasten 5.4). Ein forcierter Druckanstieg weist auf eine Detrusorkontraktion hin; sie ist nur dann sicher nachgewiesen, wenn der intravesikale Druck sich in typischer Weise verändert, z. B. bogenförmiger, gleichmäßiger An- und Abstieg. Bei der Bestimmung der Blasenkapazität unterscheidet man zwischen zystometrischer und funktioneller Blasenkapazität. Die zystometrische Blasenkapazität entspricht dem Füllvolumen, bei dem der Patient den Harndrang nicht mehr unterdrücken kann. Die funktionelle Kapazität entspricht der Differenz zwischen zystometrischer Kapazität und gemessenem Restharn. Die Sensibilität ist kein Messparameter; sie stützt sich auf die Beschreibungen der Empfindungen durch den Patienten. Sinnvollerweise werden zystometrische Untersuchungen meist als Kombinationsuntersuchungen, z. B. Druckflussmessungen mit und ohne Beckenboden-EMG durchgeführt. Mit Erfassung der harnflussspezifischen Daten ergibt sich auch der Restharn. Über die Elektromyografie lässt sich die koordinierte Zusammenarbeit zwischen Detrusor und Harnröhrensphinkter beurteilen.

Kasten 5.4: Normalbefunde der Zystometrie (nach Stöhrer 2006)

> Maximale Blasenkapazität 350–550 ml
> Erster Harndrang zwischen 150 und 200 ml (> 50 % der maximalen Blasenkapazität)
> Starker Harndrang > 350 ml
> Während der gesamten Füllung keine Detrusorkontraktionen
> Compliance > 20 ml/cm H_2O
> Restharn < 15 % der maximalen Blasenkapazität

Zum Nachweis eines vesiko-uretero-renalen Refluxes ist eine Miktionszysturethrografie (MCU) notwendig. Wenn eine Sonografie nicht ausreichend erscheint, kann die Morphologie des oberen Harntraktes durch eine i. v. Urografie beurteilt werden.

Die klinische Neurophysiologie umfasst das EMG des M. sphincter ani externus (vom N. pudendus innerviert), die kortikale und lumbale Magnetstimulation, den Bulbocavernosusreflex, die Pudendus-SEP und die sympathische Hautreaktion am Penis und von den Füßen. Die Ableitung des EMG des M. sphincter ani externus erfolgt in Seitenlage mit konzentrischen Nadelelektroden auf beiden Seiten. Die Untersuchung dient dem Nachweis einer Läsion im Verlauf des N. pudendus, des Plexus pelvicus, der Wurzeln S 2–S 4 bzw. der Motoneurone im sakralen Miktionszentrum. Es wird auf das Vorliegen pathologischer Spontanaktivität, Dauer, Amplitude und Konfiguration der Potenziale motorischer Einheiten geachtet. Erschwert wird die Untersuchung durch eine hohe Ruheaktivität des Muskels. Ergänzend kann die transanale motorische Neurografie des N. pudendus eine distale Läsion des N. pudendus z. B. bei einem pathologischen EMG des M. sphincter ani externus nachweisen. Die Magnetstimulation des N. pudendus ergibt Aufschlüsse über die Efferenz des Nerven nach schmerzloser Stimulation des Motorkortex und über dem Spinalkanal und ist insbesondere hilfreich in der Lokalisation spinaler Leitungsstörungen. Der Bulbocavernosusreflex wird durch einen elektrischen Reiz des N. dorsalis penis mittels Ringelektroden am Penis (bei Frauen mit Clip-Elektroden an der Klitoris) evoziert und die Reflexantwort mit Nadelelektroden vom M. bulbocavernosus abgeleitet. Der Reflex wird zur seitengetrennten Untersuchung des N. pudendus sowie zum Nachweis von Läsionen der Cauda equina und des Conus medullaris verwandt (▶ Abb. 5.9). Die Ableitung kortikaler und spinaler somatosensorisch evozierter Potenziale nach Stimulation des N. pudendus (Pudendus-SEP) liefert wichtige Hinweise, ob es sich um eine periphere oder zentrale Läsion somatischer Afferenzen handelt (▶ Abb. 5.10).

5.3.4 Gastrointestinaltrakt

Magenentleerung (Szintigrafie)

Die Szintigrafie mit radioaktiv markierten Testmahlzeiten gilt als Referenzmethode zur Bestimmung der Magenentleerungsgeschwindigkeit und ermöglicht eine exakte Quantifizierung. Durch die orale Applikation nichtresorbierbarer Radiopharmaka kann die Entleerung des Magens quantitativ und qualitativ beurteilt werden. Als Testmahlzeit werden mit 3–5 MBq ^{99m}Tc-Albumin markierte Rühreier auf Toast verwendet. Auch eine Untersuchung mit ^{99m}Tc-DTPA markiertem Griesbrei ist möglich. Indikationen sind sowohl eine beschleunigte wie auch eine verzögerte Magenentleerung. Direkt nach dem Essen und bis zu 120 Minuten nach der Mahlzeit werden szintigrafische Sequenzaufnahmen des Gastrointestinaltraktes angefertigt. Physiologisch ist die Abnahme der Aktivität um 1–2 %/min, d. h. eine Halbwertzeit der Magenentleerung < 50 min.

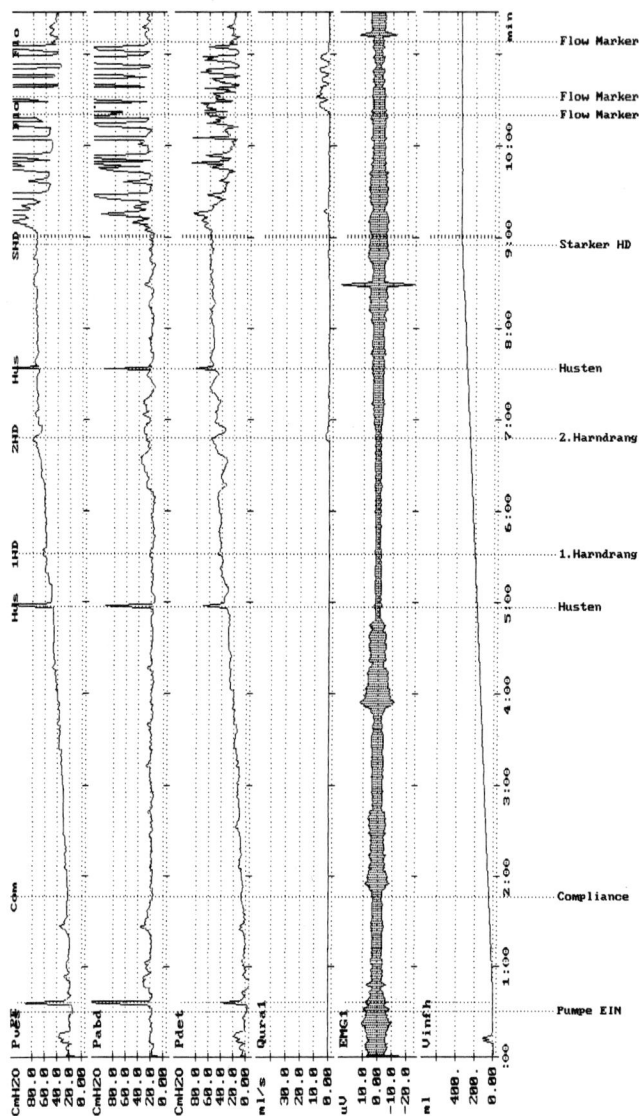

Abb. 5.8: Urodynamik. 37-jährige Patientin; schubförmige MS, Detrusor-Sphinkter-Dyssynergie, Restharn > 200 ml. Abk.: Intravesikaler Druck (P ves); Abdomineller Druck (P abd); Detrusordruck (P det); Flow; EMG sphincter ani externus; Füllvolumen. 1) Harndrang hier erst bei 200 ml. 2) Unphysiologischer Druckanstieg des Detrusor (low compliance Blase) über 15 ml H_2O. 3) Externer Sphincter relaxiert nicht bei Detrusoraktivität als Zeichen einer DSD. 4) pathologische Uroflowrate < 15 ml/s.

5.3 Untersuchungsmethoden

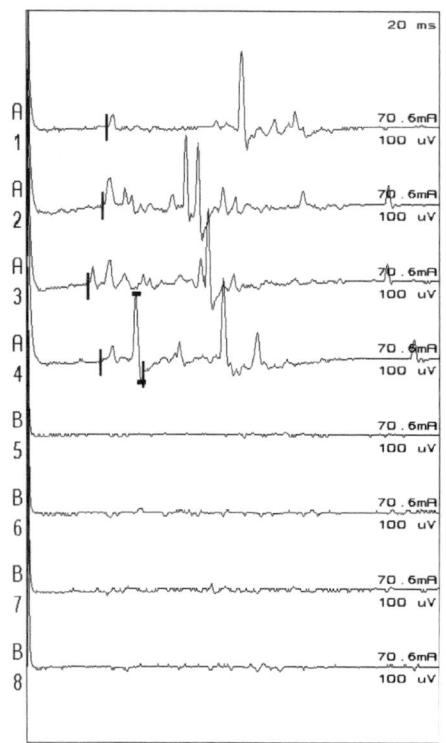

Abb. 5.9: Normwertiger Bulbocavernosusreflex links mit 29–38 ms (A1–A4), fehlende Reflexantwort rechts (B5–B8). Der Reflex erfasst die somatosensiblen Afferenzen und motorischen Efferenzen des N. pudendus. Stimulation mit Ringelektrode am Penisschaft; Ableitung mit Nadelelektroden von den Mm. bulbocavernosi.

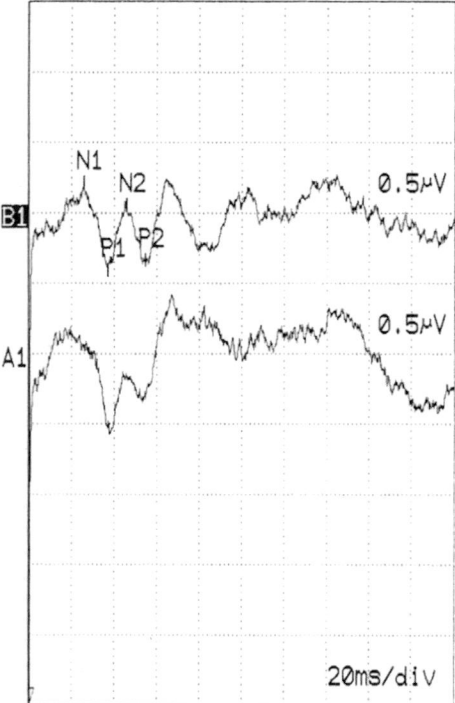

Abb. 5.10: Normwertiges kortikales somatosensibles Potenzial nach Stimulation des N. pudendus (N1 = 25,8 ms, P1 = 37 ms, N2 = 45,8 ms)

Die sonografische Antrumplanimetrie zur Bestimmung der Magenentleerung ist schlecht standardisier- und quantifizierbar und eignet sich nur zu einer orientierenden Beurteilung. Szintigrafische und sonografische Magenentleerungshalbwertzeiten für feste Mahlzeiten korrelieren nicht miteinander (Pfaffenbach et al. 1994).

Kolontransitzeit

Da die Passagezeit fester Substanzen zu ca. 90 % vom Kolontransport bestimmt wird, ist die Bestimmung einer Gesamtdarmtransitzeit als weitestgehend repräsentativ für die Kolonpassagezeit anzusehen (Transitzeit: Ösophagus ≈ 30 s, Magenentleerung 10 min bis 2 h, Dünndarm 2–3 h, Dickdarm 20–60 h). Männer haben eine kürzere Kolontransitzeit als Frauen (30–39 h vs. 32–42 h) (Meier et al. 1995). Das Alter hat keinen Einfluss auf die Passagezeit (Meier et al. 1992). Verabreicht man einem Probanden eine bestimmte Anzahl röntgendichter Marker, die sich im Gastrointestinaltrakt nicht verändern, so zeigt eine am nächsten Tag durchgeführte Röntgenaufnahme des Abdomens jene Marker, die zumindest einen Tag lang im Kolon verblieben sind. Wenn man nun die Zahl der im Kolon verbliebenen Marker mit 24 (Anzahl der Stunden) multipliziert und durch die

Anzahl aller verabreichten Marker teilt, erhält man die mittlere Verweildauer eines Markers im Kolon (entsprechend der Passagezeit). Da der Kolontransport häufig länger als 24 h dauert, ist ein solches Vorgehen sehr ungenau; deswegen sollten möglichst so lange Marker verabreicht werden, bis sich eine Art »Steady state« der Marker im Kolon eingestellt hat. Diese Situation ist im Normalfall nach 3–4 Tagen erreicht. Eine länger dauernde Transitzeit (von z. B. sechs Tagen) würde aber – bei einer Bestimmung des Transits z. B. nach drei Tagen – deutlich unterschätzt. Deshalb hat sich in der Routine eine sechstägige Markerapplikation durchgesetzt. Bei extremen Verzögerungen der Kolonpassagezeit ist evtl. eine Verlängerung der Markereinnahme auf 13 oder 19 Tage erforderlich (Wehrmann und Schmitt 2006). Schindlbeck et al. empfehlen für Tag 1–6 die Einnahme je einer Hartgelatinekapsel, die mit 20 Bariumpellets gefüllt ist, zu der Uhrzeit, zu der am Tag 7 eine Abdomenübersichtsaufnahme angefertigt wird (Schindlbeck et al. 1990).

13C-Atemtest zur Bestimmung der Magenentleerung

Analog der Markierung von Testmahlzeiten mit radioaktiven Isotopen kann auch das stabile Isotop des Kohlenstoffs, ^{13}C, zur Markierung der flüssigen bzw. festen Phase eingesetzt werden, wobei jegliche Strahlenexposition vermieden wird (Zahn et al. 2003). Das Prinzip der Atemtests zur Testung der Magenentleerung beruht darauf, dass die Tracersubstanz zusammen mit der Nahrung aus dem Magen entleert wird, im Dünndarm rasch resorbiert, zu $^{13}CO_2$ oxidiert wird und somit die zeitliche $^{13}CO_2$-Exhalation die Freisetzungsgeschwindigkeit der Nahrung aus dem Magen widerspiegelt (Braden et al. 2006; Usai Satta et al. 2005; Mansi et al. 2004).

5.3.5 Respiratorisches System

Polysomnografie

Zur Bewertung der Schlafqualität ist es bei der Polysomnografie (PSG) bisher Standard, neben je zwei EEG- und EOG-Kanälen auch das EMG des M. mentalis, Beinbewegungen (Ableitung von den beiden Mm. tibiales anteriores), das EKG, die Sauerstoffsättigung und eine Reihe von Atmungsparametern abzuleiten. Bezüglich der apparativen Details wird auf die »Empfehlungen zur Durchführung und Auswertung polygrafischer Ableitungen im diagnostischen Schlaflabor« verwiesen (Penzel et al. 1993). Je nach Fragestellung könnten weitere vegetative Parameter wie Blutdruckmonitoring, Spontanerektionen, die elektrodermale Aktivität bzw. der Hautwiderstand, die Körpertemperatur mit der Schweißsekretion und die zerebrale Durchblutung abgeleitet werden. Die Ableitung dieser Parameter unterbleibt aber meistens ebenso wie die Untersuchung endokriner Parameter, da die physiologischen Schwankungen dieser vegetativen Parameter zu wenig bekannt sind und ihre klinische Wertigkeit in der Neurologie unterschätzt wird (Jörg et al. 2001).

Die Messung der nächtlichen Volumenzunahme des Penis (Penile Tumeszenz) stellt einen wertvollen Bestandteil der Diagnostik der erektilen Dysfunktion dar. Zur nichtinvasiven Erfassung der nächtlichen Erektionen wird eine Messeinheit an der Penisbasis und -spitze platziert (▶ Abb. 5.11).

5.3.6 Auge

Die Pupillografie erlaubt im Vergleich zur klinischen Untersuchung eine genauere Quantifizierung des Pupillenverhaltens. Mit der Infrarot-Video-Pupillografie wird ein Videobild der Pupille aufgezeichnet und analysiert (▶ Abb. 5.12). Digital kann dann mit hoher Zeit- und Ortsauflösung die Pupillenweite bestimmt werden. Es können die spontan auftretenden Oszillationen der Pupillenweite als Verfahren zur Messung der zentralnervösen Aktivierung und damit der Vigilanz gemessen werden (Wilhelm und Wilhelm 2003). Die Pupillenlichtreaktion wird dagegen durch Stimulierung mittels eines Lichtreizes ausgelöst (Lüdtke 2005). Im Dunkeln zeigt die Pupille bei Ermüdung ein sehr charakteristisches Verhalten: Sie wird enger und beginnt mit zunehmender Amplitude und abnehmender Frequenz zu schwingen. Die von Lowenstein und Loewenfeld entdeckten Ermüdungswellen sind ein objektives Korrelat für die Einschlafneigung (Lowenstein 1956, Lowenstein und Loewenfeld 1951). So kann die Pupillografie in der Schlafmedizin zur Diagnose und Therapiekontrolle bei Schlafapnoe und Narkolepsie und zur Evaluierung bei Insomnie eingesetzt werden. Hier ergibt sich ein zahlenmäßig sehr großer Bedarf. In der Arbeitsmedizin kann die Pupillografie bei Risikoberufen kritische Übermüdung aufdecken.

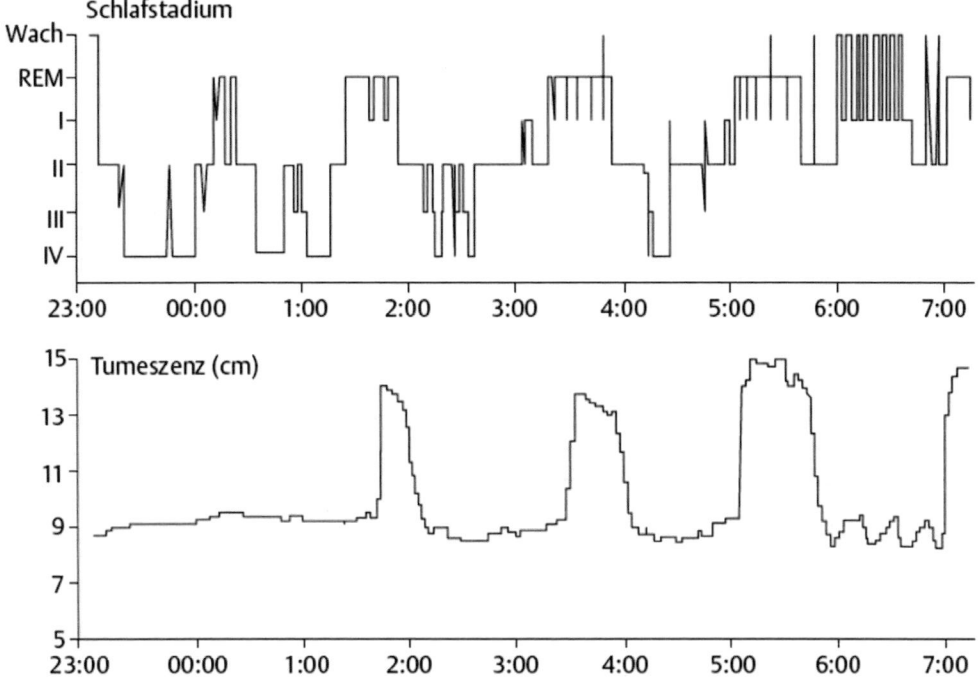

Abb. 5.11: Penile Tumeszenzmessung. Bei unauffälligem polysomnografischen Schlafprofil (oben) sind physiologisch nächtliche REM-phasengebundene penile Erektionen (unten) nachzuweisen.

Die absolute und relative Lichtreflexamplitude, sowie die Pupillenkonstriktionsgeschwindigkeit sind Maße für die parasympathische Innervation der Pupille. Der Pupillendiameter und die Redilationsgeschwindigkeit spiegeln dagegen die sympathische Innervation wider (Dütsch et al. 2002).

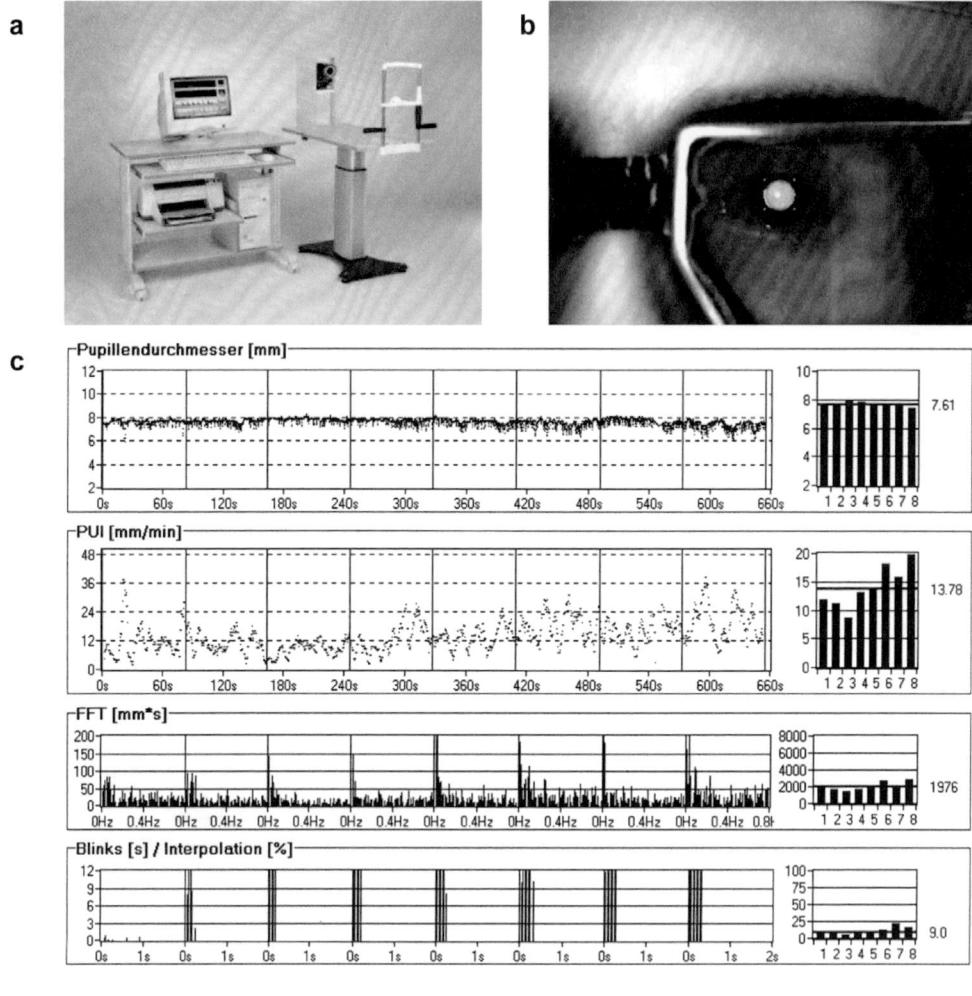

Abb. 5.12a–c: Pupillografie. **a** Pupillografische Messeinrichtung. **b** Infrarot-Video-Pupillografisches Bild. **c** Pupillendurchmesser, Pupillenunruheindex (bei einem Cut-Off von 8,4 mm/min werden von den 35–60-Jährigen 95 % der Gesunden als unauffällig und 95 % der Patienten mit einer schlafbezogenen Atmungsstörung als tagesmüde erfasst), Fourier-Transformation und Blinkrate.

5.3.7 Neuroendokrinologie

Clonidin-Somatotropin-Test

Clonidin ist ein α-2-Adrenorezeptoragonist der die Abgabe des Wachstumshormons Somatotropin aus dem Hypophysenvorderlapppen durch direkte Wirkung auf den Hypothalamus stimuliert. Wahrscheinlich wird diese Wirkung durch eine vermehrte Ausschüttung von Somatotropin-Releasing-Hormon (GH-RH) vermittelt. Läsionen der zentralen Sympathikusbahn, wie bei der Multisystematrophie, gehen mit einer reduzierten Somatotropinausschüttung einher (▶ Abb. 5.13) (Thomaides et al. 1992). Demgegenüber weisen Patienten mit einer postganglionären Sympathikusläsion, wie bei

Pure Autonomic Failure, eine normale Somatotropinantwort auf.

Die Bestimmung der Noradrenalinspiegel im Plasma ist wegen der hohen Variabilität meist in der diagnostischen Zuordnung autonomer Störungen nicht hilfreich (Eicke und Hopf 2001). Patienten mit einem Posturalen Tachykardiesyndrom weisen jedoch häufig bei orthostatischer Belastung im Kipptischversuch Plasmaspiegel > 600 pg/ml auf (Thieben et al. 2007). Die venöse Katecholaminbestimmung spiegelt nicht unbedingt die arteriellen oder gar synaptischen und zentralnervösen Konzentrationen wider. Die Bestimmung des Katecholaminumsatzes (»spill-over«) ist nur mit der methodisch aufwendigen 6-^{18}F-Fluordopamin-Positronenemissionstomografie und näherungsweise aus dem sogenannten »wash-out« in der MIBG-Szintigrafie möglich.

Ein angeborener Mangel an β-Hydroxylase, einem Enzym, das die Synthese von Noradrenalin aus Dopamin bewirkt, geht mit einer orthostatischen Hypotonie einher (Anand et al. 1991). Eine Serumbestimmung dieses Enzyms ist möglich und in diesen seltenen Fällen wegweisend (Kaufmann 2003).

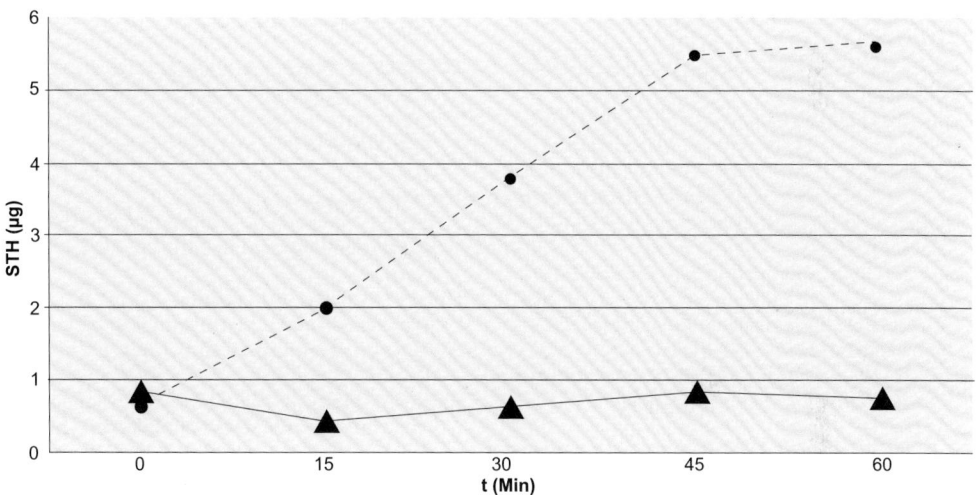

Abb. 5.13: Clonidin-STH-Test: Nach Gabe von 150 μg Clonidin i. v. fehlende STH-Ausschüttung bei Multisystematrophie (▲); physiologische Hormonausschüttung einer Normalperson (●)

Literatur

Agelink MW, Malessa R, Baumann B et al. (2001) Standardized tests of heart rate variability: normal ranges obtained from 309 healthy humans, and effects of age, gender, and heart rate. Clin Auton Res 11: 99–108.

Anand P, Rudge P, Mathias CJ et al. (1991) New autonomic and sensory neuropathy with loss of adrenergic sympathetic function and sensory neuropeptides. Lancet 337: 1253–1254.

Braden B, Schröder O, Schneider A (2006) Bestimmung von Magenentleerung und Dünndarmtransit. In: Stein J, Wehrmann T (Hrsg.) Funktionsdiagnostik in der Gastroenterologie. 2. Aufl. Berlin: Springer. 46 56.

Braune S (2001) The role of cardiac metaiodobenzylguanidine uptake in the differenzial diagnosis of parkinsonian syndromes. Clin Auton Res 11: 351–355.

Braune S (2002) Autonome Kreislaufregulation, Funktion und Testung, Orthostase-Testung. Handout zur Jahrestagung der DGKN.

Braune S, Auer A, Schulte-Monting J et al. (1996a) Cardiovascular parameters: sensitivity to detect autonomic dysfunction and influence of age and sex in normal subjects. Clin Auton Res 6: 3–15.

Braune S, Reinhardt M, Bathmann J (1998) Impaired cardiac uptake of meta-[123I]iodobenzylguanidine in Parkinson's disease with autonomic failure. Acta Neurol Scand 97: 307–314.

Braune S, Reinhardt M, Schnitzer R et al. (1999) Cardiac uptake of [123I]MIBG separates Parkinson's disease from multiple system atrophy. Neurology 53: 1020–1025.

Braune S, Schulte-Monting J, Schwerbrock S et al. (1996b) Retest variation of cardiovascular parameters in autonomic testing. J Auton Nerv Syst 60: 103–107.

Caplan L, Hurst W, Chimowitz M (1999) Clinical Neurocardiology. New York: Marcel Dekker.

Catai AM, Pastre CM, Godoy MF et al. (2020) Heart rate variability: are you using it properly? Standardisation checklist of procedures. Braz J Phys Ther. 24: 91–102.

Claus D (2005) Sympathischer Hautreflex. In: Buchner H (Hrsg.) Evozierte Potenziale, Neurovegetative Diagnostik, Okulographie. Stuttgart: Thieme. S. 170–175.

Claus D (2006) Cardiovascular tests – Normal results. Klinische Neurophysiologie 37: 109–112.

Claus D, Feistel H, Brunholzl C et al. (1994) Investigation of parasympathetic and sympathetic cardiac innervation in diabetic neuropathy: heart rate variation versus meta-iodo-benzylguanidine measured by single photon emission computed tomography. Clin Auton Res 4: 117–123.

Claus D, Meudt O, Rozeik C et al. (2002) Prospective investigation of autonomic Cardiac neuropathy in diabetes mellitus. Clin Auton Res 12: 373–378.

Claus D, Schmitz JM, Nouri S (1999) Value and limits of cardiovascular autonomic function tests. Electroencephalogr Clin Neurophysiol Suppl. 50: 288–292.

Claus D, Schondorf R (1999) Sympathetic skin response. The International Federation of Clinical Neurophysiology. Electroencephalogr Clin Neurophysiol (Suppl 52): 277–282.

Courbon F, Brefel-Courbon C, Thalamas C et al. (2003) Cardiac MIBG scintigraphy is a sensitive tool for detecting cardiac sympathetic denervation in Parkinson's disease. Mov Disord 18: 890–897.

Coutinho CA, Conceicao I, Almeida A (2004) Early detection of sympathetic myocardial denervation in patients with familial amyloid polyneuropathy type I. Rev Port Cardiol 23: 201–211.

Delahaye N, Rouzet F, Sarda L et al. (2006) Impact of liver transplantation on cardiac autonomic denervation in familial amyloid polyneuropathy. Medicine (Baltimore) 85: 229–38.

Druschky A, Hilz MJ, Hopp P et al. (2001) Interictal cardiac autonomic dysfunction in temporal lobe epilepsy demonstrated by [(123)I]metaiodobenzylguanidine-SPECT. Brain 124(Pt 12): 2372–2382.

Druschky A, Hilz MJ, Platsch G et al. (2000) Differenziation of Parkinson's disease and multiple system atrophy in early disease stages by means of I-123-MIBG-SPECT. J Neurol Sci 175: 3–12.

Druschky A, Spitzer A, Platsch G et al. (1999a) Cardiac sympathetic denervation in early stages of amyotrophic lateral sclerosis demonstrated by 123I-MIBG-SPECT. Acta Neurol Scand 99: 308–314.

Druschky K, Hilz MJ, Koelsch C et al. (1999b) Cardiac sympathetic denervation in Ross syndrome demonstrated by MIBG-SPECT. J Auton Nerv Syst 76: 184–187.

Dütsch M, Hilz MJ, Rauhut U et al. (2002) Sympathetic and parasympathetic pupillary dysfunction in familial dysautonomia. J Neurol Sci 195: 77–83.

Eicke BM, Hopf HC (2001) Klinische Standarduntersuchungen autonomer Funktionen – Sympathikusfunktionen. In: Jörg J (Hrsg.) Autonome Diagnostik und Schlafpolygraphie in Klinik und Praxis. Darmstadt: Steinkopff. S. 23–34.

el-Sayed H, Hainsworth R (1995) Relationship between plasma volume, carotid baroreceptor sensitivity and orthostatic tolerance. Clin Sci (Lond) 88: 463–470.

Evans JM, Ziegler MG, Patwardhan AR et al. (2001) Gender differences in autonomic cardiovascular regulation: spectral, hormonal, and hemodynamic indexes. J Appl Physiol 91: 2611–2618.

Figueroa J, Cheshire W, Claydon V et al (2020) Autonomic function testing in the COVID-19 pandemic: an American Autonomic Society position statement. Clin Auton Res 30: 295–297.

Giordano A, Calcagni ML, Verrillo A et al. (2000) Assessment of sympathetic innervation of the heart in diabetes mellitus using 123I-MIBG. Diabetes Nutr Metab 13: 350–355.

Goldstein D (2001) Cardiac sympathetic neuroimaging to distinguish multiple system atrophy

from Parkinson disease. Clin Auton Res 11: 341–342.
Goldstein D (2003) Dysautonomia in Parkinson's disease: neurocardiological abnormalities. Lancet Neurol 2: 669–676.
Goldstein D (2004) Functional neuroimaging of sympathetic innervation of the heart. Ann N Y Acad Sci 1018: 231–43.
Goldstein D, Holmes C, Li ST et al. (2000) Cardiac sympathetic denervation in Parkinson disease. Ann Intern Med 133: 338–347.
Goldstein D, Tack C (2000) Noninvasive detection of sympathetic neurocirculatory failure. Clin Auton Res 10: 285–291.
Guaraldi P, Barletta G, Baschieri F et al. (2020) Testing cardiovascular autonomic function in the COVID-19 era: lessons from Bologna's Autonomic Unit. Clin Auton Res 30: 325–330.
Haensch C, Lerch H, Schlemmer H et al. (2010) Cardiac Neurotransmission Imaging with 123I-Meta-iodobenzylguanidine in Postural Tachycardia Syndrome. J Neurol Neurosurg Psychiatry 81: 339–343.
Haensch C-A (2001) HFV-Ergebnisse und Prognose bei neurologischen Erkrankungen. In: Jörg J (Hrsg.) Autonome Diagnostik und Schlafpolygraphie in Klinik und Praxis. Darmstadt Steinkopff-Verlag. S. 45–64.
Haensch C-A (2005) Blutdruckregulation. In: Buchner H, Heinze H-J (Hrsg.) Klinische Elektroneurophysiologie: Evozierte Potentiale – Vegetative Funktionsdiagnostik – Elektrookulographie. Stuttgart: Georg Thieme. S. 180–188.
Haensch CA, Joerg J, Lerch H (2007) Cardiac and neurocirculatory sympathetic dysfunction in Parkinson's disease: Missing correlation between I-123-metaiodobenzylguanidine (MIBG) uptake, orthostatic hypotension and impaired heart rate variability. Neurology 68: A362–A363.
Haensch CA, Jörg J (2005) Evaluation of blood pressure regulation in autonomic dysfunction. Klinische Neurophysiologie 36: 86–97.
Haensch CA, Jörg J (2006a) Beat-to-beat blood pressure analysis after premature ventricular contraction indicates sensitive baroreceptor dysfunction in Parkinson's disease. Movement Disorders 21: 486–491.
Haensch C-A, Jörg J (2006b) Autonomic dysfunction in multiple sclerosis. J Neurol 253 Suppl 1: I3–9.
Haensch CA, Jörg J, Lerch H (2002) I-123-metaiodobenzylguanidine uptake of the forearm shows dysfunction in peripheral sympathetic mediated neurovascular transmission in complex regional pain syndrome type I (CRPS I). J Neurol 249: 1742–1743.

Haensch C-A, Mosblech C, Jörg J (2001) Die Sympathische Hautreaktion. Neurophysiol Lab 23: 192–206.
Hilz MJ, Dütsch M (2005) Methods of quantitative evaluation of the autonomic nerve system. Nervenarzt 76: 767–778; quiz 79–80.
Hilz MJ, Platsch G, Druschky K et al. (2003) Outcome of epilepsy surgery correlates with sympathetic modulation and neuroimaging of the heart. J Neurol Sci 216: 153–162.
Hilz MJ, Stemper B, Neundorfer B (2000) Physiology and methods for studying the baroreceptor reflex. Fortschr Neurol Psychiatr 68: 37–47.
Hoitsma E, Faber CG, van Kroonenburgh MJ et al. (2005) Association of small fiber neuropathy with cardiac sympathetic dysfunction in sarcoidosis. Sarcoidosis Vasc Diffuse Lung Dis 22: 43–50.
Hongo M, Urushibata K, Kai R et al. (2002) Iodine-123 metaiodobenzylguanidine scintigraphic analysis of myocardial sympathetic innervation in patients with AL (primary) amyloidosis. Am Heart J 144: 122–129.
Jörg J, Haensch C-A, Muhl C et al. (2001) Schlaf und vegetative Systeme. Klin Neurophysiol 32: 100–113.
Jost W (1994) Sympathische Hautantwort. In: Huffmann G (Hrsg.) Extrapyramidal-motorische Erkrankungen. Reinbeck: Einhorn. S. 126–130.
Kashihara K, Ohno M, Kawada S et al. (2006) Reduced cardiac uptake and enhanced washout of 123I-MIBG in pure autonomic failure occurs conjointly with Parkinson's disease and dementia with Lewy bodies. J Nucl Med 47: 1099–1101.
Kaufmann H (2003) The most common dysautonomias. Rev Neurol 36: 93–6.
Kirsch CM, Hellwig D (2000) Szintigraphische Darstellung der sympathischen Innervation des Herzens. Klinikarzt 2(29): 37–41.
La Rovere MT, Pinna GD, Raczak G (2008) Baroreflex sensitivity: measurement and clinical implications. Ann Noninvasive Electrocardiol 13: 191–207.
Lahrmann H, Magnifico F, Haensch CA, Cortelli P (2005) Autonomic nervous system laboratories: a European survey. Eur J Neurol 12: 375–379.
Laitinen T, Hartikainen J, Vanninen E et al. (1998) Age and gender dependency of baroreflex sensitivity in healthy subjects. J Appl Physiol 84: 5765–83.
Low P (1997a) Development of an Autonomic Laboratory. In: Low P (Hrsg.) Clinical Autonomic Disorders. 2. Aufl. Philadelphia: Lippincott-Raven. S. 383–390.
Low P (1997b) Laboratory Evaluation of Autonomic Function. In: Low P (Hrsg.) Clinical Auto

nomic Disorders. 2. Aufl. Philadelphia: Lippincott-Raven. S. 179–208.
Low P, Caskey PE, Tuck RR et al. (1983) Quantitative sudomotor axon reflex test in normal and neuropathic subjects. Ann Neurol 14: 573–80.
Low P, Opfer-Gehrking TL (1999) The autonomic laboratory. Am J Electroneurodiagnostic Technol 39: 65–76.
Lowenstein O (1956) Pupillography; methods and diagnostic system. AMA Arch Ophthalmol. 55 (4): 565–71.
Lowenstein O, Loewenfeld IE (1951) Types of central autonomic innervation and fatigue; pupillographic studies. AMA Arch Neurol Psychiatry 66(5): 580–99.
Lüdtke H (2005) Mess- und Analyseverfahren in der Pupillographie. Aachen: Shaker Verlag.
Mansi C, Melga P, Savarino V (2004) Gastric emptying evaluation by 13C-octanoic acid breath test. Diabetes Nutr Metab 17: 43–46.
Mehta SK, Super DM, Connuck D et al. (2002) Heart rate variability in healthy newborn infants. Am J Cardiol 89:50–53.
Meier R, Beglinger C, Dederding JP et al. (1992) Age- and sex-specific standard values of colonic transit time in healthy subjects. Schweiz Med Wochenschr 122: 940–943.
Meier R, Beglinger C, Pullwitt A et al. (1995) How reliable is the measurement of colonic transit time using a marker technique? Schweiz Med Wochenschr 125: 1830–1833.
Minor V (1927) Ein neues Verfahren zu der klinischen Untersuchung der Schweißabsonderung. Z Neurologie 101: 302–308.
Miyamoto T, Miyamoto M, Inoue Y (2006) Reduced cardiac 123I-MIBG scintigraphy in idiopathic REM sleep behavior disorder. Neurology 67: 2236–2238.
Ogura H, Kitazumi T, Sadakane N et al. (1985) Use of a computer in analysis of heart rate and blood pressure response to the Valsalva maneuver. Comput Biomed Res 18: 89–101.
Oka H, Mochio S, Onouchi K (2006b) Cardiovascular dysautonomia in de novo Parkinson's disease. J Neurol Sci 241: 59–65.
Oka H, Mochio S, Yoshioka M et al. (2006a) Cardiovascular dysautonomia in Parkinson's disease and multiple system atrophy. Acta Neurol Scand 113: 221–227.
Oka H, Morita M, Onouchi K et al. (2007b) Cardiovascular autonomic dysfunction in dementia with Lewy bodies and Parkinson's disease. J Neurol Sci 254: 72–77.
Oka H, Yoshioka M, Morita M et al.(2007a) Reduced cardiac 123I-MIBG uptake reflects cardiac sympathetic dysfunction in Lewy body disease. Neurology 69: 1460–1465.

Penzel T, Hajak G, Hoffmann RM et al. (1993) Empfehlungen zur Durchführung und Auswertung polygraphischer Ableitungen im diagnostischen Schlaflabor Z EEG EMG 24: 65–70.
Pfaffenbach B, Schaffstein J, Wegener M et al. (1994) Ultrasound measurement of gastric emptying of a solid test meal. Correlation with scintigraphy in diabetic patients and reproducibility in healthy probands. Ultraschall Med 15: 207–212.
Reinhardt MJ, Jungling FD, Krause TM et al. (2003) Scintigraphic differenziation between two forms of primary dysautonomia early after onset of autonomic dysfunction: value of cardiac and pulmonary iodine-123 MIBG uptake. Eur J Nucl Med 27: 595–600.
Sandroni P, Novak V, Opfer-Gehrking TL et al. (2000) Mechanisms of blood pressure alterations in response to the Valsalva maneuver in postural tachycardia syndrome. Clin Auton Res 10: 1–5.
Satoh A, Serita T, Seto M et al. (1999) Loss of 123I-MIBG uptake by the heart in Parkinson's disease: assessment of cardiac sympathetic denervation and diagnostic value. J Nucl Med 40: 371–5.
Schäfers M (2007) Molecular Cardiovascular Imaging. Nuklearmediziner 30: 57–63.
Schellong F (1954) Regulationsprüfung des Kreislaufs. Funktionelle Differenzialdiagnose von Herz- und Gefäßstörungen. 2. Aufl. Darmstadt: Verlag Dr. Steinkopff.
Schindlbeck NE, Klauser AG, Müller-Lissner SA (1990) Measurement of colon transit time. Z Gastroenterol 28: 399–404.
Schnell O, Muhr D, Weiss M et al. (1996) Reduced myocardial 123I-metaiodobenzylguanidine uptake in newly diagnosed IDDM patients. Diabetes 45: 801–805.
Spiegel J, Hellwig D, Farmakis G et al. (2007) Myocardial sympathetic degeneration correlates with clinical phenotype of Parkinson's disease. Mov Disord 15;22: 1004–1008.
Steger A, Müller A, Sinnecker D et al. (2018) Der Baroreflex: Physiologie, klinische Bedeutung und Diagnostik. Klin Neurophysiol 49: 143–151.
Stegger L, Schafers K, Kopka K et al. (2007) Molecular cardiovascular imaging using scintigraphic methods. Eur Radiol 17: 1422–1432.
Stöhrer M, Wefer B van der Horst C et al. (2006) Neurogene Blasenentleerungsstörungen und Harninkontinenz. In: Schmelz HU, Sparwasser C, Weidner W (Hrsg.) Facharztwissen Urologie – Differenzierte Diagnostik und Therapie. Berlin, Heidelberg: Springer. S. 431–502.
Takatsu H, Nishida H, Matsuo H (2000) Cardiac sympathetic denervation from the early stage of

Parkinson's disease: clinical and experimental studies with radiolabeled MIBG. J Nucl Med 41: 71–77.

Taki J, Yoshita M, Yamada M (2004) Significance of 123I-MIBG scintigraphy as a pathophysiological indicator in the assessment of Parkinson's disease and related disorders: it can be a specific marker for Lewy body disease. Ann Nucl Med 18: 453–461.

Thieben MJ, Sandroni P, Sletten DM et al. (2007) Postural orthostatic tachycardia syndrome: the Mayo clinic experience. Mayo Clin Proc 82: 308–313.

Thomaides TN, Chaudhuri KR, Maule S et al. (1992) Growth hormone response to clonidine in central and peripheral primary autonomic failure. Lancet 1;340(8814): 263–266.

Usai Satta P, Scarpa M, Oppia F et al. (2005) 13C-octanoic acid breath test in functional and organic disease: critical review of literature. Eur Rev Med Pharmacol Sci 9(Suppl 1): 9–13.

Vogel ER, Sandroni P, Low PA (2005) Blood pressure recovery from Valsalva maneuver in patients with autonomic failure. Neurology 65: 1533–1537.

Watanabe H, Misu K, Hirayama M et al. (2001) Low cardiac 123I-MIBG uptake in late-onset familial amyloid polyneuropathy type I (TTR Met30). J Neurol 248: 627–629.

Wehrmann T, Schmitt T (2006) Diagnostik der Kolonmotilität. In: Stein J, Wehrmann T (Hrsg.) Funktionsdiagnostik in der Gastroenterologie. 2. Aufl. Berlin: Springer. S. 75–79.

Wesseling KH (1996) Finger arterial pressure measurement with Finapres. Z Kardiol 85 (Suppl. 3): 38–44.

Wilhelm H, Wilhelm B (2003) Clinical applications of pupillography. J Neuroophthalmol 23: 42–49.

Zahn A, Langhans CD, Hoffner S et al. (2003) Measurement of gastric emptying by 13C-octanoic acid breath test versus scintigraphy in diabetics. Z Gastroenterol 41:383–390.

Ziegler D (2020) Autonome diabetische Neuropathie. Diabetologe 16: 315–326.

Ziegler D, Laux G, Dannehl K et al. (1992) Assessment of cardiovascular autonomic function: age-related normal ranges and reproducibility of spectral analysis, vector analysis, and standard tests of heart rate variation and blood pressure responses. Diabet Med 9: 166–175.

6 Autoantikörperdiagnostik bei autonomen Neuropathien

Hans-Peter Seelig

Autoantikörpervermittelte Immunprozesse zählen neben genetischen, neurodegenerativen und toxisch-metabolischen Faktoren zu den Auslösern autonomer Neuropathien. Nach der Induktion einer experimentellen, antikörpervermittelten autonomen Neuropathie bei Kaninchen durch Immunisierung mit Extrakten aus humanen sympathischen Ganglien (Appenzeller et al. 1965) und immunfluoreszenzmikroskopischen, serologischen Untersuchungen zum Nachweis von Autoantikörpern gegen autonome Neuronen bei Diabetespatienten (Sundkvist et al. 1991) gelang der spezifische radioimmunologische Nachweis von Autoantikörpern gegen die nikotinischen Acetylcholinrezeptoren (AChR) ganglionärer Neuronen bei Patienten mit idiopathischen Pandysautonomien (Vernino et al. 1998). Die autoimmune autonome Ganglionopathie (AAG) konnte jetzt als eine eigenständige nosologische Entität definiert werden. Aber auch im Kontext assoziierter Grunderkrankungen findet sich bei autonomen Neuropathien noch ein breites Spektrum verschiedener Autoantikörper mit zum Teil differenzialdiagnostischer Bedeutung. Hierzu zählen Autoantikörper gegen onkoneurale Antigene, gegen synaptische und G-Protein gekoppelte Rezeptoren sowie auch die als Krankheitsmarker geltenden Autoantikörper bei den mit autonomen Störungen einhergehenden Autoimmunerkrankungen.

6.1 Autoantikörper gegen ganglionäre nikotinische Acetylcholinrezeptoren

Ganglionäre nikotinische AChR (gnAChR) sind analog zu muskulären aus fünf Untereinheiten aufgebaut. Ganglionäre Neuronen exprimieren α3-, α4-, α5-, α7-, β2- und β4-Untereinheiten, die monomere α7-Typ- oder heteromere α3-Typ-Rezeptoren formen. Rezeptoren vom α3-Typ können noch α5-, β2- und/oder β4-Untereinheiten enthalten. Humane α3-Typ-Rezeptoren bestehen vorwiegend aus zwei α3- und drei β4-Untereinheiten ($[α3]_2[β4]_3$) (Lindstrom 1996; Skok et al. 1999). Solche mit ^{125}I-Epibatidin-markierte α3β4-Rezeptoren aus den Membranen einer Neuroblastom-Zelllinie (IMR-32) werden als Zielantigen zum Nachweis der Autoantikörper mittels eines Radioliganden-Bindungsassays (^{125}I-EBA) eingesetzt (Vernino et al. 1998). Die ^{125}I-Epibatidin markierten Rezeptoren komplexieren mit den im Patientenserum vorhandenen Antikörpern. Die Menge der präzipitierten Radioaktivität entspricht der Konzentration der Antikörper in nmol ^{125}I-Epibatidin-Bindungsstellen pro Liter (nmol/L), die mit einem Grenzwert von ≥ 0,05 nmol/L festgelegt wurde (Vernino et al. 1998). Als nieder gelten Antikörperkonzentrationen von 0,03–0,09 nmol/L; ≥ 0,1–0,99 nmol/L werden als mittlerer und > 1,0 nmol/L als hoher Konzentrationsbereich angesehen (Cutsforth-Gregory et al. 2018; Li et al. 2015; McKeon et al. 2009). Den Grenzwertbereich geringgradig überschreitende Konzentrationen finden sich bei ≤ 5 % der gesunden Kontrollen sowie bei Patienten mit anderen Autoimmunerkrankungen (Lang und Prüss 2017). Andererseits werden aber auch niedere Antikörperspiegel (≤ 0,2 nmol/L) bei ausgeprägten Dysautonomien beobachtet, sodass bei entsprechenden Symptomen auch niedere Antikörperkonzentrationen diagnostisch von Bedeutung sind.

Eine als LIPS (Luciferase Immunpräzipitations-System) bezeichnete Methode zum Nachweis von anti-gnAChR verwendet als Zielantigene mit Luciferase fusionierte α3- oder β4-Rezeptoruntereinheiten (Nakane et al. 2015). Die hiermit erhaltenen Ergebnisse sind, wegen der verschiedenen Zielantigene, nicht mit denen des ^{125}I-EBA vergleichbar.

Eine weitere durchflusszytometrische Methode zur Bestimmung von gnAChR-Antikörpern (Urriola et al. 2021) basiert auf der ihnen zugeschriebenen pathogenen Eigenschaft der Immunmodulierung, d. h. auf der in vivo und in vitro auslösbaren Quervernetzung und Internalisierung membranständiger ganglionärer Acetylcholinrezeptoren (Wang et al. 2007, 2010; Kobayashi et al. 2013). Nach Inkubation vitaler, Rezeptor-exprimierender IMR-32-Zellen mit seropositivem Patientenserum wird die Dichte der auf den Zellmembranen exprimierten gnAChR durch deren Quervernetzung und Internalisierung reduziert. Die Abnahme der Rezeptordichte wird fluoreszenzzytometrisch mit spezifischen, markierten monoklonalen Antikörpern gegen gnAChR gemessen und als umgekehrt proportionales Maß der Antikörperkonzentration gewertet. Der bisher nur mit wenigen ^{125}I-EBA-positiven Patientenseren und einer begrenzten Zahl an Kontrollen evaluierte Assay ist insofern beachtenswert, als er spezifisch nur die in vivo pathogene Antikörperpopulation erfassen dürfte. Es bestand eine sehr gute qualitative Übereinstimmung mit den mittels ^{125}I-EBA erhaltenen Resultaten.

Anti-gnAChR reagieren mit ligandengesteuerten Kationenkanälen autonomer Ganglien, sodass in der Regel sympathische, parasympathische und enterale Neuronen betroffen werden. Ihre immunpathogene Bedeutung konnte experimentell belegt werden. Immunisierte Kaninchen bilden Antikörper gegen gnAChR und entwickeln eine der menschlichen Krankheit vergleichbare autonome Ganglionopathie, die sich auch mit Antikörpern übertragen lässt. Elektrophysiologische und immunologische Studien an transfizierten, Rezeptor-exprimierenden Kulturzellen bestätigten die pathogenen Eigenschaften der Antikörper (Kobayashi et al. 2013; Lennon et al. 2003; Schroeder et al. 2005; Vernino et al. 2000, 2008a; Vernino und Lennon 2004; Wang et al. 2007; Xu et al. 1999).

Auch die beim Menschen erhobenen Befunde unterstreichen die pathogene Rolle der Autoantikörper. Ihre Konzentration im Blut korreliert mit dem Schweregrad der autonomen Symptome und das Absenken ihrer Konzentration durch Plasmaaustausch (▶ Abb. 6.1) führt zu einer deutlichen Besserung der klinischen Symptome (Gibbons und Freeman 2009; Schroeder et al. 2005; Vernino und Lennon 2000; Vernino und Lennon 2003). Ein Paradebeispiel ihrer Pathogenität sind die postnatalen autonomen Störungen bei einem Neugeborenen einer an AAG erkrankten seropositiven Mutter. Bei nahezu gleich hohen Antikörperspiegeln von Mutter (0,31 nmol/l) und Neugeborenem (0,36 nmol/L) entwickelte das Neugeborene passagere Symptome von Obstipation, geblähtem Abdomen und verzögerter Mekoniumpassage (Baker et al. 2014).

6 Autoantikörperdiagnostik bei autonomen Neuropathien

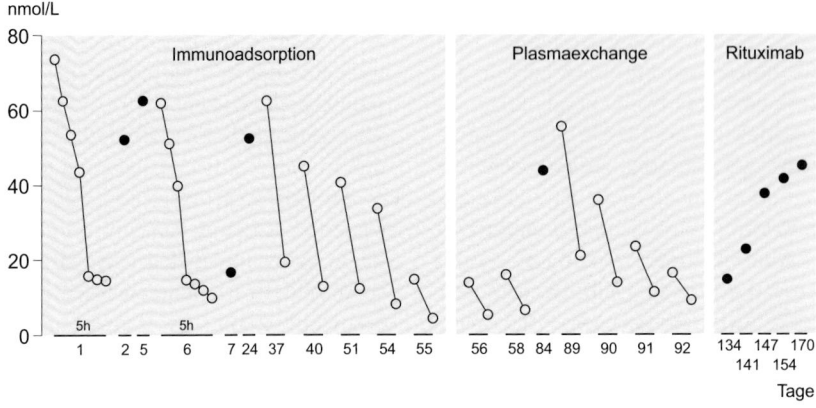

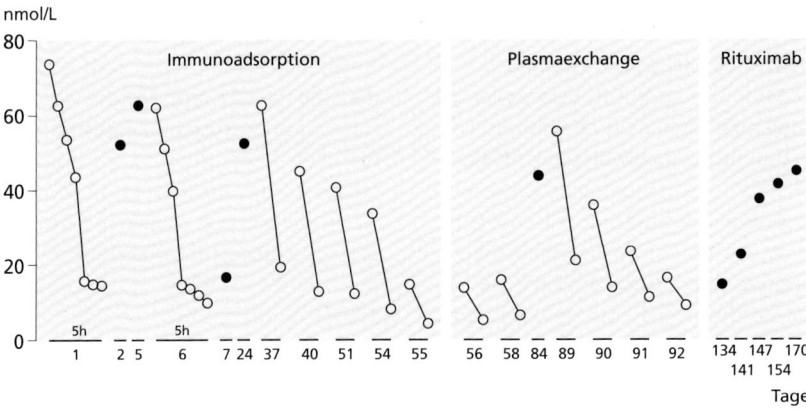

Copy of Data 3

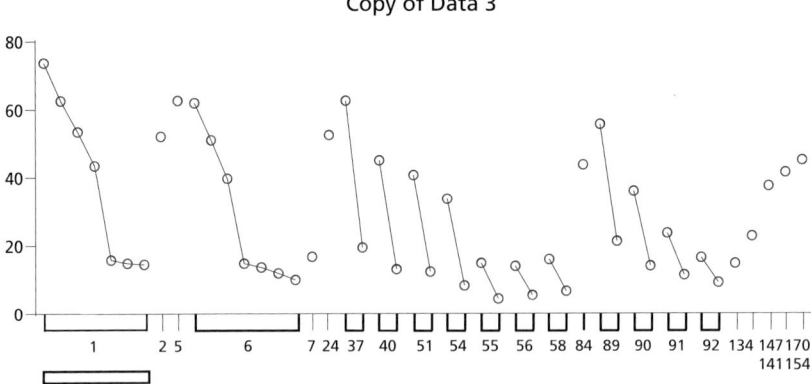

Abb. 6.1: Quantitative Bestimmungen von Autoantikörpern gegen ganglionäre nikotinische Acetylcholinrezeptoren (^{125}I-Epibatiden-Bindungsstellen in nmol/L) an 23 Untersuchungstagen in einem Zeitraum von 170 Tagen. Auf der Abszisse sind die Untersuchungstage nicht maßstabsgetreu durch Unterstriche markiert. Die verbundenen Kreise geben die Abnahme der Antikörperkonzentrationen im Blut mit der angezeigten Therapie wieder, gefüllte Kreise Einzelwerte.

6.1.1 Krankheitsassoziationen

Autoimmune autonome subakute und chronische Ganglionopathien

Die höchsten Prävalenzen der anti-gnAChR von bis zu 50 % finden sich bei Patienten mit einer subakuten AAG. Bei ihnen bestehen in der Regel auch die höchsten Antikörperkonzentrationen, die teilweise sehr hohe Werte erreichen können (Vernino et al. 2008b; ▶ Abb. 6.1). Die Antikörperspiegel korrelieren nicht mit dem Verlauf, sondern mit dem Schweregrad der Erkrankung; sie fallen bei einer Spontanheilung wieder ab (Gibbons et al. 2008; Gibbons und Freeman 2009; Klein et al. 2003; Sandroni et al. 2004; Schroeder et al. 2005; Vernino et al. 2009). Es besteht eine sigmoidale Beziehung zwischen dem Antikörperspiegel und der Höhe des Blutdruckabfalls bei Orthostase, der sich ab Antikörperspiegeln von über 1 nmol/L klinisch bemerkbar macht. Bei steigenden Antikörperspiegeln fallen auch die Valsalva- und Exspirations-/Inspirationsquotienten (E/I) deutlich ab (Gibbons und Freeman 2009; Goldstein et al. 2002; Klein et al. 2003; Vernino et al. 2000; Vernino und Lennon 2003). Nach Absenkung der Antikörperspiegel auf unter 1,0 nmol/L war bei Patienten mit hohen Ausgangswerten eine deutliche Besserung der autonomen Funktionen zu beobachten (Gibbons et al. 2008; Schroeder et al. 2005).

Eine ausgeprägte Pandysautonomie ist in der Regel immer mit hohen Antikörperspiegeln verbunden. Für die Beurteilung der Krankheitssituation, die nur im Kontext mit der klinischen Symptomatik erfolgen kann, ist die Kenntnis der quantitativ ermittelten Antikörperkonzentration unerlässlich. Auch wenn man vereinfachend anti-gnAChR als serologische Marker einer autoimmunen autonomen Ganglionopathie darstellt, sollte man bedenken, dass sich das Vollbild der subakuten AAG nur bei einem Viertel der anti-gnAChR-seropositiven Patienten bei in der Regel hohen Autoantikörperkonzentrationen manifestiert (Li et al. 2015).

Die chronischen Formen der AAG, die klinisch schwierig von einer reinen Dysautonomie (PAF, Bradbury-Eggleston-Syndrom) mit orthostatischer Hypotonie abzugrenzen waren, lassen sich heute mithilfe des Nachweises von anti-gnAChR einfacher kategorisieren. Die bei chronischen AAG vorherrschenden Antikörperkonzentrationen (≤ 0,23 nmol/L) liegen in der Regel deutlich unter denen, die bei den subakuten Formen gemessen werden. Gelegentlich können aber chronische progrediente Verläufe der AAG auch mit hohen Antikörperspiegeln und mit einer entsprechend ausgeprägten Symptomatik einhergehen (Goldstein et al. 2002; Klein et al. 2003; Sandroni et al. 2004; Sandroni und Low 2009; Vernino et al. 2000, 2003, 2009).

Limitierte autoimmune autonome Ganglionopathien

Bei den limitierten AAG finden sich anti-gnAChR selten und in niederen Konzentrationen von 0,05–0,20 nmol/L (Vernino et al. 2008b). Es existieren einzelne kasuistische Mitteilungen über gastrointestinale Störungen verschiedener Schweregrade vom Reizdarmsyndrom bis zur chronischen intestinalen Pseudoobstruktion. Wahrscheinlich handelt es sich bei den nachgewiesenen Autoantikörpern gegen gnAChR um Epiphänomene, wie auch bei der in diesem Zusammenhang beschriebenen Small-Fiber-Neuropathie und chronischen idiopathischen Anhidrose (▶ Tab. 6.1).

Anti-gnAChR in ebenfalls grenzwertigen Konzentrationsbereichen fanden sich bei 6,6 % (Vernino et al. 2000) und 14,6 % (Thieben et al. 2007) der Patienten mit posturalem Tachykardie-Syndrom (▶ Tab. 6.1). Spätere Studien erbrachten aber keinen Hinweis auf eine für POTS relevante pathogenetische Bedeutung der Antikörper (▶ Tab. 6.1). In niederen bis mittleren (0,02–0,2 nmol/L) Konzentrationen fanden sich die Antikörper gleich häufig (7–8%) bei Gesunden; bezüglich der klinischen Symptomatik bestanden ebenfalls keine Unterschiede zwischen seropositiven und -negativen POTS-Patienten (Vernino und Stiles 2018; Bryarly et al. 2021). Ob und in welcher Form immunpathologische Prozesse bei der Genese von POTS beteiligt sind, ist unbekannt. Bekannt sind Assoziationen von POTS mit Autoimmunerkrankungen (Blitshteyn 2015) sowie mit Autoantikörpern gegen G-Protein gekoppelte α1-, β1-, β2- Adrenozeptoren, gegen Angiotensin II Typ 1-Rezeptor oder M1,2,3-mAChR (Wallukat und Schimke 2014), gegen Thyreoglobulin, Thyreoideaperoxidase, Parietalzellen, spannungsgesteuerte Calciumkanäle (VGCC), Contactin-associated protein 2 (CASPR2), Leucine rich glioma inactivated protein 1 (LG1) oder Glutamatdecarboxylase (GAD) (Blitshteyn 2015).

Tab. 6.1: Krankheitsassoziationen von Antikörpern gegen ganglionäre nikotinische Acetylcholinrezeptoren (^{125}I-EBA)

Krankheitsbilder	Konzentration [nmol/L]	Prävalenz	Bemerkungen, assoziierte Autoantikörper	Literatur
Subakute AAG	> 1,0	50 %	Abbildung 6.1	Vernino et al. 2000
	0,16–24,1		10/18 sp-anti-gnAChR	Klein et al. 2003
	0,07	Kasuistik	psychiatrische Defizite	Hayashi und Ishii 2009
Chronische AAG	0,06–15,4	30–40 %	siehe Vernino et al. 2009	Klein et al. 2003
Reine autonome Insuffizienz	≤ 0,09	50 %	2/4 Fällen mit PAF	Klein et al. 2003
	≤ 0,23	Kasuistik	orthost. Intoleranz, Hypotonie	Sandroni und Low 2009
Autonome sensorische Neuropathie	0,06	Kasuistik	orthost. Intoleranz, GID	Watanabe et al. 2018
Gastrointestinale Dysmotilität/Chronische intestinale Pseudoobstuktion (CIP) *^{1}	0,21–0,23	Kasuistik	a-VGKC	Törnblom et al. 2007
	0,06–0,10	9 %	GID	Vernino et al. 2000
	0,04–0,26	46 %	11/24, a-GAD, a-TPO, PNS	Dhamija et al. 2008
	1,7	Kasuistik	CIP, sp-MG, Thymom, GAD	Pande und Leis 1999
	0,07	Kasuistik	CIP, sp-MG, Thymom	Rakocevic et al. 2003
	0,18	Kasuistik	CIP	Sandroni und Low 2009

6.1 Autoantikörper gegen ganglionäre nikotinische Acetylcholinrezeptoren

Tab. 6.1: Krankheitsassoziationen von Antikörpern gegen ganglionäre nikotinische Acetylcholinrezeptoren (^{125}I-EBA) – Fortsetzung

Krankheitsbilder	Konzentration [nmol/L]	Prävalenz	Bemerkungen, assoziierte Autoantikörper	Literatur
Orthostatische Hypotonie	0,54	Kasuistik	nach Plex: 0,03 nmol/L	Schroeder et al. 2005
Idiopathische Anhidrose	0,03	Kasuistik	a-M3-mAChR	Sandroni und Low 2009
Small-Fiber-Neuropathie *7	0,05	Kasuistik	DyS nicht nachgewiesen	Sandroni und Low 2009
Posturales Tachykardie-Syndrom (POTS) *2	0,106	6,6 %	cut-off 0,05 nmol/L	Vernino et al. 2000
	0,07–0,28	14,6 %	cut-off 0,02 nmol/L	Thieben et al. 2007
	0,44	Kasuistik	POTS	Sandroni und Low 2009
	< 0,12	3,2 %	3/95 anti-gnAChR positive	Li et al. 2015
	0,02–0,2	7 %	Gesunde: 0,02–0,2 nmol/L (8 %)	Bryarly et al. 2021
Kognitive Defekte	2,3–15,7	♦ Kasuistik 3	nach Therapie 0,1–0,7 nmol/L	Gibbons et al. 2012
Lambert-Eaton-Syndrom	0,06–0,33	12 %	*3, *4	Vernino et al. 1998
Neuromyotonie (Isaacs-Syndrom)	0,06-0,52	50 %	n= 3/6 *5	Vernino et al. 1998
Paraneoplastische autonome Neuropathie	0,2–20,0	28 %	5/18 Patienten, GID	Vernino et al. 2000
	0,06–2,0	3–5 %	mit SCLC	Vernino et al. 2008b
		15–20 %	mit Thymom	
Diabetes mellitus	0,09–0,094	9 %	N = 2/18	Vernino et al. 2000
	0,03–0,05	Kasuistik	DyS (-), Zöliakie, v. i.	Briani et al. 2008
Sjögren-Syndrom	0,30	Kasuistik	progressive Dysautonomie	Kondo et al. 2009
	0,05	Kasuistik	1/10 Kontrollen Zöliakie, v. i.	Briani et al. 2008
	1,44	Kasuistik	AAG, pos. Lippenbiopsie	Imrich et al. 2009

Tab. 6.1: Krankheitsassoziationen von Antikörpern gegen ganglionäre nikotinische Acetylcholinrezeptoren (^{125}I-EBA) – Fortsetzung

Krankheitsbilder	Konzentration [nmol/L]	Prävalenz	Bemerkungen, assoziierte Autoantikörper	Literatur
SLE *[6]	0,05–0,10	✦Kasuistik 2	Sicca-Symptome bei n = 1	Briani et al. 2008
Myasthenia gravis	< 0,02	Kasuistik	ohne Thymom, a-AChR, GID	Vernino et al. 2001
	0,125–17,2	✦Kasuistik 3	Thymom, a-AChR, GID, CVD	
	0,34	Kasuistik	Thymom, a-AChR, CVD	Peltier et al. 2010
Zöliakie	0,03–0,05	5,7 %	non-AAG-Patienten, DM n = 1	Briani et al. 2008

Abkürzungen: a-: Antikörper gegen; AAG: autonome autoimmune Ganglionopathie; CVD: kardiovaskuläre Dysautonomie; DM: Diabetes mellitus; DyS: Dysautonomie-Symptome; ^{125}I-EBA: ^{125}I Radioliganden-Bindungsassay; GAD Glutamat-Decarboxylase; GID: gastrointestinale Dysmotilität; MG: Myasthenia gravis; n: Anzahl Patienten; PAF: pure autonomic failure; Plex: plasma exchange; PNS: paraneoplastisches Syndrom; sp: seropositiv; TPO: Thyroidea-Peroxidase; VGKC: voltage gated potassium channel; *v.i.*: vide infra.
✦ Anzahl der beschriebenen Patienten. *[1] siehe Mukaino et al. 2018 (LIPS); Stathopoulos und Dalakas (2021), multiple Autoantikörper bei neurologischen und systematischen Grunderkrankungen; *[2] siehe auch Wallukat und Schimke 2014; Li et al. 2015; Blitshteyn 2015; *[3] siehe auch Balestra et al. 2000; *[4] anti-M1-mAChR, siehe Takamori et al. 2007; *[5] siehe auch Yamakawa et al. 2020; *[6] mit LIPS ermittelte Prävalenzen bei SLE, RA, SSc siehe Maeda et al. 2016; *[7] mit LIPS-Assay positive Fälle häufig assoziiert mit Neurosarkoidose (Oishi et al. 2021).

Paraneoplastische autonome Ganglionopathien

Maligne Tumoren werden relativ häufig bei anti-gnAChR-seropositiven Patienten beobachtet. Die Angaben über ihre Prävalenzen fluktuieren zwischen 14 % (n=95; Li et al 2015) und 30 % (n=78; McKeon et al. 2009). Die klinischen Symptome korrelierten mit der Antikörperkonzentration. Pandysautonome Ganglionopathien waren mit hohen Antikörperspiegeln (bis 20 nmol/L) korreliert, niedrigere (0,05–0,20 nmol/L) fanden sich bei limitierten Formen. Die Frage, ob anti-gnAChR auch Karzinommarker darstellen und seropositive Patienten einem umfassenden Tumorscreening unterzogen werden sollten, ist noch unentschieden. (Li et al. 2015; McKeon et al. 2009; Vernino et al. 2000). Bei 21 % der anti-gnAChR-seropositiven Tumorpatienten fanden sich zusätzlich niedrigtitrige Autoantikörper gegen muskuläre AChR, VGCC und gegen die mit Kaliumkanalkomplexen (VGKC, voltage-gated potassium channel) assoziierten Antigene CASPR2 und LGI1, sowie gegen GAD65 (Glutamat-Decarboxylase 65kDa), CRMP-5/CV2 (Collapsin response mediator protein 5), und PCA-2 (Purkinje cell antigen 2/MAP1B, Mikrotubulus assoziiertes Protein 1B) (McKeon et al. 2009). Letztere Antikörper sind, falls sie in hohen Titerstufen vorliegen, auch für neuronale Paraneoplasien charakteristisch.

6.2 Autoantikörper bei Neuropathien mit autonomen Manifestationen

6.2.1 Lambert-Eaton-Myasthenie-Syndrom

Das Lambert-Eaton-Myasthenie-Syndrom (LEMS) geht bei bis zu 80 % der Patienten mit autonomen Störungen wie Xerostomie, Xerophthalmie, Obstipation, orthostatischen-, urogenitalen- und Ventilations-Störungen einher (Titulaer et al. 2008). Sie manifestieren sich zusammen mit der für das LEMS charakteristischen Muskelschwäche, die auf einer durch Autoantikörper gegen spannungsgesteuerte Calciumkanäle gestörten präsynaptischen Freisetzung von Acetylcholin beruht. Es entsteht die charakteristische LEMS-Triade aus proximaler Muskelschwäche, Dysautonomie und Areflexie (Kesner et al. 2018). Antikörper gegen gnAChR wurden bei einigen wenigen LEMS-Patienten nachgewiesen (▶ Tab. 6.1). Ob ihnen eine Bedeutung zukommt, ist ungewiss. Bei 50–60 % der LEMS-Patienten besteht eine paraneoplastische Neuropathie mit meist kleinzelligem Lungenkarzinom (SCLC). In diesen Fällen können neben den für das LEMS charakteristischen anti-VGCC weitere auf Paraneoplasien hinweisende onkoneurale Autoantikörper wie anti-PCA-2 (MAP-1B, Membran-assoziiertes Protein 1B), anti-SOX-1 (sry-like high motility group box) oder AGNA (anti-Glia-nukleäre Antikörper) und anti-Tyrosinphosphatase (IA-2, Inselzell-Antigen 2) vorkommen.

6.2.2 Guillain-Barré-Syndrom

Bis zu zwei Drittel der Patienten mit Guillain-Barré-Syndrom (GBS) manifestieren autonome Funktionsstörungen, die gelegentlich bedrohliche klinische Situationen auslösen (Flachenecker 2007). Ihre Pathogenese ist letztlich unbekannt und die existierenden serologischen Untersuchungsverfahren erlauben keine prognostische Einschätzung der von den autonomen Störungen ausgehenden Gefährdung der Patienten. Untersuchungen auf Autoantikörper gegen Ganglioside sind seit langem gebräuchliche, aber nur wenig standardisierte Methoden der GBS-Diagnostik, an deren Verbesserung mithilfe von kombinatorischen Glycoarrays aus Gangliosid- und Glycolipid-Membranproteinkomplexen intensiv gearbeitet wird (Roggenbuck et al. 2020). Sie erlauben keine Aussagen bezüglich der Diagnostik autonomer Störungen. Es wurden zwar Assoziationen autonomer Symptome mit Autoantikörpern gegen die Ganglioside GD1b (IgM), GQ1b (IgM) (Inoue et al. 2002) und GQ1B (IgG) (Kusunoki 2006) vermutet, schlüssige Grundlagen aber fehlen.

Untersuchungen auf Autoantikörper gegen gnAChR (^{125}I-EBA) wurden in einer Kasuistik mit GI-Dysautonomie (0,075 nmol/L) beschrieben (Gromisch et al. 2021). Mit einem Liganden-Bindungsassay, das ^{3}H-Epibatidin markierte gnAChR als Zielantigene benutzte, wurden bei einem von vier GBS-Patienten korrespondierende Antikörper in einer nur minimal über dem Grenzwert von ≤ 0,52 nmol/L liegenden Konzentration (0,6 nmol/L) gemessen (Balestra et al. 2000). Mittels LIPS wurden Antikörper gegen die α3-Untereinheit ganglionärer AChR bei 10 % der GBS-Patienten (n = 8/79) nachgewiesen (Nakane et al. 2016). Sie fanden sich bei symptomatischen und asymptomatischen Patienten sowohl mit als auch ohne koinzidierende Antikörper gegen diverse Ganglioside. Bei nur acht positiven Patienten sind Aussagen über eventuelle Korrelationen von anti-gnAChR, Antikörpern gegen Ganglioside und autonomen Störungen aber wenig aussagekräftig. Beschrieben wurden ferner bei GBS-Patienten vermutlich auf Antikörpern beruhende Serumaktivitäten, die an sympathischen Neuronen eine erhöhte Noradrenalin-Freisetzung auslösten und so die Schlagfrequenz co-kultivierter Kardiomyozyten beeinflussten (Lehmann et al. 2010), worin man eine mögliche Verbindung zu den bei GBS auftretenden autonomen kardiovaskulären Störungen sehen könnte. Ein weiterer Hinweis auf mögliche das Nervensystem betreffende immunpathologische Prozesse wären die mittels indirektem Immunfluoreszenztest nachgewiesenen Antikörper gegen zentralnervöse monoaminerge Neuronen (Rink et al. 2017), die mit Ionenkanälen oder Rezeptoren interferieren könnten.

6.2.3 Autonome neuronale Paraneoplasien und autonome Autoimmunenzephalitiden

Neuronale Paraneoplasien sind die Folge tumorinduzierter-, Autoimmunenzephalitiden die Folge idiopathischer Autoimmunprozesse. Zu ihren charakteristischen serologischen Merkmalen zählen Autoantikörper, die sich im Falle der Paraneoplasien gegen intrazelluläre neuronale (onkoneurale) Antigene richten, im Falle der Autoimmunenzephalitiden gegen zellmembranständige synaptische Rezeptoren, Ionenkanäle und assoziierte Proteine. Paraneoplasien mit onkoneuralen Autoantikörpern sind fast immer (95 %) mit malignen Tumoren vergesellschaftet. Bei den Autoimmunenzephalitiden dagegen sind maligne Tumoren fakultativ. Der jeweils kleinere Teil der den beiden Krankheitsentitäten (Paraneoplasie oder Autoimmunenzephalitis) angehörenden Patienten manifestiert in unterschiedlicher Frequenz verschieden stark ausgeprägte autonome Störungen, die, sollten sie das klinische Bild beherrschen, differenzialdiagnostische Schwierigkeiten bereiten.

Autonome neuronale Paraneoplasien

Neuronale Paraneoplasien entwickeln sich auf dem Boden tumorinduzierter Autoimmunprozesse. Ihre serologischen Marker sind Autoantikörper gegen neuronale, intrazelluläre Antigene, die aber auch außerhalb der »immunprivilegierten« Bereiche des ZNS in malignen Tumoren exprimiert werden. Diese ektopen onkoneuralen Antigene induzieren humorale und zelluläre Immunprozesse, in deren Gefolge nicht nur diagnostisch hilfreiche antineuronale Autoantikörper gebildet werden, sondern auch pathogenetisch relevante, antigenspezifische zytotoxische $CD8^+$-T-Zellen. Letztere entwickeln sich infolge der durch aktivierte $CD4^+$-T-Helferzellen vermittelten Zytokin- und CD40-stimulierten Kreuzpräsentation der in Antigen-präsentierenden Zellen (APC) prozessierten onkoneuralen Antigene an MHC-I- restringierte naive $CD8^+$-T-Zellen und deren Metamorphose zu zytotoxischen $CD8^+$-T-Zellen (Übersicht: Melzer et al. 2013). Diese können, falls sie nach Überwinden der Blut-Hirn-Schranke, z. B. im Gefolge von Entzündungsprozessen, Zugang zum ZNS erlangen, die antigenexprimierenden Neuronen schädigen. Die T-Zell vermittelten Defekte sind in der Regel irreparabel und einer immunsuppressiven Therapie nur wenig zugänglich (Muppidi und Vernino 2014).

Autonome Störungen manifestieren sich mit nennenswerter Frequenz nur bei den mit Autoantikörpern gegen Hu-D und CRMP-5 assoziierten Paraneoplasien (▶ Tab. 6.2). Anti-HuD (ELAVL4, ANNA-1) richten sich gegen ein RNA-bindendes, nur in Kernen und zytoplasmatischen Granula von Neuronen vorkommendes Protein. Anti-CRMP-5 (Collapsin-response mediator-protein 5) erkennen das Dihydropyrimidinase-related protein 5, das an der Formierung der Wachstumskegel bei der Neurogenese beteiligt ist. Die autonomen Symptome können alle Facetten von der autonomen enterischen Neuropathie bis zur AAG widerspiegeln. Mit den anderen, häufig bei neuronalen Paraneoplasien vorkommenden Autoantikörpern wie anti-Yo (Purkinjezellen; Cdr2L, cerebellar degeneration-related protein 2-like) anti-PCA-2, ANNA-3 (anti-neuronal nuclear antibody typ 3) oder anti-Amphiphysin (▶ Tab. 6.2) sind autonome Störungen nur selten assoziiert (Golden und Vernino 2019).

Tab. 6.2: Autoantikörper bei autonomen neuronalen Paraneoplasien und autonomen Autoimmunenzephalitiden

Ort	Antikörper	DyS	Enzephalitis	Tumoren N	Typen	Autonome Symptome, sonstige Antikörper
IN	Yo (PCA-1)	selten	LIE	95 %	Ovar, Lunge	GID, zerebellare Degeneration
IZ	Amphiphysin	selten	LIE	95 %	Lunge, Mamma	AG, SPS
IN	Hu (ANNA-1)	< 25 %	LIE	95 %	SCLC	AG, enterische Neuropathie
IN	CRMP-5	< 30 %	LIE	95 %	SCLC, Thymom	AG, enterische Neuropathie
IZ	GAD	Kasuistiken	AIE, LIE	5–30 %	Thymom *A	SPS, PERM, fehlende SSR
M	gnAChR	90 %	AAG	< 15 %	SCLC, Tymom *A	AG, enterische Neuropathie
M	NMDA-R	< 80 %	AIE	< 50 %	Teratom (Ovar)	AG, LAG, CVD, POTS, PERM, a-AQP4, a-MOG, a-GFAP
M	LGI1	< 63 %	AIE	< 10 %	Thymom, SCLC	GI, autonome Hyperaktivität
M	CASPR2	< 63 %	AIE	< 50 %	Thymom, SCLC	GI, Morvan-Syndrom
M	VGCC	< 80 %	AIE	< 60 %	SCLC, Mamma	LEMS, AN
M	GABA$_A$-R	< 16 %	AIE	< 50 %	Thymom, SCLC	Dysautonomie, a-GAD, a-TPO
M	GABA$_B$-R	< 5 %	AIE	< 75 %	SCLC, Thymom	a-GAD, a-TPO, ANA
M	DPPX *B	< 50 %	AIE	< 10 %	Lymphom	enterische Neuropathie, GID, CVD
M	Glycin-R	< 43 %	AIE	< 25 %	Thymom, SCLC	SPS, PERM, a-GAD, a-Amphiphysin
M	Neurexin-3α	< 25 %	AIE		unbekannt	autonome Instabilität

AG: Autonome Ganglionopathie; AIE: Autoimmunenzephalitis; AN: Autonome Neuropathie; AQP4: Aquaporin 4; CVD: Kardiovaskuläre Dysautonomie; DPPX: dipeptidyl-aminopeptidase-like protein 6; DyS: Dysautonomie-Symptome; GID: Gastrointestinale Dysautonomie; GFAP: Gliafaser saures Protein; IN: intranukleär, IZ: intrazytoplasmatisch; LAG: limitierte autonome Ganglionopathie; LIE: Limbische Enzephalitis; M: membranständig; MOG: Myelin-Oligodendrozyten-Glykoprotein; PERM: progressive encephalomyelitis with rigidity and myoclonus; SPS: Stiff-Person Syndrom; SSR: Sympathetic skin response.
*A Mamma-, Colon-, Pankreas-, Leberzell-, Nieren-, Ovar-, Thyreoidea-Carcinome; *B Piepgras et al. 2015.

Autonome Autoimmunenzephalitiden

Autoimmunenzephalitiden sind seltene, mit Autoantikörpern vergesellschaftete Neuropathien, deren Prototyp, als eine mit Antikörpern gegen NMDA-Rezeptoren (NMDAR, N-Methyl-D-Aspartat-Rezeptor) assoziierte Enzephalitis, bei jungen Frauen mit Ovarialteratomen beschrieben wurde (Dalmau et al. 2008). Bei der NMDAR-Enzephalitis handelt es sich um vorwiegend im limbischen System, Neokortex, Hirnstamm, Kleinhirn und in den Basalganglien lokalisierte Entzündungen, die mit epileptischen Anfällen, Dyskinesien, Ataxien, kognitiven Defiziten und psychischen Störungen einhergehen (Konsensus-Kriterien: Graus et al. 2016). Das limbische System (▶ Tab. 6.2) ist ein auch bei anderen Autoimmunenzephalitiden bevorzugter Manifestationsort. Etwa die Hälfte der bekannten Autoimmunenzephalitiden manifestiert sich in unterschiedlicher Frequenz und Ausprägung mit autonomen Störungen, die, falls sie im Vordergrund stehen, sich durch den Nachweis der entsprechenden Autoantikörper zuordnen lassen. Diese autonomen Autoimmunenzephalitiden können ebenso wie ihre nicht mit autonomen Störungen behafteten Pendants wiederum fakultativ mit malignen Tumoren assoziiert sein und somit ebenfalls als Paraneoplasien eingestuft werden.

Die für Autoimmunenzephalitiden maßgeblichen Immunprozesse richten sich gegen extrazelluläre, membranständige, für Antikörper und Immunzellen frei akzessible Zielantigene. Gegen sie gerichtete Autoantikörper führen zu Funktionsstörungen und/oder Strukturschäden. Da bei einigen dieser Enzephalitiden auch maligne Tumoren auftreten, wurde vermutet, dass die immunpathologischen Reaktionen ebenfalls von den Tumoren ausgehen, zumal, wie im Falle der NMDA-Rezeptoren, ihre ektope Expression in Teratomen nachgewiesen wurde (Dalmau et al. 2011). Die Mehrzahl der Autoimmunenzephalitiden ist nicht mit malignen Tumoren assoziiert; der pathologische Stimulus der Autoantikörpersynthese muss vonseiten der neuronalen Antigene erfolgen. Denkbar wäre, dass sie im Verlauf viraler Entzündungsprozesse z. B. bei einer HSV-Infektion oder anderen Noxen freigesetzt werden und dann eine humorale Immunantwort auslösen. Im Falle einer extrathekalen Synthese der Antikörper haben diese noch die Blut-Hirn-Schranke zu passieren, um ihre Zielantigene zu erreichen.

Die häufigste, mit autonomen Störungen einhergehende Autoimmunenzephalitis ist die NMDAR-Enzephalitis (▶ Tab. 6.2). NMDA-Rezeptoren sind glutamaterge, auf den postsynaptischen Membranen gelegene tetramere Kationenkanäle, mit je zwei NR1-, NR2- oder NR3-Untereinheiten, die auch entscheidend an der für Lern- und mnestische Prozesse notwendigen Langzeitpotenzierung der Synapsen beteiligt sind (Korte und Schmitz 2016). Die im Liquor und Serum vorkommenden Antikörper, vorwiegend der Immunglobulinklasse IgG, richten sich gegen die NR1-Untereinheit. Sie reduzieren die Rezeptordichte im synaptischen Spalt durch die Immunmodulation der Rezeptoren in den parasynaptischen Arealen, die Entkopplung ihres Kontaktes mit EphrinB2 und die Begünstigung der lateralen Diffusion der Rezeptoren aus der Synapse. Autonome Störungen treten im Verlauf der Erkrankung bei etwa 70 % der Patienten auf und kardiovaskuläre Manifestationen (Tachy- und Bradykardien, Asystolie) können gravierende Ausmaße annehmen (Schrittmacherimplantation). Bei den in bis zu 50 % der Fälle auftretenden Tumoren handelt es sich meist (94 %) um Teratome bei jüngeren Frauen. Die serologische Diagnose erfolgt durch den Nachweis der anti-NMDAR-Antikörper in Liquor und Serum mittels transfizierter, Rezeptor-exprimierender Kulturzellen im indirekten Immunfluoreszenztest (sog. Zell-basierter Assay [CBA]) (höchste Sensitivität mit vitalen Zellen). Wichtig ist die Untersuchung von Liquor-Proben aufgrund der höheren diagnostischen Sensitivität (100 % Liquor vs. 85 % Serum). Mögliche koexistierende Antikörper gegen Aquaporin-4 und Gliafaser saures Glykoprotein (Neuromyelitis optica Spektrum-Erkrankungen) oder Myelin-Oligodendrozyten-Protein (MOG-Enzephalomyelitis) sind differenzialdiagnostisch zu beachten, ebenso wie ein eventueller Zustand nach HSV-Enzephalitis, nach der ebenfalls Antikörper gegen NMDA-R auftreten können.

Die anti-LGI1-Enzephalitis ist durch Autoantikörper gegen LGI1 gekennzeichnet, ein vorwiegend im Gehirn präsynaptisch sezerniertes 64 kDa großes Glykoprotein, das sich als Dimer an das in der präsynaptischen Membran verankerte ADAM23 und an das in der postsynaptischen Membran lokalisierte ADAM22 als Verbindungselement der Synapse anlagert. LGI1-Antikörper beeinträchtigen diese Interaktion. Bei der anti-CASPR2-Enzephalitis reagieren die Autoantikörper mit CASPR2, einem 148 kDa großen Membranprotein, das in Hippokampus, in Stratum moleculare und granulare des Kleinhirns sowie zusammen mit Kaliumkanälen der Shaker-Typen Kv1.1/1.2 in den juxtaparanodalen Regionen peripherer Nerven exprimiert wird. Antikörper gegen CASPR2, finden sich bei der Neuromyotonie (Isaacs-Syndrom) oder dem mit einer limbischen Enzephalitis und Dysautonomien assoziierten Morvan-Syndrom. Die Antikörper beeinträchtigen die stabilisierende Funktion für Ionenkanäle und induzieren eine neuronale Hyperexzitabilität (Sawlani und Katirji 2017). Die klinischen Symptome anti-LGI1- und anti-CASPR2-positiver, meist männlicher Patienten gegen Ende der zweiten Lebensperiode, überschneiden sich weitgehend mit Ausnahme der mit anti-LGI1-assoziierten faziobrachialen dystonen Anfälle (FBDS). Autonome Symptome finden sich bei bis zu 63 % der Patienten. Häufig sind Hyperhidrose (73 %) und in absteigender Reihenfolge, Tachykardien, Arrhythmien, Blutdruckstörungen sowie gastrointestinale und urogenitale Defizite (Binks et al. 2018; Boyko et al. 2020).

In Tabelle 6.2 finden sich weitere, mit autonomen Autoimmunenzephalitiden assoziierte Autoantikörper. Sie richten sich gegen Liganden-gesteuerte Glycin- (Piquet et al. 2019) und $GABA_A$-Rezeptoren (γ-Aminobuttersäure), gegen metabotrope $GABA_B$-Rezeptoren, gegen das Dipeptidylpeptidase like Protein 6 (DPPX) (Boronat et al. 2013), eine regulatorische Untereinheit der Kv4.2-Kanäle oder gegen Neurexin-3α, ein präsynaptisches, für die Entwicklung und Funktion (GABA-, AMPA-Freisetzung) essenzielles Zelladhäsionsprotein (Gresa-Arribas et al. 2016). Die klinischen Angaben bezüglich der Prävalenz autonomer Störungen sind derzeit noch lückenhaft. Es empfiehlt sich daher bei Fragestellungen, die einen Nachweis von Autoantikörpern erfordern, alle autoimmunen Enzephalitiden und nicht nur die mit autonomen Störungen einhergehenden zu berücksichtigen.

6.2.4 Autonome Neuropathien bei systemischen autoimmunen rheumatischen Erkrankungen

Dysautonomien bei systemischen autoimmunen rheumatischen Erkrankungen (SARD) können gelegentlich zu differenzialdiagnostischen Schwierigkeiten führen. Patienten mit systemischem Lupus erythematodes (SLE) tendieren zu einer herabgesetzten Herzfrequenzvariabilität und zu Störungen bei kardiovaskulären Reflextesten (Matusik et al. 2018a, b). Insbesondere das primäre Sjögren-Syndrom kann mit sekreto-motorischen (Xerostomie, Xerophthalmie), kardio-vaskulären und vasomotorischen Störungen oder posturalen orthostatischen Tachykardien vergesellschaftet sein (Goodman et al. 2017; Vernino und Stiles 2018), Symptome, die der Sicca-Symptomatik um Jahre vorausgehen können. Der begründete Verdacht auf ein Sjögren-Syndrom kann serologisch durch eine Bestimmung der Antikörpermarker anti-Ro/SS-A

(60 %), anti-La/SS-B, antinukleäre Antikörper (ANA, 80 %), Rheumafaktoren, gegebenenfalls auch durch eine diagnostische Lippenbiopsie bestätigt werden. Auf das Vorkommen von anti-gnAChR (^{125}I-EBA) bei Sjögren-Syndrom wurde in drei Kasuistiken hingewiesen (▶ Tab. 6.1). Vergleichbare Untersuchungen zur Prävalenz von anti-gnAChR bei Patienten mit SLE, rheumatoider Arthritis, Sklerodermie, Psoriasis-Arthritis oder Polymyalgia rheumatica und autonomen Störungen (Golden und Vernino 2019) wurden bisher nicht veröffentlicht. Bei zwei von 15 SLE-Patienten, die als Kontrollen bei einer Zöliakie-Studie dienten, wurden grenzwertige Konzentrationen von anti-gnAChR gemessen (▶ Tab. 6.1).

Mit LIPS fanden sich deutlich höhere Prävalenzen von Antikörpern gegen ganglionäre Acetylcholinrezeptoren bzw. gegen deren α3-Untereinheiten. Bei Sjögren-Syndrom wurden bei symptomatischen Patienten Prävalenzen von 23–50 % gefunden, weniger häufig wurden sie bei Sklerodermie (13,2 %), SLE (12,5 %) und rheumatoider Arthritis (18,6 %) nachgewiesen (Imamura et al. 2020). Die Ergebnisse lassen sich nicht abschließend werten, da zumindest die mRNA der als Zielantigen bei den Untersuchungen eingesetzten α3-Rezeptoruntereinheiten in allen Kompartimenten des ZNS sowie in zahlreichen somatischen Geweben anzutreffen ist, was die Organ- und Krankheitsspezifität der nachgewiesenen Antikörper deutlich einschränkt.

Literatur

Appenzeller O, Arnason BG, Adams RD (1965) Experimental autonomic neuropathy: an immunologically induced disorder of reflex vasomotor function. J Neurol Neurosurg Psychiatry 28: 510–515.

Baker SK, Chow BM, Vernino SA (2014) Transient neonatal autoimmune autonomic ganglionopathy. Neurol Neuroimmunol Neuroinflamm 1: e35.

Balestra B, Moretti M, Longhi R et al. (2000) Antibodies against neuronal nicotinic receptor subtypes in neurological disorders. J Neuroimmunol 102: 89–97.

Binks SNM, Klein CJ, Waters P et al. (2018) LGI1, CASPR2 and related antibodies: a molecular evolution of the phenotypes. J Neurol Neurosurg Psychiatry 89: 526–534.

Blitshteyn S (2015) Autoimmune markers and autoimmune disorders in patients with postural tachycardia syndrome (POTS). Lupus 24: 1364–1369.

Boronat A, Gelfand JM, Gresa-Arribas N et al. (2013) Encephalitis and antibodies to dipeptidyl-peptidase-like protein-6, a subunit of Kv4.2 potassium channels. Ann Neurol 73: 120–128.

Boyko M, Au KLK, Casault C et al. (2020) Systematic review of the clinical spectrum of CASPR2 antibody syndrome. J Neurol 267: 1137–1146.

Briani C, Doria A, Ruggero S et al. (2008) Antibodies to muscle and ganglionic acetylcholine receptors (AchR) in celiac disease. Autoimmunity 41: 100–104.

Bryarly M, Raj SR, Phillips L et al. (2021) Ganglionic Acetylcholine Receptor Antibodies in Postural Tachycardia Syndrome. Neurol Clin Pract 11: e397–e401.

Cutsforth-Gregory JK, McKeon A, Coon EA et al. (2018) Ganglionic Antibody Level as a Predictor of Severity of Autonomic Failure. Mayo Clin Proc 93: 1440–1447.

Dalmau J, Gleichman AJ, Hughes EG et al (2008) Anti-NMDA-receptor encephalitis: case series and analysis of the effects of antibodies. Lancet Neurol 7: 1091–1098.

Dalmau J, Lancaster E, Martinez-Hernandez E et al. (2011) Clinical experience and laboratory investigations in patients with anti-NMDAR encephalitis. Lancet Neurol 10: 63–74.

Dhamija R, Tan KM, Pittock SJ et al. (2008) Serologic profiles aiding the diagnosis of autoimmune gastrointestinal dysmotility. Clin Gastroenterol Hepatol 6: 988–992.

Flachenecker P (2007) Autonomic dysfunction in Guillain-Barré syndrome and multiple sclerosis. J Neurol 254: II96–II101.

Gibbons CH, Centi J, Vernino S et al. (2012) Autoimmune autonomic ganglionopathy with reversible cognitive impairment. Arch Neurol 69: 461–466.

Gibbons CH, Freeman R (2009) Antibody titers predict clinical features of autoimmune autonomic ganglionopathy. Auton Neurosci 146: 8–12.

Gibbons CH, Vernino SA, Freeman R (2008) Combined immunomodulatory therapy in autoimmune autonomic ganglionopathy. Arch Neurol 65: 213–217.

Golden EP, Vernino S (2019) Autoimmune autonomic neuropathies and ganglionopathies: epidemiology, pathophysiology, and therapeutic advances. Clin Auton Res 29: 277–288.

Goldstein DS, Holmes C, Dendi R et al. (2002) Pandysautonomia associated with impaired ganglionic neurotransmission and circulating antibody to the neuronal nicotinic receptor. Clin Auton Res 12: 281–285.

Goodman BP, Crepeau A, Dhawan PS et al. (2017) Spectrum of Autonomic Nervous System Impairment in Sjögren Syndrome. Neurologist 22: 127–130.

Graus F, Titulaer MJ, Balu R et al. (2016) A clinical approach to diagnosis of autoimmune encephalitis. Lancet Neurol 15: 391–404.

Gresa-Arribas N, Planagumà J, Petit-Pedrol M et al. (2016) Human neurexin-3α antibodies associate with encephalitis and alter synapse development. Neurology 86: 2235–2242.

Gromisch CM, Machado MA, Satyam V et al. (2021) Autoimmune Gastrointestinal Dysmotility in a Patient With HIV Treated With Methylprednisolone and Pyridostigmine. ACG Case Rep J 8: e00636.

Hayashi M, Ishii Y (2009) A Japanese case of autoimmune autonomic ganglionopathy (AAG) and a review of AAG cases in Japan. Auton Neurosci 146: 26–28.

Imamura M, Mukaino A, Takamatsu K (2020) Ganglionic Acetylcholine Receptor Antibodies and Autonomic Dysfunction in Autoimmune Rheumatic Diseases. Int J Mol Sci 21: 1332.

Imrich R, Vernino S, Eldadah BA et al. (2009) Autoimmune autonomic ganglionopathy: treatment by plasma exchanges and rituximab. Clin Auton Res 19: 259–262.

Inoue K, Kohriyama T, Ikeda J et al. (2002) A case of Guillain-Barré syndrome complicated with severe autonomic failure and presented elevated anti-GD1b and anti-GQ1b antibody. Rinsho Shinkeigaku 42: 13–17.

Kesner VG, Oh SJ, Dimachkie MM et al. (2018) Lambert-Eaton Myasthenic Syndrome. Neurol Clin 36: 379–394.

Klein CM, Vernino S, Lennon VA et al. (2003) The spectrum of autoimmune autonomic neuropathies. Ann Neurol 53: 752–758.

Kobayashi S, Yokoyama S, Maruta T et al. (2013) Autoantibody-induced internalization of nicotinic acetylcholine receptor α3 subunit exogenously expressed in human embryonic kidney cells. J Neuroimmunol 257: 102–106.

Kondo T, Inoue H, Usui T et al. (2009) Autoimmune autonomic ganglionopathy with Sjögren's syndrome: significance of ganglionic acetylcholine receptor antibody and therapeutic approach. Auton Neurosci 146: 33–35.

Korte M, Schmitz D (2016) Cellular and System Biology of Memory: Timing, Molecules, and Beyond. Physiol Rev 96: 647–93.

Kusunoki S (2006) Autonomic involvement in Guillain-Barré syndrome. Rinsho Shinkeigaku 46: 878–880.

Lang K, Prüss H (2017) Frequencies of neuronal autoantibodies in healthy controls: Estimation of disease specificity. Neurol Neuroimmunol Neuroinflamm 4: e386.

Lehmann HC, Jangouk P, Kierysch EK et al. (2010) Autoantibody-mediated dysfunction of sympathetic neurons in guillain-barre syndrome. Arch Neurol 67: 203–210.

Lennon VA, Ermilov LG, Szurszewski JH et al. (2003) Immunization with neuronal nicotinic acetylcholine receptor induces neurological autoimmune disease. J Clin Invest 111: 907–913.

Li Y, Jammoul A, Mente K et al. (2015) Clinical experience of seropositive ganglionic acetylcholine receptor antibody in a tertiary neurology referral center. Muscle Nerve 52: 386–391.

Lindstrom J (1996) Neuronal nicotinic acetylcholine receptors. Ion Channels 4: 377–450.

Maeda Y, Migita K, Higuchi O et al. (2016) Association between Anti-Ganglionic Nicotinic Acetylcholine Receptor (gAChR) Antibodies and HLA-DRB1 Alleles in the Japanese Population. PLoS One 11: e0146048.

Matusik PS, Matusik PT, Stein PK (2018a) Heart rate variability in patients with systemic lupus erythematosus: a systematic review and methodological considerations. Lupus 27: 1225–1239.

Matusik PS, Matusik PT, Stein PK (2018b) Cardiovascular reflex tests in patients with systemic lupus erythematosus: clinical performance and utility. Lupus 27: 1759–1768.

McKeon A, Lennon VA, Lachance DH et al (2009). Ganglionic acetylcholine receptor autoantibody: oncological, neurological, and serological accompaniments. Arch Neurol 66: 735–741.

Melzer N, Meuth SG, Wiendl H (2013) Paraneoplastic and non-paraneoplastic autoimmunity to neurons in the central nervous system. J Neurol 260: 1215–1233.

Mukaino A, Minami H, Isomoto H et al. (2018) Anti-ganglionic AChR antibodies in Japanese patients with motility disorders. J Gastroenterol 53: 1227–1240.

Muppidi S, Vernino S (2014) Paraneoplastic neuropathies. Continuum (Minneap Minn) 20: 1359–1372.

Nakane S, Higuchi O, Hamada Y et al. (2016) Ganglionic acetylcholine receptor autoantibodies in patients with Guillain-Barré syndrome. J Neuroimmunol 295–296: 54–59.

Nakane S, Higuchi O, Koga M (2015) Clinical features of autoimmune autonomic ganglionopathy and the detection of subunit-specific autoantibodies to the ganglionic acetylcholine receptor in Japanese patients. PLoS One 10: e0118312.

Oishi M, Mukaino A, Kunii M et al. (2021) Association between neurosarcoidosis with autonomic dysfunction and anti-ganglionic acetylcholine receptor antibodies. J Neurol 268: 4265–4279.

Pande R, Leis AA (1999) Myasthenia gravis, thymoma, intestinal pseudo-obstruction, and neuronal nicotinic acetylcholine receptor antibody. Muscle Nerve 22: 1600–1602.

Peltier AC, Black BK, Raj SR et al. (2010) Coexistent autoimmune autonomic ganglionopathy and myasthenia gravis associated with non-small-cell lung cancer. Muscle Nerve 41: 416–419.

Piepgras J, Höltje M, Michel K et al. (2015) Anti-DPPX encephalitis: pathogenic effects of antibodies on gut and brain neurons. Neurology 85: 890–897.

Piquet AL, Khan M, Warner JEA et al. (2019) Novel clinical features of glycine receptor antibody syndrome: A series of 17 cases. Neurol Neuroimmunol Neuroinflamm 6: e592.

Rakocevic G, Barohn R, McVey AL et al. (2003) Myasthenia gravis, thymoma, and intestinal pseudo-obstruction: a case report and review. J Clin Neuromuscul Dis 5: 93–95.

Rink C, Görtzen A, Veh RW et al. (2017) Serum antibodies targeting neurons of the monoaminergic systems in Guillain-Barré syndrome. J Neurol Sci 372: 318–323.

Roggenbuck D, Delmont E, Reinhold D et al. (2020) Autoimmune Peripheral Neuropathies and Contribution of Antiganglioside/Sulphatide Autoantibody Testing. Mediterr J Rheumatol 31: 10–18.

Sandroni P, Low PA (2009) Other autonomic neuropathies associated with ganglionic antibody. Auton Neurosci 146: 13–17.

Sandroni P, Vernino S, Klein CM et al. (2004) Idiopathic autonomic neuropathy: comparison of cases seropositive and seronegative for ganglionic acetylcholine receptor antibody. Arch Neurol 61: 44-48.

Sawlani K, Katirji B (2017) Peripheral Nerve Hyperexcitability Syndromes. Continuum (Minneap Minn) 23: 1437–1450.

Schroeder C, Vernino S, Birkenfeld AL et al. (2005) Plasma exchange for primary autoimmune autonomic failure. N Engl J Med 353: 1585–1590.

Skok MV, Voitenko LP, Voitenko SV et al. (1999) Alpha subunit composition of nicotinic acetylcholine receptors in the rat autonomic ganglia neurons as determined with subunit-specific anti-alpha (181-192) peptide antibodies. Neuroscience 93: 1427–1436.

Stathopoulos P, Dalakas MC (2021) Autoimmune Neurogenic Dysphagia. Jul 5: 1–15. (doi: 10.1007/s00455-021-10338-9).

Sundkvist G, Lind P, Bergström B et al. (1991) Autonomic nerve antibodies and autonomic nerve function in type 1 and type 2 diabetic patients. J Intern Med 229: 505–510.

Takamori M, Motomura M, Fukudome T et al. (2007) Autoantibodies against M1 muscarinic acetylcholine receptor in myasthenic disorders. Eur J Neurol 14: 1230–1235.

Thieben MJ, Sandroni P, Sletten DM et al. (2007) Postural orthostatic tachycardia syndrome: the Mayo clinic experience. Mayo Clin Proc 82: 308–313.

Titulaer MJ, Wirtz PW, Kuks JB et al. (2008) The Lambert-Eaton myasthenic syndrome 1988–2008: a clinical picture in 97 patients. J Neuroimmunol 201–202: 153–158.

Törnblom H, Lang B, Clover L et al. (2007) Autoantibodies in patients with gut motility disorders and enteric neuropathy. Scand J Gastroenterol 42: 1289–1293.

Urriola N, Spies JM, Blazek K et al. (2021) A Flow Cytometric Assay to Detect Functional Ganglionic Acetylcholine Receptor Antibodies by Immunomodulation in Autoimmune Autonomic Ganglionopathy. Front Immunol 12: 705292.

Vernino S, Adamski J, Kryzer TJ et al. (1998) Neuronal nicotinic ACh receptor antibody in subacute autonomic neuropathy and cancer-related syndromes. Neurology 50: 1806–1813.

Vernino S, Cheshire WP, Lennon VA (2001) Myasthenia gravis with autoimmune autonomic neuropathy. Auton Neurosci 88: 187–192.

Vernino S, Hopkins S, Wang Z (2009) Autonomic ganglia, acetylcholine receptor antibodies, and autoimmune ganglionopathy. Auton Neurosci 146: 3–7.

Vernino S, Lennon VA (2000) New Purkinje cell antibody (PCA-2): marker of lung cancer-related neurological autoimmunity. Ann Neurol 47: 297–305.

Vernino S, Lennon VA (2003) Neuronal ganglionic acetylcholine receptor autoimmunity. Ann NY Acad Sci 998: 211–214.

Vernino S, Lennon VA (2004) Autoantibody profiles and neurological correlations of thymoma. Clin Cancer Res 10: 7270–7275.

Vernino S, Lindstrom J, Hopkins S et al. (2008a) Characterization of ganglionic acetylcholine receptor autoantibodies. J Neuroimmunol 197: 63–69.

Vernino S, Low PA, Fealey RD et al. (2000) Autoantibodies to ganglionic acetylcholine receptors in autoimmune autonomic neuropathies. N Engl J Med 343: 847–855.

Vernino S, Low PA, Lennon VA (2003) Experimental autoimmune autonomic neuropathy. J Neurophysiol 90: 2053–2059.

Vernino S, Sandroni P, Singer W et al. (2008b) Invited Article: Autonomic ganglia: target and novel therapeutic tool. Neurology 70: 1926–1932.

Vernino S, Stiles LE (2018) Autoimmunity in postural orthostatic tachycardia syndrome: Current understanding. Auton Neurosci 215: 78–82.

Wallukat G, Schimke I (2014) Agonistic autoantibodies directed against G-protein-coupled receptors and their relationship to cardiovascular diseases. Semin Immunopathol 36: 351–363.

Wang Z, Low PA, Jordan J et al. (2007) Autoimmune autonomic ganglionopathy: IgG effects on ganglionic acetylcholine receptor current. Neurology 68: 1917–1921.

Wang Z, Low PA, Vernino S (2010) Antibody-mediated impairment and homeostatic plasticity of autonomic ganglionic synaptic transmission. Exp Neurol 222: 114–119.

Watanabe E, Fujita T, Shimono M et al. (2018) Recurrent autonomic and sensory neuropathy in a patient with anti-ganglionic acetylcholine receptor antibodies. eNeurologicalSci 12: 36–38.

Xu W, Gelber S, Orr-Urtreger A et al. (1999) Megacystis, mydriasis, and ion channel defect in mice lacking the alpha3 neuronal nicotinic acetylcholine receptor. Proc Natl Acad Sci 96: 5746–5751.

Yamakawa M, Mukaino A, Kimura A et al. (2020) Antibodies to the α3 subunit of the ganglionic-type nicotinic acetylcholine receptors in patients with autoimmune encephalitis. J Neuroimmunol 349: 577399.

7 Leitlinien, SOPs und Consensus-Kriterien

Anke Lührs und Carl-Albrecht Haensch

Das wissenschaftliche Verständnis auf dem Gebiet des autonomen Nervensystems und seiner Erkrankungen hat in den vergangenen 30 Jahren enorm von der multidisziplinären Zusammenarbeit, einer einheitlichen Nomenklatur, universellen diagnostischen Kriterien und der Entwicklung validierter, nichtinvasiver Testmethoden profitiert (Cheshire 2021). Eine Vielzahl autonomer Funktionsuntersuchungen sind gut validiert, reproduzierbar, sensitiv und erfassen wichtige Komponenten des ANS, wie die Sudomotorik, kardiovagale und sympathische Innervation oder die adrenerge Blutdruckregulation. Neben den seit vielen Jahren verwandten klassischen Untersuchungsmethoden in den meisten autonomen Laboren mit der Kipptischuntersuchung, der Messung der Herzfrequenzvariabilität und der Darstellung der Schweißsekretionsstörungen sind in den vergangenen Jahren verschiedene Leitlinien entstanden, die sich dezidiert mit der Diagnostik und Therapie autonomer Störungen auseinandersetzen. Beispielhaft seien hier insbesondere die DGN-Leitlinie zur Diagnostik der Synkopen (Diehl et al. 2020) oder der erektilen Dysfunktion (Haensch et al. 2018) genannt. Leitlinien in hoher Zahl definieren standardisierte Vorgehensweisen zu Diagnostik und Therapie autonomer Störungen. Die Auswahl geeigneter Untersuchungsmethoden zur Diagnostik einer autonomen Störung ist eine der kritischsten Fragen im diagnostischen Prozess. Meist ist mehr als eine Methode notwendig und diese Auswahl sollte nach einer ausführlichen, detaillierten autonomen Anamnese gelingen. Die meisten autonomen Labore bieten zumindest eine kardiovaskuläre und eine sudomotorische Untersuchung an (Hilz und Dütsch 2006). Die überwiegende Zahl der Leitlinien sind sog. S1-Leitlinien mit Handlungsempfehlungen von Expertengruppen nach einer Konsensfindung in einem informellen Verfahren. Leitlinienanwender nehmen diese hinsichtlich ihrer Verbindlichkeit jedoch sehr unterschiedlich wahr. Die Leitlinienautoren sind meist in den nationalen oder internationalen Fachgesellschaften oder Subspezialitäten zu finden (▶ Tab. 7.1). Die Evaluierung der Effekte von Leitlinien auf patientenrelevante Endpunkte steht noch aus und kann nur gelingen, wenn Strukturen wie autonome Funktionslabore vorhanden sind oder geschaffen werden, die die Implementierung durchsetzbar und vergleichbar machen. Erst bei Anwendung einer Leitlinie in der Klinik und Praxis entscheidet sich deren Nutzen. Die Auswahl der hier dargestellten Leitlinien ist natürlich willkürlich und bezieht sich insbesondere auf einen hohen Nutzen in der täglichen Anwendung im autonomen Labor. Eine hohe methodische und fachliche Qualität sowie gute Anwendbarkeit und hohe Verbreitung der Leitlinien ist eine wichtige Voraussetzung für deren Implementierung, reicht jedoch in der Regel nicht aus, eine Verhaltensänderung herbeiführen (AWMF 2020).

Angesichts der seit Ende 2019 laufenden COVID-19 Pandemie haben sich etablierte Strategien und Untersuchungsmethoden jedoch verändert, auch hierzu wollen wir in diesem Kapitel Stellung beziehen (Berlit 2020).

7.1 Übersicht der aktuell verfügbaren Leitlinien

Tab. 7.1: Übersicht der aktuellen Leitlinien und Consensusempfehlungen mit Bezug zum ANS

Titel	Entwicklungsstufe	AWMF-Register-Nr.:	Jahr	Fachgesellschaften	Federführende Autoren	Besonderheiten
Neuropathie bei Diabetes im Erwachsenenalter	S3	nvl-001e	2012	Bundesärztekammer, Deut. Diab. Gesell.	Ziegler	im Anhang: Durchführung und Methodik der autonomen Funktionstests zur Diagnostik einer KADN
				Deutsch. Gesell. f. Neurologie (DGN)		Therapie verschiedener Organmanifestationen der autonomen diabetischen Neuropathie
Diagnostik bei Polyneuropathien	S1	030/067	2019	DGN	Heuß	Klinische und gerätetechnische Untersuchungsbefunde bei Schädigung autonomer Nerven
						Hauptursachen von Polyneuropathien mit autonomer Beteiligung
						Spezielle Diagnostik bei Small-Fiber-Neuropathie (SFN)
Chronische Obstipation: Pathophysiologie, Diagnostik und Therapie	S2k	021/019	2013	Deutsch. Gesell. f. Neurogastroenterologie und Motilität (DGNM)	Andresen	Diagnostische Verfahren bei schwerer, therapierefraktärer Obstipation
				Deutsch. Gesell. F. Verdauungs- und Stoffwechselkrankheiten (DGVS)		Stufentherapie der chronischen Obstipation
Diagnostik und Therapie von neurogenen Blasenstörungen	S1	030/121	2020	DGN	Haensch	Therapieoptionen der neurogenen Blasenstörungen im Überblick
						Medikamente zur Behandlung neurogener Blasenstörungen

Tab. 7.1: Übersicht der aktuellen Leitlinien und Consensusempfehlungen mit Bezug zum ANS – Fortsetzung

Titel	Entwicklungsstufe	AWMF-Register-Nr.:	Jahr	Fachgesellschaften	Federführende Autoren	Besonderheiten
Diagnostik und Therapie der erektilen Dysfunktion	S1	030/112	2018c	DGN	Haensch	Klassifikation und Diagnostik bei erektiler Dysfunktion
						Urogenitale klinische Untersuchung
						Orale Pharmakotherapie der erektilen Dysfunktion
Synkopen	S1	030/072	2020	DGN, DGK, AG ANS	Diehl	Differenzialdiagnosen zur Diagnose Synkope und dazu passende Befunde
						Medikamentöse Therapie der neurogenen orthostatischen Hypotension
						Empfehlungen zur Fahrtauglichkeit nach Synkope
Synkope im Kindes- und Jugendalter	S2k	023-004	2020	Deutsch. Gesell. f. Pädiatrische Kardiologie	Dittrich	Neuropathologische Regulation bei den unterschiedlichen Formen der Synkope
						Bewertung der Basisdiagnostik und weiteres Vorgehen
Nutzung der Herzschlagfrequenz und der Herzfrequenzvariabilität in der Arbeitsmedizin und der Arbeitswissenschaft	S2k	002-042	2014	Deutsch. Gesell. f.Arbeitsmedizin und Umweltmedizin e. V. (DGAUM)	Böckelmann	Sehr detaillierte Übersicht über die Möglichkeiten der HRV-Analyse
						Einflussfaktoren auf Herzfrequenz und -variabilität
Leitlinien Klinische Neurophysiologie: Autonome Testung			2014	DGKN	Haensch	Überblick kardiovaskulärer und sudomotorischer Diagnostik
SOP Autonome Störungen			2018b		Haensch	Algorhythmen autonomer Störungen,

Tab. 7.1: Übersicht der aktuellen Leitlinien und Consensusempfehlungen mit Bezug zum ANS – Fortsetzung

Titel	Entwicklungsstufe	AWMF-Register-Nr.:	Jahr	Fachgesellschaften	Federführende Autoren	Besonderheiten
						Synkopen und 24-h-Blutdruckmessung
SOP Methodik der autonomen Testung			2018a		Haensch	Synopsis pathologischer Befunde einschl. QSART, SSR und MIBG-SPECT
Cardiovascular autonomic neuropathy in diabetes: clinical impact, assessment, diagnosis, and management			2011	Toronto Consensus Panel on Diabetic Neuropathy	Spallone	Kardiovaskuläre autonome diabetische Neuropathie als Prädiktor für Morbidität und Mortalität Störfaktoren in der autonomen Diagnsotik
Practice Parameter: Evaluation of distal symmetric polyneuropathy: Role of autonomic testing, nerve biopsy, and skin biopsy (an evidence-based review)			2019	American Academy of Neurology (AAN)	England	
Consensus statement on the definition of neurogenic supine hypertension in cardiovascular autonomic failure			2018	American Autonomic Society (AAS) European Federation of Autonomic Societies (EFAS)	Fanciulli	Definition bei Patienten mit OH: neurogene orthostatische Hypertonie bei Blutdruck systolisch ≥140 mm Hg und/oder diastolisch ≥ 90 mm Hg innerhalb von 5 min in Ruhe in liegender Position
Management of supine hypertension in patients with neurogenic orthostatic hypotension			2019	AAS EFAS European Society of Hypertension	Jordan	

Tab. 7.1: Übersicht der aktuellen Leitlinien und Consensusempfehlungen mit Bezug zum ANS – Fortsetzung

Titel	Entwicklungsstufe	AWMF-Register-Nr.:	Jahr	Fachgesellschaften	Federführende Autoren	Besonderheiten
Guidelines for the diagnosis and management of syncope			2018	European Society of Cardiology (ESC)	Brignole	Wertigkeit der Kipptischuntersuchung
						Zunehmende Bedeutung eines erweiterten EKG-Monitorings
						Videoaufzeichnung von Synkopen
						»Syncope without prodrome, normal ECG and normal heart«
						Neurologische Ursachen: »Iktale Asystolie«
A practical guide to active stand testing and analysis using continuous beat-to-beat noninvasive blood pressure monitoring			2019		Finucane	Empfehlungen zum Aktiven-Steh-Test mit der kontinuierlichen arteriellen Blutdruckmessung
Consensus statement on the definition of orthostatic hypotension, neurally mediated syncope and the postural tachycardia syndrome			2011	AAS	Freeman	Update
				EFAS		
				Autonomic Research Group of the World Federation of Neurology		
				AAN		
Guideline on the use of skin biopsy in the diagnosis of small fiber neuropathy			2010	European Federation of Neurological Societies	Lauria	Technik und Normwerte der Untersuchung der intraepidermalen Nervenfaserdichte (IENF)
				Peripheral Nerve Society		

Tab. 7.1: Übersicht der aktuellen Leitlinien und Consensusempfehlungen mit Bezug zum ANS – Fortsetzung

Titel	Entwicklungsstufe	AWMF-Register-Nr.:	Jahr	Fachgesellschaften	Federführende Autoren	Besonderheiten
EFNS guidelines on the diagnosis and management of orthostatic hypotension			2006	European Federation of Neurological Societies	Lahrmann	
Recommendations for tilt table testing and other provocative cardiovascular autonomic tests in conditions that may cause transient loss of consciousness			2021	European Federation of Autonomic Societies (EFAS)	Thijs	Methodik der Kipptischuntersuchung mit kontinuierlichen arteriellen Blutdruckmessung + EKG
				European Academy of Neurology (EAN)		Differenzierung von Reflex-Synkope, klassischer und verzögerter orthostatoischer Hypotonie,
				American Autonomic Society (AAS)		POTS und psychogene Pseudosynkopen

7.1.1 Quintessenz Leitlinie »Synkopen«, »Synkope im Kindes- und Jugendalter«, »A practical guide to active stand testing and analysis using continuous beat-to-beat non-invasive blood pressure monitoring«

Eine Synkope wird als plötzlich eintretender, passagerer Bewusstseinsverlust aufgrund einer Minderperfusion des Gehirns definiert. Unter einer Synkope versteht man hierbei einen, passageren Verlust von Bewusstsein und Muskeltonus. Meist fällt dabei der systolische Blutdruck unter 70 mm Hg. Ursächlich können sowohl primär ein Abfall des Blutdruckes als auch ein Abfall der Herzfrequenz bzw. eine Pause sein. Insbesondere die Abgrenzung zu anderen Ursachen ist sorgfältig durzuführen. Patienten mit kurzzeitigem Bewusstseinsverlust werden in der Regel dem Notarzt, dem Allgemeinmediziner, dem praktizierenden Internisten/Kardiologen oder Neurologen oder dem Internisten oder Neurologen in Krankenhausnotaufnahmen vorgestellt. Oft wird erst im Laufe der Abklärung klar, welche Fachrichtung für die Erkrankung des Patienten zuständig ist. Der Abklärungsprozess sollte aber nicht von den üblichen Routineprozeduren der erstbehandelnden Disziplin abhängen, die oft mit unnötiger Überdiagnostik oder auch mit Unterlassung oder Verzögerung relevanter Diagnostik einhergehen. Vielmehr sollte dem Patienten, unabhängig von der erstbehandelnden Disziplin, ein einheitlicher diagnostischer Prozess garantiert sein, der an den aktuellen medizinischen Erkenntnissen orientiert ist (Diehl et al. 2020). Ein leitliniengerechtes standardisiertes Vorgehen kann die Zahl der Krankenhaustage reduzieren, die Anzahl der apparativen und Laboruntersuchungen verringern und hilft, Kosten in der Gesundheitsversorgung von Patienten mit Synkopen einzusparen. Ein einheitliches Vorgehen soll außerdem garantieren, dass möglichst rasch eine adäquate Therapie durch die zuständige Fachdisziplin eingeleitet werden kann. Die aktuelle Leitlinie »Synkopen« (Diehl et al. 2020) propagiert hierfür die Verwendung des im angloamerikanischen Sprachraum verbreiteten neutralen Begriffes des »Transient Loss Of Consciousness« (TLOC; deutsch: Passagerer Bewusstseinsverlust). Der passagere Bewusstseinsverlust ist durch eine vorübergehende, meist rasch reversible quantitative Bewusstseinsstörung definiert. Diese geht üblicherweise nicht mit einer bleibenden Schädigung einher. Ursächlich sind neben kreislaufabhängigen Störungen auch verschiedene andere Erkrankungen aus dem neurologischen und internistischen Fachgebiet. Differenzialdiagnostisch abzugrenzen sind epileptische Anfälle, psychogene nicht-epileptische Anfälle, metabolische Entgleisungen (Elektrolyte, Blutzucker, Ammoniak), Intoxikationen oder eine Basilarisischämie. Vorteil dieses Vorgehens ist eine nicht zu frühe diagnostische Festlegung aufgrund vermeintlich sicherer Zeichen wie dem Auftreten von Myoklonien als Hinweis auf eine epileptische Genese. In der LL werden die Begriffe »vasovagale Synkopen« und »Reflexsynkopen« synonym verwandt. Dieses ist insbesondere im Vergleich zur Leitlinie der European Society of Cardiology (Brignole et al. 2018) zu beachten, hier dient der Begriff »Reflexsynkope« als Überbegriff.

Als »Präsynkope« wird das Prodromalstadium einer Synkope mit Schwinden der Sinne (Schwarzsehen, Leisehören), ggf. mit Schwitzen und ausgeprägter Hyperventilation definiert, welches nicht in eine Synkope einmünden muss. »Orthostatische Intoleranz« (OI) meint die zunehmende Unverträglichkeit des Stehens durch Benommenheits- oder Schwächegefühl, ggf. mit Auftreten von Nacken- oder Schulterschmerzen oder mit Atembeschwerden oder mit Palpitationen oder mit Übelkeit. OI kann in eine Präsynkope oder Synkope einmünden.

Die autonomen Störungen, die am häufigsten zu Synkopen führen sollen, sind das posturale orthostatische Tachykardiesyndrom und die orthostatische Hypotonie. Die Leitlinie empfiehlt – analog zu den europäischen Leitlinien – ein zweistufiges Vorgehen in der Diagnostik. Eine Basisdiagnostik, die aus Anamnese und Untersuchung, einem Ruhe-EKG sowie der Messung des Blutdrucks im Liegen und im Stehen besteht. Diese kann gegebenenfalls ergänzt werden durch eine weiterführende Diagnostik bei Auffälligkeiten in der Basisdiagnostik. Grundsätzlich kann es differenzialdiagnostisch hilfreich sein, Handy-Videos von Betroffenen anzuregen und zu beurteilen.

Kasten 7.1: Risikokonstellationen mit zwingender Indikation zur weiterführenden Abklärung

- Akut einsetzende – vorher nicht bekannte – Schmerzen in Brustkorb, Bauch oder Kopf
- Atemnot
- Palpitationen unmittelbar vor der Ohnmacht
- Bekannte kardiale Vorerkrankungen, wie Myokardinfarkt, Herzinsuffizienz mit geringer Ejektionsfraktion
- Synkopen während einer körperlichen Belastung oder aus dem Liegen heraus
- sowie EKG-Veränderungen

Bei vermuteten vasovagalen Synkopen empfiehlt die Leitlinie die Durchführung einer Kipptischuntersuchung unter Standardbedingungen mit einer Standzeit von bis zu 45 Minuten bei häufig rezidivierenden Synkopen, Synkopen mit Verletzungsfolgen, bei Patienten mit sicheren vasovagalen Synkopen auch zur Einübung isometrischer Gegenmanöver in der präsynkopalen Phase, sowie zur Abgrenzung konvulsiver Synkopen von generalisierten tonischklonischen Anfällen (mit zusätzlicher EEG- und Video-Ableitung), bei Patienten mit V. a. dissoziative Anfälle (mit zusätzlicher EEG-Ableitung). Eine Provokation mit Nitroglycerin kann zu gehäuften falsch-positiven Befunden führen (Diehl und Berlit 1995). Bei Patienten, bei denen die weiterführende Diagnostik keine erklärende Ätiologie nachweist, kann die Implantation eines Eventrecorders in Erwägung gezogen werden. Im Vergleich zur Vorgänger-Leitlinie hat der implantierbare Loop-Rekorder als Diagnostikum bei ausgewählten Patienten mit mutmaßlichen vasovagalen Synkopen an Bedeutung gewonnen.

Die Leitlinie weist explizit darauf hin, dass die Diagnostik von Synkopen insbesondere dazu dient, das Risiko für weitere Synkopen einzuschätzen, dieses Verletzungsrisikos zu minimieren und relevante Befunde für z. B. einen plötzlichen Herztod zu extrapolieren.

Die Deutsche Gesellschaft für Pädiatrische Kardiologie empfiehlt eine Kipptischtestung erst ab dem 10. Lebensjahr durchzuführen, dieses insbesondere bei unklarer anamnestischer Situation, Verletzungsgefahr, Berufs- oder Ausbildungsaspekten.

Neben der Kipptischtestung ist der aktive Stehtest als physiologische Untersuchungsmethode in einem standardisierten Untersuchungsprotokoll mit der nichtinvasiven arteriellen Blutdruckmessung ausführlich beschrieben worden (Finucane et al. 2019).

7.1.2 Quintessenz »Consensus statement on the definition of orthostatic hypotension, pure autonomic failure, and multiple system atrophy«

An einem warmen Tag in 1995 versammelte sich im Ritz-Carlton Hotel Phönix in Arizona anglo-amerikanische Neurologen und Grundlagenwissenschaftler der »American Autonomic Society« und der »American Academy of Neurology« zu einer Consensus-Konferenz für die Definition der orthostatischen Hypotonie, des »Pure autonomic failure« und der Multisystematrophie. Wenige Jahre zuvor erst war die »American Autonomic Society« gegründet worden und 1991 erschien die erste Ausgabe einer Fachzeitschrift auf diesem Gebiet (»Clinical Autonomic Research«). Die orthostatische Hyptonie wurde definiert durch einen anhaltenden systolischen Blutdruckabfall nach drei Minuten im Stand im Gegensatz zum Ruhewert im Liegen. Dabei sind als Grenzwerte ein Abfall des systolischen Blutdrucks um 20 mm Hg und/oder ein Abfall des diastolischen Blutdrucks um 10 mm Hg zwischen Ruhe und Stand definiert worden. Diese einfache, griffige Definition basierte auf klinischer Erfahrung, da epidemiologische Daten hierzu nicht vorlagen. Die Ergebnisse dieser Konferenz wurden zeitgleich in drei renommierten Zeitschriften publiziert und inzwischen > 350 mal zitiert (Kaufmann 1996). In späteren Jahren erfolgten bei Überarbeitungen geringfügige Modifikationen und um eine Definition des Posturalen orthostatischen Tachykardiesyndrom ergänzt (Freeman et al. 2011), trotzdem stellt diese Publikation eines einfachen, »handfesten« Diagnosekriteriums einen Meilenstein in der Entwicklung der autonomen Forschung dar (Kaufmann 1996). Zukünftige Überarbeitungen könnten dem Ausgangsblutdruck höheres Gewicht einräumen, sodass bei Ruheblutdruckwerten um 160 mm Hg systolisch ein Blutdruckabfall um 30 mm Hg erst signifikant für eine orthostatische Hypotonie gewertet werden kann (Wieling und Schatz 2009). Therapeutische Empfehlungen werden in der »**EFNS guidelines on the diagnosis and management of orthostatic hypotension**« differenziert dargestellt und bewertet (Lahrmann et al. 2006). Die nicht-medikamentöse Basistherapie umfasst eine ausreichende Flüssigkeit- und Salzzufuhr, das Tragen von oberschenkellangen Kompressionsstrümpfen oder Strumpfhosen wie isometrische Manöver um den Rückfluss des Blutes zum Herzen zu Optimieren. Sportliche Betätigung und Durchführung eines regelmäßigen Stehtrainings werden ausdrücklich genannt (Krediet et al. 2005; Hainsworth 1998; Dockx et al. 2019). Bei einer neurogenen orthostatischen Hypotension finden neben den o. g. Therapieansätzen die Behandlung der Grunderkrankung auch im Wesentlichen Allgemeinmaßnahmen Eingang in die Empfehlung. Hierbei werden das Vermeiden von heißer Umgebung zur Minimierung des venösen Poolings, das unmittelbare Aufstehen nah dem Nachtschlaf sowie das Verteilen der Mahlzeiten auf kleinere Portionen und der zurückhaltende Umgang mit Alkohol genannt. Hinsichtlich medikamentöser Maßnahmen liegen neben Erfahrungen mit Fludrocortison die meisten Daten für die Gabe von Midodrin vor (Jordan et al. 2019).

7.1.3 Quintessenz »Consensus statement on the definition of neurogenic supine hypertension in cardiovascular autonomic failure«

Eine neurogene Liegendhypertonie (engl. neurogenic Supine Hypertension, nSH) ist eine häufig vorkommende Störung bei generalisierten kardiovaskulären autonomen Krankheitsbildern ebenso wie im Rahmen neurologischer Krankheitsbilder mit autonomen Störungen. Diese ist oft begleitet oder zeitgleich vorliegend mit einer orthostatischen Hypotonie. Bei Vorliegen einer OH wurde die nSH definiert als systolischer Blutdruck ≥ 140 mm Hg und/oder diastolisch ≥ 90 mm Hg im Liegen nach zumindest fünf Minuten Ruhe. Die 24-Stunden-Blutdruckmessung sollte unbedingt zur Abklärung autonomer Störungen dazugehören. Hierbei sind insbesondere das Fehlen einer nächtlichen Absenkung als auch der nächtliche Anstieg im Sinne einer Liegendhypertonie zu berücksichtigen.

7.1.4 Quintessenz Leitlinie »Erektile Dysfunktion«

Die erektile Dysfunktion ist definiert als die mindestens sechs Monate anhaltende Unfähigkeit, eine penile Erektion, die für einen befriedigenden Geschlechtsverkehr ausreicht, zu erreichen und aufrechtzuerhalten (Haensch et al. 2018; Haensch et al. 2019). Seit der Einführung der Phosphodiesterase-5-Hemmer wird häufig vor der Diagnostik ein Therapieversuch durchgeführt.

Diagnostisch stellt sich die Aufgabe die Ursache nach Möglichkeit herauszufinden – hierbei sind neurogene Ursachen, Nebenwirkungen von Medikamenten und psychogene Ursachen zu nennen. Die Anamnese und körperliche Untersuchung stehen im Vordergrund. Laborchemisch sollten Prolaktin, Testosteron sowie ein Basislabor mit HbA1c und Leberwerten bestimmt werden. Die Abklärung erfolgt in enger Zusammenarbeit mit dem Urologen.

Invasive diagnostische Maßnahmen werden dagegen nur noch selten eingesetzt. Elektrophysiologische Untersuchungen spielen nach wie vor eine geringe Rolle. Der diagnostische Wert des Corpus-cavernosum-EMG ist fragwürdig. Es wird nicht mehr empfohlen.

Neben der möglichen Behandlung einer Grunderkrankung oder Änderungen möglicher bestehender Medikation z. B. Betablocker-Therapie steht eine symptomatische Therapie mit Phosphodiesterase-V-Hemmern (PDE-5) im Vordergrund. Bei kardialen Vorerkrankungen sollte der Rat der kardiologischen Kollegen eingeholt werden. Autoinjektionen in den Schwellkörper mit Prostaglandin E1 bleibt Einzelfällen vorbehalten. Hierbei kann es zu prolongierten Erektionen bis zum Priapismus kommen, der als Notfall zu behandeln ist.

7.1.5 Quintessenz Leitlinie »Neurogene Blasenstörung«

Die S1-Leitlinie »Diagnostik und Therapie von neurogenen Blasenstörungen« steht in einer umfänglich überarbeiteten Neufassung zur Verfügung. Die neurogene Blasenstörung wird in Detrusorüberaktivität, Detrusor-Sphinkter-Dyssynergie, hypokontraktiler Detrusor sowie hypoaktiven Sphinkter eingeteilt. Ein neuer Therapieansatz bei einer Detrusorüberaktivität ist das Medikament Mirabegron. Die klinischen Erfahrungen bei der neurogenen Blasenstörung sind aktuell allerdings noch begrenzt. Als Screeningmethode empfehlen die Leitlinienautoren nun auch die Restharnmessung, sonografisch oder per Einmalkatheterismus (Haensch 2020).

7.1.6 Quintessenz Leitlinie »Diagnostik bei Polyneuropathien«, »Neuropathie bei Diabetes im Erwachsenenalter«, »Practice Parameter: Evaluation of distal symmetric polyneuropathy: Role of autonomic testing, nerve biopsy, and skin biopsy«

Die Leitlinie zur Diagnostik bei Polyneuropathien (Heuß 2019) nennt die autonomen Testungen wie die Bestimmung der Herzfrequenzvariabilität, das Valsalva-Manöver sowie die Kipptischuntersuchung zur Abklärung weiterer beteiligter Fasern – insbesondere hinsichtlich einer kardialen autonomen Neuropathie. Hinweisend auf eine Störung der sudomotorischen Fasern können Auffälligkeiten im quantitativen Sudomotoraxonreflex (QSART) oder der sympathischen Hautantwort sein. Die ebenfalls genannte Jod-Stärke-Reaktion findet im klinischen Alltag kaum noch Verwendung.

Polyneuropathien, die üblicherweise eine ausgeprägte autonome Beteiligung haben, sind das Guillain-Barré-Syndrom, bei dem es zu schweren vegetativen Krisen kommen kann, sowie die akute Pandysautonomie. Polyneuropathien im Rahmen eines Diabetes mellitus, einer Amyloidose sowie einer Porphyrie zeigen häufig – neben der Beteiligung der motorischen und sensiblen Fasern eine ausgeprägte autonome Störung. Hinsichtlich genetischer Störungen sind insbesondere die hereditäre sensibel-autonome Neuropathie (HSAN) Typ III (Familiäre Dysautonomie, Riley-Day-Syndrom) sowie die hereditäre sensibel-autonome Neuropathie (HSAN) Typ IV zu nennen.

Die individuelle, aber auch gesellschaftliche Belastung durch die diabetische autonome Neuropathie nimmt aufgrund der epidemischen Ausbreitung des Diabetes und dem frühen und vielfältigen Auftreten der Erkrankung mehr und mehr zu. Der kardialen autonomen diabetischen Neuropathie (KADN) kommt eine definitive prognostische Rolle hinsichtlich Mortalität und kardiovaskulärer Morbidität zu. Mutmaßliche Mechanismen sind hierfür Tachykardie, QT-Intervall-Verlängerung, orthostatische Hypotonie, »inverses dipping« und Reduktion der Herzfrequenzvariabilität (Spallone 2019). Die LL »Neuropathie bei Diabetes im Erwachsenenalter« zeichnet sich durch eine umfangreiche Darstellung der möglichen autonomen Diagnostik einschließlich vergleichender Normwerte aus. Die amerikanische Leitlinie fügt dieser Diagnostik auch die Hautbiopsie zur Bestimmung der intraepidermalen Nervenfaserdichte zu (England et al. 2009). Die Hautbiopsie (3 mm Durchmesser am lateralen Unterschenkel, etwa eine Handbreit oberhalb des Außenknöchels) hat sich zum Goldstandard in der Diagnostik der Small-Fiber-Neuropathie neben der Testung der quantitativen Schweißsekretion entwickelt. Diese histologische Untersuchungsmethode ist gut standardisierbar und kann z. B. bei der Amyloidose auch Aufschluss über die Ätiologie der autonomen Dysfunktion liefern.

7.1.7 Quintessenz Leitlinie »Diagnostik und Therapie komplexer regionaler Schmerzsyndrome (CRPS)«

Weit vorne stehend in der Leitlinie (Birklein 2018) wird ein Therapiealgorithmus vorgeschlagen, der sich im Wesentlichen auf die Anamnese und klinische Untersuchung bezieht. Hierbei werden als Hinweise auf das Bestehen autonomer Störungen insbesondere auf die Unterschiede in der Hauttemperatur, der Schweißsekretion sowie Veränderungen in Haar- und Nagelwachstum genannt. Im Rahmen der Vorschläge hinsichtlich eines Therapieregimes werden in Einzelfällen auch Erfolge durch die medikamentöse Symphathicusblockade genannt, dieses kann angewandt von versierten Schmerztherapeuten hilfreich sein. Hinsichtlich Grenzstrangblockaden, wie sie in der Vergangenheit praktiziert wurden, findet sich im einem Cochrane Review (O'Connell et al. 2013) keine sichere Evidenz – in Einzelfällen mag dieses jedoch Erfolg habe, den man sicherlich gut gegen die periprozeduralen Risiken abwägen muss.

7.2 Autonome Funktionsdiagnostik und COVID-19, DGN-Leitlinie »Neurologische Manifestationen bei COVID-19«

Diagnostische Schritte sind im Rahmen der Coronavirus-Pandemie (SARS-CoV 2) zunehmend verändert worden und waren zum Teil auch deutlich eingeschränkt (Guaraldi et al. 2020). Die allgemeinen Vorsichtsmaßnahmen lassen sich bei patientennahen Tätigkeiten wie in Klinik und Praxis bei weitem nicht immer einhalten. Ausführliche autonome Diagnostik benötigt ausreichend Zeit, sodass ein regelmäßiges Lüften des Untersuchungsraumes dringend geboten ist (Morawska und Milton 2020).

Mindestens sieben Tage vor der autonomen Diagnostik sollte ein Nasopharyngealabstrich mittels PCR auf das neue Coronavirus (SARS-CoV-2) untersucht werden (Guaraldi 2021). Im eigenen Labor wird bei Untersuchungen über drei Stunden Dauer oder einer ambulanten Vorstellung bei drei oder mehr Kontakten zusätzlich ein SARS-CoV-2-Antigenschnelltest durchgeführt. Die Mitarbeiter sind durch persönliche Schutzkleidung, FFP2-Maske und Einmalhandschuhe zu schützen. Bei Prüfung der vertieften Respiration als auch beim Valsava-Manöver kommt es durch die Untersuchung an sich als auch durch das Abnehmen der Maske des Patienten zu einer vermehrten Aerosolfreisetzung. Daher ist hierbei auf einen ausreichenden Abstand des Untersuchers zu achten und nach Möglichkeit eine hoch klassifizierte Schutzmaske (FFP2 oder FFP3) zu tragen. (Guaraldi et al. 2020; Figueroa et al. 2020). Das Valsalvamanöver kann auch mit einem Einweg-Virenfilter am Mundstück durchgeführt werden. Zusätzlich besteht die Möglichkeit, die Anzahl der Wiederholungen bei der vertieften Respiration auf 5–6 Zyklen – statt der üblichen zehn Zyklen – zu reduzieren. Die quantitative Schweißmessung ist weitestgehend unverändert möglich. Im Rahmen einer Kipptischuntersuchung kann es allerdings gelegentlich zu Übelkeit und möglicherweise auch Erbrechen kommen, hierbei kann die Maske während der Untersuchung hinderlich sein (Figueroa et al. 2020). Alle Oberflächen, mit denen der Patient in Kontakt gekommen sein mag, werden zu Untersuchungsende desinfiziert (Dong und Srikanth 2021).

Im Rahmen von COVID-Erkrankungen sind zahlreiche neurologische Störungen beschrieben. Diese reichen von Verlust von Geruchs- und Geschmackssinn bis hin zu Enzephalitiden und Schlaganfällen. Inwieweit es sich immer um kausale Zusammenhänge oder um zeitliche Zufälle handelt, ist sicherlich bei einigen der zahlreichen publizierten Fälle kritisch zu hinterfragen (Berlit 2020).

Aus der der Vergangenheit sind zahlreiche Viruserkrankungen bekannt, die zum Teil schwere neurologische Schäden als direkte Neurotoxizität beinhalten. Hierbei ist an die Poliomyelitis, die Herpesencephalitis oder auch Erkrankungen durch das Zika-Virus zu denken. Diesbezüglich scheint SARS-CoV2 weniger problematisch zu sein (Niazkar et al. 2020). Allerdings sind hinsichtlich des autonomen Nervensystems scheinbar eine Häufung von Guillain-Barre Syndromen zu beachten. Hierzu sind zahlreiche Publikationen zu finden, die zum Teil Fallserien als auch kurze Reviews beinhalten (Ahmed et al. 2020; Rahimi 2020; Caress et al. 2020). Gehäuft beschrieben wird auch das Auftreten eines Posturalen Tachykardiesyndroms nach COVID (Miglis et al. 2020; Umapathi et al. 2020).

Sicherlich beschäftigen werden uns in der Zukunft sogenannte »long COVID«-Verläufe, die seit dem Sommer 2020 zunehmend publiziert werden. Es werden Symptome ähnlich einem chronic fatique Syndrom, welches auch nach andere Virus-Erkrankungen (z. B. EBV) beschrieben ist, genannt. Frauen zwischen 25 und 50 Jahren ohne wesentliche Vorerkrankungen scheinen die am stärksten betroffene Gruppe zu sein (Davido et al. 2020). Symptome, die neben den oben genannten geschildert werden, sind eine orthostatische Intoleranz, Kopf- und Brustschmerzen, subjektive Atemnot und Ängstlichkeit. Bei der bei COVID oft langen Intensivpflichtigkeit mit prolongierter Beatmungstherapie ist aber auch das gehäufte Auftreten einer Critical illness polyneuropathy differenzialdiagnostisch abzugrenzen.

Literatur

Ahmed M, Umer H et al. (2020) Neurological Manifestations of COVID-19 (SARS-CoV-2): A Review. Front Neurol 11: 518.

Andresen V, Enck P et al. (2013) S2k-Leitlinie Chronische Obstipation: Definition, Pathophysiologie, Diagnostik und Therapie. Z Gastroenterol. 51(7): 651–72.

Arbeitsgemeinschaft der Wissenschaftlichen Medizinischen Fachgesellschaften (AWMF)-Ständige Kommission Leitlinien (2020) AWMF-Regelwerk »Leitlinien«. 2. Aufl. (http://www.awmf.org/leitlinien/awmf-regelwerk.html, Zugriff am 23.03.2021).

Berlit P (2020): Leitlinien für Diagnostik und Therapie in der Neurologie. Neurologische Manifestationen bei COVID-19. (www.dgn.org/leitlinien, Zugriff am 23.12.2020).

Birklein F (2018) Diagnostik und Therapie komplexer regionaler Schmerzsyndrome. (www.dgn.org/leitlinien, Zugriff am 23.12.2020).

Brignole M, Moya A et al. (2018) 2018 ESC Guidelines for the diagnosis and management of syncope. European heart journal 39(21): 1883–1948.

Caress J, Castoro R et al. (2020) COVID-19-associated Guillain-Barré syndrome: The early pandemic experience. Muscle Nerve 62: 485–491.

Cheshire W (2021) Thirty years of questions and beyond. Clin Auton Res 31: 41–42

Davido B, Seang S et al. (2020) Post-COVID-19 chronic symptoms: a postinfectious entity? Clin Microbiol Infect 26: 1448–1449.

Diehl R et al. (2020) Synkopen, S1-Leitlinie. In: Deutsche Gesellschaft für Neurologie (Hrsg.), Leitlinien für Diagnostik und Therapie in der Neurologie. (www.dgn.org/leitlinien, Zugriff am 24.03.2021).

Diehl R, Berlit P (1995) Die quantitative Kipptischuntersuchung mit TCD-Monitoring. Eine reliable Methode zur Diagnose der neurokardiogenen Synkope (vasovagalen Synkope). Nervenarzt 66: 116–123.

Dockx K, Avau B et al. (2019) Physical manoeuvers as a preventive intervention to manage vasovagal syncope: A systematic review. PloS one 14: e0212012.

Dong S, Srikanth M (2021) Autonomic function test during the COVID-19 pandemic: the Stanford experience. Clin Auton Res 31: 127–129.

England JD, Gronseth GS et al. (2009) Practice Parameter: evaluation of distal symmetric polyneuropathy: role of autonomic testing, nerve biopsy, and skin biopsy (an evidence-based review). Report of the American Academy of Neurology, American Association of Neuromuscular and Electrodiagnostic Medicine, and American Academy of Physical Medicine and Rehabilitation. Neurology 72: 177–84.

Fanciulli A, Jordan J et al. (2018) Consensus statement on the definition of neurogenic supine hypertension in cardiovascular autonomic failure by the American Autonomic Society (AAS) and the European Federation of Autonomic Societies (EFAS) Clin Auton Res 28: 355–362.

Figueroa J, Cheshire W et al. (2020) Autonomic function testing in the COVID-19 pandemic: an American Autonomic Society position statement. Clin Auton Res 30: 295–297.

Finucane C, van Wijnen W et al. (2019) A practical guide to active stand testing and analysis using continuous beat-to-beat non-invasive blood pressure monitoring. Clin Auton Res 29: 427–441.

Freeman R, Wieling W et al. (2011) Consensus statement on the definition of orthostatic hypotension, neurally mediated syncope and the postural tachycardia syndrome. Clin Auton Res 21: 69–72.

Guaraldi P (2021) Autonomic function test during the COVID-19 pandemic: is it safe and sound? Clin Auton Res 31: 57–58.

Guaraldi P, Barletta G et al. (2020) Testing cardiovascular autonomic function in the COVID-19 era: lessons from Bologna's Autonomic Unit. Clin Auton Res 30: 325–330.

Haensch CA (2018a) SOP Methodik der autonomen Testung. In: Bischoff C, Buchner H (Hrsg.) SOPs Neurophysiologische Diagnostik, Thieme, 124-27

Haensch CA (2018b) SOP Autonome Störungen. In: Bischoff C, Buchner H (Hrsg.) SOPs Neurophysiologische Diagnostik, Thieme, 281-289

Haensch CA (2020) Diagnostik und Therapie von neurogenen Blasenstörungen, S1-Leitlinie. In: Deutsche Gesellschaft für Neurologie (Hrsg.) Leitlinien für Diagnostik und Therapie in der Neurologie. (www.dgn.org/leitlinien, Zugriff am 23.03.2021).

Haensch CA et. al. (2018): Leitlinien für die Diagnostik und Therapie in der Neurologie. Diagnostik und Therapie der erektilen Dysfunktion. Online verfügbar unter www.dgn.org/leitlinien, zuletzt geprüft am 23.12.2020.

Haensch CA, Hilz M et al. (2019) S1-Leitlinie Diagnostik und Therapie der erektilen Dysfunktion. Fortschr Neurol Psychiatr 87(4):225-233

Hainsworth R (1998) Exercise training in orthostatic intolerance. QJM 91: 715–717.

Heuß D. et al. (2019) Diagnostik bei Polyneuropathien, S1-Leitlinie. In: Deutsche Gesellschaft für Neurologie (Hrsg.) Leitlinien für Diagnostik und Therapie in der Neurologie. (www.dgn.org/leitlinien, Zugriff am 24.03.2021).

Hilz M, Dütsch M (2006): Quantitative studies of autonomic function. Muscle Nerve 33 (1): 6–20

Jordan J, Fanciulli A et al. (2019) Management of supine hypertension in patients with neurogenic orthostatic hypotension: scientific statement of the American Autonomic Society, European Federation of Autonomic Societies, and the European Society of Hypertension. J Hypertens 37: 1541–1546.

Kaufmann H (1996) Consensus statement on the definition of orthostatic hypotension, pure autonomic failure and multiple system atrophy. Clin Auton Res 6(2): 125–6.

Krediet C, Bruin I et al. (2005) Leg crossing, muscle tensing, squatting, and the crash position are effective against vasovagal reactions solely through increases in cardiac output. Journal of applied physiology 99: 1697–1703.

Lahrmann H, Cortelli P et al. (2006) EFNS guidelines on the diagnosis and management of orthostatic hypotension Eur J Neurol 19: 930–936.

Lauria G, Hsieh ST et al. (2010) Guideline on the use of skin biopsy in the diagnosis of small fiber neuropathy. Report of a joint task force of the European Federation of Neurological Societies and the Peripheral Nerve Society. Eur J Neurol 17: 903–12.

Miglis M, Prieto T et al. (2020) A case report of postural tachycardia syndrome after COVID-19. Clin Auton Res 30: 449–451.

Morawska L, Milton D (2020) It Is Time to Address Airborne Transmission of Coronavirus Disease 2019 (COVID-19). Clinical infectious diseases 71: 2311–2313.

Niazkar H, Zibaee B et al. (2020) The neurological manifestations of COVID-19: a review article. Neurol Sci 41: 1667–1671.

O'Connell N, Wand B et al. (2013): Interventions for treating pain and disability in adults with complex regional pain syndrome. Cochrane database of systematic reviews (4): CD009416

Rahimi K (2020) Guillain-Barre syndrome during COVID-19 pandemic: an overview of the reports. Neurol Sci 41: 3149–3156.

Spallone V (2019) Update on the Impact, Diagnosis and Management of Cardiovascular Autonomic Neuropathy in Diabetes: What Is Defined, What Is New, and What Is Unmet. Diabetes Metab J 43: 3–30.

Spallone V, Ziegler D et al. (2011) Toronto Consensus Panel on Diabetic Neuropathy. Cardiovascular autonomic neuropathy in diabetes: clinical impact, assessment, diagnosis, and management. Diabetes Metab Res Rev. 27: 639–53.

Thijs RD, Brignole M et al. (2021) Recommendations for tilt table testing and other provocative cardiovascular autonomic tests in conditions that may cause transient loss of consciousness. Auton Neurosci. 19: 102792.

Umapathi T, Poh M et al. (2020) Acute hyperhidrosis and postural tachycardia in a COVID-19 patient. Clin Auton Res 30: 571–573.

Wieling W, Schatz I (2009) The consensus statement on the definition of orthostatic hypotension: a revisit after 13 years. Journal of Hypertension 27: 935–938.

8 Autonome Störungen bei Erkrankungen des Rückenmarks

Johannes Jörg

Läsionen im autonomen Nervensystem des Rückenmarks können Reiz- oder Ausfallsyndrome zur Folge haben. Anatomische Defekte führen meist zu Ausfallsyndromen, leichte Kompressionen mehr zu Reizsyndromen insbesondere des Sympathikus. Die autonome Symptomatik hängt von der Art der Grunderkrankung, dem Schädigungsort und der Läsionsursache ab (Jörg 1992); sie wird verständlich, wenn anatomische und physiologische Grundlagen Berücksichtigung finden.

8.1 Anatomie und Physiologie

Das autonome Nervensystem (ANS) wird in Sympathikus, Parasympathikus und enterisches Nervensystem (ENS) unterteilt, wobei die Dichotomie Sympathikus/Parasympathikus eigentlich nur den efferenten Schenkel betrifft.

Der Parasympathikus umfasst sowohl den N. vagus als auch spinal sakral den Nucleus intermediolateralis S 2–4 und die sakralen Wurzeln S 2–4; seine Axone ziehen über die Nn. pelvici zum Ggl. pelvinum. Die präganglionären Fasern des N. vagus innervieren Herz, Lunge und alle Eingeweide bis zum distalen Drittel des Colon transversum, wobei die postganglionären Neuronen meist intramural in den Organen liegen.

Das enterische Nervensystem (ENS) besteht aus vernetzten enterischen Ganglien in der Wand des Verdauungstrakts von Pharynx, Ösophagus bis zum Anus. Der ganglionäre Plexus besteht dabei aus drei Schichten (u. a. Auerbach'scher und Meissner Plexus). Die zentrale Schaltstelle des ENS ist der Ncl. tractus solitarius.

Das zentrale Homöostaseorgan Hypothalamus steuert die Thermoregulation, das kardiovaskuläre System und die viszeromotorischen Reaktionen. Der Hypothalamus selbst wird von dem autonomen Kortex beeinflusst, wozu Inselrinde, präfrontaler Kortex und limbisches System gehören. Der Hypothalamus steuert als Ausgangspunkt des Sympathikus die vegetativen Zentren im Mesenzephalon (periaquäduktales Grau) und die in der Medulla oblongata liegenden Ncl. tractus solitarius und Ncl. intermedius reticularis. Diese Kerngebiete und der Hypothalamus sind Ausgangspunkt für den Tractus hypothalamo-reticulo-spinalis, der ungekreuzt im Seitenstrang des Rückenmarks verläuft und zwischen C 8 und L 2 auf die Ursprungszellen des 2. Neurons in den Seitenhörnern umgeschaltet wird.

Diese Ganglienzellgruppe im Seitenhorn erstreckt sich als Nucleus intermediolateralis von C 8–L 2; die Fortsätze dieser präganglionären Neuronen ziehen markhaltig über homonyme Vorderwurzeln, Spinalnerv und Rami communicantes albi zum Tractus sympathicus. Das Centrum ciliospinale als Ursprungsort für die sympathische Augeninnervation liegt bei C 8–Th 1 und die präganglionären Efferenzen ziehen über die zugeordneten Spinalnerven zum Ganglion stellatum, wo die Umschaltung auf das postganglionäre Neuron erfolgt.

Nach Umschaltung im Grenzstrang auf das 3. Neuron ziehen die postganglionären marklosen Fasern über den Ramus communicans griseus zum Spinalnerv zurück und innervieren in den Hautdermatomen Schweißdrüsen, Blutgefäße und Mm. arrectores pilorum. Darüber hinaus innervieren sie über die Plexus und peripheren Nerven mit ihren Effektoren Eingeweide, Drüsen, glatte Muskulatur von Blutgefäßen, Haaren, Blase und Sphinkteren.

Folgende anatomische Zuordnung gilt für die Schweißdrüseninnervation:

- Wurzeln Th 2/3–Th 4 für den Kopf-Hals-Schulter-Bereich (Läsion 2. sympathische Neuron = präganglionär)
- Th 5–Th 7 für obere Extremität, Achselhöhle und oberen Rumpf bis zum Nabel
- Wurzeln Th 8–L 2 für den Rest des Rumpfes und die unteren Extremitäten.

Rückenmarkerkrankungen machen sich vegetativ für den Patienten besonders durch Blasen-, Darm- und Sexualstörungen bemerkbar. Die Harnblase wird durch sympathische Neurone aus den Segmenten Th 12–L 2 über die Nn. hypogastrici innerviert, wobei die Hauptfunktion die Tonisierung des M. sphincter vesicae int. zur Aufrechterhaltung der unwillkürlichen Blasenkontinenz ist. Der Parasympathikus im sakralen Blasenzentrum S 2–4 zieht über den N. pelvicus zum M. detrusor vesicae und verursacht cholinerg bei seiner Stimulation eine Detrusorkontraktion und damit verbunden eine Entspannung des M. sphincter vesicae int.; zur willkürlichen Blasenentleerung kommt es dann, wenn auch die Dauerstimulation des M. sphincter vesicae ext. mit den somatomotorischen Fasern des N. pudendus – sein Ausgangspunkt sind die Onuf'schen Kerne bei S 2–4 – inhibiert wird.

Der Mastdarm wird ebenfalls willkürlich über den N. pudendus und den M. sphincter ani externus kontrolliert, der sakrale Parasympathikus reguliert die Enddarmperistaltik und den M. sphincter ani internus.

Die Genitalorgane werden sympathisch efferent von L 1–2 innerviert, der somatische Anteil des Ejakulationsvorganges erfolgt dabei über den N. pudendus; die Vasodilatation der Schwellkörper mit konsekutiver Erektion löst der Parasympathikus über die Bahnen S 2–4 aus.

Bemerkenswert ist die Asymmetrie der autonomen Innervation des Herzens. Die parasympathischen und sympathischen Nerven der rechten Seite innervieren überwiegend den Sinusknoten mit antagonistischer Wirkung auf die Herzfrequenz, die der linken Seite den AV-Knoten und den Ventrikel. Die Nerven der linken Seite beeinflussen die Überleitung im AV-Knoten, die Erregungsrückbildung, die Dauer der QT-Zeit und die Flimmerschwelle des Herzens.

Mediatoren der sympathischen Entgleisung sind die direkte, durch Noradrenalin vermittelte Erhöhung der sympathischen peripheren Erregungsfreisetzung und die verschiedenen humoral wirkenden Katecholamine des Nebennierenmarks (bes. Adrenalin). Nur für die Schweißdrüsen erfolgt die Innervation der sympathischen Fasern cholinerg.

8.2 Diagnostische Tests

8.2.1 Sympathikus

Die Dominanz sympathischer Funktionen ist klinisch meist durch Tachykardie und hypertone Entgleisungen nachweisbar. Zum Testen eignet sich besonders der Eiswassertest (cold pressure test). Ein exzessiver Anstieg findet sich bei sympathischer Disinhibierung wie z. B. bei Querschnittslähmungen am Ende des spinalen Schocks oder bei Ausfall der Barorezeptor-Afferenz. Eine fehlende Reaktion findet sich bei sympathischer Deefferenzierung.

Als thermoregulatorischer Schweißtest gelten der Ninhydrinschweißtest und der Jodstärketest (Schweißtest nach Minor). Die Vasomotorik der Haut wird mit der Laser-Doppler-Flowmetrie bestimmt.

Elektrophysiologisch ist der SSR-Verlust typisch auch für spinal verursachte manifeste oder latente Hypo-/Anhidrosen (Jörg und Boucsein 1998; Haensch und Jörg 2006). Das Pilocarpin-Schwitzen ist an die Unversehrtheit der postganglionären Neuronen und der Schweißdrüsen selbst gebunden und ist demzufolge bei isolierten Vorderwurzelläsionen intakt. Die gestörte Pupillomotorik beim Horner-Syndrom ist mithilfe von Kokain, Phenylephrin, OH-Amphetamin und Pilocarpin lokalisierbar. Im MIBG-SPECT lässt sich die postganglionäre Sympathikusaffektion sowohl am Herzen beim Morbus Parkinson als auch an den Extremitäten bei der Sudeck-Dystrophie nachweisen (Haensch et al. 2002). Der Katecholamin-Infusionstest ist beim hohen Querschnitt angezeigt, da hier die Reduktion oder der Ausfall des Sympathikotonus innerhalb weniger Tage zu einer Hypersensitivität aller sympathischer Zielorgane führt, sodass schon niedrige Dosen von Dopamin (2–4 µg/kg KG/min), Noradrenalin oder Epinephrin zu deutlicher Tachykardie und Blutdruckerhöhung führen können.

8.2.2 Parasympathikus

Eine vagale Übererregbarkeit ist zunächst meist weniger auffällig, kann aber durch Bradykardie oder gar Asystolie bedrohlich werden. Als Diagnostikum eignet sich der Karotissinustest (Karotisdruckversuch) und der Bulbusdruckversuch (eyeball pressure test).

Die Analyse der Herzfrequenzvariabilität mit Spektralanalyse erlaubt eine Testung sowohl der Sympathikus- als auch der Parasympathikus-Funktionen. Zur Klärung der zirkadianen Rhythmik dient das Blutdruck-Monitoring über 24 Stunden; mit dem Schellongtest und der Kipptisch-Diagnostik wird die orthostatische Belastbarkeit und die 30/15-Ratio geprüft (Jörg 2000).

Der Atropintest (0,5–1,0 mg i. v.) dient der Einschätzung der tonischen kardialen Vagusinnervation. Er weist bei einem Anstieg der Herzfrequenz von < 20/min auf einen niedrigen Vagotonus hin; ein fehlender Anstieg zeigt sich bei einer vagalen Denervierung des Herzens. Kommt es aber zu einem ungewöhnlichen Anstieg, ist an eine partielle sympathische Denervierung des Herzens z. B. beim hohen Querschnitt zu denken.

Die urogenitale Diagnostik umfasst neben der urodynamischen Messung mit Restharnbestimmung den Bulbocavernosusreflex, die N. pudendus-SEP, die SSR von Penis bzw. Klitoris und die MEP abgeleitet aus dem M. sphincter ani und M. bulbocavernosus.

8.3 Spinale autonome Syndrome

Die unterschiedlichen Rückenmarksyndrome sind gut aus der segmentalen Organisation in Dermatome, Myotome, Rückenmarkreflexe und die autonome Innervation ableitbar, wobei zu jedem Rückenmarksegment ein peripheres Segment gehört, welches aus einem sensiblen Dermatom, motorischen Kennmuskeln und einem Angiotom bzw. Viszerom besteht (Jörg 2000; Schiffter 1985). Unabhängig von der Ursache oder Art der Rückenmarkerkrankung wird im Folgenden der Typ der verschiedenen autonomen Syndrome charakterisiert.

8.3.1 Syndrome von Sympathikus- oder Vagus-Regulationsstörungen

Sympathische Überaktivität	Tachykardie, arterielle Hypertonie, Arrhythmien und/oder Extrasystolen, neurogenes Lungenödem, Hyperhidrosis, Hyperthermie (bes. bei dienzephaler Reizung). Mydriasis, gastrointestinale Passageverzögerungen, Reizsyndrom im Angiotom peripher: Erythem, Hyperhidrosis, Gänsehaut durch Piloarrektion.
Sympathikusausfall	Arterielle Hypotonie, Orthostasereaktion, Bradykardie, Hypo- bis Anhidrosis, Hypothermie, Horner-Syndrom mit Miosis, Ptosis und Enophthalmus; Ausfallsyndrom im Angiotom: Vasodysregulation mit Zyanose der warmen Haut, Piloarrektions-Verlust (Gänsehaut-Verlust), Überwärmung, Ödem, Reflex-Erythem gestört (Dermografismus ruber). Trophische Störungen wie Hautatrophie, Behaarungsanomalien.
Überschießende Vagusaktivität	Bradykardie, reflektorische Asystolie, Siallorrhöe, Diarrhöe
Fehlende Vagusaktivität	Tachykardie, trockene Schleimhäute, gestörte gastrointestinale Motilität
Globale autonome Deefferenzierung	Arterielle Hypotonie, Orthostasereaktion, Anhidrose, intestinale Atonie
Wechselnde vegetative Attacken	Wechselnde sympathikotone und vagotone Symptome

8.3.2 Autonome Syndrome bei Querschnittslähmung

Klassische Ausfall- oder Defektsyndrome finden sich bei akuten sowie chronisch progredienten Querschnittsyndromen; als Besonderheit gilt das spinale Schocksyndrom. Die Art der autonomen Dysregulation ist von folgenden Parametern abhängig:

- Akuität der Erkrankung
- Höhe im Rückenmark (zervikal, thorakal, Epikonus, Konus)
- Ausdehnung der spinalen Schädigung.

Intensivmedizinisch bedeutsam ist der Patient mit einem akuten Querschnittsyndrom meist traumatischer Genese, wenn der Läsionsort zervikal oder im oberen Thorakalmark lokalisiert ist und sich nach dem spinalen Schock eine akute autonome Hyperreflexie entwickelt (Mathias und Frankel 1993). Chronisch progrediente Querschnittsyndrome sind nur intensivpflichtig, wenn Beatmungspflichtigkeit besteht, also der Läsionsort bei C 4 oder kranial davon liegt.

Akute Querschnittsyndrome

Im spinalen Schock kommt es zu einem plötzlichen Ausfall spinaler Aktivität unterhalb der akuten Querschnittsläsion, der für alle drei Qualitäten – Motorik, Sensibilität und Vegetative Funktionen – zwei bis sechs Wochen anhalten kann. Neben der schlaffen Para- oder Tetraplegie führt der Ausfall der vegetativen Bahnen zu einem Zusammenbruch der autonomen Autoregulation mit Lähmung der Blasen- und Darminnervation, Potenzstörungen und trophischen Störungen mit Veränderung der Hautdurchblutung, Piloarrektion und Schweißsekretion.

Aus dem spinalen Schock-Stadium kann sich vegetativ bei Querschnittsyndromen oberhalb Th 5 die oft gefährliche akute autonome Hyperreflexie entwickeln. Erstes Zeichen des abklingenden spinalen Schocks kann das Wiederauftreten der Fluchtreflexe sein, die durch Kneifen von Fußrücken etc. trotz noch bestehender MER-Areflexie hervorgerufen werden können.

Spinaler Schock

Im *Spinalen Schock* (Initialstadium) von Halsmarkprozessen kommt es durch die akute Unterbrechung der sympathischen Bahnen zu einem beidseitigen Horner-Syndrom, einer arteriellen Hypotonie mit orthostatischer Hypotonie und einer generalisierten Anhidrose. Der Ausfall der gesamten vegetativen Steuerung führt zu Blutdruckkrisen und Ausfall des thermoregulatorischen Schwitzens mit zentralem Fieber durch Wärmestau, Einschränkung der Atemfunktion, komplette Stuhl- und Harnverhaltung mit Blasenüberlaufinkontinenz, Erlöschen der Sexualfunktion und Auftreten von trophischen Störungen. Die arterielle Hypotonie erklärt sich aus den bis auf 35 % des Ausgangswertes erniedrigten Katecholaminspiegeln bei gleichbleibender Herzfrequenz (Mathias und Frankel 1993).

Die spinal-autonomen Reflexe – pilomotorisch, vasomotorisch, sudomotorisch – sind ebenso wie die Muskeldehnungsreflexe im spinalen Schock ausgefallen. Die Vasomotorenlähmung bedingt eine starke Vasodilatation mit geröteter Haut und damit eine vermehrte Wärmeabstrahlung.

Die Hyperthermie durch Wärmestau hält unabhängig von der Dauer des spinalen Schocks auf motorischem Gebiet meist nur Stunden oder wenige Tage an, das Wiedereintreten der normalen Temperatur entsteht u. a. durch eine sich einstellende Regelung auf spinalem Niveau, wobei es oberhalb der Läsion zu einer Hyperhidrosis zum Zwecke der Temperaturregulation kommen kann; infraläsionell ist Reflexschwitzen zu beobachten.

Vasoparalyse der Hautgefäße und Sensibilitätsausfall fördern die rasche Ausbildung von Dekubitalulzera. Die orthostatische Hypotonie ist bei Querschnitten oberhalb Th 6 am deutlichsten und verschwindet erst nach einigen Wochen.

Vagale afferente Stimulationen z. B. durch Absaugen können durch überschießende vagale Reflexe zu Bradykardie und Asystolie führen. Der akute Wegfall des Sympathikus kann neben der Hypotonie auch zu Bradykardie führen und bei Flüssigkeitsbelastung eine kardiale Dekompensation verursachen, da das Herz beim hohen Querschnitt nicht kompensatorisch mit einer Tachykardie und Zunahme der Kontraktilität reagieren kann (Hamann und Stoll 1999).

Neben Zeichen der areflektorischen Überlaufblase kommt es zur Magen- und Darmatonie mit Subileus und Erlöschen des Analreflexes; Ursache sind die gleichzeitige starke Reduktion der sympathischen und der im Sakralmark S 2–4 lokalisierten parasympathischen Funktionen.

Aus der initialen atonen Schockblase mit hohem Restharn entwickelt sich die Reflexblase (Automatenblase, hypertone Blase), wenn die Läsionshöhe oberhalb von L 2/Th 12 ist. Bei einer Reflexblase ist eine willkürliche Blasenentleerung unmöglich; die Blasenentleerung erfolgt nach Erreichen eines bestimmten Füllungsdrucks automatisch, wobei durch die Detrusorhyperreflexie nur ein geringer Restharn zurückbleibt. Die Patienten können in diesem Stadium durch Erlernen von Techniken (Reiben an der Innenseite der Oberschenkel, an den Leisten, anal, am Unterbauch) die automatenhafte Entleerung provozieren. Medikamentös helfen Parasympatholytika gegen die Detrusorhyperreflexie, α-Sympatholytika bei innerer Sphinkterstörung und Myotonolytika bei äußerer Sphinkterstörung (Jörg et al. 1998).

Nur bei Läsionen des parasympathischen Blasenzentrums sakral kann sich keine Reflextätigkeit entwickeln. Es kommt zu einer autonomen Blase, wobei durch Reflexvorgänge in den intramuralen Ganglien bei steigendem vesikalem Druck kurze Kontraktionswellen des Detrusors mit paradoxer Inkontinenz und großen Restharnmengen entstehen.

Die Darmentleerung erfolgt meist reflektorisch, ein paralytischer Ileus ist wegen des intakten N. vagus bei Hals- und Brustmarkläsionen meist nur in den ersten Tagen zu erwarten. Es kommt aber zu einem neurogenen Megakolon und einer Retentio alvi mit fehlender Information über den Füllungszustand des Enddarmes. Der Analreflex ist im spinalen Schock ausgefallen, nach 1–2 Wochen aber wieder nachweisbar, wenn der spinale Schädigungsort oberhalb S 2–4 nicht zu einem kompletten Querschnitt geführt hat und das lumbosakrale Rückenmark intakt geblieben ist. Bei Halsmarkaffektionen beobachtet man öfter im spinalen Schock eine Gastroparese mit Magendilatation, die eine Magenablaufsonde notwendig machen kann.

Potenzstörungen umfassen die Erektion, Lubrikation, Ejakulation und Orgasmusfähigkeit und bleiben ebenso wie die Vasomotorenlähmung im Schockstadium bestehen. Frühzeitig kann es bei Läsionen oberhalb des lumbalen Sympathikus- und sakralen Parasympathikuszentrums wieder zu Penisanschwellungen, Priapismus und echten Erektionen ohne Empfindung kommen, wenn der Reflexbogen erhalten geblieben ist. Ejakulationen sind nur in Ausnahmefällen bei Querschnitten oberhalb Th 12 reflektorisch zu beobachten.

Bei Frauen kann trotz kompletter Transversalsyndrome mit Unterbrechung der sympathischen Efferenzen ein normaler, schmerzloser Geburtsvorgang ablaufen.

Bei der Frage der Prognose einer sofortigen operativen Intervention eines akuten, kompletten Querschnittsyndroms gilt die 8–12-Stundenregel. Stellt man aber elektrophysiologisch noch eine verbliebene Rückenmarkfunktion z.B. durch Nachweis der Fuß-SSR, der kortikalen Tibialis-SEP oder der MEP vom M. tibialis anterior nach Kortexstimulation fest, kann dies ein Hinweis gegen eine Irreversibilität des spinalen Schocksyndroms und Grund für ein aktives, z.B. operatives Vorgehen zur schnellen Rückenmarkentlastung sein (Haensch et al. 1996).

Sekundärstadium

Im *Sekundärstadium* (Stadium der akuten autonomen Hyperreflexie) werden je nach Läsionshöhe krisenhafte Blutdruckanstiege, vermehrte Schweißsekretion (Hyperhidrose), Hautrötung und Gänsehaut beobachtet; es entwickelt sich bei Läsionen unterhalb des pontinen und oberhalb des sakralen Blasenzentrums eine Reflexblase oder Automatenblase im Sinne einer Detrusor-Sphinkter-Dyssynergie mit unwillkürlicher »Stakkato-Miktion« (Jörg et al.1998).

Besonders bei Querschnittsyndromen oberhalb Th 5 kommt es bei allen möglichen Reizen unterhalb der Läsion zu starken Blutdruckanstiegen, meist mit Bradykardie, wobei Atropin hier präventiv wirksam ist. Oberhalb der Querschnittsläsion kommt es zu Hyperhidrosis, Hautrötung und Gänsehaut, unterhalb der Läsion zu blasser trockener Haut mit Reflexschwitzen bei Hautreizen (Mathias und Frankel 1993). Seltenere Begleitsymptome sind Kopfschmerzen, Erregungszustände und Atemnot.

Ursache für diese Symptomatik nach allen Arten von Reizen unterhalb der Querschnittshöhe sind ausgelöste spinale Reflexbögen, die zu einer Erhöhung des Sympathikotonus führen; die hierdurch verursachte Vasokonstriktion im unteren Körperabschnitt führt zur Blutdruck-Erhöhung. Dies führt wiederum zu einer zentralen Gegenregulation mit Erhöhung des Vagotonus und Verminderung des zentralen Sympathikotonus. Daraus resultiert dann Bradykardie und Vasodilatation oberhalb der Läsion. Die blasse Haut durch Vasokonstriktion unterhalb der Läsion bleibt bestehen, weil die spinale Sympathikusaktivität mit Zunahme der Reize aller Art nicht vom Zentrum her gehemmt werden kann.

Zentrale Schweißsekretionsstörungen treten bei allen Querschnittslähmungen oberhalb Th 9–10 auf; den ganzen Körper betreffen sie als generalisierte Anhidrose bei Läsionen oberhalb Th 2, wobei zervikale Prozesse bis C 8/Th 1 auch ein Horner-Syndrom vom präganglionären Typ verursachen können und durch Vagusüberwiegen auch eine transitorische Bradykardie auftreten kann.

Äußere Erwärmung führt aber durch die Übernahme der Temperaturregulierung im Halsmark nicht mehr zur Hyperthermie, da die Temperaturregulation durch Schweißsekretion mit Verdunstung wieder möglich wird. In Spätstadien kann man ein Reflexschwitzen durch lokale Wärme, starke Blasenfüllung, Schmerzen oder elektrische Reize auslösen. Liegt die spinale Läsion bei Th 6–8, so kann in den supraläsionellen Regionen, also der ganzen oberen Körperhälfte eine kompensatorische Hyperhidrose in den ersten Monaten bestehen bleiben (Jörg 1992).

Neben schweren orthostatischen Hypotensionen als Folge der fehlenden reflektorischen Kontraktion der Gefäßmuskulatur bei Lagewechsel kann es durch Blasen- und Mastdarmlähmung sowie Kältereize zu paroxysmalen Blutdruckanstiegen kommen.

Es kommt zu automatischen Blasen- und Mastdarmentleerungen, da die lumbalen und sakralen autonomen Zentren von den supraspinalen Zentren abgekoppelt sind. Potenzstörungen bleiben bestehen, es kann aber zu unwillkürlichem Priapismus und Ejakulationen kommen.

Aufgrund der fehlenden vegetativen Regulation der Haut kann der zur Ischämie führende Druck von 50–60 mm Hg innerhalb von 6–12 h zu Dekubiteralulzera führen.

Die initiale Blasen- und Mastdarmlähmung entwickelt sich zu einer zentralen Paresenform mit Detrusor-Sphinkter-Dyssynergie oder reiner Detrusorhyperaktivität. Dies bedeutet, dass die Blasenkapazität durch die Tonussteigerung des M. detrusor vesicae vermindert und die reflektorische Blasenentleerung enthemmt ist – mit der Folge einer erhöhten Miktionsfrequenz. Zusätzlich kann eine Harn- und Stuhlinkontinenz ebenso auftreten wie bei tiefer sitzenden Läsionen (Meinecke 1990). Die Obstipation wird durch die sich entwickelnde Spastik des M. sphincter ani externus verstärkt.

Ein unteres Quadrantensyndrom mit Ausfall der vegetativen Funktionen Schweiß und Vasomotorik findet sich bei Läsionen der Segmente Th 8–L 2; der obere Intestinaltrakt ist bei Läsionen oberhalb Th 5–6 durch Unterbrechung der Leitungsbahnen für die Nn. splanchnici gelähmt.

Chronisch progrediente Querschnittsyndrome

Bei primär chronisch progredienten Querschnittsyndromen, beispielsweise bei spinalen Tumoren oder Syringomyelien sind neben primär spastischen Zeichen und querschnittförmigen Sensibilitätsstörungen je nach dem

Läsionsort Anhidrosen genauso zu erwarten wie initiale Hyperhidrosen.

Typisch sind:

- Reflektorische Blasen- und Darmentleerung mit Detrusor-Sphinkter-Dyssynergie bei Läsionen kaudal der Pons und kranial des Sakralzentrums und Detrusorhypo- oder akontraktionen bei Läsionen distal des Lumbalmarkes. Ist bei der reflektorischen Stuhl- oder Harnentleerung eine willkürliche Hemmung durch Kontraktion des M. sphincter externus nicht möglich, gehen Stuhl und Harn im Sinne einer reflektorischen Inkontinenz ab.
- Störung der Sexualfunktion
- Störung von Schweißsekretion und Piloarrektion
- Störung der Vasomotorik der Haut
- Zentrales Horner-Syndrom und passagere Bradykardie bei zervikalen Läsionen

8.3.3 Autonome Störungen bei speziellen spinalen Syndromen

Brown-Séquard-Syndrome haben typischerweise ipsilateral durch die Schädigung der im Seitenstrang absteigenden Sympathikusbahn eine Vasoparalyse mit Rötung und Hauterwärmung. Sie kann bei längerem Bestehen in eine Vasokonstriktion mit kalter blasser Haut übergehen. Homolateral ist auch das Schwitzen oft aufgehoben. Kontralateral sind im dissoziierten Hautgebiet keine vegetativen Störungen zu finden. Die Funktionen von Blase, Darm und Genitale bleiben wegen der bilateralen Innervation intakt. Läsionen in Höhe C 8–Th 1 können ebenso wie zervikale Läsionen ein ipsilaterales Horner-Syndrom verursachen.

Zentrale Rückenmarksyndrome (»central cervical cord syndromes«) kommen bei intramedullären Tumoren, beim Arteria spinalis anterior-Syndrom und bei der Contusio spinalis vor. Zervikale zentrale Prozesse weisen Paresen betont an den oberen Extremitäten (Diplegia brachialis) auf, die Entwicklung der Läsion der langen Bahnen ist absteigend entsprechend der somatotopischen Gliederung. Neben infraläsionellen Sensibilitätsstörungen für alle Qualitäten und dissoziierten Sensibilitätsstörungen in Höhe des intramedullären Prozesses finden sich eine Blasenlähmung mit spinaler Reflexblase und trophische Störungen bei Läsion der Seitenhörner oder der absteigenden Sympathikusbahnen.

Lumbalmarkläsionen: Eine Eigenreflexsteigerung ist eher selten, motorische Paraparesen und sensible Funktionsstörungen sind oft nicht von Läsionen der das Lumbalmark umziehenden oberen Cauda equina zu unterscheiden. Typisch sind aber Blasen- und Mastdarmlähmung. Bei tief sitzenden sogenannten Epikonusläsionen L 4–S 2 bleiben die Paresen meist schlaff; es kommt aber zu einer automatischen Blasen- und Mastdarmentleerung durch Erhalt des parasympathischen Sakralzentrums, die willkürlichen Blasen- und Mastdarmfunktionen sind jedoch ausgefallen.

Konus-Kauda-Läsionen: Konusläsionen entstehen durch Läsionen in Höhe LWK 1 und führen zu Blasen-Mastdarmlähmung mit anogenitaler Sensibilitätsstörung ab S 3; neben schlaffer Blasenlähmung durch Detrusor-Atonie mit Inkontinenz und Mastdarminkontinenz kommt es zu Impotenz und Ausfall des Analreflexes. Die Detrusor-Atonie führt akut zur Überlaufblase und im Verlauf zur autonomen Blase mit unterschiedlicher Aktivität der intramuralen Ganglien. Die Lähmung des Sphincter ani (S 3–4) führt zur Stuhlinkontinenz und klaffendem Anus und Ausfall des Anal- und Bulbokavernosusreflex. Erektionen sind ausgefallen, eine Orgasmusstörung besteht bei beiden Geschlechtern. Ejakulationen sind über das Lumbalzentrum des Sympathikus gesteuert und ausnahmsweise möglich; sie können retrograd ablaufen, da eine Schwäche des M. sphincter vesicae besteht. Paresen im Bereich der unteren Extremitäten finden sich ebenso wenig wie Sympathikus-Ausfallsyndrome, entsprechend sind auch die SSR der Füße ungestört.

Konus- und Kauda-equina-Läsion: Zum Konussyndrom treten schlaffe Paresen der Beine sowie dort lokalisierte Sensibilitätsstörungen ohne weitere autonome Störungen der Haut hinzu. Betroffen sind meist die Kennmuskeln ab L 3–S 1. Die Stuhl- und Harninkontinenz entsteht durch den kombinierten Ausfall der parasympathischen Kerngebiete und der Ursprungszellen des N. pudendus, der die willkürlichen Schließmuskeln innerviert. Erektion und Ejakulation sind bei einer Zerstörung der präganglionären parasympathischen Fasern und der entsprechenden Motoneurone ausgefallen.

Kauda-equina-Syndrom: neben schlaffen Paresen und Sensibilitätsstörungen ab L 4 bestehen Blasen- und Mastdarminkontinenz mit Areflexie des Detrusors und Ausfall der willkürlich kontrollierten Blasen- und Darmentleerung. Der Analreflex ist meist ausgefallen. Besteht bei einem medialen Diskusprolaps die akute Kaudalähmung mehr als 6–8 h, kann die schwere Stuhl- und Harnentleerungsstörung meist trotz operativer Entlastung nicht mehr rückgängig gemacht werden.

Radikuläre Syndrome: Als Sympathikusreizsyndrom sind die Reizmydriasis bei C 8 oder Th 1-Läsionen selten zu beobachten. Kommt es zu schweren Wurzelschädigungen bei C 8 oder Th 1, findet sich auch der periphere Horner. Ist nur die Wurzel Th 3–4 durch ein Bronchialkarzinom der Lungenspitze komprimiert, ist ein oberer Sympathikusquadrantenausfall ohne Horner typisch.

8.3.4 Therapeutische Strategien bei Querschnittsyndromen

Spinaler Schock

- Arterielle Hypotonie und Bradykardie sprechen gut auf Katecholamine und Volumen an (z. B. Orciprenalin (Alupent 0,5 mg s. c. oder i. v. bei Bedarf); oral 20 mg alle 4 h); bei rezidivierenden Asystolien durch Querschnitte oberhalb Th 6 ist ggf. ein Demandschrittmacher indiziert. Die akute arterielle Hypotonie kann die Ischämie eines komprimierten Myelons verstärken und muss akut mit Volumengabe behandelt werden, zumal auch ein vorübergehender Verlust der spinalen Durchblutungs-Autoregulation besteht.
- Akutes Lungenödem durch akuten Querschnitt oberhalb C 7: genaue Bilanzierung mit Flüssigkeitsrestriktion
- Keine Lageveränderungen wegen ausgeprägter Orthostasegefährdung
- Magensonde bei Magenatonie zum Schutz vor Ruptur
- Detrusorareflexie: intermittierende Katheterisierung; Parasympathikomimetika (Carbachol)
- Intestinale Atonie: Parasympathikomimetika (Prostigmin, Neostigmin)

Akute autonome Hyperreflexie

- Vorsicht vor allen auslösenden Reizen wegen ihrer Sympathikusaktivierung keine Blasenüberdehnung, Zystitistherapie, keine Irritationen des Darmes durch Ileus, Koliken, Vermeidung von Rektoskopie etc.
- Spinale Reflexblase: Triggern der Blasenentleerung durch Provokation von reflektorischen Detrusorkontraktionen (rhythmisches Klopfen) alle 3–5 h. Bei Gelingen ist der Patient in den Zwischenzeiten kontinent. Ggf. Parasympatholytika gegen die Detrusorhyperreflexie, α-Sympatholytika gegen den erhöhten Tonus des M. sphincter internus und Antispastika gegen den erhöhten Tonus des M. sphincter externus.
- Bei kompletter neurogener Läsion oberhalb des sakralen Blasenzentrums mit Versagen der medikamentös-konservativen

Therapie Schrittmacher-Implantation zur sakralen Stimulation der Motoneurone der Harnblase (Kontinenzraten reichen bis 85 %) (Jörg et al.1998).

8.4 Rückenmarkerkrankungen mit autonomen Symptomen

8.4.1 Zirkulationsstörungen des Rückenmarks und Spinalraumes

Rückenmarkischämien

Das Häufigkeitsverhältnis zwischen zerebralen und spinalen Ischämien liegt bei unter 10 : 0,3 und hängt vom Einzugsgebiet der Klinik und der Aktivität der Herz- und Aortenchirurgie ab (Jörg 1992). Im Gegensatz zum Gehirn sind spinale ischämische Attacken als Vorboten von akuten Myelomalazien eine Ausnahme und sollten eher an angiomatöse Fehlbildungen oder Anzapfphänomene beim Leriche-Syndrom denken lassen.

Ätiologie: Symptomatische Ursachen, z. B. durch Gefäßkompression eines Diskusprolaps oder Tumors, müssen ebenso bedacht werden wie Stealsymptome bei Angiomen, Gerinnungsstörungen oder Arteriitis-Folgen. Arterioskleroseursachen spielen spinal nur eine untergeordnete Rolle. Beim A. radikularis-Syndrom muss auf Erkrankungen der abdominellen Aorta besonders geachtet werden.

Klinik: Die Art der Symptomatik, insbesondere der autonomen Störungen, hängt vom betroffenen Gefäßareal des Rückenmarks ab. Man unterscheidet vier persistierende Rückenmarkischämien:

1. A. spinalis anterior-Syndrom
2. A. sulcocommissuralis-Syndrom
3. Syndrom der A. radicularis magna
4. Syndrom der A. spinalis posterior

Das A. spinalis anterior-Syndrom ist am häufigsten und beginnt in 50 % der Fälle mit Schmerzen, überwiegend im Rücken und mit gürtelförmigem Charakter. In Minuten bis wenigen Stunden löst eine spinale Ausfallsymptomatik die Schmerzen ab, die Symptomatik bestimmt sich aus der Ursache der betroffenen A. spinalis anterior und der spinalen Höhe. Typisch sind akut sich entwickelnde schlaffe Para- oder Tetraparesen mit dissoziierten Sensibilitätsstörungen ab der Höhe des betroffenen Segmentes, Sphinkterstörungen und Retentionszeichen für Blase und Darm sowie Potenzstörungen und schlechte Hautdurchblutung in den paretischen Körperpartien. Im Verlauf entwickelt sich aus dem spinalen Schocksyndrom (▶ Akute Querschnittsyndrome) eine Spastik der Beine, nur auf Höhe der betroffenen Vorderhorn- und Hinterhornneurone bleibt eine schlaffe Parese mit Muskelatrophien bestehen.

Das A. sulcocommissuralis-Syndrom weist wegen des alleinigen Betroffenseins der vorderen Zweidrittel nur einer Rückenmarkhälfte überwiegend keine Blasen- und Darmstörungen auf, klinisch imponiert ein Brown-Séquard-Syndrom unter Aussparung der Hinterstränge. Auch beim A. spinalis posterior-Syndrom kommt es nicht zu autonomen Störungen.

Das A. radikularis magna-Syndrom kommt oft durch eine Affektion der Adamkiewcz'schen Arterie zustande und zeigt eine globale Myelomalazie des unteren Thorakal- und gesamten Lumbalmarkes. Neben einem sensomotorischen Querschnitt sind die akute Blasen- und Stuhlretention, ggf. mit Priapismus, und trophische Störungen an den unteren Extremitäten typisch.

Vaskuläre Myelopathien wurden in der Vor-MRT-Zeit sicher zu häufig diagnostiziert; die beschriebene klinische Symptomatik mit langsam progredienter Paraspastik, schlaffen Handparesen und Blaseninkontinenz als Folge einer Detrusorhyperreflexie dürfte zumindest nicht nur spinal sondern auch, wenn nicht eher, zerebral durch Affektion des frontalen Blasenzentrums und der an den Vorderhörnern entlangziehenden Pyramidenbahnen zu erklären sein. Das MRT mit dem Bild einer subkortikalen arteriosklerotischen Enzephalopathie (SAE) ist Bestätigung dieses Hydrozephalus malresorptivus-ähnlichen klinischen Syndroms, andererseits zeigen sich nicht selten auch Rückenmarkatrophien betont im Thorakalbereich, die Folge einer spinalen Mikroangiopathie, nicht aber Folge einer zervikalen spondylogenen Myelopathie sein könnten.

Komplikationen wie Dekubitus, Zystopyelitis, Pneumonien oder Thrombosen ggf. mit Lungenembolien sind bei allen Rückenmarkischämien zu beobachten, bei dem A. radikularis magna-Syndrom aber am häufigsten, da hier das Querschnittsyndrom am stärksten ausgeprägt ist.

Prognose: Motorische Ausfälle bilden sich besser als sensible oder vegetative Ausfälle zurück, die schlechteste Rückbildungstendenz zeigen die Genitalfunktionen. Der zunächst oft gestörte Menstruationszyklus normalisiert sich meist wieder. Immer ist die Besserung deutlich schneller bei Jüngeren zu beobachten. Remyelomalazien sind im Gegensatz zu zerebralen Reinfarkten eine Rarität – wir fanden sie nur bei einem von 36 Patienten.

Rückenmarkangiome mit Durafisteln

Bei diesen intra- und extramedullären, intraduralen Gefäßmissbildungen entstehen die Symptome durch direkte raumfordernde Kompressionen, Steal-Effekte, Ischämien durch Thrombosierungen in den Rückenmark- oder Angiomgefäßen sowie Gefäßrupturen mit primär spinaler Subarachnoidalblutung oder epiduralen Hämatomen. Männer in den mittleren Lebensdezennien sind am häufigsten betroffen.

Führende Symptome sind lumbosakrale Wurzelreizsyndrome, chronisch progrediente medulläre Syndrome, undulierende, d. h. pseudoschubartige spinale Ausfallsyndrome oder seltener auch akute Rückenschmerzen mit eher blanden Querschnittsyndromen. Ein Auf und Ab der Symptomatik auf gleichem Rückenmarkniveau ist typisch, die Sensibilitätsgrenze liegt entsprechend der Angiomlokalisation dorsal epidural meist thorakolumbal. Blasenstörungen treten auffallend früh auf und sind ebenso häufig wie Sensibilitätsstörungen. Koch et al. (2004) fanden bei 67 Patienten mit arteriovenösen Fisteln häufig eine Blaseninkontinenz bei erhaltenem oder fehlendem Füllungsgefühl, einen imperativen Harndrang und fehlende Sphinkterkontrolle.

Diagnostisch helfen Angio-MRT und letztlich die selektive spinale Angiografie am schnellsten weiter und erlauben insbesondere bei arteriovenösen Durafisteln zwischen radikulären Arterien und perimedullären Venen eine endovaskuläre Embolisation (Koch et al. 2004). Nicht selten muss die operative Exzision der Embolisierung oder Bestrahlung vorgezogen werden.

Spinale Blutungen

Häufigste Ursachen der insgesamt sehr seltenen Blutungen sind Gefäßmissbildungen, Störungen der Gerinnung oder Traumen. Klinisch imponieren sie wie spinale Raumforderungen, die epidurale Lokalisation kommt nicht ganz so selten vor wie subdurale, subarachnoidale oder intramedulläre Blutungen.

Epidurale und subdurale Hämatome imponieren klinisch durch akute, heftigste, radikulär ausstrahlende Schmerzen in Höhe der

Blutung, aus der sich innerhalb weniger Stunden ein komplettes Querschnittsyndrom entwickelt. Bei der bevorzugten Lokalisation zwischen BWK 10 und LWK 1 sind sensomotorische, schlaffe Paraparesen, Blasen- und Mastdarmstörungen sowie ein lokaler Spontan- und Klopfschmerz typisch. Die Prognose wird von der Ursache und der Dauer der Ausfälle bis zur Operation bestimmt.

Spinale Subarachnoidalblutungen erfolgen aus intraduralen Gefäßmissbildungen, werden aber auch bei Ependymomen im Bereich der Kauda equina beobachtet. Klinisch stehen die meningealen Reizsyndrome mit Meningismus und beidseitigem Lasegue initial neben dem akuten Rückenschmerz ganz im Vordergrund.

Hämatomyelien zeigen Blutungen über mehrere Segmente mit bevorzugter Zerstörung des Rückenmarkgraues und um den Zentralkanal herum. Klinisch imitieren sie das Bild eines A. spinalis anterior-Syndromes. Als Restsymptom kann ein Syringomyelie-Syndrom zurückbleiben.

Strahlenmyelopathie

Sie sind Folge der Überschreitung der Rückenmarktoleranzdosen, seien es nun konventionelle Röntgenstrahlen oder schnelle Elektronen. Heute sind Strahlenmyelopathien seit Jahren nicht mehr zu beobachten, da streng darauf geachtet wird, dass das Rückenmark entweder nicht im Bestrahlungsfeld liegt oder aber bei Bestrahlung von spinalen Astrozytomen eine Bestrahlung des benachbarten Rückenmarks von über 40 Gy vermieden wird. Die Latenz zwischen Bestrahlungsende und Auftreten erster spinaler und radikulärer Symptome beträgt selten mehr als 12–16 Monate.

Caisson- oder Dekompressionskrankheit

Sie tritt bei jeder Art zu schneller Dekompression auf, sei es bei Tauchern durch zu schnellen Übergang vom erhöhten Druck zum atmosphärischen Druck mit dem Auftauchen oder bei Flugzeugzwischenfällen mit zu schnellem Druckabfall in Höhen über 6.000 m. Die sich entwickelnden Gasembolien nach dem Prinzip der geöffneten Seltersflasche – überwiegend Stickstoff – treten im Gewebe und Gefäßsystem auf, da sie nicht schnell genug abgeatmet werden können. Fett- und lipoidhaltige Substanzen – also Knochen und das ZNS – sind wegen ihres erhöhten Absorptionsvermögens bevorzugt betroffen.

Klinisch imponieren zunächst Hautjucken und Knochenschmerzen, im Verlauf kommt es zu Erstickungsanfällen, Synkopen und Querschnittsläsionen mit vaskulärem Charakter.

Therapeutisch ist die sofortige Rekompression auf Ausgangsdruckwerte lebensrettend. So lange diese Möglichkeit nicht besteht, ist die Beatmung mit 100 % O_2 indiziert.

8.4.2 Tumoren und andere Raumforderungen im Spinalkanal

Die chronisch progrediente Symptomatik ist für alle raumfordernden Prozesse im Spinalraum sehr ähnlich, entscheidend ist wegen der somatotopischen Gliederung des Rückenmarks aber immer, ob sich der Prozess primär intramedullär oder extramedullär entwickelt.

Tumoren im Wirbelkanal

Man unterscheidet zwei Krankheitsgruppen:

1. Tumoren des Myelons, der Meningen oder Nervenwurzeln
2. Tumore der Wirbelsäule (primär oder sekundär)

Die Inzidenz der spinalen Tumore liegt bei 3–10/100.000 Einwohner, die Lokalisation ist in 50 % thorakal und in 25 bzw. 20 % lumbal bzw. zervikal. Neurinome, Meningeome und Gliome machen ca. 60 % aller Tumore aus, wenn man die große Nittner-Studie (1984) mit 4.885 Patienten zugrunde legt. Aus heutiger Sicht sind dabei aber sicher die epidural wachsenden Metastasen unterrepräsentiert.

Die Hälfte der spinalen Tumoren sitzt intradural-extramedullär und verursacht dadurch eine von den Beinen aufsteigende Symptomatik, z. B. eine Beinspastik mit epikritischer Sensibilitätsstörung der Füße.

Die in ca. 30 % extramedullär wachsenden Tumoren sind Metastasen, seltener Sarkome oder Plasmozytome. Das Zahlenverhältnis von 2 : 5 : 3 entspricht der Topik intramedullär : intradural : extradural. Im Kindesalter überwiegen Missbildungstumoren (Dermoide, Lipome) und die vom Sympathikus ausgehenden Ganglioneurome und Sympathikoblastome, im Senium die Metastasen (Byrne und Waxman 1990).

Klinik: Schmerzen sind in 60 % der Fälle das erste Krankheitszeichen und oft nachts betont, wobei intramedulläre Tumoren funikuläre Schmerzen verursachen, Wurzelschmerzen dagegen bei extramedullären Tumoren typisch sind.

An zweiter und dritter Stelle folgen motorische und sensible Störungen, wohingegen vegetative Störungen mit Bevorzugung der Blasen-Darm-Funktion an letzter Stelle folgen. Bei extramedullären Prozessen sind aufgrund der somatotopischen Gliederung der Rückenmarkbahnen die Sensibilitätsstörung ebenso wie die spastischen Symptome von den Füßen her aufsteigend, bei intramedullären Prozessen ist es umgekehrt. Im Endstadium ist die Tumorhöhe durch den sensomotorischen Querschnittsbefund mit segmentaler Grenze und die gestörte Blasen-, seltener auch Darmfunktion definiert.

Tumoren im kranio-zervikalen Bereich zeigen erst im Endstadium auch Blasen-Darmstörungen; bei zervikal lokalisierten Tumoren weist ein Horner-Syndrom auf eine Lokalisation bei C 8/Th 1 oder im Centrum ciliospinale hin. Thorakale Tumoren verursachen Interkostalneuralgien, nicht selten aber auch Abdominalneuralgien, die als Eingeweide- oder Organschmerzen fehlgedeutet werden.

Stehen Sphinkter- und Potenzstörungen zusammen mit schlaffen Paresen im Vordergrund, ist die Lokalisation lumbosakral. Bei hoher Kaudaläsion können Analreflex und Sphinktertonus erhalten bleiben, bei Konusprozessen mit dem Bild der Reithosenanästhesie ist der Analreflex ausgefallen und der Sphinktertonus schlaff.

Intramedulläre Tumoren

Als primäre intramedulläre Geschwülste gelten Gliome, Ependymome und die seltenen Hämangioblastome, zu den sekundären Tumoren zählen Missbildungstumore, Zysten, Neurinome, Parasiten, entzündliche Granulationen, Metastasten, leukämische Infiltrate sowie Angiome.

Die Hauptlokalisation der Gliome ist zervikal und thorakal; sie wachsen ebenso wie die häufigen, vom Ependym des obliterierten Zentralkanals ausgehenden Ependymome im Hinterstrangfeld des Rückenmarks, also in der dorsalen Schließungsrinne in Längsausdehnung.

Klinik: die Sensibilitätsstörungen entwickeln sich absteigend und sind in Höhe des Tumors oft dissoziert und von Vorderhorn-Symptomen begleitet. Gürtelförmige, radikuläre Schmerzen treten im Gegensatz zu den initialen funikulären Schmerzen erst im Endstadium auf.

Extramedulläre, intradurale Tumoren

Die Hälfte aller spinalen Tumoren liegt intradural und extramedullär; in über 90 % sind es zu etwa gleichen Teilen Neurinome und Meningeome, der Rest sind Lipome, Angiome, Melanome oder eine Meningealkarzinosen.

Klinik: Initial sind segmentale Schmerzen oder Parästhesien typisch, rasch progrediente

Querschnittsyndrome sind bei den benignen Tumoren die Ausnahme, bei Malignomen oder vaskulären Dekompensationen aber typisch.

Über Blasenstörungen klagen nur bis zu 10% der Meningeompatienten (Jörg 1992). Neurinome gehen von den Schwann-Zellen der Nervenwurzeln aus und liegen vorwiegend dorsolateral. Bei beiden Tumortypen kommt es durch die gute Kompensation des Rückenmarks erst spät zu spinalen Kompressionssyndromen mit Blasen- und Darmstörungen.

Gangliozytome treten als Fehlbildungstumore besonders im Kindesalter auf, können mit Spina bifida oder Syringomyelie kombiniert sein und sind besonders lumbosakral lokalisiert. Sie gehen meist vom Grenzstrang aus und wachsen sanduhrförmig in den Spinalkanal.

Extradurale Tumoren

Metastasen sind deutlich häufiger als Sarkome oder Plasmozytome; Träger von Sarkomen und Neuroblastomen sind hauptsächlich Kinder oder Jugendliche. Die Metastasen sitzen meist im Wirbelkörper oder Paravertebralraum, sehr selten auch primär epidural. Intraspinale extradurale Granulombildungen als Folge von intrathekal liegenden Morphin-Kathetern sind sehr selten, wir konnten dies nur einmal beobachten (Fischer et al. 2004).

Lokale Schmerzen entstehen bei Wirbelsäulenmetastasen durch Affektion von Knochenkortex und Periost; sie sind typischerweise im Liegen am ausgeprägtesten und verstärken sich beim Valsalvamanöver, wenn eine epidurale Ausdehnung besteht. Die Rückenmarksymptomatik bestimmt sich aus dem Ort der Kompression – ventral, dorsal oder lateral –, alleinige Sphinkterstörungen kann man bei Befall der BWK 10–12 beobachten. Selten geht der Tumorsymptomatik ein Herpes zoster im Dermatom der Myelonkompression voraus.

Von den primären Knochentumoren sind die benignen wie Hämangiome oder Osteoblastome seltener als die Osteosarkome, Chondrosarkome oder Myelome. Klinisch imponieren insbesondere Rückenschmerzen in der Nacht; auch radikuläre Schmerzen sind neben einer Druckschmerzhaftigkeit sowie eingeschränkter Wirbelsäulenbeweglichkeit ein typisches Frühsymptom.

Zu den Kaudatumoren zählen besonders die Missbildungstumore (Dermoide, Teratome), aber auch Neurinome, Chordome, Ependymome und Metastasen. Klinisch sind sie von einem Elsberg-Syndrom, d. h. einer chronischen Polyneuropathie der Kauda equina, abzugrenzen.

Nichtneoplastische Rückenmarkkompression oder lumbosakrale Raumforderung

Pathogenetisch stehen knöcherne Veränderungen – sei es degenerativ, traumatisch oder entzündlich – an erster Stelle; selten kommen Zysten im Spinalraum oder seltene Knochen-Erkrankungen wie Spondylitis, Morbus Paget oder Polyarthritis infrage.

Zervikale Myelopathie

Bei den akuten Verläufen sind diskogene Ursachen (bes. Prolaps), bei den chronischen Verläufen mehr knöcherne Randleisten verantwortlich, sodass man dann von einer spondylogenen oder vertebragenen Myelopathie (ZSM) spricht.

Bei den *akuten, diskogenen Myelopathien* sind die Segmente HWK 5–7 am häufigsten betroffen und gehen oft auch mit einer radikulären Kompressionssymptomatik einher. Klinisch imponieren ein akuter Tortikollis (»Zervikalsyndrom«) mit Bewegungsschmerz sowie radikuläre und medulläre Reiz- oder Ausfallsyndrome, letztere meist wegen der mehr lateralen Kompression im Sinne eines versteckten inkompletten Brown-Séquard-Syndromes. Mehr mediane, zervikale Protrusionen oder Prolapse können ein A. spinalis anterior-Syndrom verursachen. Nur wenn ein ganz medianer Prolaps vorliegt, geht das meist inkomplette Querschnittsyndrom ohne Schmerzen und mit Blasenstörungen einher.

Spondylogene zervikale Myelopathien (ZSM) sind pathogenetisch Folge morphologischer und dynamischer Faktoren. Morphologisch sind degenerative Veränderungen deutlich häufiger als die rheumatoide Arthritis. Ein positives Lhermitte-Zeichen ist öfter zu beobachten als radikuläre Schmerzen. Klinisch unterscheidet man vier Syndrom-Bilder:

1. Para- oder Tetraspastik
2. ALS-Typ mit atrophischen Paresen an den oberen Extremitäten
3. Brown-Séquard-Typ
4. Sensomotorisches Querschnittsyndrom

Blasenstörungen treten bei der ZSM ebenso wie komplette sensomotorische Querschnittsyndrome selten und dann auch erst im Spätstadium auf. Wir fanden sie bei einer Nachuntersuchung von 15 Patienten nur in drei Fällen (Jörg 1974). Ebenso sind Darm- oder Potenzstörungen die Ausnahme. Bei lateralen Kompressionen der C 8-Wurzel konnten wir einmal ein Horner-Syndrom beobachten; Schweißstörungen sind aber nicht zu erwarten. Differenzialdiagnostisch ist an eine virale Myelitis, eine ALS, die spinale MS oder den Hydrozephalus malresorptivus internus zu denken.

Instabilitäten des atlantoaxialen Gelenks im Rahmen einer Polyarthritis gehen in der Anamnese mit passageren Tetraparesen und Okzipitalschmerzen durch die Läsion der C 2- und C 3-Wurzel einher. Letztlich führt dann aber die Densinstabilität zu bleibenden Tetraparesen, zervikalen sensiblen Ausfällen, kardiorespiratorischen Störungen und kaudalen Hirnnervensymptomen.

Myelopathie bei thorakaler Stenose oder Diskusprolaps

Diese Myelopathie spielt im Vergleich zur HWS und LWS nur eine geringe Rolle; so kommen auf 1.000 lumbale Diskusprolapse nur ein thorakaler Prolaps. Im Gegensatz zum sehr seltenen Syndrom des engen thorakalen Spinalkanals mit im Vordergrund stehender spastischer Gangstörung kann beim lateralen Diskusprolaps eine Interkostal- oder Abdominalneuralgie vorausgehen, mediane Prolapsbildungen verursachen primär eine akute schlaffe Paraparese, bei subakutem Verlauf eine Paraspastik mit Detrusor-Hyperreflexie.

Myelopathie bei Spondylitis oder Diszitis

Der zeitlich enge Zusammenhang zu einer Diskusoperation, Diskografien oder Nukleotomien ist eindeutig, Entzündungszeichen sind typisch. Nur bei der tuberkulösen Spondylitis kann es schnell zu deutlicher Gibbusbildung (Pott-Krankheit) kommen.

Epiduraler Abszess

Der akute, sehr starke Rückenschmerz, die massiven Entzündungszeichen und das in Höhe des lokalen Klopfschmerzes sich entwickelnde spinale Kompressionssyndrom sind typisch und veranlassen eine schnelle Antiobiotikagabe mit operativer Entlastung.

Myelopathie und Radikulopathie bei anderen Wirbelsäulenaffektionen

Als Ursache kommen Wirbelhämangiome, Kyphoseskoliosen auf dem Boden der Osteoporose, Densfrakturen, die Spondylarthritis ankylopoetica (SAP) mit Subluxationen atlantoaxial, der Morbus Paget – die Ostitis deformans kann zu einer Spinalkanalstenose führen – und die Spondylolisthesis infrage. Letztere ist in Höhe L 5–S 1 betont zu finden und allenfalls Mitursache von einem Syndrom des engen lumbalen Spinalkanals (▶ Syndrom des engen lumbalen Spinalkanals).

Zysten im Spinalraum oder Parasitosen

Arachnoidalzysten sind meist asymptomatisch, intramedulläre Zysten wirken bei der Syringomyelie raumfordernd (▶ Degenerative und heredodegenerative Erkrankungen). Extradurale Zysten sind meist Zeichen einer dysraphischen Fehlbildung und können bei Manifestation in der BWS selten bewegungsabhängige Symptome bewirken.

Parasitosen sind nur selten raumfordernd wirksam; in der Literatur beschrieben sind Echinokokkosen, Zystizerkosen und die Bilharziose mit der Schistosomiasis (Grote 1986).

Syndrom des engen lumbalen Spinalkanals

Dieses meist Männer über 60 Jahre betreffende Syndrom ist durch eine positionsabhängige ein- oder beidseitige Lumbischialgie, auch intermittierende Dysbasie genannt, gekennzeichnet. Der neurologische Befund ist im Stadium der Claudicatio-Schmerzen unauffällig, später können intermittierende Paresen hinzukommen, Blasen-Darmstörungen findet man nur ausnahmsweise.

8.4.3 Entzündliche Rückenmarkerkrankungen

Myelitis und ihre Sonderformen

Myelitiden sind im Rahmen der MS zweifellos am häufigsten zu beobachten und können sich dann transversal als »Myelitis transversa« als auch aufsteigend entwickeln. Von ihr ist besonders die akute Myelitis primär viraler Genese oder para- bzw. postinfektiös abzugrenzen.

- *Akute Myelitis (idiopathisch, primär viral, para- oder postinfektiös, postvakzinal)*: der gürtelförmige akute Rückenschmerz in Verbindung mit einem fieberhaften Infekt steht am Beginn, danach treten innerhalb weniger Tage Para- oder Tetraparesen mit segmental begrenzten Hyp- bis Anästhesien auf. Da thorakale Querschnittsyndrome – teilweise mit radikulärer Ausbreitung als Myeloradikulitis – am häufigsten sind, kommt es auch zu Blasen- und seltener auch Darmentleerungsstörungen (Schnorpfeil et al. 1996). An den unteren Extremitäten sind trophische Störungen mit Anhidrose und Vasodilatation der Hautgefäße gelegentlich so stark, dass die erhöhte Gefahr von Dekubitalulzera gegeben ist. Akute Bilder einer Myelitis ascendens können eine Landry-Paralyse imitieren, eine Ausbreitung zum Hirnstamm kann zu Atemregulationsstörungen und Kreislaufdysregulationen führen.
- *Myelitis transversa bei Multipler Sklerose*: querschnittsförmige Sensibilitätsstörungen ohne vorangehenden grippalen Infekt treten am häufigsten auf und werden von imperativem Harndrang begleitet, seltener kommt es auch zu Paraparesen oder größeren Restharnbildungen. Untersuchungen von Liquor erlauben eine Abgrenzung von einer primär viralen oder bakteriellen Myelitis, die MS-Zuordnung gelingt meist mithilfe einer MRT sowie den evozierten Potenzialen SEP, VEP und MEP. Yokota (1991) fand bei seinen Patienten mit sicherer MS in 78 % pathologische SSR und damit eine fast so hohe Inzidenz pathologischer SSR wie bei den VEP und SEP.
- *Morbus Behçet*: die Stomatitis aphthosa zusammen mit der Iridozyklitis, Uveitis und Ulzera am Genitale können bei Auftreten von Enzephalitis- oder Enzephalomyelitis-Symptomen zur richtigen Diagnose führen, reine Myelitis-Bilder sind dabei aber eine Rarität. Da pathogenetisch eine systemische Vaskulitis diskutiert wird, werden Kortikoide erfolgreich eingesetzt.

- *Neuromyelitis optica (Devic-Erkrankung):* Diese akut einsetzende Markscheidenerkrankung zeigt oft das schwere Bild einer akuten aszendierenden Halsmark-Myelitis in Kombination mit beidseitiger Optikusneuritis, sodass es zu schweren sensomotorischen Tetraparesen mit Ateminsuffizienz und beidseitiger Amaurose kommt.
- *Erregerbedingte Myelitis (Bakterien, Pilze, Parasiten):* Viren befallen bevorzugt die graue Substanz, bakteriell verursachte Myelitiden sind selten und können durch Abszedierung – z. B. als Tuberkulome oder Staphylokokkenabszesse – auch einmal raumfordernd wirken (▶ Nichtneoplastische Rückenmarkkompression oder lumbosakrale Raumforderung). Bei der *Borrelienradikulitis* im Stadium 2 sind Ausbreitungen zum Myelon im Sinne einer Myeloradikulitis selten zu beobachten; Myelitisbilder im 3. Stadium der Lyme-Borreliose sind im Rahmen der chronisch-progredienten Enzephalomyelitis typisch (Jörg 1992). Die Arbeitsgruppe um Ackermann (Leßmann et al. 1989) hat eine lebensbedrohliche Enzephalo-Myelitis im zweiten Stadium beschrieben. *Parasiten* verursachen nur selten Myelitiden; wir selbst sahen eine akute Toxoplasmose-Myelitis mit vorübergehendem kompletten Querschnittsyndrom ab Th 6 bei einem 20-jährigen Mann, der im Stadium des spinalen Schocks neben der schlaffen Paraparese auch eine Überlaufblase sowie eine Anhidrose der unteren Extremitäten aufwies. Diese ging unter Sulfonamidtherapie gut zurück, entsprechend wurden die SSR der Fußsohlen wieder evozierbar (▶ Abb. 8.1). Eine *Myelitis granulomatosa* ist typisch beim Morbus Boeck und verläuft in Schüben wie bei der MS oder dem Morbus Behçet.

Poliomyelitis anterior acuta (Heine-Medin-Erkrankung)

Die Enteroviren mit ihren drei Virustypen Brunhilde, Lansing und Leon verursachen eine Erkrankung in fünf Stadien, wobei in 90 % das Krankheitsbild nur die febrile Vorkrankheit zeigt. Nur in 1–2 % kommt es zu paralytischen, asymmetrischen Manifestationsformen. Da das Virus das 2. Motoneuron befällt, sind Sensibilitätsstörungen ebenso wie vegetative Störungen nur ausnahmsweise zu beobachten. Schwere Defektsyndrome sind die Folge (Jörg und Schlegel 1985).

Herpes zoster (Poliomyelitis posterior)

Der Zoster ist eine Erkrankung des primären sensiblen Spinalganglions, die Miterkrankung des Rückenmarks durch Befall der Hinterhörner ist aber fast die Regel, da das Varizellenvirus sowohl anterograd entlang dem Axon bis zur Haut als auch retrograd über das Hinterhorn in das Rückenmark wandert. Ein Übergreifen auf die Seiten- oder Vorderhörner ist aber die absolute Ausnahme.

Im segmental begrenzten Bläschenareal kommt es zu Hyp- und Hyperästhesien. Seltener sind im betroffenen Areal Reflexabschwächungen und Paresen zu beobachten. Zosterneuralgien kommen im Verlauf dazu. Schweißsekretionsstörungen oder andere segmentale trophische Störungen sind nicht zu erwarten, da sowohl Seitenhorn als auch Vorderwurzel nicht betroffen sind.

Raumfordernde entzündliche Spinalraumprozesse

Ätiologisch stehen bakterielle Ursachen ganz im Vordergrund, seltener sind Pilze, Parasiten, Traumafolgen oder Meningitis-Folgen die Ursache.

Abszedierungen sind selten intramedullär oder subdural, überwiegend aber epidural (▶ Nichtneoplastische Rückenmarkkompression oder lumbosakrale Raumforderung) und sie finden sich besonders im Thorakalabschnitt über mehrere Segmente. Das Querschnittsyndrom oder Konus-Kauda-Syndrom entwickelt sich subakut in Kombination mit meningealen Reizerscheinungen; die Akuität des hoch schmerzhaften Krankheitsbildes geht mit Fieber, Entzündungszeichen, Tachykardie und Weichteilschwellungen einher.

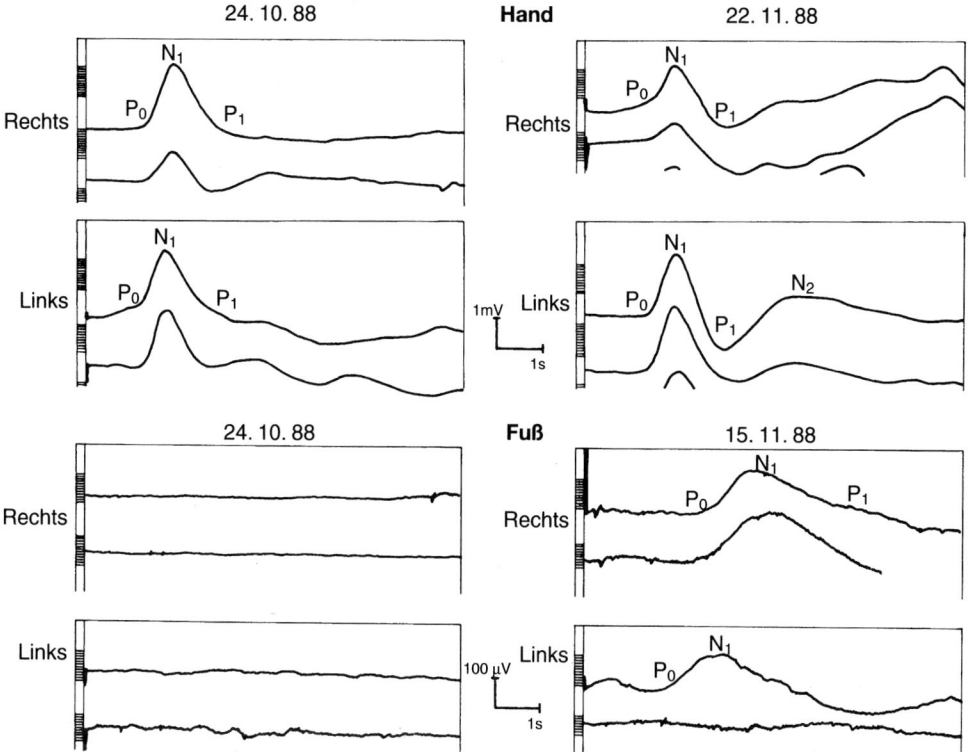

Abb. 8.1: SSR-Verlaufsuntersuchungen der Hände und Füße bei einer Toxoplasmose-Myelitis mit komplettem Querschnittsyndrom – motorisch, sensibel und vegetativ. Bei der Erst-Untersuchung fehlen die SSR der Füße, vier Wochen später sind die SSR verzögert nachweisbar (Quelle: Jörg 1992, S. 327. Abdruck mit freundlicher Genehmigung des Thieme Verlags).

Nur bei der Tbc, der spinalen Bilharziose oder Pilzinfektionen durch Cryptococcus neoformans oder Aspergillus ist ein blander, eher subfebriler Verlauf mit fehlender reflektorischer Wirbelsäulenfixation typisch.

Intramedulläre spinale Granulome oder Kauda-equina-Granulome sind selten bei Morbus Boeck, aber auch bei Morbus Bang, Tbc, Bilharziose oder Echinokokkose zu finden. Eosinophilie und spezifische Komplementbindungsreaktionen dienen zur diagnostischen Zuordnung, eine besondere klinische Symptomatik liegt erwartungsgemäß nicht vor.

Entzündliche Gefäßsyndrome des Rückenmarks

Die Arteriitis der A. spinalis anterior im Sinne einer luetischen Arteriitis ist ebenso wie die Periarteriitis nodosa, die Riesenzellarteriitis oder der Lupus erythematodes im Spinalraum außerordentlich selten und in der Frühphase schwer zu diagnostizieren. Durch Mitbefall anderer Organe wie Niere, Leber, Muskulatur, Zerebrum oder periphere Nerven lassen sich dann aber in Verbindung mit typischen Laborveränderungen diagnostische Zuordnungen treffen.

Lues und HTLV-Infektionen

Lues: von den beiden Lues-Sonderformen »Spastische Spinalparalyse« sowie »Gliedmaßen-Spastik mit atrophischen Paresen« (»Luetische Amyotrophie der oberen Extremitäten«) geht nur die spastische Spinalparalyse mit Blasenstörungen, nicht aber mit Sensibilitätsstörungen, einher, sodass die Differenzialdiagnose zur ZSM oder MS erschwert sein kann.

Die Lues zerebrospinalis tritt in der Tertiärperiode auf und zeigt sich als Endarteriitis, in Form von Granulomen (Gummata), einer Pachymeningitis spinalis hypertrophica oder unter dem Bild der luetischen Myelitis. Bei der Pachymeningitis ist im Verlauf das Fluktuieren der Symptomatik typisch.

Zur Metalues zählt neben der progressiven Paralyse die *Tabes dorsalis*, bei welcher sich neuropathologisch eine dorsale Meningoradikulitis mit entzündlicher Granulombildung im Bereich der Hinterstränge findet. Anamnestisch sind die lanzierenden Schmerzen, die Gangunsicherheit insbesondere bei Augenschluss und Parästhesien der Füße besonders typisch. Blasenstörungen und Impotenz kommen im Verlauf dazu.

Klinisch imponieren neben der spinalen Ataxie mit Störungen der Tiefensensibilität der unteren Extremitäten und Areflexie der Beine im autonomen Bereich eine große, atone Blase, Erektionsstörungen, eine reflektorische oder absolute Pupillenstarre (Argyll-Robertson-Phänomen) tapische Arthropathien mit schmerzlosen Spontanfrakturen, und ein »mal perforant du pied« als Folge trophischer Störungen (Critchley 1992).

Differenzialdiagnostisch sind die funikuläre Myelose, aber auch die Pseudotabes diabetica und alkoholica abzugrenzen, wobei insbesondere bei der diabetischen Polyneuropathie die vegetativen Störungen der Füße (trockene Fußsohlen) besonders typisch sind.

HTLV-Infektionen: es sind sowohl bei der HTLV-I-assoziierten Myelopathie als auch bei der HIV-Myelopathie bevorzugt die weißen Marklager betroffen.

Bei der HIV-Infektion spielen die opportunistischen Infektionen – an erster Stelle Toxoplasmose, Zytomegalie – im Gegensatz zu den primären Neuromanifestationen die Hauptrolle. Letztere verlaufen im Spinalraum in der Frühphase als HIV-Myelitis – oft in Kombination mit Fazialisparesen – und in der Spätphase als Aids-Myelopathie. Die Aids-Myelopathie ist als sogenannte vakuoläre Myelopathie eine primäre HIV-Myelopathie und zeigt die Kombination von spastischen Zeichen mit einer spinalen Ataxie, wie es auch für die funikuläre Myelose typisch ist. Es überwiegen hier aber die Spastik und die Blasenentleerungsstörung deutlicher als bei der B12-Mangel-Myelopathie. Unter hochdosierter antiretroviraler Therapie sind Remissionen möglich (Fernandez-Fernandez 2004).

Die HTLV-I-assoziierte Myelopathie (HAM) ist Folge einer Retrovirusinfektion und geht mit Gangstörungen, sensiblem Querschnittsbefund und Blasenstörungen einher. In den Tropen ist diese Erkrankung als »tropical spastic paraparesis« (TSP) beschrieben. Kortikoide oder Plasmapherese sind die Therapie der Wahl.

8.4.4 Degenerative oder angeborene Erkrankungen

Degenerative und heredodegenerative Erkrankungen

Motoneuronerkrankungen (SMA, ALS, Spastische Spinalparalyse)

Bei isoliertem Betroffensein des 1. oder 2. Motoneurons finden sich ebenso wenig autonome Störungen wie bei der Amyotrophen Lateralsklerose (ALS), bei der 1. und 2. Motoneuron gemeinsam betroffen sind. Gleichgültig, ob pathogenetisch eine Degeneration oder eine paraneoplastische Ursache vorliegt, immer ist für die Diagnose Spinale Muskelatrophie (SMA) oder ALS die Abwesenheit von autonomen Störungen und Sensibilitätsstörungen zu fordern (Kollewe et al. 2008).

SMA werden in ca. 80 % autosomal-rezessiv vererbt. Ursache des Motoneuronen-Untergangs ist ein Verlust oder eine Veränderung des sogenannten SMN1-Gens, welches zu einem Mangel des SMN-Proteins führt. Seit 2017 steht mit Nusinersen, einem Antisense-Oligonukleotid (ASO), das erste Medikament zur Behandlung der SMA zur Verfügung. Nusinersen mit dem Handelsnamen Spinraza muss intrathekal appliziert werden und zeigt besonders bei Kindern mit SMA-Typ 1 und Typ 2 beeindruckende Ergebnisse bei frühzeitigem Therapiebeginn (Wurster und Günther 2020).

Primäre autonome Insuffizienz (AI)

Die primäre AI kann selten relativ akut auftreten, heißt dann auch akute Pandysautonomie und betrifft alle parasympathischen sowie sympathischen Funktionen. Das Gesamteiweiß im Liquor ist meist erhöht. Bei der Mehrzahl ist die Entwicklung chronisch progredient mit Schwächegefühl, ungerichtetem Schwindel im Stehen, Horner-Syndrom und Blasenstörungen. Die Symptome entwickeln sich im mittleren oder höheren Lebensalter und zeigen oft auch Impotenz, Libidoverlust und Schweißsekretionsstörungen.

Differenzialdiagnostisch findet sich ein solches primäres Ausfallsyndrom des Sympathikus durch Degeneration der sympathischen Seitensäule des Rückenmarks im Rahmen der MSA. Es kommt zu einer fortschreitenden orthostatischen Hypotonie vom Typ der asympathikotonen Hypotonie (Jörg 1995). Die Patienten werden bettlägerig, da sie im Stehen aufgrund des Ausfalls der vasokonstriktorischen Reflexe sofort synkopal werden. Weitere Symptome sind eine generalisierte Anhidrose, ein Tonusverlust des Blasensphinkters und eine zentrale Atemregulationsstörung mit Schlaf-Apnoe-Syndrom.

Spinozerebelläre Ataxien

Am häufigsten ist die sich im Kindes- und Jugendalter manifestierende *Friedreich-Ataxie*. Die Degeneration der Hinterwurzeln und Hinterstränge erklärt die Zeichen der spinalen Ataxie, die Degeneration der Pyramidenbahnen und seltener der Vorderhornzellen führt zu der Kombination schlaffer und spastischer Paresen an den Beinen. Autonome Störungen gehören auch im Bereich des Friedreich-Fußes nicht zum Krankheitsbild.

Das *Roussy-Levy-Syndrom* zeigt Areflexie mit Gangstörungen und geringe Sensibilitätsstörungen, dagegen sind Tremor und Sphinkterstörungen typisch. Das seltene *Louis-Bar-Syndrom* ist als Ataxia teleangiectatica durch Teleangiektasien an der Haut und den Konjunktiven gekennzeichnet. Ausgeprägte Paresen können das Bild einer *neuralen Muskelatrophie* oder atypischen Friedreich-Erkrankung imitieren; autonome Störungen wären bei Betroffensein der C-Fasern am peripheren Nerven zu erwarten. Beim *Ross-Syndrom* findet sich die Trias einer Pupillotonie, Hyporeflexie und segmentalen Anhidrose; pathogenetisch wird eine Läsion postganglionärer cholinerger parasympathischer und sympathischer Nervenfasern vermutet (Mumenthaler et al. 2005).

Syringomyelie

Die Syringomyelie gehört als eine Form der Phakomatosen zum Kreis der dysgenetischen Störungen mit blastomatösem Einschlag. Als Fehlbildungskrankheit entwickelt sie sich oft auf dem Boden spinaler Fehlbildungen. Durch Gewebseinschmelzungen entsteht die über mehrere Segmente reichende, glattwandige Höhle. Pathogenetisch ist die degenerative Syringomyelie von der traumatischen Form als Folgekrankheit nach erlittener Contusio spinalis, von der Hydromyelie mit der alleinigen Aufweitung des Zentralkanals und der kommunizierenden Syringomyelie-Form abzugrenzen (Jörg 1992).

Klinisch kommt es im zweiten und dritten Lebensjahrzehnt zu meist zerviko-brachial lokalisierten, chronisch-intermittierenden Schmerzen. Bereits zu diesem Zeitpunkt erbringt die Untersuchung segmental begrenzte, dissoziierte Sensibilitätsstörungen als Folge der Läsion in Höhe der Commissura anterior und vegetativ-trophische Störungen an den oberen Extremitäten: Anhidrosen, ödematöse Schwellung der Hände und ein Horner-Syndrom sind typisch (▶ Abb. 8.2). Im Verlauf kommen eine Paraspastik, atrophische Paresen vom Vorderhorntyp und schmerzlose Arthropathien hinzu. Multiple Narben sind in analgetischen Hautbezirken typische Folgen nach unbemerkten Wunden.

Die Bildgebende Diagnostik zeigt begleitende Fehlbildungen wie eine Spina bifida; in der spinalen MRT sieht man die plurisegmental begrenzte Höhlenbildung, die auch zu einer Zerstörung des Tractus intermediolateralis und der Seitenhornneurone geführt hat.

Angeborene und frühkindlich erworbene Erkrankungen

Es handelt sich um unterschiedlich lokalisierte Rückenmarkschädigungen, wobei Art und Zeitpunkt der Noxe für den Schädigungsgrad von entscheidender Bedeutung sind. Zu unterscheiden ist die teratogenetische Determinationsphase in der 2.–10. Embryonalwoche und die Fetalzeit mit der Organentwicklung.

Fehlbildungen

Dysraphische Störungen, also spinale Verschlussstörungen durch eine Läsion in der Blastemzeit, weisen je nach Ausprägung ganz unterschiedliche Symptome auf. Die Spina bifida occulta verursacht nur selten Lumbalgien oder Blasenentleerungsstörungen. Demgegenüber gehen lumbale Meningozelen oder Myelomeningozelen selbst dann noch mit Blasen-Mastdarm-Störungen und Paraparesen einher, wenn sofort nach der Geburt eine operative Verlagerung und Deckung erfolgt ist. Zervikale Myelozelen zeigen die schwersten, meist querschnittsförmigen Ausfälle und gehen oft auch mit Fehlbildungen des Harntrakts, Spitzfüßen und Wirbelanomalien einher (Jörg und Schlegel 1985).

Dermalsinus und Diastematomyelien mit paariger Rückenmarkanlage an der unteren BWS zeigen oft keinerlei Ausfälle; so fanden Scatliff et al. (1989) auffälligerweise bei 25 Patienten mit Diastematomyelie trotz Paresen der Beine in keinem Fall Blasenstörungen. Wir selbst konnten in einem Fall bei einer 50-jährigen Frau eine spinale Ischämie im Epikonus diagnostizieren, wir fanden aber neben einem ventralen Knorpel-/Knochensporn bei Diastematomyelie nicht die von uns vermutete angiomatöse Fehlbildung.

8.4 Rückenmarkerkrankungen mit autonomen Symptomen

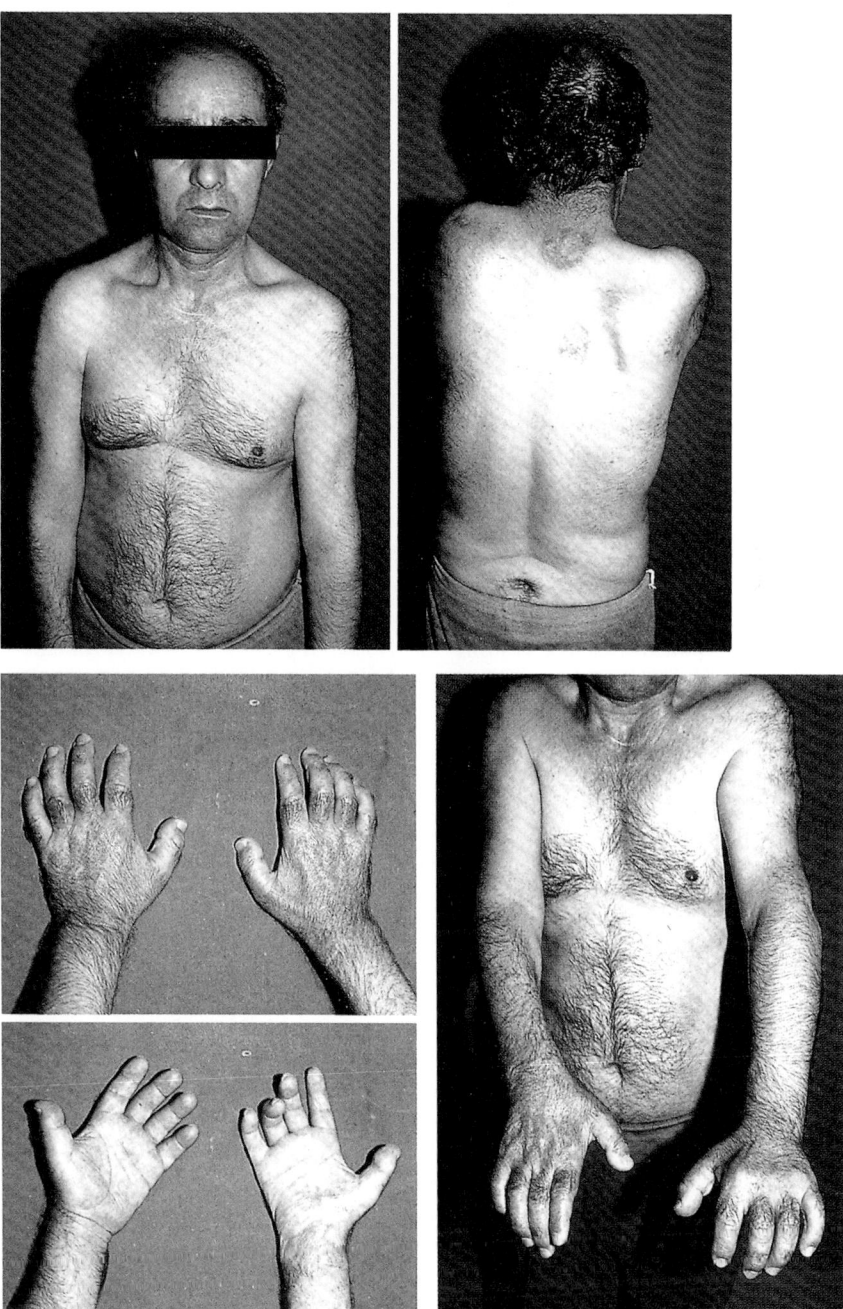

Abb. 8.2: Syringomyelie. 49-jähriger Patient mit Horner-Syndrom rechts, Verbrennungsnarben am Rücken und rechten Daumenballen, angedeuteter Scapula alata rechts, schlaff-atrophischen Paresen der Arme in Rechtsbetonung und trophischen Veränderungen der anhidrotischen Hände (»main succulente«) (Quelle: Jörg 1992, S. 389. *Abdruck mit freundlicher Genehmigung des Thieme Verlags*).

Kombinationen mit Spina bifida und Anomalien des kraniozervikalen Übergang finden sich beim Arnold-Chiari-Syndrom. Treten erst beim Erwachsenen spinale Symptome nach Bagatelltraumen auf, muss an eine pathologische Reaktion gedacht werden.

Ein kurzes Filum terminale ist eine als »tethered cord-Syndrom« bezeichnete Aszensionsstörung; die Verankerung des Rückenmarkendes im kaudalen Sakralkanal kann Fußdeformitäten mit Paresen und Sphinkterinsuffizienzen verursachen. Spätestens im juvenilen Wachstumsalter treten ischialgiforme beidseitige Schmerzen hinzu und machen eine operative Lyse nötig.

Spinale Fehlbildungen lassen keinen Schluss auf die Ursache zu, nur der Zeitpunkt der Wirksamkeit des teratogenetischen Faktors ist kausalgenetisch zu werten (Grote 1986). Hierzu zählen die zahlreichen Anomalien am kraniozervikalen Übergang, am häufigsten davon die basiläre Impression. Auch beim Klippel-Feil-Syndrom mit einer Verschmelzung meist des 2. und 3. HWK finden sich bis auf eine eingeschränkte Kopfbeweglichkeit keine neurologischen Normabweichungen. Spondylolisthesen gehen oft mit einer Spina bifida occulta einher und werden zu oft für bestehende Rückenschmerzen angeschuldigt.

Frühkindliche Erkrankungen

Nur selten kommt es bei angeborenen Herzfehlern oder Aortenisthmusstenosen auch zu spinalen Zirkulationsstörungen.

8.4.5 Metabolische, toxische oder paraneoplastische Erkrankungen

Metabolische Myelopathien

Funikuläre Myelose

Ursächlich liegt meist ein Vitamin-B12-Mangel, seltener auch ein Folsäuremangel zugrunde mit sich daraus ergebender Demyelinisierung der Hinterstränge und Pyramidenbahnen im Hals- und Brustmark.

Die Anamnese lässt mit Parästhesien der Füße und positivem Lhermitte'schen Zeichen nicht auf vegetative Störungen schließen. Die Symptomatik zeigt neben einer Hinterstrangataxie und paraspastischen Zeichen in 25 % eine Detrusorhyperreflexie mit gesteigertem Harndrang und Harninkontinenz (Ende-Henningsen 1999); zeigt sich das Bild einer Polyneuropathie der Beine, können auch Hypohidrosen und Vasoregulationsstörungen der Haut auftreten (Jörg 2003).

Liegt ein Morbus Whipple mit den Charakteristika abdominelle Schmerzen, Diarrhöen (Steatorrhöe) und Gewichtsverlust vor, ist als Folge der B12-Resorptionsstörung auch die Entwicklung einer Demenz und okulärer Störungen zu beobachten.

Adrenomyeloneuropathie (AMN)

Sie wird ebenso wie die Adrenoleukodystrophie (ALD) X-chromosomal rezessiv vererbt, in 5 % tritt sie als Spontanmutation auf. Neurologisch finden sich bei den Männern in der 2.–4. Lebensdekade eine spastische Paraparese, strumpfförmige und später querschnittsförmige Sensibilitätsstörungen meist thorakal begrenzt sowie Blasen- und Potenzstörungen. Als Folge der in 50 % bestehenden Nebenniereninsuffizienz zeigt sich eine arterielle Hypotonie und ein dunkles Hautkolorit (»Bronzekrankheit«). Bei den heterozygoten

Konduktorinnen ist die Symptomatik in 20–30 % blande ausgeprägt (Köhler 2001).

Toxische Myelopathien

Endotoxische Myelopathien

Kupfermangel-Myelopathie: Es entwickelt sich als Folge einer Kupfer-Malabsorption (z. B. nach Gastrektomie oder längerer parenteraler Ernährung) ein inkomplettes sensomotorisches Querschnittsyndrom mit spastischer Tetraparese und sensibler spinaler Ataxie, aber ohne Blasen- oder Mastdarmstörungen. Eine Anämie, erniedrigte Kupferserumwerte bei gleichzeitig erhöhten Zinkwerten, ein pathologischer D-Xylose-Resorptionstest und verzögerte Tibialis-SEP sowie MEP zu den Beinmuskeln sind typisch (Jung und Marziniak 2008).

Eine Kupfersubstitution führt zu Krankheitsstillstand oder gar Symptombesserungen; die in der MRT bei nur 38 % der Patienten zu findenden zervikal dorsomedial gelegenen hyperintensen Signale der Hinterstränge in T2-Wichtung sind rückläufig.

Urämische, hepatische und endokrine Myelopathien: die urämische Ursache sollte mit Einsatz der Dialyse nicht mehr auftreten. Bei Ammoniakwerten > 200 µg % kann es zu spastischen Paraparesen mit Blasenstörungen, aber ohne Sensibilitätsstörungen kommen; Ursache dafür ist oft der portokavale Shunt. Eine Ammoniak-senkende Therapie ist wirkungslos (Liepert 2006).

Endokrine Myelopathie: mögliche Ursachen sind Hpokalzämien, eine Thyreotoxikose oder eine Hyperglyzinämie. Spastische Syndrome wie bei der ALS sind typisch, allerdings kommt es hier auch zu Blasenentleerungsstörungen.

Exotoxische Myelopathien

Spinale Myelinolyse: Sie ist gegenüber der pontinen Myelinolyse sehr selten und führt im Gegensatz zur reversiblen Klinik mit Tetraparesen zu bleibenden MRT-Veränderungen als Folge des zu schnellen Ausgleichs der Hyponatriämie.

Lachgas-Myelopathie und andere Myelopathien: Die Lachgasmyelopathie geht bevorzugt mit Beinkrämpfen und Sensibilitätsstörungen einher und zeigt ebenso wie die seltene Heroin-Myelopathie, die medikamentös verursachte Myelopathie (MTX intrathekal), die Myelopathie nach Kichererbsenkonsum (Neurolathyrismus) oder die Triorthokresylphosphat-Myelopathie nur ausnahmsweise autonome Störungen (Liepert 2006). Beim Lathyrismus durch übermäßigen Kichererbsenverzehr in Hungerzeiten treten Beinkrämpfe, Tremor, Miktionsdrang und Faszikulationen auf. Die Zytostatika-Myelopathie entsteht nach intrathekaler Gabe von Methotrexat oder Cytorabin und führt zu Querschnittsbildern mit Paraspastik und Tiefensensibilitätsstörungen. Triorthokresylphosphat (TOKP) ist im Schmieröl enthalten und führt zu einer TOKP-Myeloneuropathie, die mit Pyramidenbahnzeichen, nicht selten aber auch mit motorischen Polyneuropathiesyndromen und vegetativen Syndromen einhergeht.

Hexosaminidase-A-Mangel bedingte Spinale Muskelatrophie

Der rezessiv vererbte Gendefekt verursacht eine so erhebliche Lipidspeicherung, dass es im 2. Lebensjahrzehnt zu proximal betonten Beinparesen kommt, die initial an eine Kugelberg-Welander-Erkrankung denken lassen können.

Paraneoplastische Erkrankungen

Durch Tumor-induzierte Autoimmunprozesse entwickeln sich meist Demyelinisierungsherde, die am Rückenmark zu einen Anti-Ri-Syndrom oder Anti-Hu-Syndrom führen können. Klinisch relativ am häufigsten ist die progressive multifokale Leukoenzephalomyelopathie (PML), bei der spinale Syndrome im Vergleich zur Demenz oder Psychosezeichen die Ausnahme sind.

Am Rückenmark isoliert spielt sich die subakute nekrotisierende Myelopathie im Rahmen von Bronchial- oder Mamma-Karzinomen sowie Lymphomen ab; klinisch entwickeln sich dabei komplette Querschnittsyndrome mit betontem Befall thorakal. Der Anti-Hu-Antikörper im Rahmen von Bronchial- oder Mammakarzinomen kann als Erkrankung eine Myelopathie, eine sensible Neuropathie oder autonome Dysfunktionen hervorrufen (Rudnicki und Dalmau 2000).

8.4.6 Rückenmark-Traumata

Man unterscheidet direkte und indirekte Traumata der Wirbelsäule. Hauptursachen sind in USA und Deutschland Verkehrsunfälle, wobei die untere HWS und an zweiter Stelle der thorakolumbale Abschnitt – beides Abschnitte mit der größten Beweglichkeit – am häufigsten betroffen sind (Tucci et al. 1992).

Indirekte Traumata

Bei den indirekten Traumata der HWS steht die HWS-Distorsion zahlenmäßig an erster Stelle, autonome Störungen werden bei den Schweregraden I bis III nicht beobachtet. Beim Grad IV sind als Folge des Kneifzangenmechanismus zerviko-medulläre Syndrome zu beobachten: beim zentralen Halsmarksyndrom stehen die motorischen Ausfälle der Arme (»Diplegie«) und Blasenstörungen ganz im Vordergrund. Im Gegensatz zum vorderen Marksyndrom – Folge einer verstärkten Anteflexion – hat das hintere Marksyndrom als Folge der verstärkten Retroflexion wohl Hinterstrangzeichen, aber meist keine vegetativen Störungen.

Direkte Traumata

- *Commotio spinalis*: Die passager auftretende, nur für Minuten oder Stunden bestehende spinale Symptomatik ist immer voll reversibel.
- *Contusio spinalis*: Die Symptomatik kann – auch bei fehlenden Begleitverletzungen an den Wirbelkörpern – initial zu kompletten Querschnittsyndromen führen, die das Bild des spinalen Schocks unterhalb der Läsionsstelle aufweisen. Dabei stehen Funktionsstörungen des Kreislaufs (Sympathikolyse), der Blase, des Darmes und der Schweißsekretion ganz im Vordergrund (▶ Akute Querschnittsyndrome). Der spinale Schock kann Tage bis Wochen anhalten, die Rückbildung beginnt von distal her; bleibende Störungen der Thermoregulation mit generalisierter Anhidrose sowie ausgeprägte Hypotonien sind bei Halsmarkkontusionen nicht ungewöhnlich, gehen aber meist im Verlauf in hypertone Entgleisungen und Reflexschwitzen über. Dauerbeatmungen können bei hohen Halsmarkläsionen oberhalb C 4 aufgrund der Diaphragma-Paresen nötig sein. (Jörg und Menger 1998). Hämatomyelien haben eine deutlich schlechtere Prognose als Marklagerödeme; in ca. 1 % kann es als Spätfolge zu posttraumatischen zystischen Myelopathien mit dem Bild einer Syringomyelie kommen.

Literatur

Byrne ThN, Waxman StG (1990) Spinal cord compression. Philadelphia: Davis.
Critchley EMR (1992) Meningitis Disorders and Myelopathies. In: Critchley E, Eisen A (Hrsg.) Diseases of the Spinal Cord. Berlin: Springer. S. 209–233.
Ende-Henningsen B (1999) Funikuläre Myelose. In: Berlit P (Hrsg.) Klinische Neurologie. Heidelberg: Springer. S. 529–535.
Fernandez-Fernandez FJ, de la Fuente-Aguado J, Oscampo-Hermida A et al. (2004) Remission of HIV-associated myelopathy after highly active retroviral therapy. J Postgrad Med 50: 195–196.
Fischer M, Muhl C, Solbach G et al. (2004) Unerwartete Nebenwirkung einer intrathekalen Morphinpumpenapplikation. Akt Neurol 32: 272.
Grote W (1986) Angeborene Störungen. In: Bushe H, Glees B (Hrsg.) Chirurgie des Gehirns und Rückenmarks. Stuttgart: Hippokrates. S. 1135.
Hamann GF, Stoll M (1999) Akute autonome Entgleisungen bei lebensbedrohlichen Erkrankungen des ZNS. Das EEG-Labor 21/1: 15–27.
Haensch C-A, Jörg J (2006) Autonomic dysfunction in multiple sclerosis. J Neurol 253 (Suppl 1): I/1–I/9.
Haensch C-A, Schwalen S, Jörg J (1996) Peripher autonome Potentiale: Klinische Anwendung in der Höhendiagnostik spinaler Prozesse. Z EEG-EMG 27: 92–95.
Haensch C-A, Jörg J, Lerch H (2002) I-123-metaiodobenzylguanidine uptake of the forearm shows dysfunction in peripheral sympathetic mediated neurovascular transmission in complex regional pain syndrome type I (CRPS I). J Neurol 249: 1742–1743.
Jörg J (1992) Rückenmarkerkrankungen. Weinheim/Basel: VCH.
Jörg J (1995) Autonome Dysregulation bei Erkrankungen des ZNS. Tagungsband der DGN-Tagung Bonn. S. E6.3-1–10.
Jörg J (Hrsg.) (2000) Autonome Diagnostik und Schlafpolygraphie in Klinik und Praxis. Darmstadt: Steinkopff.
Jörg J (2003) Metabolische Erkrankungen des Rückenmarks. Extracta psychiatrica/neurologica 17: 16–20 und 26–31.
Jörg J, Schlegel KF (1985) Funktionsstörungen des Bewegungsapparates bei Erkrankungen des Nervensystems. In: Witt AN, Rettig H, Schlegel KF et al. (Hrsg.) Orthopädie in Praxis und Klinik. Bd. 4. Stuttgart: Thieme. S. 7.1–7.70.
Jörg J, Boucsein W (1998) Die sympathische Hautreaktion (SSR). Klin. Neurophysiol. 29: 186–197.
Jörg J, Menger H (1998) Das Halswirbelsäulen- und Halsmarktrauma. Dt Ärztebl 95: A1307–1314.
Jörg J, Haensch C-A, Schwalen S (1998) Klinik und Therapie der neurogenen Blasenstörung. Akt. Neurol 25: 179–186.
Jung A, Marziniak M (2008) Kupfermangel – eine behandelbare Ursache der Myelopathie. Nervenarzt 79: 421–425.
Koch C, Kucinski T, Eckert B et al. (2004) Spinale durale arteriovenöse Fistel: Diagnostik & endovaskuläre Therapie. In: Diener HC, Busch E, Wallesch CW (Hrsg.) Sonderband Neurologie. Stuttgart: Thieme. S. 692–694.
Köhler W (2001) Differenzialdiagnose der Multiplen Sklerose am Beispiel der X-chromosomalen Adrenoleukodystrophie. Nervenheilkunde 10: 83–85.
Kollewe K, Andersen PM, Borasio GD et al. (2008) Klinische Leitlinien zur Behandlung der Amyotrophen Lateralsklerose. Nervenheilkunde 27: 302–316.
Leßmann JJ, Liedtke O, Nord L, Ackermann R (1989) Lebensbedrohliche Enzephalomyelitis im zweiten Stadium einer Borrelia-Burgdorferi-Infektion. Nervenarzt 60: 706–709.
Liepert J (2006) Differenzialdiagnose der chronisch progredienten Paraparese. In: Hennerici MG, Weiller C, Diener HC, Busch E (Hrsg.) Sonderband Neurologie. Stuttgart: Thieme. S. 376–380.
Mathias CJ, Frankel HL (1993) Autonomic disturbances in spinal cord lesions. In: Bannister R, Mathias CH (Hrsg.) Autonomic Failure. Oxford: Oxford University Press. S. 839–881.
Meinecke FW (Hrsg.) (1990) Querschnittlähmungen. Berlin: Springer.
Mumenthaler M, Bassetti C, Daetwyler C (2005) Neurologische Differenzialdiagnostik. 5. Aufl. Stuttgart: Thieme.
Nittner K (1984) Tumoren des Rückenmarks und der Wirbelsäule. In: Dietz H, Umbach W, Wüllenweber R (Hrsg.) Klinische Neurochirurgie. Bd. 2. Stuttgart: Thieme. S. 165–210.
Rudnicki SA, Dalmau J (2000) Paraneoplastic syndromes of the spinal cord, nerve and muscle. Muscle Nerve 23: 1800–1818.
Scatliff JH, Kendall BE, Kingsley DPE (1989) Closed spinal dysraphism: analysis of clinical, radiological and surgical findings in 104 consecutive patients. AJR AM J Roentgenol 152: 1049–1057.

Schiffter R (1985) Neurologie des vegetativen Nervensystems. Berlin: Springer.

Schnorpfeil F, Huffmann G, Spalke G (1996) Die Querschnittsmyelitis. In: Huffmann G, Braune HJ (Hrsg.) Zerebrale und spinale Prozesse. Reinbek: Einhorn-Presse. S. 62–66.

Tucci KA, Landy HJ, Green BA et al. (1992) Trauma and Paraplegia. In: Critchley E, Eisen A (Hrsg.) Diseases of the Spinal Cord. Berlin: Springer. S. 409–427.

Wurster CD, Günther R (2020) Neue Therapien der spinalen Muskelatrophie. Nervenarzt 91: 294–302.

Yokota T (1991) Sympathetic skin response in patients with multiple sclerosis compared with patients spinal cord transsection and normal controls. Brain 114: 1381–1394.

9 Erkrankungen des autonomen peripheren Nervensystems

Peter Flachenecker

Das autonome Nervensystem ist bei vielen Erkrankungen des peripheren Nervensystems betroffen. Meist handelt es sich dabei um eine subklinische oder nur leichte (Mit-)Beteiligung. Zu den autonomen Neuropathien im engeren Sinne wird eine Gruppe verschiedenartiger Erkrankungen gezählt, bei denen die kleinen, dünn myelinisierten und unmyelinisierten autonomen Fasern mehr oder weniger selektiv betroffen sind und bei denen die in Tabelle 9.1 dargestellten Symptome autonomer Funktionsstörungen in unterschiedlicher Kombination und Häufigkeit vorkommen (Freeman 2005). In Industrienationen ist der Diabetes mellitus die häufigste Ursache für eine autonome Neuropathie. Daneben kommt eine relevante periphere autonome Funktionsstörung auch bei autoimmunen Prozessen wie dem Guillain-Barré-Syndrom (GBS), der autoimmunen autonomen Ganglionopathie (AAG) und der paraneoplastischen Neuropathie, Amyloid-Ablagerungen, akuten Infektionen, verschiedenen Toxinen und hereditären Neuropathien vor, wobei hier sowohl autosomal-dominante als auch autosomal-rezessive oder X-chromosomale Erbgänge beschrieben sind (Freeman 2020). Autonome Neuropathien können chronisch fortschreiten wie beim Diabetes mellitus, der Amyloid-Neuropathie oder den hereditären autonomen Neuropathien, aber auch akut bzw. subakut auftreten wie beim GBS, der AAG oder dem Botulismus und durch die dabei entstehenden vegetativen Krisen lebensbedrohlich sein. In diesem Kapitel werden die akuten und chronischen Erkrankungen des peripheren Nervensystems mit ausgeprägter autonomer Beteiligung besprochen (▶ Tab. 9.2 und ▶ Tab. 9.3); die diabetische autonome Neuropathie ist in Kapitel 17 ausführlich beschrieben. In Tabelle 9.4 sind die Neuropathien aufgeführt, bei denen das autonome Nervensystem zwar betroffen sein kann, die Beteiligung aber von untergeordneter klinischer Bedeutung ist.

Tab. 9.1: Symptome autonomer Dysfunktion (nach Flachenecker 2001)

Organsystem	Symptom

Herz-Kreislauf	Orthostatische Intoleranz
	Benommenheit, Schwindel, Schwäche, Verschwommensehen, Blässe, Angst, Palpitationen, Übelkeit
	Störungen des Vasomotorentonus
	  Kältegefühl, Blässe und
	  trophische Störungen

Schweißdrüsen	Hitzeintoleranz ohne Schwitzen mangelndes Schwitzen bei Hitze oder Fieber
Exokrine Drüsen	Trockene Augen Trockener Mund

Tab. 9.1: Symptome autonomer Dysfunktion (nach Flachenecker 2001) – Fortsetzung

Organsystem	Symptom
Magen-Darm-Trakt	Gastroparese 　Frühes Sättigungsgefühl, Völlegefühl, 　Übelkeit, Erbrechen unverdauter Nahrung, 　Gewichtsverlust, Anorexie Diarrhöe Obstipation
Blase	Imperativer Harndrang Dranginkontinenz Harnverhalt
Genitalorgane	Erektionsstörungen Ejakulationsstörungen
Pupillen	Akkommodationsstörungen 　Verschwommensehen in der Nähe oder 　bei hellem Licht Nachtblindheit

Tab. 9.2: Akute autonome Neuropathien

Ätiologie	Erkrankung
Autoimmun	Guillain-Barré-Syndrom (GBS) Autoimmune autonome Ganglionopathie (AAG) Paraneoplastische autonome Neuropathie
Systemisch	Akute intermittierende Porphyrie
Infektiös	Botulismus
Toxisch	
Chemotherapie	Vincristin Bortezomib Paclitaxel/Docetaxel Cisplatin/Carboplatin
Sonstige	Amiodaron Perhexilin Schwermetalle Organische Lösungsmittel Hexacarbone Acrylamid Organophosphat-Verbindungen

Tab. 9.3: Chronische Neuropathien mit relevanter autonomer Beteiligung

Ätiologie	Erkrankung
Idiopathisch	Posturales orthostatisches Tachykardie-Syndrom (POTS) Small-Fiber-Neuropathie Holmes-Adie- und Ross-Syndrom
Hereditär	Hereditäre ATTR Amyloidose Hereditäre autonome und sensible Neuropathien (HSAN 3–6)
Systemisch	Diabetes mellitus

Tab. 9.4: Chronische Neuropathien bzw. Erkrankungen mit geringer autonomer Beteiligung

Ätiologie	Erkrankung
Hereditär	Charcot-Marie-Tooth-Erkrankung HSAN 1, 2 und 7 M. Fabry Adrenomyeloneuropathie Navajo-Neuropathie
Immunvermittelt	Chronische Polyneuritis (CIDP) Rheumatoide Arthritis Lupus erythematodes Mischkollagenose Sjögren-Syndrom
Systemisch	Amyloid-Neuropathie (sekundäre Amyloidose) Chronische Niereninsuffizienz Chronische Lebererkrankungen Vitamin-B12-Mangel Alkohol und Ernährungsmangelzustände
Infektiös	Lepra HIV Chagas-Krankheit Diphterie
Andere	Entzündliche Darmerkrankungen Chronisch-obstruktive Lungenerkrankungen Multiple symmetrische Lipomatose (M. Madelung) Amyotrophe Lateralsklerose

9.1 Akute und subakute autonome Neuropathien

Die meisten der akut (Zeitdauer vom Beginn bis zur maximalen Ausprägung der Beschwerden vier Wochen) bzw. subakut (Zeitdauer 1–3 Monate) auftretenden autonomen Neuropathien in den Industrienationen sind autoimmuner Genese, können aber auch metabolisch (Porphyrie) oder infektiös (Botulismus) bzw. toxisch bedingt sein. Typischerweise tritt dabei eine schwere Pandysautonomie mit Beteiligung einer Vielzahl autonomer Funktionen auf. Allerdings können auch einzelne autonome Systeme wie das gastrointestinale oder cholinerge System selektiv betroffen sein, während sich andere Neuropathien mit Schweißsekretionsstörungen oder kardiovagalen Defiziten wie bei der posturalen orthostatischen Tachykardie (POTS) äußern können (Low et al. 2003).

9.1.1 Guillain-Barré-Syndrom (GBS)

Unter den akut bis subakut auftretenden Neuropathien mit ausgeprägter autonomer Beteiligung ist das Guillain-Barré-Syndrom (GBS) von besonderer Bedeutung, nicht nur, weil das GBS mit einer Inzidenz von 1–2 pro 100.000 Einwohnern heutzutage die häufigste Ursache für eine akute schlaffe Tetraparese darstellt (Flachenecker 2006), sondern auch, weil bei diesem Krankheitsbild die autonomen Funktionsstörungen lebensbedrohlich sein können. Bei dieser Erkrankung handelt es sich um eine akut bis subakut auftretende, autoimmun-entzündliche Polyradikuloneuropathie, bei der Immunzellen in Nerv und Nervenwurzel einwandern, Autoantikörper an Nervenbestandteile binden und dadurch die Markscheiden (demyelinisierende Variante) und/oder die Axone (axonale Variante) zerstört werden (Stoll und Reiners 2016). Initial kommt es zu sensiblen Missempfindungen und Taubheitsgefühl an Fingern und Zehen, gelegentlich gefolgt von dumpf ziehenden Schmerzen in der Lendenwirbelsäule und den Flanken. Das Vollbild der Erkrankung wird durch relativ symmetrische, innerhalb weniger Tage bis zu vier Wochen von distal nach proximal aufsteigenden, schlaffen Paresen mit Reflexverlust bestimmt. Besonders gefürchtet ist die Schwäche der Atemmuskulatur, die zu einer respiratorischen Insuffizienz mit Beatmungspflichtigkeit führen kann (Stoll und Reiners 2016). Klinisch und elektrophysiologisch lassen sich verschiedene Subtypen unterscheiden, wobei die häufigste (klassische) Variante die akute entzündliche demyelinisierende Polyradikuloneuropathie (AIDP) ist. Die axonale Variante (akute motorische axonale Neuropathie, AMAN) kommt häufig in Asien vor; sind dabei auch sensible Nervenfasern betroffen, handelt es sich um eine akute motorische und sensible Neuropathie (AMSAN). Das Miller-Fisher-Syndrom (MFS) ist durch die Trias Ophtalmoplegie, Ataxie und Areflexie gekennzeichnet. Daneben gehören regionale Varianten wie die kraniale Polyneuropathie (»Polyneuritis cranialis«), pharyngobrachiale Formen oder die Bickerstaff-Enzphalitis zum Spektrum der Erkrankung (Schlotter-Weigel und Senderek 2018). Eine weitere, seltene Variante ist die akute autonome und sensible Neuropathie (AASN), bei der keine motorische Beteiligung nachweisbar ist und die vor allem in Asien vorkommt (Koike et al. 2010). Neben dem typischen klinischen Erscheinungsbild und dem charakteristischen Verlauf sind Liquoruntersuchung und Elektrophysiologie diagnostisch wegweisend. Während die typische zytoalbuminäre Dissoziation im Liquor im Frühstadium der Erkrankung noch fehlen kann, erlaubt die elektrophysiologische Untersuchung eine rasche und sichere Diagnose und Zuordnung zu den verschiedenen Varianten. Dabei finden sich bei der klassischen Form Merkmale der Entmarkung (verlängerte distal-motorische Latenzen, disperse Potenziale, verlangsamte Nervenleitgeschwindigkeit, Leitungsblockierungen und verlängerte F-Wellen-Latenzen), die axonale Variante weist reduzierte Summenaktionspotenziale (MSAP) und Spontanaktivität in der Elektromyografie auf (Stoll und Reiners 2016).

Autonome Funktionsstörungen sind eine häufige Komplikation des GBS und potenziell lebensbedrohlich (Flachenecker et al. 2001). Sie treten bei etwa zwei Drittel der GBS-Patienten auf und können sich als kardiale Arrhythmien, Blutdruckschwankungen, elektrokardiografische Auffälligkeiten, Schweißsekretionsstörungen sowie Störungen der Blasen- und Mastdarmfunktion äußern (Zaeem et al 2019). Die Häufigkeit der autonomen Dysfunktion ist mit 90 % sogar noch höher, wenn standardisierte autonome Tests herangezogen werden (Flachenecker et al. 1997b). Klinisch bedeutsam sind vor allem die kardiovaskulären Funktionsstörungen. Dabei kommen sympathische und parasympathische *Unter*funktion ebenso vor wie sympathische und parasympathische *Über*funktion; beide Zustände können sogar bei ein und demselben Patienten nebeneinander auftreten (▶ Tab. 9.5). So gibt es rasch wechselnde Phasen von Hypertonie und Hypotonie als Ausdruck exzessiver sympathischer Aktivität bzw. sympathischer Hypofunktion bis hin zum Kollaps oder plötzlichem Herztod (Zaeem et al. 2019). Episodische oder permanente Blutdruckanstiege als Ausdruck erhöhter sympathischer Aktivität können derart ausgeprägt sein, dass daraus eine reversible linksventrikuläre Dysfunktion, eine Subarachnoidalblutung oder ein posteriores reversibles Enzephalopathiesyndrom (PRES) resultieren (Bernstein et al. 2000 Gande et al. 1999, Zaeem et al. 2019). Die sympathische Unterfunktion äußert sich als orthostatische Hypotonie, die dauerhaft bei 43 % und episodisch bei 57 % der Patienten auftritt (Zaeem et al. 2019). In einer eigenen prospektiven Verlaufsuntersuchung mit standardisierten autonomen Reflextests war am Krankheitsmaximum der Blutdruckanstieg bei anhaltendem Faustschluss als Maß für die sympathische Vasomotorenfunktion reduziert und im weiteren Krankheitsverlauf normalisiert; die Besserung verlief parallel zur Rückbildung des motorischen und parasympathischen Defizits (Flachenecker et al. 1997b). Bei den GBS-Patienten, die eine Tachykardie aufwiesen, war die sympathische Vasomotorenfunktion am deutlichsten eingeschränkt, während kein Zusammenhang zwischen Tachykardie und vagaler Dysfunktion gefunden werden konnte (Flachenecker et al 1997b). Damit dürfte die Tachykardie nicht nur durch eine parasympathische Dysfunktion oder eine exzessive sympathische Aktivität bedingt sein, sondern auch die Antwort des Baroreflexes auf den verminderten venösen Rückstrom widerspiegeln. In dieser Hinsicht hat sich die Baroreflexsensitivität in einer Pilotstudie mit zehn GBS-Patienten als wirksames Instrument zur Diagnostik autonomer Dysfunktion erwiesen (Tan et al. 2019). Wird eine Echokardiografie veranlasst, können eine Kardiomyopathie mit passagerer linksventrikulärer Dysfunktion gefunden werden (Zaeem et al. 2019). Darüber hinaus konnte bei mittlerweile zwei Patienten mit kardialen Komplikationen (anhaltende Tachykardie bis 138 Schlägen pro Minute und linksventrikuläre Hypokinese) mithilfe der ^{123}I-Meta-Iodobenzyl-Guanidin-Szintigrafie (^{123}I-MIBG-Szintigrafie) gezeigt werden, dass während der akuten Krankheitsphase auch die sympathische Innervation des Herzens temporär geschädigt ist (Matheja et al. 2001; Yoshii et al. 2000). In Übereinstimmung damit zeigten tachykarde GBS-Patienten ein ähnliches Verhalten der Langzeit-Herzfrequenzvariabilität über 24 Stunden wie die Patienten, bei denen nach einer Herztransplantation das Herz denerviert war (Flachenecker und Reiners 1999).

Von besonderer klinischer Bedeutung sind vagale Funktionsstörungen. Eine reduzierte parasympathische Aktivität findet sich bei bis zu 90 % der Patienten und ist sowohl mithilfe standardisierter autonomer Funktionstests als auch mit der Spektralanalyse der Herzfrequenzvariabilität nachweisbar (Flachenecker et al. 1997a; Flachenecker et al. 1997b). Wie die sympathische Funktionsstörung, ist auch die parasympathische Funktionsstörung am ausgeprägtesten während des Krankheitsmaximums und bessert sich parallel zur Rückbildung des motorischen Defizits (▶ Abb. 9.1). Besonders gefürchtet sind vagal vermittelte Bradykardien mit möglicher konsekutiver Asystolie, die den Einsatz von Atropin oder eines temporären Schrittmachers notwendig machen können (▶ Tab. 9.5). Die Häufigkeit derartiger Bradyarrhythmien beträgt zwischen 7 und 34 % (Flachenecker et al. 2001; Flachenecker et al. 2002). Obwohl diese Ereignisse hauptsächlich bei beatmeten Patienten vorkommen sollen (Winer und Hughes 1988), treten lebensbedrohliche Bradyarrhythmien auch immer wieder unabhängig von der Notwendigkeit zur maschinellen Beatmung auf. Eine Zusammenstellung zur Häufigkeit bedrohlicher Bradyarrhythmien und deren Assoziation zu Beatmungspflichtigkeit und Kreislaufschwankungen in drei größeren Fallserien zeigt die Tabelle 9.6. Die Bedeutung bradyarrhythmischer Komplikationen wird durch eine größere Studie aus Italien unterstrichen, bei der sieben von 33 Todesfällen durch autonome Funktionsstörungen mit Asystolie bedingt waren; fünf dieser Fälle waren trotz Überwachung auf der Intensivstation aufgetreten (The Italian Guillain-Barré Syndrome Study Group 1996).

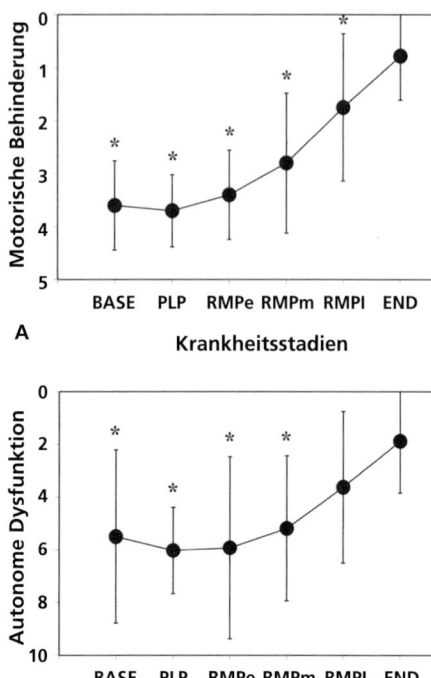

Abb. 9.1: Zeitlicher Verlauf autonomer Funktionsstörungen beim GBS. **A** Motorische Behinderung (0 = normal, 1 = minimale Zeichen, schnelles Laufen möglich, 2 = gehfähig für mehr als 5 Meter, 3 = weniger als 5 Meter selbständig gehfähig, 4 = bettlägerig, 5 = beatmet) und **B** autonome Dysfunktion aus 5 standardisierten autonomen Funktionstests (Herzfrequenzvariabilität bei Valsalva, tiefer Atmung und aktivem Aufstehen sowie Blutdruckverhalten bei schnellem Aufstehen und anhaltendem Faustschluss; 0 = normal, 1–3 = leichte autonome Dysfunktion, 4–6 = mittelschwere autonome Dysfunktion, 7–10 = schwere autonome Dysfunktion) bei 13 GBS-Patienten während verschiedener Krankheitsstadien (BASE = erste Untersuchung, PLP = Plateauphase, RMPe = frühe Remissionsphase, innerhalb von 7 Tagen, RMPm = mittlere Remissionsphase, 7–28 Tage, RMPl = späte Remissionsphase, nach 28 Tagen, END = Abschlussuntersuchung nach einem Jahr) (nach Flachenecker et al. 1997b).

Tab. 9.5: Kardiovaskuläre autonome Dysfunktion beim GBS

Exzessive sympathische Aktivität	Sinustachykardie Episodischer oder permanenter Blutdruckanstieg EKG-Auffälligkeiten (ST-Senke/Hebung, abnorme T-Wellen QT-Verlängerung, Leitungsblockierungen) Schwere Tachyarrhythmie bis hin zur Kammertachykardie Kardiomyopathie mit linksventrikulärer Dysfunktion Myokardinfarkt und Subarachnoidalblutung Posteriores reversibles Enzephalopathiesyndrom (PRES)
Sympathische Unterfunktion	Episodische Blutdruckschwankungen Orthostatische Hypotonie
Parasympathische Unterfunktion	Sinustachykardie
Vagale Überreaktivität	Bradyarrhythmien bis zur Asystolie

Tab. 9.6: Klinischer Schweregrad und autonome Dysfunktion beim GBS

	Winer und Hughes 1988	Pfeiffer 1999	Flachenecker et al. 2000
Patientenzahl	100	36	35
Zahl der Beatmeten (%)	23 (23 %)	36 (100 %)	9 (26 %)
Zahl der Pat. mit BA (%)	7 (7 %)	12 (33 %)	11 (31 %)
Risikoparameter	Asystolie/BA < 30/min	Asystolie/BA < 48/min	Asystolie/BA < 40/min/ path. Bulbusdruckversuch
Mortalität	13 %	0	0
% der Patienten mit/ohne BA			
Beatmung	100 %/0	–	36 %/21 %
Tachykardie (> 100/min)	28 %/17 %	33 %/21 % [a]	36 %/75 % [t]
Blutdrucklabilität > 40 mm Hg		97 %/91 % [c]	
oder	55 %/15 % [*b]		25 %/25 % [d]
Herzfrequenzlabilität > 30/min		97 %/100 % [c]	

BA: Bradyarrhythmie
[a] definiert als Herzfrequenz > 125 Schläge/min
[b] inklusive 4 Patienten mit tachykarder Rhythmusstörung
[c] Vergleich gegen Patienten mit Myasthenia gravis
[d] in Subgruppenanalyse mit 13 Patienten und 3 BA-Ereignissen (Flachenecker et al. 1996)
[*] $p < 0{,}01$,
[t] $0{,}05 < p < 0{,}06$

Daraus ergibt sich, dass lebensbedrohliche kardiale Komplikationen frühzeitig erkannt werden müssen, um rechtzeitig geeignete prophylaktische Maßnahmen wie die Verlegung auf die Intensivstation und die Anlage eines Herzschrittmachers ergreifen zu können. Dazu stehen verschiedene Methoden wie das kontinuierliche Monitoring von Herzfrequenz und Blutdruck, standardisierte autonome Reflextests und die Bestimmung der Herzfrequenzvariabilität in der Zeit- und Frequenzdomäne zur Verfügung (Flachenecker et al. 2002). Diese sind zwar gut geeignet, eine autonome Beteiligung nachzuweisen, eignen sich aber nicht zur Risikoabschätzung bedrohlicher Bradyarrhythmien (▶ Tab. 9.6, ▶ Tab. 9.7). In einer eigenen Längsschnittstudie haben wir prospektiv den Bulbusdruckversuch mehrmals in der akuten Phase der Erkrankung und bis zu einem Jahr danach bei 13 Patienten durchgeführt (Flachenecker et al. 1996). Dazu wird unter EKG-Monitoring mit Daumen und Zeigefinger einer Hand ein mäßiger Druck auf beide Bulbi appliziert und bis zum Auftreten signifikanter Pausen der Herzaktion, längstens jedoch für 25 Sekunden, gehalten. Als abnormes Testergebnis gilt ein R-R Intervall von 1.500 ms oder länger (entsprechend einem Herzfrequenzabfall auf 40 Schläge/min oder darunter, ▶ Abb. 9.2a). Zwei von drei Patienten mit ernsthaften Asystolien, die den Einsatz eines Herzschrittmachers bzw. eine kardiopulmonale Reanimation erforderten, konnten mithilfe des Bulbusdruckversuchs identifiziert werden (67%); der dritte Patient ohne pathologisches Ergebnis beim Bulbusdruckversuch wies einen schweren Krankheitsverlauf mit langdauernder Beatmungspflichtigkeit auf und benötigte den Herzschrittmacher während der Entwöhnungsphase von der maschinellen Beatmung. Alle drei Patienten hatten entweder normale kardiovagale Funktionstests oder diese Tests konnten aufgrund maschineller Beatmung, einer Fazialisparese oder der Unfähigkeit zum aktiven Aufstehen nicht durchgeführt werden. Umgekehrt betrug bei acht von zehn GBS-Patienten ohne bradyarrhythmische Episoden das maximale R-R Intervall immer weniger als 1.500 ms (▶ Tab. 9.7). Abnorme Testergebnisse wurden nur während des frühen Krankheitsverlaufes beobachtet und fanden sich bei keinem der Patienten bei der Abschlussuntersuchung nach einem Jahr (▶ Abb. 9.2 b). In einem Kollektiv von 25 gesunden Probanden und 13 Patienten mit verschiedenen neurologischen Erkrankungen ohne autonome Funktionsstörungen hatte nach diesem Kriterium keine der untersuchten Personen ein positives Testergebnis, der mittlere Abfall der Herzfrequenz betrug 11,2 ± 6,5 Schläge/min (Mittelwert ± Standardabweichung). Somit eignet sich diese, unter EKG-Monitoring einfach am Krankenbett einsetzbare Untersuchung zum Nachweis einer vagalen Hyperreagibilität (Flachenecker 2001).

Die immunologisch orientierte Therapie des GBS zielt darauf ab, die Rückbildung der neurologischen Defizite und damit auch der autonomen Dysfunktion zu beschleunigen und die Zeitdauer der maschinellen Beatmung sowie den Aufenthalt auf der Intensivstation abzukürzen. Die Wirksamkeit der Plasmaaustauschbehandlung und der intravenösen Immunglobuline ist bewiesen, indiziert sind diese Verfahren bei schwerer funktioneller Beeinträchtigung mit Einschränkung des Gehvermögens (Plasma Exchange/Sandoglobulin Guillain-Barré Syndrome Trial Group 1997). Das GBS ist ein neurologischer

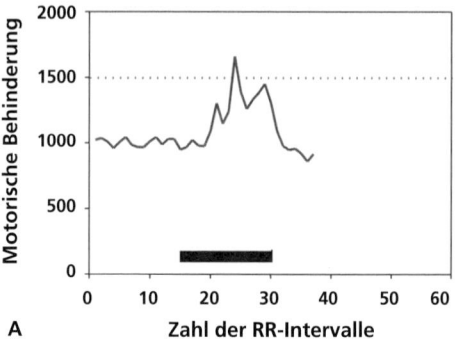

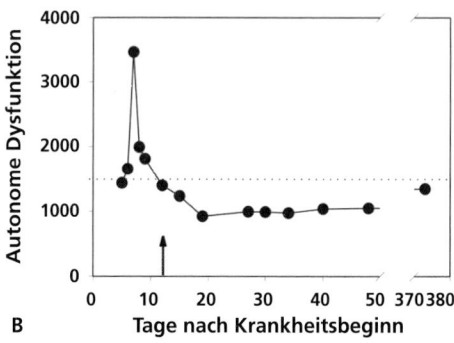

Abb. 9.2a, b: Bulbusdruckversuch bei einem GBS-Patienten. **A** Bulbusdruckversuch mit pathologischem Ergebnis bei einem Guillain-Barré-Syndrom-Patienten mit vagaler Überreaktivität. Der horizontale Balken bezeichnet die Dauer des Bulbusdruckversuches, die gestrichelte Linie die obere Normgrenze von 1.500 ms (entsprechend einem Herzfrequenzabfall auf unter 40 Schläge/min). **B** Das maximale R-R Intervall (RR_{max}) wiederholter Bulbusdruckversuche des GBS-Patienten aus **A** mit mehrfacher temporärer Asystolie und mehrfach abnormen Reaktionen beim Bulbusdruckversuch ist gegen die Krankheitsdauer aufgetragen. Die obere Normgrenze von 1.500 ms wird wiederum durch die gepunktete Linie dargestellt. Der Pfeil markiert den Beginn der klinischen Besserung (nach Flachenecker et al. 1996).

9.1 Akute und subakute autonome Neuropathien

Tab. 9.7: Wertigkeit autonomer Tests zur Risikoabschätzung bedrohlicher Bradyarrhythmien beim GBS (nach Flachenecker et al. 2001)

Test	Referenz	Parameter	Pat.[a]	Ergebnis	Kommentar
Karotissinus-versuch	Krone et al. 1983	Asystolie	37	Bei überschießender Reaktion Anlage eines HSM	Keine Vergleichende Analyse
Bulbusdruck-versuch	Englert et al. 1985	Asystolie	2	BD mit Atropin +: HSM BD mit Atropin -: Itrop®	Keine Vergleichende Analyse
	Minahan, Jr. Et al. 1996	Asystolie	1	Verschiedene Trigger	Fallbericht
	Flachenecker et al. 1996	Asystolie	13 (3/10)	Sensitivität 2/3 (67 %) Spezifität 8/10 (80 %)	Individuelle Risikoabschätzung
HFV bei Valsalva	Flachenecker und Reiners 1998	BD	13 (6/105)[b]	BD+: 1,58 (1,52–1,68)[c] BD- : 1,45 (1,24–1,76)[c]	Gruppenanalyse
HFV bei tiefer Atmung	Winer und Hughes 1988	Asystolie/BA	100 (7/89)	57 % vs. 44 % (alle Pat.) 57 % vs. 50 % (beatmete Pat.)	Fixe Normwerte beatmete Patienten
	Flachenecker und Reiners 1998	BD	13 (9/115)[b]	BD +: 10,9 (8,8–12,6)[c] BD- : 7,3 (5,1–11,7)[c]	Gruppenanalyse
HFV bei Orthostase	Flachenecker und Reiners 1998	BD	13 (4/77)[b]	BD +:1,22 (1,15–1,35)[c] BD- : 1,19 (1,08–1,27)[c]	Gruppenanalyse

BA = Bradyarrhythmie, BD = Bulbusdruckversuch, HFV = Herzfrequenzvariabilität, HSM = Herzschrittmacher
[a] Die Zahlen in Klammern geben die Zahl der Patienten mit und ohne BA an
[b] Zahl der Untersuchungen
[c] Median (25–75 % Interquartile).

Notfall, daher sollten die Patienten zur frühzeitigen Erkennung drohender Komplikationen (abgesehen von leichten Fällen mit bereits eingetretener Verbesserung) auf einer Intensivstation behandelt und die Indikation zur Intubation und Beatmung frühzeitig gestellt werden. Die autonomen Funktionsstörungen erfordern ein engmaschiges kardiales Monitoring, um spontan oder reflektorisch auftretende Asystolien frühzeitig zu erkennen und wirksam zu behandeln. Atropin kann zwar bei einer Sinusbradykardie gegeben werden, ist jedoch nicht bei allen Patienten ausreichend wirksam. Daher besteht die bevorzugte Therapie in der Anlage eines passageren Herzschrittmachers. Die effektivste und für den Patienten am wenigsten beeinträchtigende Methode ist die transvenöse Stimulation, die jedoch eine invasive Maßnahme darstellt, kardiologische Erfahrung erfordert und eine hohe Komplikationsrate aufweist. Demgegenüber hat die transkutane Stimulation kein Dislokations- oder Infektionsrisiko, die Elektroden können einfach platziert und während der gesamten Phase der Gefährdung belassen werden. Daher wird der frühzeitige Einsatz eines transkutanen Herzschrittmachers zur Behandlung potenziell letaler Arrhythmien empfohlen (Müllges und Gold 2015). Die häufig vorhandene Sinustachykardie ist selten behandlungsbedürftig, ggf. sollte ein Volumenmangel ausgeschlossen werden. In schweren Fällen mit starker Kreislaufbelastung können vorsichtig β-Blocker gegeben werden, prinzipiell sollten aber kardial wirksame Pharmaka beim funktionell denervierten Herzen zurückhaltend eingesetzt werden, da sie überschießende Reaktionen und damit erhebliche Nebenwirkungen hervorrufen können (Müllges und Gold 2015). Zur Prophylaxe thrombembolischer Komplikationen sind frühzeitige Mobilisierung, Anti-Thrombose-Strümpfe und die Gabe von Heparin notwendig. Bei der Mobilisierung ist stets die Möglichkeit der orthostatischen Dysregulation zu beachten, die durch die lange Bettlägerigkeit und die Schwäche der Muskelpumpe noch verstärkt sein kann.

Die Rückbildung der autonomen Funktionsstörung verläuft in der Regel parallel zur motorischen Funktionseinschränkung. Dies gilt sowohl für die Ergebnisse der standardisierten kardiovaskulären Reflextests (▶ Abb. 9.1) als auch für die vagale Hyperreagibilität (▶ Abb. 9.2). Während die Sinustachykardie und die autonome Hypofunktion bis weit in die Remissionsphase persistieren können, treten abnorme Reaktionen auf den Bulbusdruckversuch und spontane Bradyarrhythmien nur in der Progressions- und Plateauphase bzw. während der maschinellen Beatmung auf (Flachenecker et al. 1996; Flachenecker et al. 2002; Toth und Zochodne 2003). Somit sind das engmaschige Monitoring und die Versorgung mit einem passageren Herzschrittmacher nicht mehr notwendig, sowie die Patienten das Erkrankungsmaximum überwunden haben (Toth und Zochodne 2003). Die Prognose des GBS ist zwar grundsätzlich gut, und bei etwa 75 % der Patienten kommt es zu einer weitgehenden funktionellen Restitution. Allerdings lassen sich bei immerhin 60 % neurologische Langzeitdefizite feststellen, etwa 5 % weisen eine schwerwiegende Behinderung auf (Flachenecker und Toyka 2002). Bezüglich der autonomen Dysfunktion wird angenommen, dass diese komplett remittiert (Yamamoto et al. 1997). In einer eigenen Untersuchung bei 42 GBS-Patienten wurden standardisierte autonome Reflextests (Herzfrequenzvariabilität bei Valsalva-Manöver, tiefer Atmung und aktivem Aufstehen sowie Blutdruckverhalten bei aktivem Aufstehen und anhaltendem Faustschluss) 1–10 Jahre (im Mittel 46 ± 36 Monate) nach der Erkrankung durchgeführt. Etwa zwei Drittel (64 %) wiesen mindestens ein pathologisches Ergebnis in einem autonomen Funktionstest auf, überwiegend bei der Herzfrequenzvariabilität während tiefer Atmung, mindestens zwei abnorme Tests und damit Hinweise auf eine autonome Dysfunktion hatten 21 % der Patienten, während mehr als drei bzw. mehr als vier Tests nur bei drei bzw. einem Patienten pathologisch waren. Verglichen mit gesunden Kontrollen wiesen die GBS-Patienten zwar signifikant häufiger mindestens ein bzw. zwei autonome Testergebnisse auf; diese Frequenzen waren aber nicht anders als bei Patienten mit anderen neurologischen Erkrankungen wie zerebrovaskulären Erkrankungen, epileptischen Anfällen, entzündlichen ZNS-Erkrankungen oder radikulären Läsionen (▶ Abb. 9.3). Im Gegensatz dazu fanden sich bei 26 anderen GBS-Patienten mit guter motorischer Remission zwar nur selten auffällige vagale Funktionstests wie die Herzfrequenzvariabilität beim Valsalva-Manöver oder bei tiefer Atmung (15 bzw. 4 %), allerdings vergleichsweise häufig eine orthostatische Hypotonie (58 %) und ein verminderter Blutdruckanstieg bei anhaltendem Faustschluss (65 %) (Zaeem et al. 2019).

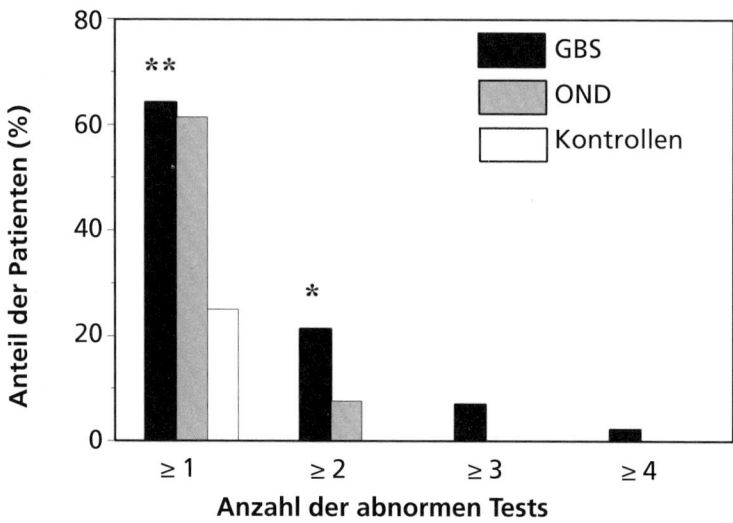

Abb. 9.3: Residuale autonome Dysfunktion bei GBS. Anzahl abnormer autonomer Funktionstest bei 42 Patienten mit GBS 1–10 Jahre nach der akuten Erkrankung (schwarze Balken), 13 Patienten mit anderen neurologischen Erkrankungen (s. Text, graue Balken) und 25 gesunden Kontrollen. Der Anteil der Patienten mit mindestens einem oder zwei abnormalen Testergebnissen ist bei Patienten mit zurückliegendem GBS signifikant höher als bei gesunden Kontrollen, während das Ausmaß der autonomen Funktionsstörung zu dem von Patienten mit anderen neurologischen Erkrankungen vergleichbar ist. * $p < 0.025$, ** $p < 0.0025$, GBS Patienten vs. gesunde Kontrollen, Mann-Whitney Rangsummentest.

9.1.2 Autoimmune autonome Ganglionopathie (AAG)

Die autoimmune autonome Ganglionopathie (AAG) ist klinisch und pathophysiologisch gut charakterisiert. Während lange Zeit das GBS und die AAG aufgrund vielfältiger Parallelen als kontinuierliches Spektrum einer Erkrankung angesehen wurden (Flachenecker und Toyka 2002), geht man mittlerweile davon aus, dass es sich um eigenständige Krankheitsentitäten mit unterschiedlichen Pathomechanismen handelt (Golden und Vernino 2019).

Das Krankheitsbild wurde erstmals als »pure pan-dysautonomia with recovery« von *Young et al.* 1969 beschrieben (Young et al. 1969, Young et al. 1975) und nachfolgend als »akute Pandysautonomie« bezeichnet, bei der die autonomen Nerven und insbesondere die autonomen Ganglien weitgehend selektiv oder zumindest überwiegend betroffen sind. Zunächst existierten nur vereinzelte Fallberichte dieser Erkrankung, bis 1994 eine größere Serie von Fällen einer »idiopathischen autonomen Neuropathie« publiziert wurde (Suarez et al. 1994). Zwar wurde angesichts des akuten Krankheitsbeginns, den häufig vorausgegangenen Infekten, des monophasischen Verlaufs und der Assoziation mit anderen Autoimmunkrankheiten schon frühzeitig eine immunologische Ursache analog dem GBS und eine ursächliche Rolle von Autoantikörpern gegen ganglionäre Acetylcholin-Rezeptoren (gAChR) vermutet (Suarez et al. 1994; Vernino et al. 2000); der Beweis einer autoimmunen Genese gelang aber erst dadurch, dass die Übertragung von gACHR-Antikörpern im Tiermodell sympathische und parasympathische Funktionsstörungen (gastrointestinale Motilitätsstörungen, Harnverhalt, erweiterte Pupillen, reduzierte Herzfrequenzvariabilität und verminderte stressinduzierte Katecholaminanstiege) auslöste, die mit einer reversiblen Beeinträchtigung der nikotinergen cholinergen Übertragung im Ganglion mesentericum superior assoziiert waren (Vernino et al. 2004). Autoantikörper gegen die nikotinergen gaAChR (die die schnelle synaptische Transmission in allen autonomen Ganglien vermitteln) sind nicht nur pathogenetisch wirksam, sondern auch klinisch bedeutsam: Serumspiegel oberhalb 0,2 nmol/l sind spezifisch für die AAG, und die Höhe der Serumspiegel ist mit dem Schweregrad der Erkrankung assoziiert, überwiegend mit cholinergen Symptomen und orthostatischer Hypotonie; diese wird insbesondere bei Serumspiegeln > 1,0 nmol/l auffällig (Golden und Vernino 2019).

Die AAG ist eine seltene Erkrankung, an der typischerweise Patienten im mittleren Lebensalter (zwischen 45 und 60 Jahren) erkranken, Frauen sind doppelt so häufig wie Männer betroffen. Innerhalb von 1–2 Monaten kommt es bei zuvor Gesunden zu autonomen Funktionsstörungen, wobei das sympathische, parasympathische und enteritische Nervensystem beteiligt sind, das somatische Nervensystem wird üblicherweise ausgespart (Suarez et al. 1994). Mit vergleichbarer Häufigkeit zum GBS berichten knapp 60 % der Patienten über einen vorangegangenen, zumeist grippalen Infekt, wobei Assoziationen zum Herpes-simplex-, Epstein-Barr- und Coxsackie-Virus beschrieben sind (Low et al. 2003). Klinische Merkmale und Schweregrade können zwischen individuellen Patienten teilweise erheblich variieren. Bei zwei Dritteln aller Patienten werden schwerwiegende sympathische und parasympathische Funktionsstörungen beobachtet, weniger häufig sind abortive Formen mit rein cholinergem Defizit, selektiver adrenerger Beteiligung oder isolierter gastrointestinaler Motilitätsstörung (üblicherweise assoziiert mit niedrig-titrigen gAChR-Antikörpern). Das häufigste Symptom der AAG ist die orthostatische Hypotonie, zudem finden sich cholinerge Funktionsstörungen wie Sicca-Symptomatik, träge Pupillenreaktionen, Anhidrose, gastrointestinale Dysfunktion und neurogene Blasenstörung. Die Untersuchung weist auf eine schwere orthostatische Dysregulation hin, begleitet von einer Anisokorie mit verzögerter Lichtreaktion. Etwa ein Viertel bis die Hälfte aller Patienten berichten über Parästhesien (Golden und Vernino 2019).

Die neurophysiologischen Untersuchungen wie Elektromyografie und Elektroneurografie sind unauffällig, abgesehen von spezifischen autonomen Testverfahren. Bei den meisten Patienten ist das Liquoreiweiß erhöht. In der Suralisbiopsie ist der Verlust dünn myelinisierter und unmyelinisierter Fasern in Verbindung mit epineuralen Infiltraten mononukleärer Zellen und axonalem Aussprossen zu sehen (Low et al. 1983; Suarez et al. 1994). Neuropathologische Befunde im Akutstadium zeigen gemischte entzündliche Infiltrate in autonomen und sensiblen Ganglien, Nervenwurzeln und Rückenmark, während sich im chronischen Stadium Atrophie der Hinterstränge, Verlust von dorsalen Ganglien und Demyelinisierung im N. ischiadicus nachweisen ließen (Stoll et al. 1991). Differenzialdiagnostisch müssen vor allem paraneoplastische Syndrome und das GBS abgegrenzt werden.

Die AAG verläuft monophasisch mit rasch, d. h. innerhalb von 1–2 Monaten auftretender Verschlechterung, bei etwa einem Drittel der Patienten kommt es zu einer spontanen Remission, die jedoch typischerweise inkomplett ist. Rezidive treten in der Regel nicht auf. Angesichts der Pathogenese ist eine Immuntherapie zur Reduktion der Autoantikörper gerechtfertigt, wenn gleich hierfür aufgrund des seltenen Vorkommens der AAG keine kontrollierten Studien vorliegen; einzelne Fallberichte und -serien sprechen jedoch für die Wirksamkeit von Plasmapherese und intravenösen Immunglobulinen. Daher sollten diese Therapieformen als Erstlinientherapie versucht werden. Zusätzlich können bei schweren Verläufen Immunsuppressiva eingesetzt werden. In dieser Hinsicht scheint insbesondere eine B-Zell-Depletion mit Rituximab erfolgversprechend zu sein (Golden und Vernino 2019). Symptomatische Maßnahmen zielen vor allem auf die Behandlung der stark belastenden orthostatischen Hypotonie, wobei das Mineralokortikoid Fludrokortison oder der α2-adrenerge Agonist Midodrin und physikalische Manöver wie Schlafen mit erhöhtem Oberkörper oder das Tragen von Kompressionsstrümpfen zur Verfügung stehen. Bei Patienten mit cholinerger Dysautonomie können Parasympathomimetika wie Carbachol oder Bethanechol zur Behandlung von Blasen-/Mastdarm- oder Pupillenstörungen versucht werden, beim Sicca-Syndrom empfiehlt sich der Einsatz von Tränen- und Speichelersatzlösungen.

Autoantikörper gegen gAChR sind nur bei etwa der Hälfte der AAG-Patienten nachweisbar (Vernino et al. 2000; Golden und Vernino 2019). Kürzlich wurden in einer Fallserie seronegative Patienten näher charakterisiert (Golden et al. 2018): die hier berichteten sechs Patienten berichteten häufiger über sensible Symptome und neuropathischen Schmerz, wiesen bei der autonomen Testung überwiegend sympathische Defizite auf und zeigten keine auffälligen Pupillenreaktionen; zudem sprachen sie nicht auf intravenöse Immunglobuline, Plasmapherese oder Rituximab an, wohl aber auf hochdosierte Steroide. Daher scheint es sich bei der seronegativen AAG um eine eigenständige Krankheitsentität zu handeln, die ähnliche Merkmale wie die akute autonome und sensible Neuropathie (AASN) aufweist (Muppidi 2018). Da die AASN als eine (seltene) GBS-Variante betrachtet wird, könnte damit die Diskussion um den Zusammenhang zwischen AAG und GBS neu belebt werden.

9.1.3 Paraneoplastische autonome Neuropathie

Obwohl sich paraneoplastische Neuropathien überwiegend als subakut oder akut auftretende sensible bzw. sensomotorische Neuro- und Ganglionopathien manifestieren, kommen auch akut bis subakute autonome Neuropathien und isolierte gastrointestinale Motilitätsstörungen vor (▶ Tab. 9.8). Allerdings ist die autonome Funktionsstörung selten das präsentierende Symptom. Paraneoplastische Neuropathien sind häufig mit anti-Hu (ANNA-1)-, anti-CRMP-5 (anti-CV2)- und gAChR-Antikörpern assoziiert, die vor allem beim kleinzelligen Bronchialkarzinom (SCLC), aber auch anderen Malignomen von Gastrointestinaltrakt, Prostata, Brust, Blase, Niere, Pankreas, Hoden und Ovar vorkommen können. Eine Neuropathie tritt bei 60–95 % aller Patienten mit maligner Grunderkrankung und anti-Hu-Antikörpern auf (Lucchinetti et al. 1998). Dagegen ist die autonome Dysfunktion nur bei 10 und 30 % der Patienten vorhanden und sogar nur bei 4–9 % das vorherrschende Symptom bei der Erstmanifestation, kann umgekehrt aber auch die einzige Manifestation einer paraneoplastischen Neuropathie sein (Dalmau et al. 1992; Graus et al. 2001; Lucchinetti et al. 1998). Verschiedene andere Autoantikörper wurden bei Patienten mit paraneoplastischen Neuropathien gefunden (▶ Tab. 9.8). Bei einigen wenigen Patienten sind keine der bisher bekannten Antikörper nachweisbar. Wenn sie aber vorhanden sind, ist der prädiktive Wert für spezifische Malignome hoch: 88 % der Patienten mit anti-Hu-Antikörper und 91 % der Patienten mit CRMP-5-Antikörper haben eine zugrunde liegende maligne Erkrankung, zumeist ein kleinzelliges Bronchialkarzinom, wobei Neuropathie und Antikörper der Entdeckung des Karzinoms um mehrere Monate vorausgehen können (Lucchinetti et al. 1998; Yu et al. 2001).

Tab. 9.8: Paraneoplastische autonome Neuropathien und zugehörige Antikörper (nach Low et al. 2003; Stich und Rauer 2014; Golden und Vernino 2019)

Antikörper	Karzinom	Klinische Syndrome
Anti-Hu (ANNA-1)	SCLC, Seminom, Prostata-Ca, Thymom, Neuroblastom	Sensible, sensomotorische und autonome Neuropathie, chronische gastrointestinale Pseudoobstruktion, zerebelläre Ataxie, limbische Enzephalitis
Anti-Ri (ANNA-2)	Mamma, SCLC, Neuro- und Medulloblastom	Sensomotorische und autonome Neuropathie, Hirnstammenzephalitis, limbische Enzephalitis, Myelitis, Lambert-Eaton myasthenes Syndrom
ANNA-3	SCLC, Adeno-Ca	Sensible und sensomotorische Neuropathie, Hirnstammenzephalitis, limbische Enzephalitis, zerebelläre Ataxie, Myelopathie
Anti-CRMP-5 (CV2)	SCLC, Thymom, Uterus-Ca	Sensomotorische Neuropathie, autonome Neuropathie, zerebelläre Ataxie, Demenz, Chorea, Polyneuritis cranialis.
Amphiphysin-IgG	SCLC, Mamma, Thymom, M. Hodgkin, Kolon-Ca	Sensible oder sensomotorische Neuropathie, gastrointestinale Pseudoobstruktion, Stiff-person-Syndrom, zerebelläre Ataxie, Enzephalomyelitis, nekrotisierende Myelopathie
gAChR	SCLC, Thymom	Autoimmune autonome Ganglionopathie (AAG)
Anti-Yo (PCA-1)	Ovar, Mamma	Sensomotorische und autonome Neuropathie, zerebelläre Ataxie
PCA-2	SCLC	Sensomotorische und autonome Neuropathie, zerebelläre Ataxie, Lambert-Eaton myasthenes Syndrom, Hirnstammenzephalitis, limbische Enzephalitis
Anti-P/Q VGCC	SCLC	Lambert-Eaton myasthenes Syndrom
Anti-VGKC Komplex	Thymom, SCLC	Autonome Neuropathie, periphere Hyperexzitabilität, limbische Enzephalitis, Enzephalopathie

SCLC = kleinzelliges Bronchialkarzinom, ANNA = anti-neuronale nukleäre Antikörper, CRMP-5 = collapsin-response mediator protein-5, PCA = Purkinje-Zell-Antikörper, VGCC = spannungsabhängige Calciumkanäle, VGKC = spannungsabhängige Kaliumkanäle

Die typische Manifestation der paraneoplastischen Neuropathie ist die subakute sensorische Neuropathie (Synonyme: Denny-Brown-Syndrom, Ganglionitis) mit peripherer Deafferentierung, Verlust der Propriozeption und konsekutiv auftretender sensibler Ataxie und Pseudoathetosen. Ursache hierfür ist eine Degeneration der Spinalganglien. Autonome (und motorische) Ausfälle treten im weiteren Verlauf hinzu. Serologisch finden sich zumeist anti-Hu-, anti-CRMP-5 (CV2)-, Amphiphysin- und ANNA-3-Antikörper. Eine weitere Manifestation ist die chronische gastrointestinale Pseudoobstruktion mit subakut auftretender gastrointestinaler Motilitätsstörung, der eine Läsion des Plexus myentericus zugrunde liegt und die im Verlauf weitere autonome Symptome entwickeln kann, serologisch lassen sich die gleichen Antikörper wie bei der subakuten sensorischen Neuropathie nachweisen (Stich und Rauer 2014). Klinisch ist die paraneoplastische autonome Neuropathie durch das subakute Auftreten autonomer Symptome wie Obstipation, Blasenstörung, orthostatische Hypotonie, Blutdrucklabilität, eingeschränkte Pupillenreaktion und Schweißsekretion, Impotenz und trockenes Auge charakterisiert. Die gastrointestinale Motilitätsstörung äußert sich mit progredienter Obstipation, Bauchschmerz und häufigem Erbrechen. Das Lambert-Eaton myasthene Syndrom ist eine präganglionäre Erkrankung der neuromuskulären Endplatte, bei der Antikörper gegen spannungsabhängige Calciumkanäle (VGCC) nachweisbar sind und das in vielen Fällen eine paraneoplastische Genese aufweist. In 75 % der Fälle kommt es zur autonomen Funktionsstörung, wobei Symptome der cholinergen Unterfunktion wie trockener Mund, reduzierter Tränenfluss, eingeschränkte Schweißsekretion, Obstipation, orthostatische Hypotonie, erektile Dysfunktion und Verschwommensehen dominieren (McLeod 1999).

Der Verlauf der paraneoplastischen Neuropathie ist typischerweise progredient. Die Therapie ist primär gegen das zugrunde liegende Tumorleiden gerichtet, damit können sich die neuropathischen Symptome zurückbilden. Neben einer adäquaten, symptomorientierten Therapie erscheint eine Immunsuppression sinnvoll, ohne dass die Wirksamkeit einer derartigen Therapie durch klinische Studien belegt wäre. Die Befürchtung, dass die immunsuppressive Therapie einen negativen Effekt auf das Tumorwachstum haben könnte, ist bei der Mehrzahl der Patienten unbegründet. Empfohlen wird eine hochdosierte Steroidtherapie mit z. B. Methylprednisolon 1.000 mg täglich über 3–5 Tage, gefolgt von einer oralen Steroidtherapie mit 1 mg/kg KG. Gegebenenfalls kann die Behandlung mit intravenösen Immunglobulinen (2 g/kg KG verteilt über 5 Tage) oder einer Plasmapherese bzw. Immunadsorption ergänzt werden. Bei fehlendem bzw. unzureichendem Therapieerfolg ist in Einzelfällen eine immunsuppressive Therapie mit intravenösem Cyclophosphamid oder eine B-Zell-Depletion mit Rituximab sinnvoll (Stich und Rauer 2014).

9.1.4 Porphyrie

Die hepatischen Porphyrien sind autosomal-dominant vererbte Stoffwechselstörungen der Hämbiosynthese. Zu den klinischen Charakteristika gehören eine Polyneuropathie mit autonomer Dysfunktion, Hautveränderungen und zentralnervöser Beteiligung. Die Neuropathie beginnt üblicherweise akut bis subakut und betrifft überwiegend das motorische System. Bei der akut-intermittierenden Porphyrie ist besonders die sympathische Hyperaktivität mit gesteigerter Katecholaminproduktion gefürchtet, die sich in Tachykardie, Herzrhythmusstörungen und Hypertonie äußern und zum Kreislaufversagen führen kann. Die kardiovaskulären Symptome können sowohl frühzeitig in der Attacke auftreten als auch der Schädigung somatischer Nerven vorausgehen. Daneben kommen gastrointestinale Funktionsstörungen mit diffusen, abdominellen Schmerzen, Übelkeit, Erbrechen, Appetitlosigkeit, Obstipation und Durchfall vor, aber auch Störungen der Blasenfunktion (Harnverhalt, Inkontinenz und Dysurie) und der Schweißsekretion (Low et al. 2003; Spiritos et al. 2019).

Die autonomen Reflextests weisen auf eine Beteiligung sympathischer und parasympathischer Funktionen hin (Fagius 1993). In pathologischen Untersuchungen waren neben N. vagus und sympathischem Nervensystem auch Hirnstamm und Rückenmarkzellen beteiligt. Die Therapie der akuten Attacke besteht in der Vermeidung bzw. dem Absetzen von Triggerfaktoren wie Fasten, Alkoholkonsum und auslösenden Substanzen, eine Liste der gefährlichen und sicheren Medikamenten findet sich in der Roten Liste. Sollten keine Porphyrie-auslösenden Medikamente eingenommen worden oder trotz Absetzen noch Symptome vorhanden sein, wird in erster Linie die intravenöse Gabe eines Häm-Präparates in einer Dosierung von 1–4 mg/kg KG (maximal 6 mg/kg KG) empfohlen (Spiritos et al. 2019). Hierunter tritt in der Regel nach 2–5 Tagen eine Remission ein. Bei weiterer Progression kann die Therapiedauer auf 14 Tage verlängert werden. Steht Häm nicht unmittelbar zur Verfügung oder handelt es sich um eine leichte Attacke, kann alternativ intravenöse Glukose (500 g/24 h) unter gleichzeitiger forcierter Diurese gegeben werden. Unterstützende Maßnahmen beinhalten die Gabe von Antiemetika und Analgetika und die Korrektur des Flüssigkeitshaushaltes. Die langfristige Therapie besteht in der Aufklärung und Vermeidung von Triggerfaktoren und der regelmäßigen Gabe von Häm alle 1–2 Wochen. Die Lebertransplantation ist eine effektive Methode, um innerhalb weniger Tage eine komplette Remission der Symptome zu erreichen und sollte bei den Patienten in Erwägung gezogen werden, die nicht oder nur unzureichend auf eine pharmakologische Therapie ansprechen oder regelmäßige Häm-Infusionen nicht tolerieren (Spiritos et al. 2019).

9.1.5 Botulismus

Das Neurotoxin des obligat anaeroben Bakteriums Clostridium botulinum bindet an die präsynaptischen Nervenendigungen, verhindert die Freisetzung von Acetylcholin in den synaptischen Spalt und bewirkt dadurch eine präsynaptische Störung der neuromuskulären Übertragung. Die Erkrankung beginnt 12–36 Stunden nach der Ingestion kontaminierter Nahrungsmittel mit gastrointestinalen Symptomen, die rasch von autonomen Symptomen und einer Muskelschwäche gefolgt werden. Die Muskelschwäche greift von den äußeren Augenmuskeln (akut auftretende Ptose, Doppelbilder und Verschwommensehen) über die bulbäre Muskulatur (Schluck- und Sprechstörungen) auf die Extremitätenmuskulatur über. Die autonomen Symptome resultieren aus einer schweren cholinergen Dysfunktion mit Anhidrose, trockenen Augen und trockenem Mund, Obstipation und paralytischem Ileus sowie Blasenstörungen. Charakteristisch sind weite Pupillen, die nicht auf Licht oder Akkommodation reagieren. In manchen Fällen wird eine orthostatische Hypotonie beobachtet. Die autonomen Störungen können auch ohne Auffälligkeiten von Hirnnerven und motorischem System vorhanden sein.

Die autonomen Tests zeigen eine schwere cholinerge Störung mit abnormer kardiovagaler Funktion und orthostatischer Hypotonie. Die neuromuskuläre Übertragungsstörung lässt sich durch Serienreizung oder Einzelfaser-EMG nachweisen. Die Diagnose des Botulismus wird klinisch gestellt und durch den Nachweis des Toxins in Nahrungsmittelresten oder Serum bestätigt. Zur Behandlung werden symptomatische und unterstützende Maßnahmen wie die assistierende Beatmung, die beschleunigte Elimination des Toxins und die Behandlung der autonomen Funktionsstörungen eingesetzt. Die intravenöse Gabe des Antitoxins kann die Progression verhindern und die Mortalität senken. Obwohl sich die autonomen Symptome in der Regel vor Besserung der neuromuskulären Schwäche zurückbilden, können diese in vielen Fällen auch persistieren (Freeman 2005; Low et al. 2003).

9.1.6 Toxische Neuropathien

Eine Vielzahl von Medikamenten, Industriestoffen und Umweltgiften können autonome Funktionsstörungen verursachen (▶ Tab. 9.2). Insbesondere vor dem Hintergrund einer steigenden Inzidenz von Malignomen und deren verbesserten Behandlungsmöglichkeiten nehmen Chemotherapie-induzierte Neuropathien zu. In der Regel handelt es sich dabei um sensible axonale Polyneuropathien vom distal-symmetrischen Typ, in unterschiedlicher Häufigkeit kommt es auch zu einer motorischen und/oder autonomen Beteiligung. Zu den Chemotherapeutika, bei denen eine autonome Neuropathie beschrieben ist, gehören vor allem Vincristin (orthostatische Hypotonie, abdominelle Schmerzen, Obstipation), in selten Fällen auch Paclitaxel bzw. Docetaxel, Bortezomib und Cisplatin bzw. Carboplatin (Boehmerle et al. 2015). Bei Intoxikationen mit organischen Lösungsmitteln, Acrylamid, Arsen, Thallium und anderen Schwermetallen kommt es meistens nur zu einer Hyperhidrose bzw. Hypohidrose, klinisch relevante autonome Funktionsstörungen sind eher selten. Im Gegensatz dazu führt das Rattengift Vacor zu schweren autonomen Störungen mit orthostatischer Hypotonie und gastrointestinaler Motilitätsstörung, die sich in der Regel nicht oder nur unvollständig zurückbilden.

9.2 Chronische autonome Neuropathien

Die häufigste chronische Neuropathie mit autonomer Beteiligung ist die diabetische Polyneuropathie, die in Kapitel 17 abgehandelt wird. Im Folgenden werden das posturale Tachykardie-Syndrom, die distale Kleinfaser-Neuropathie, das Holmes-Adie- und Ross-Syndrom, die hereditären sensiblen und autonomen Neuropathien sowie die Amyloid-Neuropathie beschrieben.

9.2.1 Posturales orthostatisches Tachykardie-Syndrom (POTS)

Das posturale orthostatische Tachykardie-Syndrom (POTS) ist definiert durch eine symptomatische orthostatische Intoleranz in Verbindung mit einer Tachykardie und einem Herzfrequenzanstieg von mehr als 30 Schlägen/min über mindestens zehn Minuten (Diehl und Linden 1999). Die Erkrankung tritt üblicherweise im Alter zwischen 15 und 50 Jahren auf und betrifft Frauen viermal häufiger als Männer. Oft findet sich ein akuter oder subakuter Beginn, etwa 50 % der Patienten berichten über einen vorangegangenen Infekt. Die Pathophysiologie ist wahrscheinlich heterogen: diskutiert werden eine limitierte autonome Neuropathie, möglicherweise autoimmuner Genese, ein mangelhafter Trainingszustand im Sinne einer Dekonditionierung, eine Hypovolämie und eine dekompensierte, konstitutionelle orthostatische Intoleranz (Low et al. 2003; Miglis und Muppidi 2020).

Die Diagnose wird durch die Kipptischuntersuchung gestellt, bei der sich eine orthostatische Intoleranz in Verbindung mit einem ausgeprägten Herzfrequenzanstieg zeigt. Daneben weisen die Patienten ausgeprägte Oszillationen von Blutdruck und Herzfrequenz auf. Bei 50–60 % der Patienten fanden sich bei den Schweißsekretionstests Hinweise auf eine periphere sympathische Denervierung, die kardiovaskulären adrenergen Reflextests zeigten eine Beeinträchtigung der Baroreflex-vermittelten Vasokonstriktion, während die kardiovagalen Funktionstests normal waren (Low et al. 1995). Der Noradrenalin-Serumspiegel im Liegen ist normal und steigt im Stehen überproportional an, üblicherweise auf Werte $\geq$ 600 pg/ml. Derartige hyperadrenerge Reaktionen finden sich im Übrigen nicht selten bei Patienten mit einer inkompletten autonomen Neuropathie.

Die Therapie richtet sich nach der Pathophysiologie. Eine wichtige Säule stellt die Vermehrung des Blutvolumens dar. Niedrig dosierte β-Rezeptoren-Blocker sind hilfreich bei Patienten mit hyperadrenerger Reaktion, weil sie diese wirkungsvoll abmildern können. Hoch dosierte β-Blocker sollten vermieden werden, da sie den kompensatorischen Herzfrequenzanstieg verhindern und dadurch die orthostatische Dysregulation verstärken. Niedrig dosiertes Midodrin kann im Falle einer sympathischen Denervierung wirkungsvoll sein (Low et al. 2003).

9.2.2 Small-Fiber-Neuropathie

Die Small-Fiber-Neuropathie (SFN) ist eine Erkrankung der dünn bemarkten Aδ- und unbemarkten C-Fasern und charakterisiert durch distale Dysästhesien von brennendem Charakter in Verbindung mit distaler sympathischer Dysfunktion mit keiner oder nur geringer somatischer Beteiligung (Sommer und Üçeyler 2018). Die häufigsten Ursachen einer erworbenen SFN sind der Diabetes mellitus und eine pathologische Glukosetoleranz, die SFN kommt aber auch im Zusammenhang mit Schilddrüsenfunktionsstörungen (Hypothyreose), Kollagenosen (Sarkoidose, Sjörgren-Syndrom), Alkohol, verschiedenen Chemotherapeutika, HIV, Hepatitis C, Zöliakie oder Vitamin-B6-Überdosierung vor. Genetisch bedingte Ursachen umfassen die familiäre Amyloidneuropathie, den M. Fabry und Mutationen in Genen für spannungsabhängige Natriumkanäle. Trotz ausführlicher Abklärung kann oftmals keine Ursache gefunden werden (»idiopathische SFN«). Die Diagnose stützt sich auf die klinisch-neurologische Untersuchung, die abgesehen von distalen Temperatur- und Schmerzempfindungsstörungen normal ist, die quantitative sensorische Testung (QST) bzw. eine spezielle Small-Fiber-Neurophysiologie und die Hautstanzbiopsie, in der die Hautinnervation immunhistochemisch dargestellt wird (Sommer und Üçeyler 2018). Autonome Symptome äußern sich vor allem in vasotrophischen Veränderungen, d. h. alternierender Blässe, Rötung und Zyanose. Daneben kann es sowohl zur Hyper- als auch zur Hypohidrose kommen. Die autonomen Störungen können mit dem thermoregulatorischen Schweißtest oder dem quantitativen sudomotorischen Axon-Reflextest (QSART) nachgewiesen werden.

9.2.3 Holmes-Adie- und Ross-Syndrom

Das Holmes-Adie-Syndrom zeichnet sich durch tonische Pupillenreaktionen, Areflexie und generalisierte autonome Funktionsstörungen aus. Betroffen sind sowohl die parasympathischen ziliären Ganglien als auch die sensiblen Ganglien der Hinterwurzel. In Einzelfällen kommen auch ausgeprägte orthostatische Kreislaufregulationsstörungen vor. Mithilfe der autonomen Testung können eine abnorme Valsalva-Ratio und Schweißsekretionsstörungen nachgewiesen werden (Toth und Zochodne 2003). Das Ross-Syndrom ist ein hierzu verwandtes Krankheitsbild, bei dem aber im Gegensatz zum Holmes-Adie-Syndrom die sympathischen Ganglien betroffen sind und das durch tonische Pupillen, Areflexie und eine segmentale Hypo- bzw. Anhidrose charakterisiert ist (Wolfe et al. 1995). Die Patienten beklagen vor allem eine kompensatorische Hyperhidrose und ein profuses Schwitzen nach thermischer Stimulation. Die kardiovaskulären Reflextests deuten auf eine leichte sympathische Vasomotorenläsion hin, während in der Hautbiopsie ein selektiver Verlust der cholinergen Fasern, die die Schweißdrüsen innervieren, nachweisbar ist. Die kompensatorische Hyperhidrose kann durch intrakutane Injektion von Botulinum-Toxin wirkungsvoll behandelt werden. Der Therapieeffekt setzt nach acht

Tagen ein und hält für etwa fünf Monate an (Bergmann et al. 1998).

9.2.4 Hereditäre sensible und autonome Neuropathien (HSAN)

Bei den hereditären sensiblen und autonomen Neuropathien (HSAN) handelt es sich um eine Gruppe extrem seltener (ca. 2–3 %) angeborener Neuropathien, die klinisch und genetisch heterogen sind und durch schwere Sensibilitätsstörungen, variabel ausgeprägte autonome Beteiligung und akrale Mutilationen charakterisiert sind, ohne dass eine (ausgeprägte) motorische Schwäche nachweisbar wäre. Nach klinischen, genetischen und bioptischen Befunden werden derzeit fünf Typen (HSAN I–V) unterteilt, die teilweise weiter subtypisiert werden (Korinthenberg et al. 2021). Gemäß der aktualisierten Leitlinie »Differentialdiagnose der erworbenen und hereditären Neuropathien im Kindes- und Jugendalter« soll bei Verdacht auf HSN/HSAN eine molekulargenetische Diagnostik über eine massiv parallele Sequenzierung von Kandidatengenen erfolgen (Korinthenberg et al. 2021).

Die häufigste Form ist die autosomaldominante *HSAN I*, die eine distale, sensible und autonome Neuropathie darstellt und sich typischerweise mit Störungen der Schmerz- und Temperaturempfindung manifestiert. Berührungs- und Vibrationssinn sind zumeist ausspart. Die Erkrankung beginnt meist erst in der zweiten Dekade, üblicherweise nach dem 16. Lebensjahr (Houlden et al. 2006). Das sensible Defizit nimmt progredient zu und ist von Anhidrose, trophischen Ulzera, akralen Verletzungen, Belastungsfrakturen und Osteomyelitis begleitet (Freeman 2007). Aufgrund verschiedener Genloci lässt sich die HSAN weiter unterteilen.

Die HSAN II–V werden autosomal-rezessiv vererbt und beginnen im Säuglings- oder Kleinkindalter. Bei der *HSAN II* sind wie bei der HSAN I die autonomen Funktionsstörungen nur von geringer klinischer Bedeutung und umfassen episodische Hyperhidrose, tonische Pupillen, Obstipation und Apnoe-Episoden; eine orthostatische Hypotonie gehört nicht zum Krankheitsbild. Im Vordergrund stehen ausgeprägte Sensibilitätsstörungen, die zu schmerzlosen Verletzungen, Akrodystrophie und Gelenkdegenertionen führen (Korinthenberg et al. 2021).

Im Gegensatz zu den ersten beiden Typen sind autonome Funktionsstörungen bei der *HSAN III (familiäre Dysautonomie oder Riley-Day-Syndrom)* schwerwiegend und klinisch bedeutsam (▶ Tab. 9.3). Die autosomal-rezessive Erkrankung kommt überwiegend bei Ashkenazi-Juden vor und beginnt im Kleinkindalter. Die ersten Krankheitszeichen bestehen aus Trink- und Saugschwäche, ösophagealem Reflux mit Erbrechen und Aspiration sowie Schluckstörungen; im weiteren Verlauf treten einerseits Sensibilitätsstörungen (Unempfindlichkeit gegenüber Schmerz und Temperatur), andererseits aber auch ausgeprägte autonome Funktionsstörungen wie episodische Hyperhidrose, vasomotorische Störungen mit eingeschränkter Temperaturregulation, anhaltendes Erbrechen, orthostatische Hypotonie, hypertensive Krisen und Hypersensitivität gegenüber cholinergen und adrenergen Substanzen auf (Axelrod 2004). Der Tränenfluss ist aufgehoben, der Kornealreflex abgeschwächt und die Zungenpapillen nicht vorhanden. Für eine Beteiligung der unteren Motoneurone und der sensiblen Neurone sprechen abgeschwächte Muskeleigenreflexe und eine zunehmende Kyphoskoliose, andere neuropsychiatrische Auffälligkeiten umfassen Dysarthrie, progrediente Ataxie und eine mentale Retardierung (Axelrod 1999). Die Nervenleitgeschwindigkeiten sind leicht verringert. Neuropathologisch lässt sich eine Degeneration aller drei Fasersubtypen nachweisen, wobei kleinkalibrige Fasern bevorzugt betroffen sind. Obwohl die Serumspiegel von Noradrenalin im Liegen normal oder erhöht sind, steigen sie im

Stehen wie bei neurogener orthostatischer Hypotonie anderer Ursache nur unzureichend an (Axelrod 2002). Die Serumspiegel von Dopamin-β-Hydroxylase, dem Enzym, das die Umwandlung von Dopamin zu Noradrenalin katalysiert, sind bei Patienten mit Dysautonomie erniedrigt (Low et al. 2003). Bei der überwiegenden Mehrzahl der Patienten lässt sich eine Mutation im IKB-KAP-Gen auf Chromosom 9q31.3 nachweisen, die in einem unvollständigen I-kappa-B-Kinase-assoziierten-Protein resultiert (Freeman 2007).

Die *HSAN IV* ist die zweithäufigste hereditäre sensible und autonome Neuropathie und beginnt in den ersten Lebensmonaten. Dominierend ist eine generalisierte Anhidrose mit episodischen Fieberschüben, begleitet vom Verlust der Schmerzwahrnehmung und einer geistigen wie motorischen Retardierung (Axelrod 2002). Aufgrund der fehlenden Schweißproduktion erscheint die Haut erscheint dick und hyperkeratotisch. In den peripheren Nerven sind nahezu keine unmyelinisierten Fasern nachweisbar. Die Hautbiopsie zeigt fehlende Aδ- und C-Fasern in der Epidermis und fehlende oder hypoplastische, denervierte Schweißdrüsen (Freeman 2007). Die sensiblen Nervenleitgeschwindigkeiten sind normal, Iontophorese mit Pilocarpin oder Acetylcholin führt zu keiner Schweißproduktion (Low et al. 2003). Verschiedene Mutationen im NTRK1 (trKA)-Gen auf Chromosom 1q21-q22 wurden beschrieben; dieses Gen kodiert für den neurotrophen Tyrosinkinase-Rezeptor Typ 1, der in Abhängigkeit von Nervenwachstumsfaktoren autophosphoryliert wird (Freeman 2007).

Die *HSAN V* ist eine seltene Erkrankung, die ebenfalls durch eine Anhidrose und den Verlust der Schmerzwahrnehmung mit akralen Ulzerationen, schmerzlosen Frakturen und anderen trophischen Verletzungen charakterisiert ist. Die Ursache ist eine Mutation eines Genabschnitts auf Chromosom 1p13, der für NGFB (Nerve growth factor beta) kodiert (Verhoeven et al. 2006).

9.2.5 Amyloid-Neuropathie

Amyloid ist ein fibrilläres Protein mit einer β-Faltblatt-Struktur, die für die charakteristische Grünfluoreszenz in der Doppelbrechung nach Kongorot-Färbung verantwortlich ist. Drei verschiedene Amyloidoseformen sind bekannt:

1. AL, assoziiert mit Immunglobulin-Leichtketten wie bei der primären Amyloidose oder der sekundären Amyloidose beim Plasmozytom
2. AA, sekundäre Amyloidose (Amyloid-A-Protein assoziiert), z. B. im Rahmen einer Tuberkulose oder einer Osteomyelitis
3. hereditäre ATTR-Amyloidose (Transthyretin-assoziiert)

Autonome Funktionsstörungen kommen für gewöhnlich nicht bei der AA-Form, sondern nur bei den beiden anderen Typen vor (Freeman 2007), daher werden im Folgenden auch nur diese besprochen.

Die *primäre Amyloidose (AL)* ist die häufigste Form der Amyloidose in der westlichen Hemisphäre und beruht auf einer Plasmazell-Dyskrasie, bei der das Knochenmark monoklonale Immunglobulin-Leichtketten oder Leichtkettenfragmente produziert, die als Amyloid abgelagert werden und mittels Elektrophorese bei mehr als 90 % der Patienten im Serum nachweisbar sind. Üblicherweise kommt es zu Gewichtsverlust und Abgeschlagenheit, die führenden Todesursachen sind nephrotisches Syndrom und kardiale Arrhythmien. Eine Neuropathie ist häufig und betrifft zunächst die kleinkalibrigen Fasern, weshalb die ersten Symptome distale Schmerz- und Temperaturempfindungsstörungen sind; im weiteren Verlauf sind auch die großkalibrigen Nervenfasern befallen (Pinto et al. 2021). Autonome Funktionsstörungen sind stark ausgeprägt, können bereits frühzeitig im Krankheitsverlauf vorhanden sein und betreffen verschiedene Organsysteme: so kommen orthostatische Intoleranz mit Synkopen oder

Beinahe-Synkopen, kardiale Reizleitungsstörungen, Obstipation im Wechsel mit Diarrhöe, Schluckstörungen in Folge ösophagealer Motilitätsstörung, fleckförmige Anhidrose und kompensatorische Hyperhidrose, Blasenstörungen und Impotenz vor. Die Neurografie zeigt eine axonale Polyneuropathie. Die autonomen Funktionstests weisen auf einen breiten Befall sympathischer und parasympathischer Funktionssysteme hin (Low et al. 2003; Gertz und Dispenzieri 2020). Eine kardiale sympathische Denervierung kann mit der ^{123}I-Metaiodobenzylguanidin (MIBG)-Szintigrafie nachgewiesen werden (Hongo et al. 2002). Die Diagnose wird durch den histologischen Nachweis von Amyloid in Fettgewebe, N. suralis oder Rektumschleimhaut gestellt. Eine Echokardiografie ist zum Nachweis kardialer Beteiligung notwendig. Die mittlerweile verfügbaren Therapiemöglichkeiten (hochdosierte Chemotherapie, Stammzelltransplantation, Bortezomib-basierte Chemotherapie) haben die vormalig schlechte Prognose wie auch die Behinderung und Lebensqualität der Betroffenen deutlich verbessert (Gertz und Dispenzieri 2020).

Die *hereditäre ATTR-Amyloidose* ist eine autosomal-dominante Multisystemerkrankung, der die extrazelluläre Akkumulation eines abnormal gefalteten Transthyretins zugrunde liegt, eines Transportproteins für Vitamin A und Thyroxin. Die Krankheit manifestiert sich typischerweise in der dritten bis fünften Dekade und führt zu sensomotorischer Polyneuropathie, Karpaltunnelsyndrom, autonomen Störungen, Kardiomyopathie, Herzrhythmusstörungen, Glaskörpertrübungen und Nierenfunktionsstörungen (Koike und Katsuno 2020). Autonome Funktionsstörungen sind ein wesentliches Merkmal der ATTR-Amyloidose und kommen bei 50–80 % der Patienten vor. Die häufigsten Symptome sind orthostatische Hypotonie, gastrointestinale Motilitätsstörungen mit Diarrhoe und Obstipation (auch im Wechsel), erektile Dysfunktion, Blasenstörung mit Harninkontinenz und Xerostomie. Die autonomen Symptome können frühzeitig im Krankheitsverlauf auftreten, werden aber oftmals übersehen und erst retrospektiv erkannt, und nehmen parallel zur Progression der sensomotorischen Neuropathie zu (Gonzalez-Duarte et al. 2019). Die verlaufsmodifizierende Therapie zielt darauf ab, zirkulierendes TTR entweder zu reduzieren oder zu stabilisieren. Da das amyloidogene TTR überwiegend von der Leber sezerniert wird, wird bei jüngeren Patienten mit kurzer Krankheitsdauer die orthotope Lebertransplantation mit gutem Erfolg eingesetzt. Mittlerweile haben sich sowohl TTR-stabilisierende Medikamente (Tafamidis, Diflunisal) als auch genbasierte Therapieansätze (»small-interfering RNA,siRNA« und Antisense-Oligonucleotide) als wirksam erwiesen und bieten eine Behandlungsmöglichkeit auch für ältere Patienten (Koike und Katsuno 2020).

Literatur

Axelrod FB (2002) Hereditary sensory and autonomic neuropathies: familial dysautonomias and other HSANs. Clin Auton Res 12: 12–14.

Axelrod FB (2004) Familial dysautonomia. Muscle Nerve 29: 352–363.

Bergmann I, Dauphin M, Naumann M et al. (1998) Selective degeneration of sudomotor fibers in Ross syndrome and successful treatment of compensatory hyperhidrosis with botulinum toxin. Muscle Nerve 21: 1790–1793.

Bernstein R, Mayer SA, Magnano A (2000) Neurogenic stunned myocardium in Guillain-Barré syndrome. Neurology 54: 759–762.

Boehmerle W, Huehnchen P, Endres M (2015) Chemotherapie-induzierte Neuropathien. Nervenarzt 86: 156–160.

Dalmau J, Graus F, Rosenblum MK, Posner JB (1992) Anti-Hu-associated paraneoplastic encephalomyelitis/sensory neuronopathy: a clinical study of 71 patients. Medicine 71: 59–72.

Diehl RR, Linden D (1999) Differenzialdiagnose der orthostatischen Dysregulationen. Nervenarzt 70: 1044–1051.

Englert D, von Baumgarten FJ, Gunreben G et al. (1985) Zur Herzschrittmacherindikation bei Polyradikulitis: ein standardisiertes Verfahren für den Bulbusdruckversuch. In: Gänshirt H, Berlit P, Haack G (Hrsg.) Verhandlungen der Deutschen Gesellschaft für Neurologie. Berlin: Springer Verlag. S. 280–282.

Fagius J (1993) Syndromes of autonomic overactivity: clinical presentation, assessment, and management. In: Low PA (Hrsg.) Clinical autonomic disorders. Boston: Little, Brown & Company. S. 197–208.

Flachenecker P (2001) Klinische Standarduntersuchungen autonomer Funktionen: Parasympathikus-Funktionen. In: Jörg J (Hrsg.) Autonome Diagnostik und Schlafpolygraphie in Klinik und Praxis. Darmstadt: Steinkopff-Verlag. S. 3–22.

Flachenecker P (2006) Epidemiology of neuroimmunological diseases. J Neurol 253 (suppl 5): V/2–V/8.

Flachenecker P, Hartung HP, Reiners K (1997a) Power spectrum analysis of heart rate variability in Guillain-Barré syndrome. A longitudinal study. Brain 120: 1885–1894.

Flachenecker P, Lem K, Müllges W, Reiners K (2000) Detection of serious bradyarrhythmias in- Guillain-Barré syndrome: sensitivity and specifity of the 24-hour heart rate power spectrum. Clin Auton Res 10: 185–191.

Flachenecker P, Müllges W, Wermuth P et al. (1996) Eyeball pressure testing in the evaluation of serious bradyarrhythmias in Guillain-Barré syndrome. Neurology 47: 102–108.

Flachenecker P, Reiners K (1998) Autonomic nervous system testing (letter). Muscle Nerve 21: 680.

Flachenecker P, Reiners K (1999) Twenty-four-hour heart rate power spectrum for evaluation of autonomic dysfunction in Guillain-Barré syndrome. J Neurol Sci 165: 144–153.

Flachenecker P, Toyka KV (2002) Guillain-Barré-Syndrom. DNP 2: 44–48.

Flachenecker P, Toyka KV, Reiners K (2001) Herzrhythmusstörungen beim Guillain-Barré-Syndrom. Eine Übersicht zur Diagnostik einer seltenen, aber potenziell lebensbedrohlichen Komplikation. Nervenarzt 72: 610–617.

Flachenecker P, Toyka KV, Reiners K (2002) Diagnostik kardiovaskulärer autonomer Störungen beim Guillain-Barré-Syndrom. Intensiv Notfallbeh 27: 120–130.

Flachenecker P, Wermuth P, Hartung HP et al. (1997b) Quantitative assessment of cardiovascular autonomic function in Guillain-Barré syndrome. Ann Neurol 42: 171–179.

Freeman R (2005) Autonomic peripheral neuropathy. Lancet 365: 1259–1270.

Freeman R (2007) Autonomic peripheral neuropathy. Neurol Clin 25: 277–301.

Freeman R (2020) Autonomic peripheral neuropathy. Continuum (Minneap Minn) 26: 58–71.

Gande AR, Taylor IR, Nolan KM (1999) Autonomic instability and hypertension resulting in subarachnoid haemorrhage in the Guillain-Barré syndrome. Intensive Care Med 25: 1432–1434.

Gertz MA, Dispenzieri A (2020) Systemic amyloidosis recognition, prognosis, and therapy: a systematic review. JAMA 324: 79–89.

Golden EP, Bryarly MA, Vernino S (2018) Seronegative autoimmune autonomic neuropathy: a distinct clinical entity. Clin Auton Res 28: 115–123.

Golden EP, Vernino S (2019) Autoimmune autonomic neuropathies and ganglionopathies: epidemiology, pathophysiology, and therapeutic advances. Clin Auton Res 29: 277–288.

Gonzalez-Duarte A, Valdés-Ferrer SI, Cantú-Brito C (2019) Characteristics and natural history of autonomic involvement in hereditary ATTR amyloidosis: a systematic review. Clin Auton Res 29: 1–9.

Graus F, Keime-Guibert F, Rene R et al. (2001) Anti-Hu associated paraneoplastic encephalomyelitis: analysis of 200 patients. Brain 125: 166–175.

Hongo M, Urushibata K, Kai R et al. (2002) Iodine-123 metaiodobenzylguanidine scintigraphic analysis of myocardial sympathetic innervation in patients with AL (primary) amyloidosis. Am Heart J 144: 122–129.

Houlden H, King R, Blake J et al. (2006) Clinical, pathological and genetic characterization of hereditary sensory and autonomic neuropathy type I (HSAN I). Brain 129: 411–425.

Koike H, Atsuta N, Adach H et al. (2010) Clinicopathological features of acute autonomic and sensory neuropathy. Brain 133: 2881–2896.

Koike H, Katsuno M (2020) Transthyretin amyloidosis: update on the clinical spectrum, pathogenesis, and disease-modifying therapies. Neurol Ther 9: 317–333.

Korinthenberg R et al. für die Gesellschaft für Neuropädiatrie (2021) Differentialdiagnose der hereditären und erworbenen Neuropathien im Kindes- und Jugendalter, Version 2.0. (https://www.awmf.org/leitlinien/detail/ll/022-027.html, Zugriff am 06.12.2021).

Krone A, Reuther P, Fuhrmeister U (1983) Autonomic dysfunction in polyneuropathies: a report on 106 cases. J Neurol 230: 111–121.

Low PA, Dyck PJ, Lambert EH et al. (1983) Acute panautonomic neuropathy. Ann Neurol 13: 412–417.

Low PA, Opfer Gehrking TL, Textor SC (1995) Postural tachycardia syndrome (POTS). Neurology 45: 19–25.

Low PA, Vernino S, Suarez G (2003) Autonomic dysfunction in peripheral nerve disease. Muscle Nerve 27: 646–661.

Lucchinetti CF, Kimmel DW, Lennon VA (1998) Paraneoplastic and oncologic profiles of patients seropositive for type 1 antineuronal nuclear autoantibodies. Neurology 50: 652–657.

Matheja P, Lüdemann P, Schober O et al. (2001) Myocardial sympathetic innervation in the course of Guillain-Barré syndrome. Nuklearmedizin 6: N63–N64.

McLeod JG (1999) Autonomic dysfunction in peripheral nerve disease. In: Mathias CJ, Bannister R (Hrsg.) Autonomic failure. A textbook of clinical disorders of the autonomic nervous system. 4. Aufl. New York: Oxford University Press. S. 367–377.

Miglis MG, Muppidi S (2020) Is postural tachycardia syndrome an autoimmune disorder? And other updates on recent autonomic research. Clin Auton Res 30: 3–5.

Minahan RE, Jr., Bhardwaj A, Traill TA et al. (1996) Stimulus-evoked sinus arrest in severe Guillain-Barré syndrome: a case report. Neurology 47: 1239–1242.

Müllges W, Gold R (2015) Akute entzündliche Polyradikuloneuritis: GBS und Verwandte. In: Schwab S, Schellinger P, Unterberg et al. (Hrsg.) NeuroIntensiv. 3. Aufl. Berlin-Heidelberg: Springer. S. 726–733.

Muppidi S (2018) Autoimmune autonomic neuropathies: time to look beyond autoimmune autonomic ganglionopathy. Clin Auton Res 28: 7–8.

Pfeiffer G (1999) Dysautonomie bei Guillain-Barré-Syndrom. Nervenarzt 70: 136–148.

Pinto MV, Dyck PJ, Liewluck T (2021) Neuromuscular amyloidosis: unmasking the master of disguise. Muscle Nerve (doi:10.1002/mus.27150).

Plasma Exchange/Sandoglobulin Guillain-Barré Syndrome Trial Group (1997) Randomised trial of plasma exchange, intravenous immunoglobulin, and combined treatments in Guillain-Barré syndrome. Lancet 349: 225–230.

Schlotter-Weigel B, Senderek J (2018) Immunvermittelte, inflammatorische und hereditäre Neuropathien – Übersicht und diagnostischer Algorithmus. Fortschr Neurol Psychiatr 86: 566–574.

Sommer C, Üçeyler N (2018) Small-Fiber-Neuropathien. Fortschr Neurol Psychiatr 86: 509–518.

Spiritos Z, Salvador S, Mosquera D, Wilder J (2019) Acute intermittent porphyria: current perspectives and case presentation. Ther Clin Risk Manag 15: 1443–1451.

Stich O, Rauer S (2014) Paraneoplastische neurologische Syndrome und Autoimmunenzephalitiden. Nervenarzt 85: 485–501.

Stoll G, Reiners K (2016) Immunneuropathien. Nervenarzt 87: 887–898.

Stoll G, Thomas C, Reiners K et al. (1991) Encephalo-myelo-radiculo-ganglionitis presenting as pandysautonomia. Neurology 41: 723–726.

Suarez GA, Fealey RD, Camilleri M et al. (1994) Idiopathic autonomic neuropathy: clinical, neurophysiologic, and follow-up studies on 27 patients. Neurology 44: 1675–1682.

Tan CY, Shahrizaila N, Yeoh KY, Goh KJ, Tan MP (2019) Heart rate variability and baroreflex sensitivity abnormalities in Guillain-Barré syndrome: a pilot study. Clin Auton Res 29: 339–348.

The Italian Guillain-Barré Syndrome Study Group (1996) The prognosis and main prognostic indicators of Guillain-Barré syndrome. A multicentre prospective study of 297 patients. Brain 119: 2053–2061.

Toth C, Zochodne D (2003) Other autonomic neuropathies. Semin Neurol 23: 373–380.

Verhoeven K, Timmermann V, Mauko B et al. (2006) Recent advances in hereditary sensory and autonomic neuropathies. Curr Opin Neurol 19: 474–480.

Vernino S, Ermilov LG, Sha L et al. (2004) Passive transfer of autoimmune autonomic neuropathy to mice. J Neurosci 32: 7037–7042.

Vernino S, Low PA, Fealey RD et al. (2000) Autoantibodies to ganglionic acetylcholine receptors in autoimmune autonomic neuropathies. N Engl J Med 343: 847–855.

Winer JB, Hughes RA (1988) Identification of patients at risk of arrhythmia in the Guillain-Barré syndrome. Q J Med 68: 735–739.

Wolfe GI, Galetta SL, Teener JW et al. (1995) Site of autonomic dysfunction in a patient with Ross' syndrome and postganglionic Horner's syndrome. Neurology 45: 2094–2096.

Yamamoto K, Sobue G, Iwase S et al. (1997) Skin sympathetic nerve activity in Guillain Barré syndrome: a microneurographic study. J Neurol Neurosurg Psychiatry 63: 537–541.

Yoshii F, Kozuma R, Haida M et al. (2000) Giant negative T waves in Guillain-Barre syndrome. Acta Neurol Scand 101: 212–215.

Young RR, Asbury AK, Adams RD et al. (1969) Pure pandysautonomia with recovery. Trans Am Neurol Assoc 94: 355–357.

Young RR, Asbury AK, Corbett JL et al. (1975) Pure pandysautonomia and recovery: description and discussion of diagnostic criteria. Brain 98: 613–636.

Yu Z, Kryzer TJ, Griesmann GE (2001) CRMP-5 neuronal antibody: marker of lung cancer and thymoma-related autoimmunity. Ann Neurol 49: 146–154.

Zaeem Z, Siddiqi ZA, Zochodne DW (2019) Autonomic involvement in Guillain-Barré syndrome: an update. Clin Auton Res 29: 289–299.

10 Synkope

Carl-Albrecht Haensch

Unter einer *Synkope* wird ein plötzlich eintretender, vorübergehender Verlust von Bewusstsein und Muskeltonus, bedingt durch eine globale zerebrale Minderdurchblutung verstanden (Brignole et al. 2001; Thijs et al. 2004; Shen et al. 2017; Brignole et al. 2018). Meist fällt dabei der systolische Blutdruck unter 70 mm Hg (Haensch 2005a, b; Hainsworth 2004). Jeder Dritte von uns erlebt mindestens einmal im Leben eine Synkope. 3 % aller Vorstellungen in einer Notfallaufnahme und 1 % aller stationären Krankenhausaufenthalte resultieren aus Synkopen (Haensch 2005a). Die kumulative Inzidenz von neurokardiogenen Synkopen ist bei jungen Frauen doppelt so hoch (~ 50 %) wie bei Männern (~ 25 %) (Colman et al. 2004a). Mit zunehmendem Lebensalter steigt die Wahrscheinlichkeit einer kardialen Ursache (Voss et al. 2000). Synkopen, die auf eine Dysregulation im Bereich des peripheren und/oder zentralen autonomen Nervensystems zurückzuführen sind, werden als neurogen bezeichnet. Abzugrenzen sind hiervon die kardiogenen Synkopen und die Hyperventilationssynkopen. Synkopen lassen sich in der Hälfte der Fälle über eine sorgfältige Anamnese diagnostizieren (Lührs und Haensch 2018).

Neurogene Synkopen treten im Rahmen von orthostatischen Kreislaufregulationsstörungen auf. Als *orthostatische Intoleranz* bezeichnet man die Unfähigkeit, aufrecht zu stehen, ohne dass Symptome auftreten wie Hypotonie, Tachykardie, Schwindel, Müdigkeit, Schwäche und Übelkeit. Pathophysiologisch werden drei verschiedene Orthostasereaktionen unterschieden (Grubb und Karas 1999; Diehl und Linden 1999): Orthostatische Hypotonie (OH), Posturales orthostatisches Tachykardiesyndrom (POTS) und Neurokardiogene Synkope (NKS)

Als *konvulsive Synkope* wird eine Synkope mit motorischen Entäußerungen verstanden, insbesondere mit Kloni, aber auch mit einer tonischen Anspannung der Extremitäten. Dabei tritt eine kurzzeitige, tonisch-klonische Entäußerung der Muskulatur auf. Bei genauer Beobachtung sind 40–90 % der Fälle konvulsive Synkopen (Lempert et al. 1994 a, b). Konvulsionen gehören zur hypoxischen Reaktion des Gehirns und werden nicht durch eine epileptische Aktivierung der Hirnrinde hervorgerufen, deshalb zeigt das EEG keine epilepsietypischen Potenziale (▶ Abb. 10.1). Die synkopale Muskelaktivierung ist subkortikalen Ursprungs und resultiert aus der Enthemmung motorischer Neurone in der medullären Formatio reticularis.

Es besteht keine feste absolute Beziehung zwischen Herzfrequenz und Synkopenrisiko. Vielmehr scheint die Entwicklung einer Synkope davon abzuhängen, ob die autonome Regulation gestört ist, das intravaskuläre Blutvolumen reduziert ist oder ob der Patient sich in liegender oder stehender Position befindet.

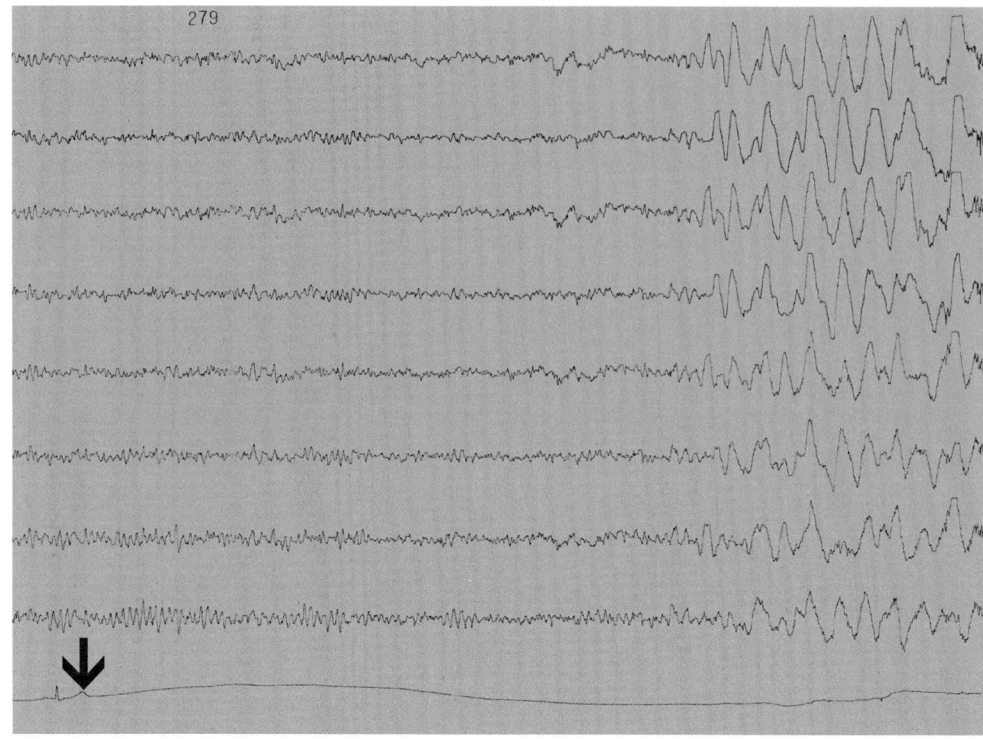

Abb. 10.1: Konvulsive Synkope im EEG: Unspezifische Allgemeinveränderung 20 s nach Einsetzen einer Asystolie (Pfeil) bei klinisch zu beobachteten Myoklonien

10.1 Orthostatische Hypotonie

Die *Orthostatische Hypotonie (OH)* ist definiert als ein anhaltender Abfall des systolischen Blutdruckes um mindestens 20 mm Hg oder des diastolischen Blutdruck um mindestens 10 mm Hg innerhalb von drei Minuten Stehzeit im Vergleich zum Ausgangswert im Liegen (▶ Abb. 10.2 c) (Kaufmann 1996). OH ist ein Befund und stellt keine Krankheitsentität dar. Diese Blutdruckdysregulation kann symptomatisch oder asymptomatisch sein. Pathophysiologisch handelt es sich um eine Störung der sympathisch vermittelten kompensatorischen Vasokonstriktion im Stehen. Störungen des Barorezeptorreflexes können auf einer Deafferenzierung der Barorezeptoren im Aortenbogen und Karotissinus, einer Dysfunktion des medullären Kreislaufzentrums, der prä- oder postganglionären sympathischen efferenten Vasomotoreninnervation, auf einer Störung der Noradrenalinsynthese oder auf einer α-Rezeptorblockade beruhen.

Die OH lässt sich nach aktivem Aufstehen im Schellong-Test oder passivem Aufrichten im Kipptischversuch mit der kontinuierlichen oder diskontinuierlichen Blutdruckmessung diagnostizieren. Die meisten autonomen Labore bestimmen den Ausgangswert

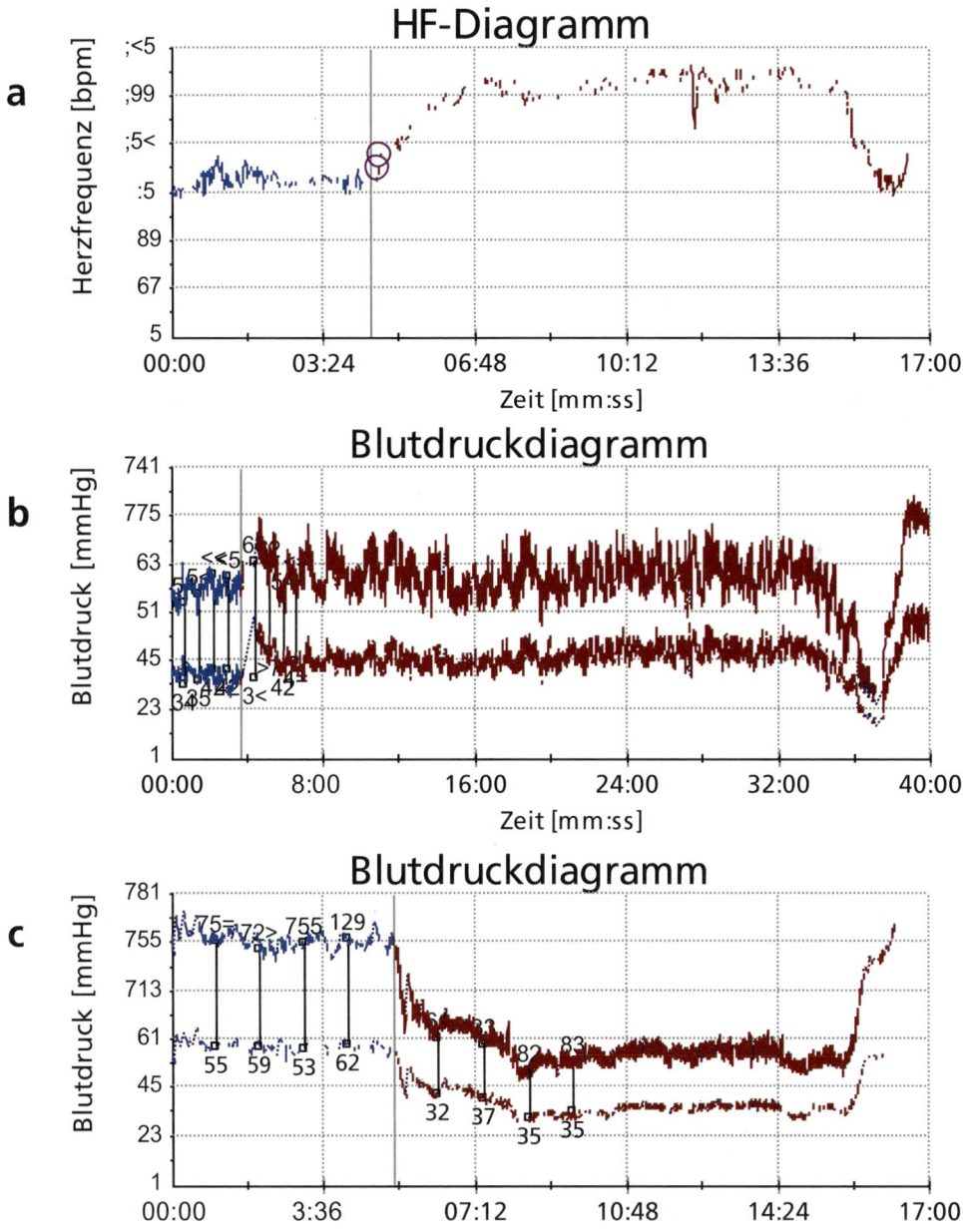

Abb. 10.2 a–c: Formen der orthostatischen Dysregulation: **a** Posturales Tachykardiesyndrom; **b** Neurokardiogene Synkope; **c** Orthostatische Hypotonie. Beachte die unterschiedlichen Zeitachsen. Links (bis Trennstrich) = Ruhephase; rechts (nach Trennstrich) = 70°-Kipptischuntersuchung.

aus einer 60 s (-5 Minuten)-Ruhephase und nach 30, 60 und 90 s in aufrechter Position sowie den Mittelwert im Stehen und Liegen.

Eine Liegendhypertonie (engl. Supine Hypertension) ist eine häufig vorkommende Störung bei generalisierten kardiovaskulären autonomen Krankheitsbildern ebenso wie im Rahmen neurologischer Krankheitsbilder mit autonomen Störungen. Diese ist oft begleitet oder zeitgleich vorliegend mit einer orthostatischen Hypotonie (Haensch und Lührs 2020).

10.2 Das Posturale orthostatische Tachykardiesyndrom

Das *Posturale orthostatische Tachykardiesyndrom (POTS)* wird definiert als eine orthostatische Intoleranz in Verbindung mit einem Herzfrequenzanstieg > 30/min oder einer absoluten Herzfrequenz im Stehen > 120/min während der ersten zehn Minuten nach dem Aufstellen bzw. während eines Kipptischversuches (▶ Abb. 10.2a) (Grubb et al. 2006; Medow und Steward 2007). Dies entspricht einem Frequenzanstieg oberhalb der 99. Perzentile für gesunde Probanden zwischen zehn und 83 Jahren. Demgegenüber fällt der systolische Blutdruck oft nur gering oder gar nicht ab. Als Folge der hyperadrenergen Reaktionslage bei POTS findet sich häufig eine überschießende, besonders stark ausgeprägte Phase IV im Valsalva-Versuch (Sandroni et al. 2000). Diese häufigste Form (Prävalenz 0,2 %, d. h. 160.000 POTS-Patienten in Deutschland) der orthostatischen Intoleranz betrifft oft jüngere, sonst gesunde Patientinnen und geht nach kurzer Standzeit mit Schwindel, Kopfschmerzen, Flimmern vor den Augen und Schwächegefühl in den Beinen, oft auch ohne Bewusstlosigkeit, einher. Bei orthostatischer Belastung finden sich häufig massiv erhöhte Noradrenalinwerte (> 600 ng/ml) (Garland et al. 2007; Goldstein et al. 2005). Die präsynkopalen Beschwerden bei stabilen arteriellen Blutdrücken sind durch eine gestörte zerebrale Autoregulation mit Abfall der Blutflussgeschwindigkeit zu erklären. Pathophysiologisch wird ein vermehrtes venöses Pooling in den unteren Extremitäten infolge eines reduzierten Venentonus diskutiert (Jacob et al. 2000). Dieser soll Folge einer selektiven Denervierung mit Denervierungshypersensitivität der Venen auf Noradrenalin sein (Schondorf und Low 1993). Ein weiterer pathogenetischer Faktor könnte eine Hypersensitivität der kardialen β-Rezeptoren mit übermäßigem Herzfrequenzanstieg sein (Haensch et al. 2008). Bei einem Teil der POTS-Patienten ist eine postganglionäre sympathische Denervierung des Herzens nachzuweisen (Haensch et al. 2008). Eine funktionelle Mutation im Noradrenalintransportergen konnte kasuistisch als Ursache der hyperadrenergen Reaktion bei POTS nachgewiesen werden (Shannon et al. 2000). Für eine zumindest teilweise autoimmune Genese mancher Formen eines POTS spricht der Nachweis von ganglionären Acetylcholinrezeptor-Autoantikörper (α3-AChR-Ak) bei 15 % der Patienten (Vernino et al. 2000; Thieben et al. 2007). 70 % der Patienten mit einem Ehlers-Danlos-Syndrom, einer genetischen Bindegewebserkrankungen mit erhöhter Elastizität der Haut, leiden auch unter einer orthostatischen Intoleranz infolge eines POTS (Gazit et al. 2003). Der exzessive Herzfrequenzanstieg ist nicht allein durch eine erhöhte somatische Vigilanz, Ängstlichkeit oder Panikstörung der Patienten zu erklären (Masuki et al. 2007).

Treten Synkopen auf, sind sie in der Kipptischuntersuchung einer neurokardiogenen Synkope zuzuordnen, da infolge des venösen Pooling mit kompensatorisch verstärkter

Kontraktilität des Herzens eine Überstimulation kardialer Mechanorezeptoren auftreten kann (▶ Abb. 10.3). Ein symptomatisches POTS wird bei Volumenmangel infolge eines erheblichen Blut- oder Flüssigkeitsverlustes beobachtet.

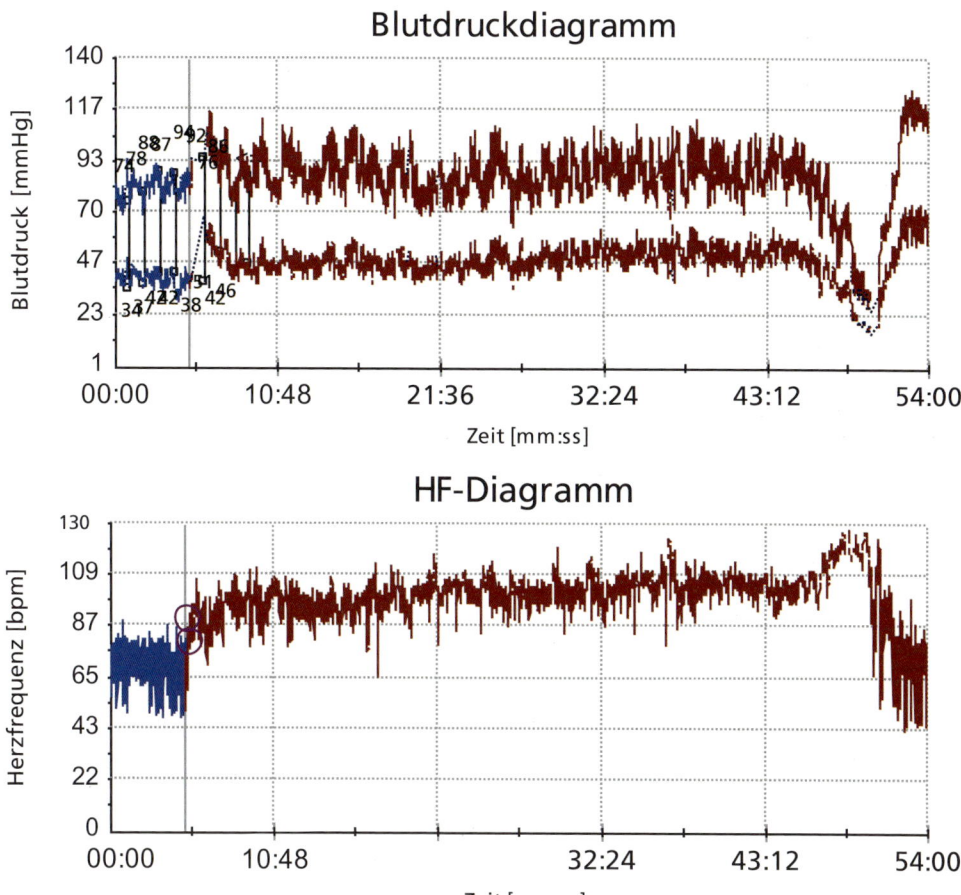

Abb. 10.3: Posturales Tachykardiesyndrom in der 70°-Kipptischuntersuchung: Herzfrequenzanstieg im Stehen von 70 bpm auf 130 bpm. Erst nach 48 min abrupter Blutdruckabfall begleitet von einer fortbestehenden Tachykardie, unmittelbare Stabilisierung nach Rückführen des Kipptisch in die Vertikale.

10.3 Neurokardiogene Synkope

Die neurokardiogene Synkope (Syn.: »vasovagale Synkope«, »Reflexsynkope«, »neurokardiale Synkope«, »neurally mediated syncope«) wird definiert als plötzlich einsetzende und rasch progrediente Hypotension begleitet von einer progredienten Bradykardie (▶ Abb. 10.2 b). Auslöser neurokardiogener Synkopen können die Stimulation peripher sensibler Rezeptoren im Gefäßbett oder in den viszeralen Organen oder zentrale Reaktionen im Zusammenhang mit Schmerzen, Furchtreaktionen, plötzlicher emotionaler Belastung oder Angst sein (▶ Tab. 10.1). Nach peripherer wie zentraler Verursachung kommt es zu einer plötzlichen Zunahme des parasympathischen efferenten Tonus (Bradykardie), während die Aktivität in sympathischen efferenten Nervenfasern plötzlich deutlich reduziert wird (Vasodilatation) (Mosqueda-Garcia 2000). Letzteres ist für die arterielle Hypotension entscheidend. Die dynamische zerebrale Autoregulation ist ungestört (Schondorf et al. 1997, 2001). Im synkopenfreien Intervall ist eine autonome Funktionsstörung meist nicht nachzuweisen. Zunächst ist bei diesen Patienten auch im Stehen eine stabile Blutdruckregulation zu beobachten. Das venöse Pooling in den Beinen bei Orthostase bewirkt eine reduzierte Füllung des linken Ventrikels. Das Herz kontrahiert quasi »ins Leere«. Hieraus resultiert eine Überstimulation von kardialen Mechanorezeptoren, die zur Aktivierung vagaler C-Fasern führt (Sharpey-Schafer 1956). Dieses pathophysiologische Prinzip lässt verstehen, dass auch Hypertoniepatienten neurokardiogen synkopieren können. Analog zu der Auslösung einer nicht adäquaten Barorezeptorreflexantwort kann auch die Stimulation von Mechanorezeptoren in der Lunge, Harnblase oder von Barorezeptoren im Karotissinus wirksam sein. Die verschiedenen beschriebenen Synkopen unterscheiden sich damit nur in der Afferenz, die zu einem zentral vermittelten Blutdruckabfall mit Bradykardie führt (▶ Abb. 10.4). Im Karotissinus knapp oberhalb der Bifurkation an der A. carotis interna sitzen Druckrezeptoren, die ihre Afferenzen über den N. glossopharyngeus zum Hirnstamm vermitteln. Beim Gesunden führt ein Druck auf den Sinus lediglich zu einem leichten Druck- und Frequenzabfall. Der häufig zum Nachweis eines *hypersensitiven Karotissinus-Syndroms* durchgeführte Karotisdruckversuch bringt aufgrund seiner niedrigen Spezifität nur einen geringen Erkenntnisgewinn. Er darf nur dann als pathologisch gewertet werden, wenn eine Asystolie von mindestens drei Sekunden oder ein Blutdruckabfall um mindestens 50 mm Hg provoziert werden kann. Als ursächlich für eine Synkope gilt dieser Befund nur bei eindeutiger klinischer Korrelation (Auslösung der Synkopen durch Kopfbewegungen) (Haensch und Jörg 2005).

Tab. 10.1: Auslöser neurokardiogener Synkopen

Zentral	Schmerzen
	Ekel
	Angst
	Venenpunktion
Peripher	Miktionsynkope
	Defäkationssynkope
	Husten
	Niesen
	Trompetenspiel
	Trigeminus-Neuralgie
	Glossopharyngeus-Neuralgie
	Valsalva-Manöver
	Schlucksynkope (kalte Getränke bei warmer Umgebungstemperatur, Ösaphagusstriktur)
	Karotissinushypersensitivität
	Oculovagal
	Gewichtheben
	Tauchen
	Sport

10.4 Andere Ursachen

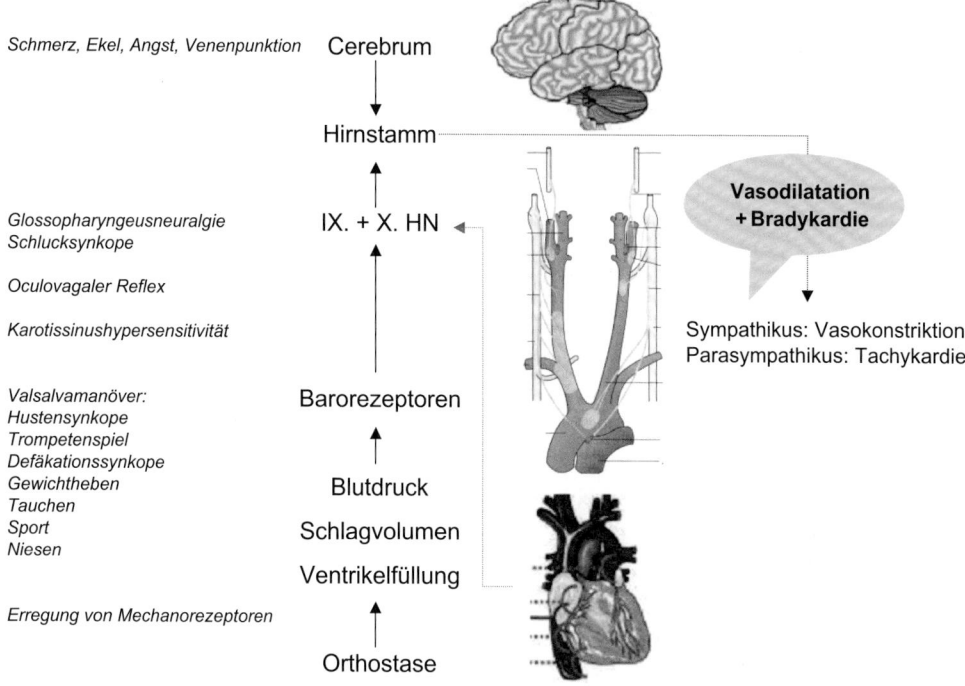

Abb. 10.4: Pathomechanismus der neurokardiogenen Synkope: Unterschiedliche afferente Impulse (links) können eine durch autonome Hirnstammneurone (Nucleus tractus solitarii, ventrolaterale Medulla, Nucleus ambiguous) ausgelöste Vasodilatation und Bradykardie triggern.

10.4 Andere Ursachen

Kardiale Ursachen umfassen die symptomatische Aortenstenose, die hypertroph-obstruktive Kardiomyopathie, das Vorhofmyxom, die Mitralstenose und die Lungenembolie neben rhythmogenen kardialen Synkopen. Zu den wichtigsten Rhythmusstörungen mit Manifestation als Synkope zählen der Sinusarrest, AV-Blockierungen, hochfrequente supraventrikuläre Tachykardien, QT-Syndrome (Betge et al. 2006) und ventrikuläre Tachykardien (Strickberger et al. 2006). Die kardiologische Diagnostik ist im Hinblick auf die Prognose besonders bedeutsam, da kardiale Synkopen eine deutlich höhere Mortalität aufweisen (Brignole et al. 2004).

Kernpunkte in der Diagnostik neurogener Synkopen sind der fehlende Nachweis einer kardiovaskulären Grunderkrankung durch nicht-invasive Untersuchungstechniken sowie die zumeist typische Anamnese einer Orthostasephase (Kaufmann und Wieling 2004; Haensch et al. 1999; Winker et al. 2003). Abzugrenzen sind andere Ursachen für einen Bewusstseinsverlust: Hirnstammischämien, epileptische Anfälle, metabolische Ursachen, psychogene Pseudosynkopen (Haensch und Jörg 2002a). Das Prodromalstadium (Präsynkope) einer Synkope geht mit Benommenheitsgefühl und ggf. Schwitzen, Sehstörungen, Übelkeit, »Schwinden der Sinne«, Palpitationen oder Hyperventilation einher und muss nicht in eine Synkope münden. Die unterschiedliche Semiologie von Synkopen und ihre Abgrenzung zu epileptischen oder psychogenen Anfällen zeigt Tabelle 10.2 (Hess 2001).

Tab. 10.2: Semiologische Abgrenzung der Kreislaufsynkopen gegenüber epileptischen Anfällen (nach Hess 2001)

	Kreislaufsynkope	Epileptischer Anfall	Psychogener Anfall
Begünstigend	Anämie, aufrechte Lage, Antihypertensiva	Schlafmangel, Alkohol, Flackerlicht, Neuroleptika	Bestimmte psychophysische Konstellationen
Auslösend	Angst, Schreck, Schmerz, Injektion etc.	Unvermittelt, selten Emotionen	
Prodromal	Nausea, Schwitzen, Schwarz-Sehen, Von-weitem-Hören, elementare Wahrnehmungen	Evtl. stereotype kurze Aura (z. B. epigastrisch, Schwindel), Evtl. angstbetont	
Augen	Offen, Deviation meist nach oben (zur Seite)	Offen, Deviation oft zur Seite	Schon initial geschlossen
Sturz	Zusammensacken oder steif (nach hinten)	Evtl. heftig, Verletzungen häufig	Auffangbewegungen oder unbeobachteter Sturz, Verletzungen fehlend oder atypisch
Automatismen	Kurz und solitär (z. B. aufsitzen, Lippen)	Evtl. repetitiv, länger dauernd	Asynchrone, grobe »willkürliche« Bewegungen Evtl. negativistisch (Augen zukneifen)
Konvulsion	Häufig: evtl. kurz tonisch (strecken, beugen) Kloni multifokal, meist arhythmisch Kein Zungenbiss	Können fehlen; Grand-Mal: tonisch-klonisch, Kloni symmetrisch, rhythmisch, ausklingend Laterater Zungenbiss typisch	Zungenbiss fehlt oder an der Zungenspitze
Urinabgang	Gelegentlich	Relativ häufig, aber nicht obligat	Gelegentlich
Atmung/Haut	Flach – blasses Gesicht Arrhythmogen: aschfahl → tiefrot	Grand-Mal: Apnoe: zyanotisch Ohne Generalisierung: unauffällig/leichtes Erröten	Atmung bleibt -erhalten
Dauer	Ø 12 (< 3 0) Sekunden	1–2 (< 3) Minuten (Ausnahme: Status epilepticus)	> 5 Minuten
Postiktal	Sofort orientiert	Verwirrt, somnolent oder agitiert Rasche Reorientierung nach Frontallappenanfällen	Evtl. Schreien, Wimmern, Stöhnen oder »staunendes Erwachen«
	Evtl. Nausea, Brechreiz, Schwäche	Evtl. Kopfschmerzen, Muskel-kater	

10.5 Diagnostik

Die initial notwendige Diagnostik einer unklaren Synkope sollte die Anamnese insbesondere in Hinsicht auf die auslösende Situation (▶ Tab. 10.1) (Colman et al. 2004b), Medikation (▶ Tab 10.3), eine klinisch-neurologische Untersuchung, EKG, Schellong-Test, Labor und gegebenenfalls eine kardiologische Vorstellung oder ein EEG umfassen (Lührs und Haensch 2021). Als überflüssig gelten ein zerebrales CT oder MRT, Liquoruntersuchung, Ultraschalldiagnostik der hirnversorgenden Gefäße und die zerebrale Angiografie.

Bei Verdacht auf eine orthostatische Hypotonie reicht in der Regel ein *Schellong-Test* zum Nachweis aus. Bei Diabetikern kann eine kardiale autonome Neuropathie zum Fehlen eines Herzfrequenzanstieges bei Orthostase führen (Haensch 2001a). Bei der Verdachtsdiagnose POTS sollte die Standphase im Schellong-Test grundsätzlich auf zehn Minuten angelegt werden und ein EKG zur einfachen Erfassung der Herzfrequenz mitgeführt werden.

In einer Umfrage unter Spezialisten wurden erst kürzlich die gängigen Praktiken für Synkopenmanagement erhoben. Es zeigte sich, dass eine Abklärung mittels EKG und orthostatischen Tests in der Eingangsphase als notwendig eingestuft werden, während Kipptisch- und autonome Tests in einer späteren Phase des Diagnosepfades und bei ausgewählten Fällen empfohlen werden (Dan 2020).

Einen differenzialdiagnostischen Überblick mit fachspezifischen Hinweisen bietet der in Abbildung 10.5 dargestellte Algorhythmus zu Synkopen (Haensch und Lührs 2018).

Da die autonomen Kerngebiete des Gehirns einer direkten Messung nicht zugänglich sind, müssen alternativ in der autonomen Funktionsdiagnostik die Reaktionen verschiedener Organsysteme auf unterschiedliche physiologische Stimuli untersucht werden. Autonome Reflexe halten den Blutdruck im Stehen aufrecht. Die einfache Messung der Blutdruck- und Herzfrequenzveränderung vom Liegen zum Stehen ist der wichtigste Test der autonomen kardiovaskulären Reflexe. Beim Gesunden findet sich ein leichter Anstieg des diastolischen Druckes um 3–5 mm Hg und ein geringer Abfall des systolischen Blutdruckes um 5–10 mm Hg. Die Herzfrequenz steigt um bis zu 20 Schläge/min.

10.5.1 Die Kipptischuntersuchung

Die *Kipptischuntersuchung* gilt als Goldstandard und ist die zuverlässigste diagnostische Maßnahme bei Verdacht auf eine neurokardiogene Synkope (▶ Abb. 10.6). Der Patient wird nach mindestens 5–10 Minuten Ruhephase aus dem Liegen mithilfe einer elektrisch verstellbaren Untersuchungsliege innerhalb von zehn Sekunden in eine 70°-Position gebracht; dabei ist er festgeschnallt. Die Aktivität der dem orthostatisch bedingtem Blutdruckabfall entgegenwirkenden Muskelpumpe ist so ausgeschaltet. Im Gegensatz zum Schellong-Test ist der Kipptischversuch daher nicht physiologisch (Winker et al. 2005a). Gemessen wird die Blutdruckregulation und die Herzfrequenz mit der kontinuierlichen nicht-invasiven Blutdruckmessung (Portapress©, Colin©) und dem EKG. Für die Diagnostik der orthostatischen Hypotonie und des posturalem Tachykardiesyndroms ist die diskontinuierliche Blutdruckmessung (Dynamap©) ausreichend. Ein positiver Kipptischversuch mit Reproduktion der Symptome, unter denen der Patient litt, gilt als valider Nachweis der Kausalität. Der Patient befindet sich zunächst im Liegen auf dem Kipptisch und wird dann auf eine Schräglage von 70 Grad gebracht. Beim Auftreten von Synkopen und dem Nachweis einer typischen Blutdruckfehlregulation ist der Kipptischversuch durch Zurückbringen in die Horizontale zu beenden. Auch eine Asystolie bei NKS wird hierdurch unmittelbar beendet. In verschiedenen Studien und autonomen Laboren wurden über 20.000 Untersuchungen ohne Komplikationen mit bleibenden Schäden durchgeführt. Die häufig noch durchgeführte Provokation mit Isoproterenol ergibt jedoch besonders häufig falsch-positive Testergebnisse und ahmt den pathophysiologischen Mechanismus einer Synkope nicht nach.

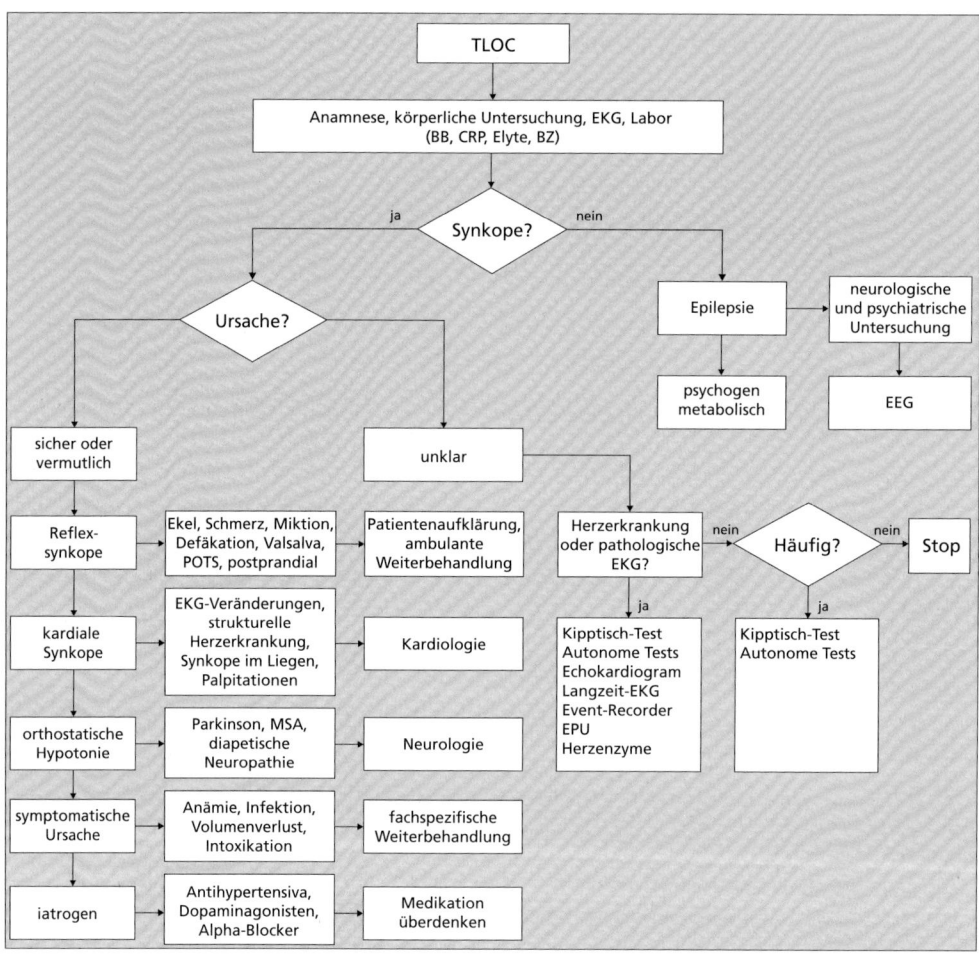

Abb. 10.5: Differenzialdiagnostischer Algorhythmus: Vom TLOC zur Synkopenzuordnung« (Haensch und Lührs 2018 © Thieme Gruppe)

10.5.2 Kardiologische Diagnostik

Differenzialdiagnostisch sind strukturelle oder funktionelle Herzerkrankungen zu erwägen. Die kardiologische Anamnese umfasst neben vorbestehenden Herzerkrankungen, kardiovaskulären Risikofaktoren und Medikamentenanamnese (▶ Tab. 10.3) kardiale Symptome wie Angina pectoris, Dyspnoe, »Leistungsknick«, Empfindungen von »Herzrasen«, »Herzstolpern«, »Herzaussetzern«, Schwindel

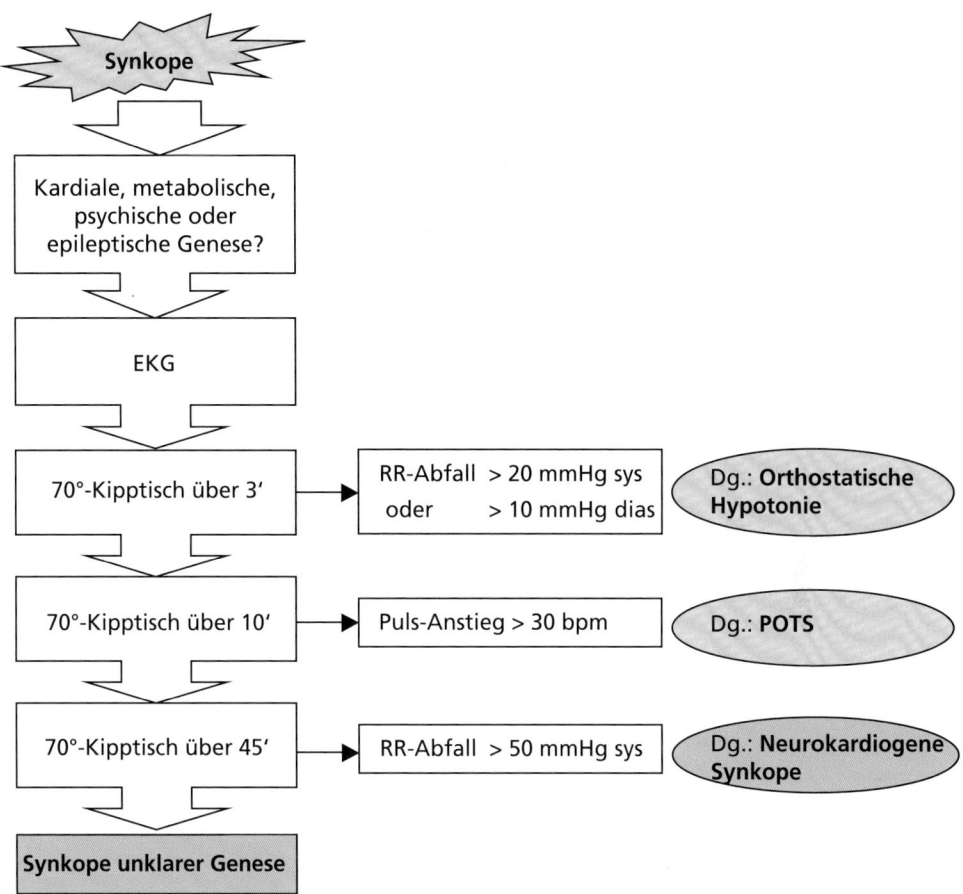

Abb. 10.6: Synopsis der diagnostischen Zuordnung von Synkopen unklarer Ätiologie mithilfe der Kipptischuntersuchung

und Synkopen. Als Risikofaktoren für die Entwicklung ventrikulärer Arrhythmien als Synkopenursache gelten ein Lebensalter über 45 Jahre, das Vorliegen einer strukturellen Herzerkrankung, Herzinsuffizienz oder ventrikuläre Arrhythmien in der Vorgeschichte. Mithilfe des Echokardiogramms können praktisch alle Patienten mit einer strukturellen Herzerkrankungen erkannt werden. Das Echokardiogramm dient daher weniger dem Kausalitätsbeweis einer Synkope, sondern der weiteren Ausrichtung der Diagnostik: Patienten mit struktureller Herzerkrankung müssen eingehend im Hinblick auf eine rhythmogene Synkope abgeklärt werden. Im *Ruhe-EKG* sind Hinweise für eine rhythmogene Synkope (QT-Zeit, PQ-Zeit, Leitungsstörungen, Präexzitationssyndrome) oder eine strukturelle Herzkrankheit (linksventrikuläre Hypertrophie) zu erhalten. Bei 5% der Synkopen-Patienten findet sich ein in irgendeiner Form pathologisches EKG. Das *Belastungs-EKG* dient v. a. zum Nachweis einer KHK als potenzielles Substrat einer malignen Rhythmusstörung. Zu bedenken ist aber, dass die Ergometrie selbst im Hinblick auf eine KHK nur eine Sensitivität von maximal 70% erreicht. Die diagnostische Ausbeute im Hinblick auf die

Synkopenabklärung ist daher sehr gering. Das *Langzeit-EKG* zeigt eine problematische Spezifität. Sinusbradykardien oder Leitungsstörungen finden sich häufig auch bei asymptomatischen Patienten. Eine Kausalität ist daher erst bei eindeutiger klinischer Korrelation zu vermuten. In acht Studien mit 2.600 Patienten konnte nur in 4 % der Fälle eine derartige Korrelation nachgewiesen werden. Bei dringendem Verdacht auf sehr seltene rhythmogene Synkopen kann ein kleiner Langzeit-Ereignis-Recorder (»Memory-loop«) subkutan implantiert werden, der eine EKG-Schleife von retrograd 6–12 Minuten einfrieren kann, wenn der Patient postsynkopal dies auslöst (Krahn et al. 2004). Der Recorder hat eine ungefähre Funktionsdauer von 1,5 Jahren. Bei Nachweis einer kardialen Erkrankung bringt die elektrophysiologische Untersuchung die mit Abstand beste diagnostische Ausbeute (10 % bei Herzgesunden, 55 % bei Herzkranken). Es sollten aber nur vorselektierte Patienten dieser doch recht invasiven Untersuchung zugeführt werden. Als eindeutig pathologisch zu wertende Befunde gelten: auslösbare nicht limitierende ventrikuläre Tachykardien (primäres Kammerflimmern hat keine Bedeutung, da es durch Irritation ausgelöst wird), auslösbare supraventrikuläre Tachykardie mit präsynkopaler Symptomatik, eine Sinusknotenerholungszeit von mehr als drei Sekunden und ein HV-Intervall größer 100 ms.

Eine stationäre Abklärung nach einer Synkope wird nach einer Empfehlung der europäischen Kardiologengesellschaft bei Vorliegen von isolierten oder seltenen Synkopen, fehlendem Anhalt für eine strukturelle Herzerkrankung und einem unauffälligem EKG nicht zwingend für erforderlich gehalten. Dennoch stellt sie im Einzelfall, z. B. bei schwieriger Differenzialdiagnose, ein pragmatisches und zielführendes Vorgehen dar.

Positive Testergebnisse dienen als Hinweis und sind kein Beweis für den pathogenetischen Mechanismus der abzuklärenden Synkopen. Ein pathologischer Befund in der Kipptischuntersuchung bei NKS belegt mit einer hohen Wahrscheinlichkeit die Verdachtsdiagnose, kann sie aber für die stattgehabte Synkope nicht retrospektiv beweisen (»probabilistisches Modell«). Ein positiver Kipptischversuch mit Hypotonie, begleitender Bradykardie und mit Reproduktion der Symptome, unter denen der Patient litt, gilt als valider Nachweis der Kausalität.

Tab. 10.3: Übersicht der Medikamente, die eine orthostatische Intoleranz begünstigen

Kardiovaskuläre Pharmaka	ACE-Hemmer α-Rezeptorblocker β-Rezeptorblocker Kalziumantagonisten Nitrate Diuretika Hydralazin Sildenafil
Nichtkardiale Pharmaka	Phenothiazine Trizyklische Antidepressiva Bromocriptin Ethanol Opiate MAO-Hemmer Ganglienblockierende Substanzen Dopaminagonisten

Bei der orthostatischen Hypotonie kommt es infolge eines zugrunde liegenden autonomen Versagens zu einem kontinuierlichen, zunehmenden Blutdruckabfall, während die Herzfrequenz gleich bleibt oder leicht zunimmt. Die Synkope tritt unmittelbar nach orthostatischer Belastung ein. Die Messung einer orthostatischen Blutdruckreaktion wird neuerdings auch von der American Diabetes Association als Suchtest für eine autonome diabetische Neuropathie empfohlen.

Die Sensitivität der Detektion einer orthostatischen Hypotonie kann je nach Krankheitsbild variieren. Eine detaillierte Untersuchung sollte jeweils aktive und passive Orthostase umfassen. Falls ein deutlicher Blutdruckabfall zu erwarten ist, sollte aus Vorsichtsgründen zunächst eine passive Orthostase mit der Möglichkeit den Patienten anzuschnallen durchgeführt werden.

Bei der neurokardiogenen Synkope tritt der abrupte und ausgeprägte Blutdruckabfall erst nach einer längeren orthostatischen Belastung auf. Dies macht eine Untersuchungsdauer bei aufgerichtetem Kipptisch von 45 Minuten notwendig.

Das POTS geht mit einer überschießenden orthostatischen Tachykardie einher. Führt ein POTS zu einer Synkope, so mündet die Tachykardie in einen Blutdruckabfall mit begleitender Bradykardie wie bei einer NKS.

In einer eigenen Untersuchung gelang es, mit dem hier vorgeschlagenen Vorgehen bei 91 konsekutiven Patienten in 70 % die Ursache der Synkope zu klären (Haensch und Jörg 2002b). Die zusätzliche Analyse der Herzfrequenzvariabilität wies in 3 % dieser Patienten eine bis dahin unbekannte kardiale autonome Neuropathie nach (Haensch 2001b). Eine kardiale Genese war in 9 % im autonomen Labor nachweisbar. Im Vergleich dazu wurde bei einer »klinischen« Abklärung mit Anamnese, neurologischer und internistischer Untersuchung, EEG, EKG und Schellong-Test über drei Minuten eine kardiale Genese mit 30 % zu häufig vermutet (Haensch und Jörg 2002a). Demgegenüber wird das POTS zu selten diagnostiziert. Kipptischuntersuchungen sollten daher bei ungeklärten Synkopen immer durchgeführt werden (Mathias 2004; Futterman und Lemberg 1994).

10.5.3 Differenzialdiagnose

Die *Differenzialdiagnose zwischen epileptischem Anfall und Synkope* wird dann besonders schwierig, wenn eine Synkope in einen epileptischen Anfall übergeht oder umgekehrt (▶ Tab. 10.2). Zu Synkopen in der Folge eines epileptischen Anfalls kommt es bei Anfällen, die mit Herzrhythmusstörungen einhergehen (Temporallappenanfälle). Komplizierend kommt hinzu, dass Herzrhythmusstörungen auch die Folge einer Antikonvulsiva-Einnahme sein können, so können Carbamazepin und Phenytoin die atrioventrikuläre Übergangszeit verlängern. Die Aussagekraft der Elektroenzephalografie wird häufig überschätzt. Epileptische Entladungen in einer interiktalen Ableitung stützen ohne Zweifel die Diagnose einer Epilepsie, schließen aber zusätzliche Synkopen nicht aus. Auch ein unauffälliges EEG erlaubt keine klare Zuordnung der Anfälle: epileptische Entladungen müssen selbst bei Patienten mit einer Epilepsie nicht in jeder interiktalen Ableitung sichtbar sein. Differenzialdiagnostisch ist die Dauer der postiktalen Verwirrtheit, die bei der Synkope weniger als 30 Sekunden beträgt, bei dem epileptischen Anfallsgeschehen in der Regel jedoch 2–30 Minuten, das sicherste Unterscheidungskriterium. Auch bei Synkopen kann eine Prolaktinerhöhung beobachtet werden.

Differenzialdiagnostisch ist bei kurzfristigen Bewusstseinsstörungen auch an Hypoglykämie, Hypoxie oder Hyperkapnie zu denken. Bei der Konstellation einer hypotonen Kreislaufsituation mit Hypoglykämie und Pigmentierungsstörung der Haut sollte an eine Nebennierenrindeninsuffizienz gedacht werden. Synkopen mit arterieller Hypotonie und Bradykardie sowie einer deutlich erniedrigten Körpertemperatur (bis unter 30 °C) werden bei schwerer Hypothyreose beobachtet.

10.6 Therapie

Die *Therapieentscheidung* bei neurokardiogenen Synkopen sollte auf der Grundlage der Synkopenanamnese erfolgen und im Falle von positiven Kipptischbefunden die Charakteristika der dokumentierten Synkope (z. B. Nachweis einer längeren Asystolie) berücksichtigen. Folgende Punkte sind insbesondere zu klären:

> **Wichtige Aspekte der Therapieentscheidung**
>
> - Gibt es immer eine präsynkopale Phase, die der Patient zur Prävention der Synkope (z. B. durch Hinsetzen) nutzen kann?
> - Sind die Synkopen bislang nur selten (d. h. mit langjährigen Abständen) aufgetreten?
> - Sind die Synkopen bislang ohne Verletzungen abgelaufen?

Bei seltenen Synkopen, die eine präsynkopale Vorlaufphase haben und nicht zu Verletzungen führten, ist eine medikamentöse Therapie nicht unbedingt erforderlich und die Empfehlung ausreichender Trinkmengen (3 l/d) und Kochsalzzufuhr (zusätzlich 3–6 g/d) ausreichend (Wieling et al. 2004; El-Sayed und Hainsworth 1996). Insbesondere nach einer erstmalig aufgetretenen neurokardiogenen Synkope sollte vor Erwägung einer medikamentösen Therapie der Spontanverlauf beobachtet werden. Bei neurokardiogenen situationsgebundenen Synkopen wie bei Blutentnahmen und Schmerzen reichen in der Regel eine Aufklärung über die Krankheitsmechanismen und Empfehlungen zur Vermeidung von auslösenden Situationen sowie Verhaltensregeln bei Prodromi (rasches Hinlegen und Beinhochlagerung) als Behandlungskonzept aus (Berlit et al. 2008). Bei häufiger auftretenden Synkopen und bei stattgehabten gefährlichen Stürzen kann zunächst ein Therapieversuch mit physikalischen Maßnahmen erfolgen (Zion et al. 2003; Krediet et al. 2005; Winker et al. 2005b; Di Girolamo et al. 1999; van Lieshout 2003). Im Falle weiterer Rezidive ist eine medikamentöse Prophylaxe geboten. Entscheidend für die Therapiebeurteilung ist die Verhinderung spontan auftretender Synkopen; eine Therapiekontrolle mittels Kipptisch ist nicht aussagekräftig genug. Die Wirksamkeit physikalischer Maßnahmen zur Erhöhung des Blutvolumens oder Verminderung des venösen Pooling ist für alle Formen orthostatischer Präsynkopen/Synkopen belegt. Gegenregulierende physikalische Manöver, z. B. Vorwärtsbeugen, Kompression der Bauchmuskulatur, Überkreuzen der Beine, Hinhocken, Aktivieren der Muskelpumpe der Waden können als regelmäßiges Kreislauftraining empfohlen werden (▶ Abb. 10.7). Bei Patienten mit neurokardiogenen Synkopen verbessert Stehtraining (tägliches gegen eine Wand gelehntes Stehen für 30 Minuten) die orthostatische Toleranz auf dem Kipptisch signifikant gegenüber einer medikamentösen (Propranolol, Disopyramid) Therapie. Die Wirksamkeit des α1-Agonisten Midodrin (maximale Tagesdosis von 40 mg in 3–4 Einzeldosen) ist bei neurokardiogenen Synkopen und bei der orthostatischen Hypotonie gut belegt (Kaufmann und Freeman 2004). Im Falle von Midodrin sollte vor Wechsel auf ein anderes Präparat die Höchstdosis von 4 x 10 mg/d erprobt werden. Die Gefahr eines Hypertonus im Liegen begrenzt den Einsatz von Midodrin. Weitere Nebenwirkungen umfassen Juckreiz, gastrointestinale Beschwerden und Harndrang. Die Wirksamkeit des Mineralokortikoids Fludrokortison (0,1–0,2 mg/d) ist für die orthostatische Hypotonie belegt. L-Threo-DOPS, eine Vorstufe des Noradrenalins, erhöht bei der orthostatischen

Hypotonie den mittleren arteriellen Blutdruck um 40 mm Hg im Liegen und Stehen (Kaufmann et al. 2003). Bei komplettem Funktionsverlust zentraler und efferenter sympathischer Strukturen wirkt Clonidin 0,15–0,6 mg/d (Catapressan®) infolge der Stimulation postsynaptischer, vaskulärer α2-Rezeptoren vasokonstringierend, venös mehr als arteriell. Clonidin ist somit einsetzbar bei komplettem, d. h. prä- und postganglionärem Funktionsverlust sympathischer Efferenzen.

Paroxetin (20 mg/d) kann bei sonst therapierefraktären neurokardiogenen Synkopen eingesetzt werden. Blutdrucksteigernde Effekte infolge Erhöhung des peripheren Gefäßwiderstands sind vorstellbar durch die Gabe von Indometacin, Ibuprofen oder anderer Prostaglandinsynthesehemmer. Der Effekt wird vermittelt durch Hemmung der vasodilatierenden Effekte von zirkulierendem Prostazyklin sowie durch eine Steigerung der Rezeptorsensitivität gegenüber Noradrenalin und Angiotensin II.

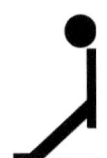

Stehen Sie zweimal täglich für 10 Minuten **mit dem Rücken gegen eine Wand** mit nach vorne gestreckten Beinen.
Die Füße sollten etwa 50 cm von der Wand entfernt sein.

Ziel: Training der Blutgefäße für einen besseren Rückfluss des Blutes zum Herzen.

Die nächsten drei Übungen können täglich durchgeführt werden und helfen Ihnen auch bei akuten Beschwerden:

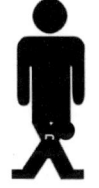

Beine überkreuzen: Überkreuzen und pressen Sie die Beine täglich dreimal für 45 Sekunden gegeneinander. Diese Übung kann Ihnen auch helfen, wenn Sie einmal akut eine Kreislaufschwäche im Stehen verspüren.

Ziel: Diese Übung wirkt dem Versacken des Blutes in die Beine entgegen.

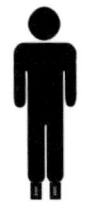

Fußspitzenstand: Stellen Sie sich für 5–10 Sekunden auf die Zehenballen. Entspannen Sie dann und wiederholen die Übung zehnmal.

Ziel: Diese Übung hilft Ihnen das Blut aus den Beinen zum Herz zu pumpen.

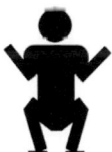

Hinhocken: Wechsel von der stehenden zur hockenden Position.

Ziel: diese Position bringt ihr Herz näher zum Boden und wirkt der Schwerkraft entgegen.

Abb. 10.7: Physikalische Übungsempfehlungen bei orthostatischer Dysregulation

Zweikammer-(DDD-)Schrittmacher bringen keinen signifikanten Vorteil bei der Verhinderung neurokardiogener Synkopen, daher sollte die Indikation bei nicht ausreichend belegter Wirksamkeit sehr zurückhaltend gestellt werden (Kosinski et al. 2004; Healey 2004; Sra et al. 1993). Patienten mit rezidivierenden neurokardiogenen Synkopen und aktivem DDD-Schrittmacher zeigen im Vergleich zu solchen mit ausgeschaltetem Schrittmacher keine signifikante Senkung der Inzidenz von Rezidivsynkopen. ß-Blocker (Propranolol, Nadolol) sind nicht wirksamer als Placebo bei der Verhinderung neurokardiogener Rezidivsynkopen.

Auch in der Therapie des POTS werden die obigen Empfehlungen zur Erhöhung des intravasalen Volumens (Physikalische Maßnahmen, erhöhte Salz- und Flüssigkeitszufuhr, Mineralkortikoid) angewandt. Fludrokortison (0,1–0,2 mg/d), das zur Salz- und Wasserretention führt, erhöht auch die Sensibilität α-adrenerger Rezeptoren am Gefäß. Midodrin (3 x 2,5–10 mg/d) ist wahrscheinlich auch beim posturalen Tachykardiesyndrom wirksam. Insbesondere bei der hyperadrenergen Form des POTS kann ein Therapieversuch mit einem β-Blocker (Propanolol (Dociton®) 3 x 10 mg/d) sinnvoll sein. Die Hemmung der Acetyocholinesterase durch Pyrodistigmin 60 mg (Kalymin®, Mestinon®) führt zu einer Zunahme des arteriellen Gefäßtonus und Abnahme der Herzfrequenz im Stand und stellt ein neues Therapieprinzip des POTS dar (Singer et al. 2006). Selektive Serotonin-Wiederaufnahmehemmer (Fluoxetin [Fluctin®] 10–20 mg/d; Venlafaxin [Trevilor®] 2 x 75 mg ret.) sind in Einzelfällen nützlich. Venlafaxin wird wegen seiner zusätzlichen synaptischen Noradrenalin-Wiederaufnahmehemmung bevorzugt. Erythropoietin (NeoRecormon®) 8.000 IE/Woche führt nicht nur zur Erhöhung des intravaskulären Volumens durch Vermehrung der Erythrozyten, sondern hat auch wie das Somatostatinanalogon Octreotid (Sandostatin® 2–3 x 25–200 µg/d s. c.) zusätzliche vasokonstriktorische Effekte (Grubb und Klingenheben 2000). Ivabradin (Procoralan® 2 x 2,5–5 mg) hemmt selektiv und spezifisch den I_f-Kanal im Sinusknoten, der die Herzfrequenz reguliert. Der sogenannte Funny-Kanal (I_f) ist ein unspezifischer Ionenkanal in den Schrittmacherzellen des Sinusknotens. Für die Anwendung bei POTS wurde eine Besserung der Symptome wie auch Abnahme der Herzfrequenz beschrieben (Ewan et al. 2007; Schulze et al. 2008). Eine Therapiestudie steht jedoch noch aus.

Literatur

Berlit P, Diehl R, Hilz M et al. (2008) Synkopen. In: Diener HC, Putzki N (Hrsg.) Leitlinien für Diagnostik und Therapie in der Neurologie Stuttgart: Thieme. S. 29–43.

Betge S, Schulze-Bahr E, Fitzek C et al. (2006) Long QT syndrome causing grand mal epilepsy: case report, pedigree, therapeutic options, and review of the literature]. Nervenarzt 77: 1210–1217.

Brignole M, Alboni P, Benditt D et al. (2001) Guidelines on management (diagnosis and treatment) of syncope. Eur Heart J 22: 1256–1306.

Brignole M, Alboni P, Benditt DG et al. (2004) Guidelines on management (diagnosis and treatment) of syncope-update 2004. Executive Summary. Eur Heart J 25: 2054–2072.

Brignole M, Moya A, De Lange FJ, Deharo JC, Elliott PM, Fanciulli A, Van Dijk JG (2018) 2018 ESC Guidelines for the diagnosis and management of syncope. European Heart Journal 39 (21): 1883–1948.

Colman N, Nahm K, Ganzeboom KS et al. (2004a) Epidemiology of reflex syncope. Clin Auton Res 14 (Suppl. 1): 9–17.

Colman N, Nahm K, van Dijk JG et al. (2004b) Diagnostic value of history taking in reflex syncope. Clin Auton Res 14 (Suppl 1): 37–44.

Dan GA, Scherr D, Jubele, K. et al. (2020). Contemporary management of patients with syncope in clinical practice: an EHRA physician-based survey. Europace : European Pacing, Arrhythmias, and Cardiac Electrophysiology : Journal of the Working Groups on Cardiac Pacing, Arrhythmias, and Cardiac Cellular Electrophysiology of the European Society of Cardiology 22(6): 980–987.

Di Girolamo E, Di Iorio C, Leonzio L et al. (1999) Usefulness of a tilt training program for the prevention of refractory neurocardiogenic syncope in adolescents: A controlled study. Circulation 100: 1798–1801.

Diehl RR, Linden D (1999) Differenzial orthostatic dysregulation disorders diagnosis]. Nervenarzt 70: 1044–1051.

El-Sayed H, Hainsworth R (1996) Salt supplement increases plasma volume and orthostatic tolerance in patients with unexplained syncope. Heart 75: 134–140.

Ewan V, Norton M, Newton JL (2007) Symptom improvement in postural orthostatic tachycardia syndrome with the sinus node blocker ivabradine. Europace 9: 1202.

Futterman LG, Lemberg L (1994) Unexplained syncope: diagnostic value of tilt-table testing. Am J Crit Care 3: 322–325.

Garland EM, Raj SR, Black BK (2007) The hemodynamic and neurohumoral phenotype of postural tachycardia syndrome. Neurology 69: 790–798.

Gazit Y, Nahir AM, Grahame R et al. (2003) Dysautonomia in the joint hypermobility syndrome. Am J Med 115: 33–40.

Goldstein DS, Eldadah B, Holmes C et al. (2005) Neurocirculatory abnormalities in chronic orthostatic intolerance. Circulation 111: 839–845.

Grubb BP, Kanjwal Y, Kosinski DJ (2006) The postural tachycardia syndrome: a concise guide to diagnosis and management. J Cardiovasc Electrophysiol 17: 108–112.

Grubb BP, Karas B (1999) Clinical disorders of the autonomic nervous system associated with orthostatic intolerance: an overview of classification, clinical evaluation, and management. Pacing Clin Electrophysiol 22: 798–810.

Grubb BP, Klingenheben T (2000) Postural orthostatic tachycardia syndrome (POTS): etiology, diagnosis and therapy. Med Klin (Munich) 95: 442–446.

Haensch C, Muhl C, Jörg J (1999) Untersuchung des autonomen Nervensystems. In: Stöhr M, Wagner W, Pfadenhauer K et al. (Hrsg.) Neuromonitoring. Darmstadt: Steinkopff.

Haensch C-A (2001a) Kardioneuropathie. Akt Neurol Sonderband 1: 341–344.

Haensch C-A (2001b) HFV-Ergebnisse und Prognose bei neurologischen Erkrankungen. In: Jörg J (Hrsg.) Autonome Diagnostik und Schlafpolygraphie in Klinik und Praxis. Darmstadt: Steinkopff.

Haensch C-A (2005a) Synkopen. In: Buchner H, Noth J (Hrsg.) Evozierte Potenziale, Neurovegetative Diagnostik, Okulographie. Stuttgart: Thieme. S. 207–214.

Haensch C-A (2005b) Blutdruckregulation. In: Buchner H NJ, Heinze H-J (Hrsg.) Klinische Elektroneurophysiologie: Evozierte Potentiale – Vegetative Funktionsdiagnostik – Elektrookulographie. Stuttgart: Thieme. S. 180–188.

Haensch C-A, Jörg J (2002a) Autonomic testing in syncope. J Neurol 249: 24.

Haensch C-A, Jörg J (2002b) Diagnostic value of autonomic testing versus conventional evaluation in syncope of unexplained origin. Clin Auton Res 12: 329.

Haensch CA, Jörg J (2005) Schwindel und Synkope bei Polyneuropathie im Alter. Euro J Ger 7: 167–173.

Haensch CA, Lerch H, Jigalin A et al. (2008) Cardiac denervation in postural tachycardia syndrome. Clinical Autonomic Research 18: 40–42.

Haensch CA, Lührs (2018) A Autonome Störungen. In: Bischoff C, Buchner H (Hrsg.) SOPs Neurophysiologische Diagnostik. Stuttgart: Thieme Verlag. S. 124–127.

Haensch CA, Lührs A (2020) Autonomes Nervensystem. In: Zettl U, Sieb J (Hrsg.) Diagnostik und Therapie neurologischer Erkrankungen. 3. Aufl. Elsevier, München. S. 331–344.

Hainsworth R (2004) Pathophysiology of syncope. Clin Auton Res 14 (Suppl. 1): 18–24.

Healey J, Connolly SJ, Morillo CA (2004) The management of patients with carotid sinus syndrome: is pacing the answer? Clin Auton Res 14 (Suppl. 1): 80–86.

Hess CW (2001) Nichtepileptische Anfälle – Einführung und Überblick. Akt Neurol 28: 2–7.

Jacob G, Costa F, Shannon JR et al. (2000) The neuropathic postural tachycardia syndrome. N Engl J Med 343: 1008–1014.

Kaufmann H (1996) Consensus statement on the definition of orthostatic hypotension, pure autonomic failure and multiple system atrophy. Clin Auton Res 6. 125–126.

Kaufmann H, Freeman R (2004) Pharmacological treatment of reflex syncope. Clin Auton Res 14 (Suppl. 1): 71–75.

Kaufmann H, Saadia D, Voustianiouk A et al. (2003) Norepinephrine precursor therapy in neurogenic orthostatic hypotension. Circulation 108: 724–728.

Kaufmann H, Wieling W (2004) Syncope: a clinically guided diagnostic algorithm. Clin Auton Res 14 (Suppl. 1): 87–90.

Kosinski DJ, Grubb BP, Wolfe DA (2004) Permanent cardiac pacing as primary therapy for neurocardiogenic (reflex) syncope. Clin Auton Res 14 (Suppl. 1): 76–79.

Krahn AD, Klein GJ, Yee R (2004) The use of monitoring strategies in patients with unexplained syncope-role of the external and implantable loop recorder. Clin Auton Res 14 (Suppl. 1): 55–61.

Krediet CT, de Bruin IG, Ganzeboom KS et al. (2005) Leg crossing, muscle tensing, squatting, and the crash position are effective against vasovagal reactions solely through increases in cardiac output. J Appl Physiol 99: 1697–1703.

Lempert T, Bauer M, Schmidt D (1994a) Syncope and near-death experience. Lancet 344: 829–830.

Lempert T, Bauer M, Schmidt D (1994b) Syncope: a videometric analysis of 56 episodes of transient cerebral hypoxia. Ann Neurol 36: 233–237.

Lührs A, Haensch CA (2018) Leitlinienorientierte Diagnostik autonomer Störungen – vom Symptom zur Therapie. Klin Neurophysiol 49: 152–60.

Lührs A, Haensch C-A (2021) Orthostatische Intoleranz: eine klinische Betrachtung. Klin Neurophysiol 52(04): 259–270.

Masuki S, Eisenach JH, Johnson CP et al. (2007) Excessive heart rate response to orthostatic stress in postural tachycardia syndrome is not caused by anxiety. J Appl Physiol 102: 896–903.

Mathias CJ (2004) Role of autonomic evaluation in the diagnosis and management of syncope. Clin Auton Res 14 (Suppl. 1): 45–54.

Medow MS, Stewart JM (2007) The postural tachycardia syndrome. Cardiol Rev 15: 67–75.

Mosqueda-Garcia R, Furlan R, Tank J (2000) The elusive pathophysiology of neurally mediated syncope. Circulation 102: 2898–2906.

Sandroni P, Novak V, Opfer-Gehrking TL et al. (2000) Mechanisms of blood pressure alterations in response to the Valsalva maneuver in postural tachycardia syndrome. Clin Auton Res 10: 1–5.

Schondorf R, Benoit J, Wein T (1997) Cerebrovascular and cardiovascular measurements during neurally mediated syncope induced by head-up tilt. Stroke 28: 1564–1568.

Schondorf R, Low PA (1993) Idiopathic postural orthostatic tachycardia syndrome: an attenuated form of acute pandysautonomia? Neurology 43: 132–137.

Schondorf R, Stein R, Roberts R et al. (2001) Dynamic cerebral autoregulation is preserved in neurally mediated syncope. J Appl Physiol 91: 2493–2502.

Schulze V, Steiner S, Hennersdorf M et al. (2008) Ivabradine as an alternative therapeutic trial in the therapy of inappropriate sinus tachycardia: a case report. Cardiology 110: 206–208.

Shannon JR, Flattem NL, Jordan J et al. (2000) Orthostatic intolerance and tachycardia associated with norepinephrine-transporter deficiency. N Engl J Med 342: 541–549.

Sharpey-Schafer EP (1956) Syncope. Br Med J 1: 506–509.

Shen W-K, Sheldon RS, Benditt DG et al. (2017) ACC/AHA/HRS guideline for the evaluation and management of patients with syncope: a report of the American College of Cardiology/American Heart Association Task Force on Clinical Practice. Guidelines and the Heart Rhythm Society. J Am Coll Cardiol. (www.ahajournals.org/doi/full/10.1161/cir.0000000000000499).

Singer W, Opfer-Gehrking TL, Nickander KK et al. (2006) Acetylcholinesterase inhibition in patients with orthostatic intolerance. J Clin Neurophysiol 23: 476–481.

Sra JS, Jazayeri MR, Avitall B et al. (1993) Comparison of cardiac pacing with drug therapy in the treatment of neurocardiogenic (vasovagal) syncope with bradycardia or asystole. N Engl J Med 328: 1085–1090.

Strickberger SA, Benson DW, Biaggioni I et al. (2006) AHA/ACCF Scientific Statement on the evaluation of syncope: from the American Heart Association Councils on Clinical Cardiology, Cardiovascular Nursing, Cardiovascular Disease in the Young, and Stroke, and the Quality of Care and Outcomes Research Interdisciplinary Working Group; and the American College of Cardiology Foundation: in collaboration with the Heart Rhythm Society: endorsed by the American Autonomic Society. Circulation 113: 316–327.

Thieben MJ, Sandroni P, Sletten DM et al. (2007) Postural orthostatic tachycardia syndrome: the Mayo clinic experience. Mayo Clin Proc 82 308–313.

Thijs RD, Wieling W, Kaufmann H et al. (2004) Defining and classifying syncope. Clin Auton Res 14 (Suppl. 1): 4–8.

van Lieshout JJ (2003) Exercise training and orthostatic intolerance: a paradox? J Physiol 551: 401.

Vernino S, Low PA, Fealey RD et al. (2000) Autoantibodies to ganglionic acetylcholine receptors in autoimmune autonomic neuropathies. N Engl J Med 343: 847–855.

Voss F, Lu J, Schreiner KD et al. (2000) Evaluation of syncope in geriatric patients: normal values, complications and outcome of invasive electrophysiological study. Z Kardiol 89: 1026–1031.

Wieling W, Colman N, Krediet CT et al. (2004) Nonpharmacological treatment of reflex syncope. Clin Auton Res 14 (Suppl. 1): 62–70.

Winker R, Barth A, Bidmon D et al. (2005b) Endurance exercise training in orthostatic intolerance: a randomized, controlled trial. Hypertension 45:391–398.

Winker R, Barth A, Dorner W et al. (2003) Diagnostic management of orthostatic intolerance in the workplace. Int Arch Occup Environ Health 76: 143–150.

Winker R, Prager W, Haider A et al. (2005a) Schellong test in orthostatic dysregulation: a comparison with tilt-table testing. Wien Klin Wochenschr 117: 36–41.

Zion AS, De Meersman R, Diamond BE et al. (2003) A home-based resistance-training program using elastic bands for elderly patients with orthostatic hypotension. Clin Auton Res 13: 286–292.

11 Autonome Regulationsstörungen beim Parkinson-Syndrom

Wolfgang Jost

Autonome Regulationsstörungen sind häufige und wichtige Symptome beim idiopathischen Parkinson-Syndrom und kommen auch bei etlichen atypischen und symptomatischen Parkinson-Syndromen vor. Lange Zeit wurden sie als wichtige differenzialdiagnostische Unterscheidung zwischen dem idiopathischen Parkinson-Syndrom und der Multisystematrophie angesehen. Mittlerweile wissen wir, dass autonome Störungen bei beiden Erkrankungen häufig und schwerwiegend sind.

Beim idiopathischen Parkinson-Syndrom können autonome Symptome bereits vor der Diagnosestellung und in allen Phasen der Erkrankung auftreten (Jost 1999; Korchounov et al. 2005). James Parkinson (Parkinson 1817) hat bereits Symptome für fast alle Bereiche des autonomen Nervensystems bei seinen Patienten gefunden (wobei nicht klar ist, ob er nicht auch Fälle mit atypischem Parkinson-Syndrom beschrieben hat). Das Auftreten autonomer Störungen bei den anderen Parkinson-Syndromen (▶ Tab. 11.1) ist teilweise noch unzureichend untersucht.

Tab. 11.1: Wichtigste Differenzialdiagnosen bei einer Parkinson-Symptomatik

Parkinson-Syndrome
Idiopathisches Parkinson-Syndrom
Hereditäre Parkinson-Syndrome
Demenz mit diffusen Lewy-Körperchen (DLB)
Atypische Parkinson-Syndrome (alpha-Synukleinopathien)
• MSA-P (früher: SND) • MSA-C (früher: OPCA)
Atypische Parkinson-Syndrome (Tauopathien)
• Progressive supranukleäre Blickparese (PSP, mit allen Unterformen) • Kortikobasale Degeneration (CBD)
Symptomatische Parkinson-Syndrome
• durch Medikamente, Metalle oder Toxine induziert • durch strukturelle Läsion (Infarkt, Tumor) induziert • durch Entzündung oder metabolisch induziert
Weitere wichtige Differenzialdiagnosen (keine Parkinson-Syndrome):
Essenzieller Tremor Subkortikale arteriosklerotische Enzephalopathie (SAE) Normaldruckhydrozephalus (NPH)

11.1 Das idiopathische Parkinson-Syndrom

11.1.1 Häufigkeit

Autonome Regulationsstörungen gehören zu den häufigsten Symptomen beim idiopathischen Parkinson-Syndrom (Jost 1999; Zesiewicz 2003). Es gibt keinen Bereich des autonomen Nervensystems, für den nicht Auffälligkeiten im Rahmen eines Parkinson-Syndroms gezeigt wurden. Die Angaben über die Häufigkeit einer autonomen Insuffizienz beim idiopathischen Parkinson-Syndrom (iPS) schwanken zwischen 14 und 80 %, je nach Kollektiv und durchgeführter Untersuchungsmethode (Jost 1999; Magerkurth et al. 2005; Mesec et al. 1993; Micieli et al. 1987; Turkka 1987). Subjektive Beeinträchtigungen des Alltags durch Störungen des autonomen Nervensystems treten bei mehr als der Hälfte der Patienten mit iPS auf (Magerkurth et al. 2005). Ausprägung und Schwere korrelieren dabei nicht mit dem Krankheitsstadium (Korchounov et al. 2005).

11.1.2 Frühdiagnostik

Wichtig für die Klinik und Therapie des idiopathischen Parkinson-Syndroms ist das Wissen, dass erste motorische Symptome erst nach Verlust von ca. 60 % der dopaminergen Neuronen und einem Verlust von über 70 % der ursprünglichen Dopaminkonzentration auftreten. Wir gehen heute jedoch davon aus, dass die Erkrankung nicht zentral, sondern peripher beginnt und hierbei insbesondere das periphere autonome Nervensystem betroffen ist (Braak et al. 2003). Daraus resultiert, dass eine Frühdiagnose des idiopathischen Parkinson-Syndroms nicht allein mit dem klinischen Nachweis motorischer Symptome erfolgen kann. Da die Dauer der präklinischen Phase wenige Jahre betragen dürfte, könnte die Diagnostik autonomer Funktionsstörungen hilfreich sein. In der Differenzialdiagnostik bewährt hat sich bereits die ^{123}I-meta-iodobenzylguanidin (MIBG)-Szintigrafie (▶ Abb. 11.1), bei der die periphere, postganglionäre Degeneration indirekt nachgewiesen wird. Neuere Untersuchungen zeigen sogar, dass der Befund mit dem Krankheitsstadium korreliert (Fujishiro et al. 2008).

Unter klinischen Gesichtspunkten können folgende vegetative Symptome als Frühzeichen angesehen werden:

- Blase (Nykturie, Pollakisurie)
- Gastrointestinaltrakt (Schluckstörungen, Obstipation)
- Herz-Kreislauf (orthostatische Dysregulation)

Die autonomen Störungen finden auch vermehrt Berücksichtigung in der UPDRS (Goetz et al. 2008) und dem NMS-Score (▶ Tab. 11.2). Der »Autonomic Dysfunction Score« (Korczyn 1990) hat sich bisher nicht durchgesetzt.

11.1.3 Gastrointestinale Symptome

Gastrointestinale Beschwerden gelten als die frühesten und relevantesten vegetativen Symptome beim Parkinson-Syndrom (Eadie und Tyrer 1965; Edwards et al. 1993; Jost 1999; Korczyn 1990; Martignoni et al. 1995). Ursächlich dürften degenerative Veränderungen mit Nachweis von Lewy-Körperchen vom oberen Ösophagus bis zum Rektum im Plexus myentericus Auerbach und Plexus submucosus Meissner sein (Braak et al. 2006; Jost 1999). Die Funktionsstörungen können also den gesamten Gastrointestinaltrakt betreffen. So kommt es zu Schluckstörungen, verzögerter Magenentleerung und verlängerter Darmpassage. Die Obstipation und die Schluckstörungen werden von den Patienten als besonders belastend empfunden.

11 Autonome Regulationsstörungen beim Parkinson-Syndrom

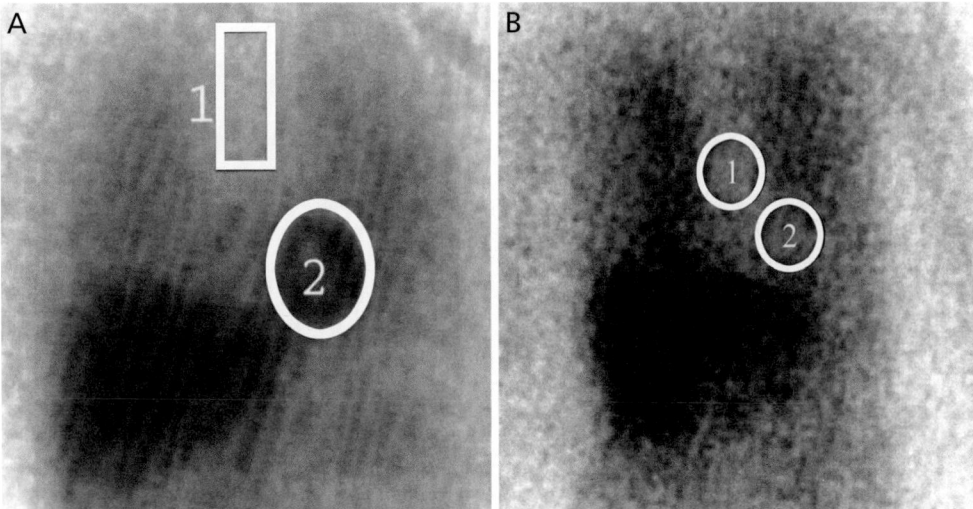

Abb. 11.1a, b: MIBG. **a** Normalbefund (1: Mediastinum; 2: Herz); **b** Idiopathisches Parkinson-Syndrom, fehlende Darstellung des Herzens

Tab. 11.2: Skala zur Erfassung nicht-motorischer Symptome bei der Parkinson-Erkrankung

Patienten-Nr.: _____ Initialen: _____ Alter: _____	
Symptome, die während des letzten Monats erfasst wurden. Jedes Symptom wird bewertet wie folgt:	
Ausprägung	0 = keine
	1 = leicht: Symptome vorhanden, aber verursachen wenig Belastungen oder Behinderungen für den Patienten
	2 = mäßig: mäßige Belastungen oder Behinderungen für den Patienten
	3 = schwer: deutliche Belastung oder Störung des Patienten
Häufigkeit	1 = selten (< 1/Woche)
	2 = oft (1/Woche)
	3 = häufig (mehrere Male pro Woche)
	4 = sehr häufig (täglich oder ständig)
Die einzelnen Bereiche werden unterschiedlich gewichtet. Ja/Nein-Antworten werden nicht in die abschließende Häufigkeit x Schwere-Berechnung eingeschlossen (der bei den Fragen in Klammern gesetzte Text wurde als Erklärungshilfe eingefügt).	

Tab. 11.2: Skala zur Erfassung nicht-motorischer Symptome bei der Parkinson-Erkrankung – Fortsetzung

	Schwere	Häufigkeit	Häufigkeit x Schwere
Bereich 1: Kardiovaskulär, einschl. Stürze			
1. Leidet der Patient unter Benommenheit, Schwindel oder Schwäche beim Aufstehen vom Sitzen oder liegender Position?			
2. Stürzt der Patient aufgrund von Schwäche oder Schwarz-Werden vor den Augen?			
Summenwert:			
Bereich 2: Schlaf/Müdigkeit			
3. Kommt es bei dem Patienten zu unwillkürlichem Wegdämmern oder Einschlafen während alltäglicher Aktivitäten (z. B. während Unterhaltungen, bei den Mahlzeiten, beim Fernsehen oder Lesen)?			
4. Schränken Müdigkeit oder Energiemangel (nicht Verlangsamung) die alltäglichen Aktivitäten des Patienten ein?			
5. Hat der Patient Probleme, ein- oder durchzuschlafen?			
6. Hat der Patient den Drang, die Beine zu bewegen oder Unruhe in den Beinen, die sich bei Bewegung bessert, wenn er ruhig sitzt oder liegt?			
Summenwert:			
Bereich 3: Stimmung/Kognition			
7. Hat der Patient das Interesse an seiner Umgebung verloren?			
8. Hat der Patient das Interesse an Tätigkeiten verloren oder eine verminderte Motivation, neue Aktivitäten zu beginnen?			
9. Fühlt sich der Patient ohne erkennbaren Grund nervös, besorgt oder beängstigt?			
10. Erscheint der Patient traurig oder deprimiert, oder hat er derartige Gefühle angegeben?			
11. Hat der Patient eine verflachte Stimmungslage ohne die normalen »Hochs« und »Tiefs«?			
12. Hat der Patient Probleme, bei seinen üblichen Aktivitäten Freude zu empfinden, oder berichtet er, dass ihm Freude fehlt?			
Summenwert:			

Tab. 11.2: Skala zur Erfassung nicht-motorischer Symptome bei der Parkinson-Erkrankung – Fortsetzung

	Schwere	Häufigkeit	Häufigkeit x Schwere
Bereich 4: Wahrnehmungsprobleme/Halluzinationen			
13. Gibt der Patient an, dass er Dinge sieht, die nicht vorhanden sind?			
14. Hat der Patient Wahrnehmungen, von denen Sie wissen, dass sie nicht der Realität entsprechen (z. B. die Vorstellung, geschädigt, beraubt oder betrogen zu werden)?			
15. Leidet der Patient unter Doppelbildern (zwei separate reale Dinge und nicht verschwommenes Sehen)?			
Summenwert:			
Bereich 5: Aufmerksamkeit/Gedächtnis			
16. Hat der Patient Probleme, die Konzentration während Aktivitäten aufrecht zu erhalten (z. B. beim Reden oder bei Unterhaltungen)?			
17. Vergisst der Patient Dinge, die ihm eine kurze Zeit vorher erzählt wurden, oder Ereignisse, die sich in den letzten Tagen ereignet haben?			
18. Vergisst der Patient, Dinge zu erledigen (z. B. Tabletten einzunehmen oder Haushaltsgeräte auszustellen)?			
Summenwert:			
Bereich 6: Gastrointestinaler Trakt			
19. Hat der Patient tagsüber Speichelfluss?			
20. Hat der Patient Probleme beim Schlucken?			
21. Leidet der Patient an Verstopfung (Stuhlentleerung weniger als 3 x pro Woche)?			
Summenwert:			
Bereich 7: Miktion			
22. Hat der Patient Probleme, den Urin zu halten (Harndrang)?			
23. Muss der Patient innerhalb von 2 Std. nach dem letzten Urinieren Wasserlassen (Pollakisurie)?			
24. Muss der Patient regelmäßig nachts aufstehen, um Wasser zu lassen (Nykturie)?			
Summenwert:			

Tab. 11.2: Skala zur Erfassung nicht-motorischer Symptome bei der Parkinson-Erkrankung – Fortsetzung

	Schwere	Häufigkeit	Häufigkeit x Schwere
Bereich 8: Sexualfunktionen			
25. Hat der Patient ein verändertes Interesse an Sexualität (deutlich gesteigert oder vermindert, bitte unterstreichen)?			
26. Hat der Patient Probleme beim Geschlechtsverkehr?			
Summenwert:			
Bereich 9: Verschiedenes			
27. Leidet der Patient an Schmerzen, die nicht durch andere Ursachen erklärt werden können (stehen sie in Beziehung zu einer Tabletteneinnahme und werden sie durch Antiparkinson-Medikamente gebessert)?			
28. Gibt der Patient Veränderungen bei der Fähigkeit zum Riechen oder Schmecken an?			
29. Gibt der Patient aktuell eine Gewichtsveränderung an (nicht durch eine Diät bedingt)?			
30. Leidet der Patient an exzessivem Schwitzen (nicht durch warmes Wetter bedingt)?			
Summenwert:			
Gesamtwert:			

Sialorrhoe

Ein Speichelfluss gehört zum klassischen Bild eines Parkinson-Syndroms und tritt bei der Hälfte bis drei Viertel der Patienten auf (Eadie und Tyrer 1965; Edwards et al. 1993; Martignoni et al. 1995). Es handelt sich hierbei um ein Herauslaufen von Speichel aus dem Mundwinkel bei leicht geöffnetem Mund. Der Speichelfluss ist Folge der Schluckstörung und nicht einer erhöhten Speichelproduktion (Eadie und Tyrer 1965; Jost 1999). Therapeutisch werden häufig Anticholinergika empfohlen, die jedoch mit erheblichen Nebenwirkungen belastet sind (Jost et al. 2019). Zu empfehlen wäre am ehesten Glycopyrrolat, welches jedoch nicht zugelassen und nur über die internationale Apotheke zu beziehen ist. Sinnvoller ist es, die ursächlich verantwortlichen Schluckstörungen zu behandeln und mit dem Einsatz von Anticholinergika zurückhaltender zu sein (Jost et al. 2019), was jedoch stark limitiert ist. Als neue therapeutische Option darf die Injektion von Botulinumtoxin in die Speicheldrüsen angesehen werden (Jost et al. 2019).

Schluckstörungen

Der Speichelfluss ist Folge einer Schluckstörung, die bei 50–75 % oder sogar noch mehr aller Parkinson-Patienten gefunden wird (Bushmann et al. 1989; Calne et al. 1979; Eadie und Tyrer 1965; Edwards et al. 1993; Nowack et al. 1977). Der gesamte Schluckvorgang ist gestört (Bushmann et al. 1989; Ertekin et al. 2002), dies betrifft sowohl die Peristaltik (Eadie and Tyrer 1965) als auch die Sphinkteren (Palmer 1974).

Die häufigsten Komplikationen sind Laryngitis, Tracheobronchitis und eine Aspirationspneumonie. Schwere Pneumonien sind eher selten (Palmer 1974). Therapeutisch lassen sich Schluckstörungen nur schlecht beeinflussen. Den Patienten kann eine Dysphagie- oder Breikost empfohlen werden bzw. die Vermeidung großer Essensstücke. Dies führt jedoch selten zu einer wesentlichen Besserung. Medikamentös kann die Gabe von Prokinetika hilfreich sein. Bei den Schluckstörungen ist zu berücksichtigen, dass auch Medikamente oftmals nicht geschluckt werden können.

Magenentleerung

Infolge einer verzögerten Magenentleerung beklagen Parkinson-Patienten ein epigastrisches Druckgefühl nach den Mahlzeiten, Sodbrennen und ein frühes Sättigungsgefühl (Eadie und Tyrer 1965). Ursachen sind eine verzögerte Magenentleerung und ein gastroösophagealer Reflux (Thomaides et al. 2005). Die Parkinson-Medikamente können darüber hinaus die Symptomatik verschlechtern (Kurlan et al. 1985). Durch die verzögerte Magenentleerung kommt es zu einer gestörten Resorption des L-Dopa (L-Dopa wird im Dünndarm resorbiert) und somit schlechterer Steuerbarkeit der Therapie. Diese Motilitätsstörung ist mitverantwortlich für die paroxysmale on-off-Symptomatik.

Therapeutisch ist Domperidon (Motilium®), ein peripherer Dopaminantagonist, zu empfehlen, welcher nicht die Blut-Hirn-Schranke passiert (Champion 1988; Parkes 1986) und somit keine zentralnervösen Wirkungen hat. Es führt zu einer beschleunigten Magenentleerung und somit Bereitstellung des L-Dopa im Dünndarm zur Resorption und Erhöhung des L-Dopa Plasmaspiegels (Champion 1988). Es kann als passagere Zusatztherapie bei einer L-Dopa-Medikation gegeben werden, da es die unerwünschten peripheren Wirkungen, v. a. Übelkeit, des L-Dopa reduziert, ohne einen zentralen Einfluss auf die Parkinson-Symptomatik zu haben (Champion 1988; Parkes 1986). Domperidon erhöht geringfügig die L-Dopa-Plasmaspiegel und kann zu QT-Zeit-Verlängerungen führen (Champion 1988). Es sollte in einer Dosierung von 3 x 10 mg/d p. o. verordnet werden. In Einzelfällen kann eine Dosiserhöhung auf 60 mg/d notwendig sein.

Metoclopramid ist aufgrund seiner zentralen Wirkung zur Behandlung einer verzögerten Magenentleerung beim Parkinson-Syndrom kontraindiziert.

Obstipation

Die Obstipation ist nicht nur ein wichtiges Frühsymptom, sondern auch ein häufiges Symptom (bis zu 80 %) beim Parkinson-Syndrom, die bis zur Koprostase und einem Megakolon führen kann (Eadie und Tyrer 1965; Edwards et al. 1993; Jost 1999; Kaye et al. 2006; Martignoni et al. 1995).

Ursächlich für den verzögerten Transit dürften degenerative Veränderungen mit Nachweis von Lewy-Körperchen im dorsalen Vaguskern (Braak et al. 2002) und außerdem vom oberen Ösophagus bis zum Rektum im Plexus myentericus Auerbach und Plexus submucosus Meissner, als auch im Nucl. intermediolateralis sein (Braak et al. 2006). Zur Diagnostik hat sich die Gabe von röntgendichten Markern als eine einfache Methode bewährt. Alternativ kann auch die Ausscheidung bestimmter Lebensmittel beobachtet werden, z. B. Mohnkörner, Lebensmittelfarbe etc.

Therapeutisch empfehlen sich bei der Obstipation eine ballaststoffreiche Kost, ausreichende Flüssigkeitsaufnahme und regelmäßige Bewegung. Leider reichen diese Maßnahmen nur in leichten bis mäßig gradigen Fällen aus. So kann häufig eine Darmpassage von über sieben Tagen nachgewiesen werden, bei der keinerlei Effekt zu erzielen ist. Hier müssen zusätzliche medikamentöse Maßnahmen eingesetzt werden. Die besten Erfolge zurzeit lassen sich mit Macrogol erzielen (Eichhorn und Oertel 2001).

11.1.4 Kardiovaskuläre Symptome

Unter den vegetativen Beschwerden finden kardiovaskuläre Störungen bisher das größte klinische und wissenschaftliche Interesse. Einerseits, da sie häufig zu schwerwiegenden Symptomen führen, andererseits da verschiedene gut standardisierte, nicht-invasive Untersuchungsmethoden zur Verfügung stehen. Als wichtige diagnostische, aber auch differenzialdiagnostische Methode ist die MIBG-Szintigrafie (▶ Abb. 11.1) zu nennen (Braune 2001).

Etwa die Hälfte der Patienten klagt über unspezifische Symptome wie Benommenheit, passagere Sehstörungen, Kopfleere und Schwindel. Zu einem Bewusstseinsverlust kommt es nur sehr selten.

Die häufigste Symptomatik ist die orthostatische Hypotonie, die bei über der Hälfte der Patienten festgestellt werden kann (Allcock et al. 2004; Jost 2017). Führt man beispielsweise die fünf nicht-invasiven kardiovaskulären Funktionstests durch, wird man bei über 80 % ein pathologisches Ergebnis erzielen (Jost 1999; Jost 2017). Als weitere Auffälligkeit zeigt sich, dass Parkinson-Patienten in vielen Fällen non-dipper sind, d. h. es kommt nicht zu einer nächtlichen Blutdruckabsenkung (▶ Abb. 11.2).

Ein negativer Einfluss der Nahrungsaufnahme auf die Blutdruckregulation ist beschrieben, dürfte insgesamt aber niedrig sein (Chaudhuri et al. 1997; Jost 1999; Thomaides et al. 2005).

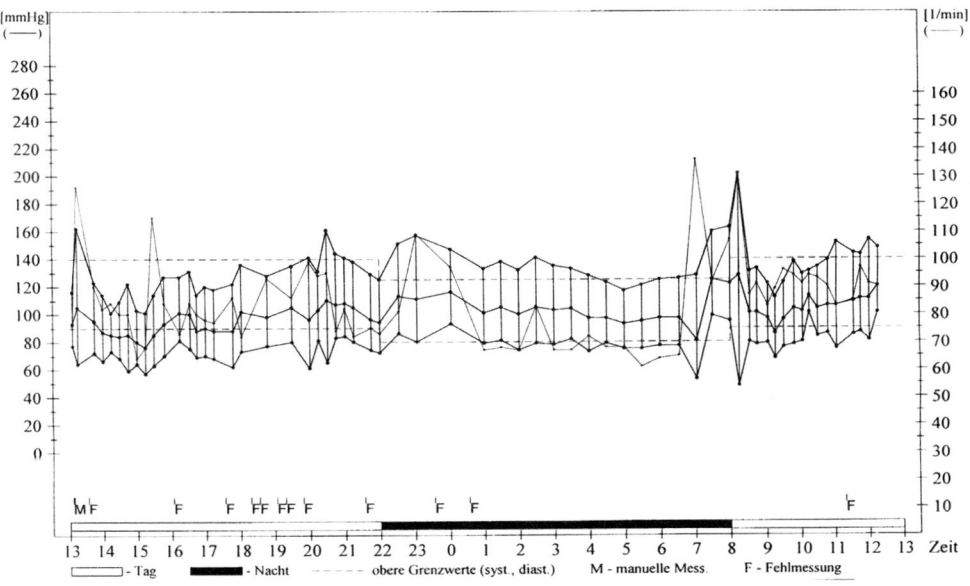

Abb. 11.2: 24-Stunden Blutdruckmessung bei einem Parkinson-Patienten. Es kommt nicht zu einer physiologischen Nachtabsenkung (non-dipper)

Blutdruckreaktion bei Orthostase

Ein signifikanter Blutdruckabfall (> 20 mm Hg systolisch) bei aktiver Orthostase lässt sich bei vielen Patienten nachweisen und führt häufig zu Symptomen. Auffällig bei den Parkinson-Patienten ist, dass es nicht nur zu einem deutlichen Blutdruckabfall kommt, sondern auch, dass sich der Blutdruck innerhalb der ersten zehn Minuten nicht normalisiert (► Abb. 11.3).

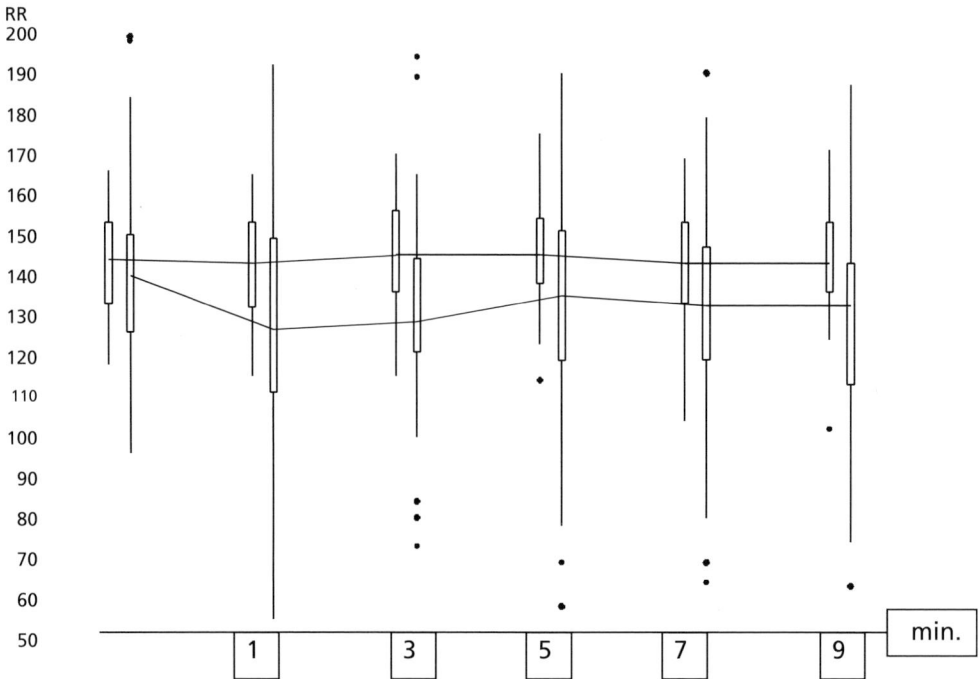

Abb. 11.3: Änderung des systolischen Blutdrucks (in mm Hg) von Kontrollen (obere Linie) und Parkinson-Patienten (untere Linie) nach aktiver Orthostase

Eine Beziehung zu Ausprägungsgrad und Dauer der Erkrankung wird in der Literatur kontrovers diskutiert, eine orthostatische Hypotonie kann sich zeitgleich zum oder vor dem Auftreten motorischer Symptome einstellen (Goldstein 2006; Jost 1999; Jost 2017; Korchounov 2005).

Die Ursache der Hypotonie ist nicht abschließend geklärt. Neben der Degeneration im nigrostriatalen System sind beim Parkinson-Syndrom auch eine Degeneration des Hypothalamus, der Hypophyse, sympathischer Ganglien und der Nebennieren wiederholt nachgewiesen worden (Braak et al. 2002; Jost 2017). Die daraus resultierende Beeinflussung der hormonellen Regulation darf als eine wesentliche Ursache der autonomen Funktionsstörungen angesehen werden (Jost 1999). Daneben ist zu diskutieren, ob auch die Schädigung der postganglionären sympathischen Efferenzen bedeutsam ist (Braune 2001). So lässt sich infolge der ausgeprägten Degeneration noradrenerger Systeme bei Parkinson-Patienten eine verminderte Noradrenalinkonzentration in den betreffenden Hirnregionen nachweisen. Bei aktiver Orthostase kommt es zu einem deutlich erniedrigten Noradrenalin-Anstieg im Serum (Jost 1999).

Mittlerweile wird von einer systemischen sympathischen Denervation unterschiedlicher Ausprägung und Verteilung ausgegangen (Goldstein et al. 2002).

Treten bei Parkinson-Patienten orthostatische Probleme auf, empfehlen sich primär konservative Therapiemaßnahmen (Jost 2017). Diese umfassen die Hochlagerung des Kopfes beim Schlafen (hierdurch wird die vermehrte Natrium-Ausscheidung im Liegen vermindert) sowie ausreichende Flüssigkeitszufuhr (2–3 l/d) und gegebenenfalls eine natriumreiche Diät (bis zu 3 x 1,2 g/d). Patienten sollten sich langsam aus dem Liegen aufrichten. Der Einsatz von Stützstrümpfen ist hilfreich, der Effekt jedoch häufig zeitlich limitiert. Zu empfehlen ist auch ein umfangreiches balneologisches und physiotherapeutisches Kreislauftraining. Klagen die Patienten vor allem über eine postprandiale Hypotonie, empfehlen sich mehrere kleine Mahlzeiten. Die Studienlage zum Effekt nicht medikamentöser Maßnahmen ist jedoch enttäuschend (Schoffer et al. 2007).

Eine Veränderung der Parkinson-spezifischen Medikation sollte gründlich überdacht werden, da eine Verringerung der Dosis die Symptome und somit die Gesamtsituation verschlechtern kann. Jedoch sollten Medikamente, bei denen ein erheblicher Einfluss auf den Blutdruck angenommen wird, ausgetauscht werden. Gegebenenfalls empfiehlt sich in diesem Fall die Gabe von Domperidon. Nur im Ausnahmefall, d. h., wenn die Patienten deutlich unter der Hypotonie leiden und die oben genannten Maßnahmen zu keiner Besserung führen, empfiehlt sich die Verordnung von Fludrokortison (0,05–0,2 mg/d) oder Midodrin (Schoffer et al. 2007). Als hilfreich hat sich in Einzelfällen der Einsatz von L-Threo-DOPS erwiesen, in Deutschland ist die Substanz jedoch nicht zugelassen. Wichtig ist, dass bei Patienten mit einem Parkinson-Syndrom die Hypotonieneigung berücksichtigt und alle Hypotonie-fördernden Medikamente vermieden und eine eventuell bestehende antihypertensive Therapie angepasst werden (Jost 2017).

11.1.5 Urogenitale Symptome

Urogenitale Symptome sind sehr häufig, sehr belastend und stellen bei etlichen Patienten ein therapeutisches Problem dar. Patienten beklagen vor allem imperativen Harndrang, Pollakisurie, Nykturie und selten Harninkontinenz (Jost 2017). Neben den Blasenentleerungsstörungen und der Harninkontinenz sind Störungen der Sexualität erwähnenswert.

Blasenentleerungsstörungen

Die mit Abstand häufigste Blasenentleerungsstörung beim Parkinson-Syndrom ist eine Detrusorhyperaktivität (Andersen et al. 1976; Jost 2017; Winge et al. 2004). Die Ursachen hierfür sind nicht endgültig geklärt. Eine Erklärung ist die Degeneration der Substantia nigra, da die Basalganglien auf die Blasenentleerung inhibitorisch wirken (▶ Abb. 11.4). Aus einer Schädigung resultiert eine Detrusorhyperaktivität und eine Fehlregulation des M. sphincter urethrae externus. Daneben liegen sicherlich auch weitere Ursachen vor, wie beispielsweise die Degeneration des Nucleus Onuf. Die Detrusorkontraktionen können als Zeichen der extrapyramidalen Beteiligung und die peripher neurogene Schädigung als Mitbeteiligung kortikospinaler Bahnen gedeutet werden (Andersen et al. 1976; Winge et al. 2004).

Blasenstörungen beim Parkinson-Syndrom können einerseits unabhängig von der Primärerkrankung sein, andererseits als Folge der verabreichten Medikation oder der Primärkrankheit auftreten (Jost 2017). Es ist schwierig, beide Störungen voneinander abzugrenzen bzw. einander zuzuordnen. Eine Korrelation zu den motorischen Störungen besteht nicht (Lemack et al. 2000). Der Einfluss der Parkinson-Medikamente ist individuell verschieden und nicht vorhersehbar (Winge et al. 2004).

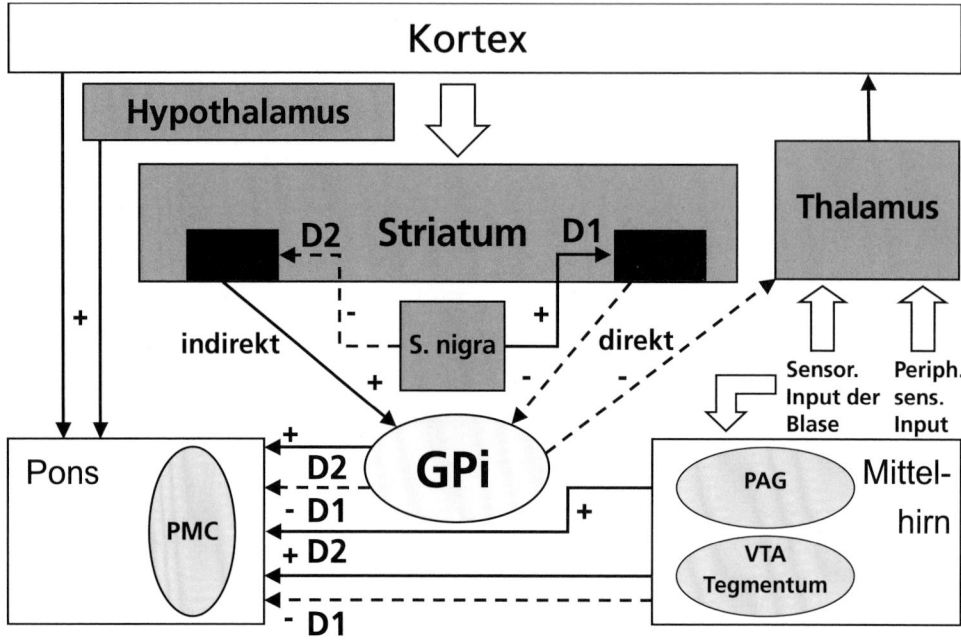

Abb. 11.4: Zentrale Blasensteuerung und Einfluss dopaminerger Stimulation. PAG = Peri-aquäduktales Grau; PMC = pontines Miktionszentrum; PCC = pontines Kontinenzzentrum; VTA = Ventral tegmental area; GPi = Globus pallidus internus

Eine Wirkung der Anticholinergika auf die Blasenfunktion ist unstrittig. Weiterhin ist bekannt, dass L-Dopa den Tonus der glatten Muskulatur der Urethra beeinflusst, aber auch zentral wirkt (▶ Abb. 11.4). Umgekehrt kann sich die Parkinson-Medikation auch positiv auf eine eventuelle Blasenstörung auswirken (Verhältnis D1/D2). So wird eine Besserung unter der L-Dopa-Medikation beschrieben, da die Detrusoraktivität und die funktionelle Blasenhalsobstruktion reduziert werden (Jost 2017). Es wird diskutiert, dass L-Dopa initial negative, bei Dauertherapie aber positive Auswirkungen hat (Brusa 2007).

Diagnostisch sind primär die Urologen gefordert. In schwierigen Fällen wird eine Urodynamik erforderlich sein, auch die Therapie wird vor allem durch Urologen durchgeführt. Zur Detrusordämpfung werden hauptsächlich Anticholinergika eingesetzt, wobei hier das Nebenwirkungsprofil berücksichtigt werden muss. Bei Parkinson-Patienten im fortgeschrittenen Stadium empfiehlt sich eine regelmäßige Retharnkontrolle.

Störungen der Sexualfunktion

Neben Blasenentleerungsstörungen beklagen Parkinson-Patienten auch häufig Störungen der Sexualfunktion. Sexualfunktionsstörungen betreffen beide Geschlechter und umfassen sowohl Störungen bzw. eine Reduktion der Libido als auch Störungen der Potenz und Ejakulation. Eine Impotenz oder erektile Dysfunktion wird bei bis zu 60 % männlicher Parkinson-Patienten beschrieben (Jost 1999; Singer et al. 1989). In etlichen Fällen handelt es sich sogar um ein Frühsymptom, noch bevor das Parkinson-Syndrom diagnostiziert ist (Jost 1999; Singer et al. 1989). Eine Korrelation der erektilen Dysfunktion zu einem hohen Stadium nach der Hoehn und Yahr-Einteilung wird angenommen (Jost 1999). Eine Differenzierung zwischen einer MSA und einem idiopathischen Parkinson-Syndrom aufgrund einer Erektionsstörung ist nicht möglich.

Neben Erektionsstörungen finden sich auch Beschreibungen einer erhöhten Libido bis zur Hypersexualität einzelner Patienten durch L-Dopa oder Dopaminagonisten, wobei in diesen Fällen die Erektionsfähigkeit nicht verändert war. Meist wird dies, insbesondere von dem Partner, als ungewollt beschrieben. Wegen möglicher erheblicher Konsequenzen sollte dies unter einer Dopaminagonistentherapie unbedingt regelmäßig erfragt und auch die Therapie angepasst werden.

Die Therapieindikation bei Sexualfunktionsstörungen ergibt sich aus dem subjektiven symptombezogenen Leidensdruck des Patienten. Obwohl sehr häufig eine Erektionsstörung auftritt, fühlen sich allerdings nur wenige der männlichen Patienten dadurch in ihrer Lebensqualität wesentlich eingeschränkt.

Führend in der medikamentösen Therapie der Erektionsstörungen sind 5-Phosphodiesterase-Hemmer (Zesiewicz et al. 2000). Bei Hypersexualität empfiehlt sich eine Therapiemodifikation (z. B. Reduktion der Dopaminagonisten), insbesondere auch, um psychosoziale Folgen zu vermeiden.

11.1.6 Schweißreaktion

Beim Parkinson-Syndrom wird eine Störung der Schweißregulation bei einem Drittel bis zur Hälfte der Patienten angenommen (Jost 2017). Es sind sowohl eine gesteigerte (Jost 1999) als auch eine reduzierte (Aminoff und Wilcox 1971) Schweißneigung beschrieben.

Ein episodenhaftes starkes Schwitzen ohne Auslöser wie z. B. körperliche Belastung, erhöhte Außentemperatur, Fieber o. ä. kommt bei bis zu der Hälfte der Patienten vor (Jost 2017). Das Schwitzen betrifft vorwiegend das Gesicht und den Oberkörper. Die Attacken treten gehäuft in der Nacht auf. Die Patienten beklagen außer dem Schwitzen Hitzegefühl, Angst und Müdigkeit. In vielen Fällen ist das Schwitzen so ausgeprägt, dass ein Kleiderwechsel erforderlich ist (Jost 2017; Taly und Muthane 1992). Bei zirka zwei Drittel treten diese Schweißanfälle gleichzeitig mit einer schweren Akinese resp. einem off-Zustand auf (Taly und Muthane 1992; Pursiainen et al. 2007; Witjas et al. 2002). Eine verminderte Schweißneigung und stellenweise sogar fehlende Schweißsekretion wurde ebenfalls von verschiedenen Arbeitsgruppen berichtet (Aminoff und Wilcox 1971; Jost 2017).

Durch die Störung des thermoregulatorischen Schwitzens fühlen sich Parkinson-Patienten insbesondere bei hohen Temperaturen unwohl. Neben den Schweißsekretionsstörungen wurde auch eine erniedrigte Körpertemperatur, vorwiegend in den Nacht- und frühen Morgenstunden, beschrieben (Martignoni et al. 1995).

Ursache dieser ausgeprägten Störung der Schweißsekretion könnte eine Veränderung im Hypothalamus, also des Zentrums der Thermoregulation, sein.

Kommt es bei Patienten zu ausgeprägten Schweißsekretionsstörungen, können therapeutisch Anticholinergika und eventuell auch Betarezeptorenblocker hilfreich sein. Insbesondere bei episodisch profusem Schwitzen soll durch Gabe von Propranolol eine Besserung erzielt werden. Bei fokalen Hyperhidrosen, die jedoch eher selten auftreten, kann der Einsatz von topischen Externa auf Aluminiumbasis oder Injektionen von Botulinumtoxin diskutiert werden. Die konservative Therapie mit Salbeitee oder Salbeiextrakten (3–4 x 100 mg) ist nur sehr selten erfolgreich.

11.1.7 Sonstige vegetative Störungen beim Parkinson-Syndrom

Neben den oben genannten Regulationsstörungen finden sich in der Literatur auch

Beschreibungen weiterer klinischer Befunde, die Folge einer Mitbeteiligung des autonomen Nervensystems sein können.

Von besonderer Bedeutung dürfte das Symptom »kalter Hände« sein. Hierüber klagen etliche Parkinson-Patienten, wobei Patienten mit einer Multisystematrophie dieses Symptom wesentlich häufiger angeben.

Die Seborrhöe, eines der klassischen Symptome eines Parkinson-Syndroms, ist ebenfalls Folge einer autonomen Regulationsstörung und tritt bei bis zu 60 % der Patienten auf (Martignoni et al. 1995). Es handelt sich hierbei um eine vermehrte Talgproduktion, die zu einer fettigen, glänzenden Gesichtshaut und in vielen Fällen zum sogenannten Salbengesicht führt. Diskutiert wird, ob die Seborrhöe Folge einer vermehrten Parasympathikusaktivität ist. Aus der Tatsache, dass die vermehrte Talgproduktion bei Männern häufiger ist als bei Frauen, kann vermutet werden, dass Androgenen eine wesentliche Rolle zukommt (Martignoni et al. 1995). Therapeutisch ist der Einsatz indifferenter Seifen, Antischuppen-Shampoos oder von Selensulfid zu empfehlen.

Weiterhin sind beim Parkinson-Syndrom eine verminderte Tränensekretion (Tamer et al. 2005) mit trockenen Augen sowie eine gestörte Pupillomotorik beschrieben (Hori et al. 2008; Korczyn 1990; Martignoni et al. 1995). Hierbei ist zu berücksichtigen, dass auch die Parkinson-Medikation zur Störung der Pupillomotorik führen kann. Da der Parasympathikus eine Miosis und der Sympathikus eine Mydriasis verursachen, führen Anticholinergika zur Mydriasis mit verminderter Pupillenkontraktion auf Licht oder Konvergenz.

Atemstörungen mit einem reduzierten Atemvolumen und erhöhter Ruheatemfrequenz können auftreten. Diese dürften teilweise auf die Hypokinese der Atemmuskulatur zurückzuführen sein, erklären sich jedoch auch aus den zentralen und peripheren degenerativen Veränderungen. Der Einfluss autonomer Regulationsstörungen ist jedoch noch nicht ausreichend untersucht. Atemstörungen können auch zu Schlafstörungen führen.

Schlafstörungen, die bei 50–75 % der Patienten auftreten, und die erhöhte Wahrscheinlichkeit einer Schlaf-Apnoe (bei Parkinson-Patienten etwa dreifach erhöht) können teilweise auf autonome Regulationsstörungen zurückgeführt werden. So sind erhebliche parasympathische und geringer auch sympathische kardiovaskuläre Störungen im Schlaf beschrieben. Hauptsächlich sind hierfür jedoch medikamentöse Einflüsse, eine nächtliche Akinese, schmerzhafte Dystonien und psychische Störungen anzuschuldigen.

Schmerzen sind bei Parkinson-Patienten in allen Krankheitsstadien häufig (Jost und Buhmann 2019; Nègre-Pagès et al. 2008) und können teilweise auch dem autonomen Nervensystem zugerechnet werden. Sie bereiten meist große Therapieprobleme.

11.1.8 Nicht-motorische, vegetative Fluktuationen

Bei Fluktuationen wird meist an motorische Symptome gedacht, dabei sind Fluktuationen psychischer und autonomer Störungen mindestens genauso häufig. Dies zeigte sich unter anderem in der Studie von Witjas et al. (Witjas et al. 2002) (▶ Tab. 11.3). Deshalb sollte bei dem Verdacht auf einen beginnenden Wirkverlust der Therapie nach autonomen Störungen gefragt werden. Dies wurde auch im wearing-off Questionnaire berücksichtigt (Stacy et al. 2006). So treten unter anderem Temperaturintoleranz, Schwitzen, Abdominalbeschwerden und Blasenstörungen auf. Die Fluktuationen können gemeinsam mit den motorischen Symptomen, aber auch unabhängig davon auftreten (Storch et al. 2013).

Tab. 11.3: Häufigste (≥ 35 %) autonome Fluktuationen (Witjas et al. 2002)

Nicht-motorische Fluktuationen	Häufigkeit in %	Häufigkeit während des off-Zustands in %
Schweißausbrüche	64	59
Hitzegefühl	56	50
Gesichtsrötung	44	59
Mundtrockenheit	44	70
Dyspnoe	40	90
Dysphagie	40	80
Obstipation	40	90
Kühle Extremitäten	40	54
Starke Hypersalivation	36	72
Harndrang	35	82

11.2 Die Multisystematrophien

Unter Berücksichtigung des autonomen Nervensystems kommt den Multisystematrophien (MSA) differenzialdiagnostisch eine besondere Bedeutung zu.

Die MSA sind rasch progrediente, sporadisch auftretende neurodegenerative Erkrankungen mit Parkinson-Symptomen. Unter den MSA werden zwei Haupttypen unterschieden (▶ Tab. 11.4). Die MSA-C, wobei C für zerebellär steht, und die MSA-P, mit P für Parkinson. Die MSA-C wurde früher als OPCA (olivo-ponto-zerebelläre Atrophie) bezeichnet. Unter MSA-P werden die frühere striatonigrale Degeneration und das Shy-Drager-Syndrom (gelegentlich auch als MSA-A bezeichnet) zusammengefasst. Bedauerlicherweise werden beide Erkrankungen meist gemeinsam abgehandelt und auch in den Diagnosekriterien wie eine Erkrankung beurteilt, obwohl sich klinisch erhebliche Unterschiede zeigen. Gemeinsam ist den MSA, dass es sich jeweils um einen degenerativen Prozess des ZNS handelt, auch des dorsalen Vaguskerns (Benarroch et al. 2008).

Bei der MSA-C stehen, wie der Name bereits zeigt, zerebelläre Symptome im Vordergrund. Bei der MSA-P finden sich früh und ausgeprägtere autonome Störungen. An weiteren Symptomen treten auf: Antekollis, laryngealer Stridor, spasmodische Dysphonie, eventuell Pyramidenbahnzeichen und schlechtes Ansprechen auf L-Dopa. Mögliche Red Flags für eine MSA sind Antekollis, myoklonischer Halte- und Aktionstremor, inspiratorischer Stridor, spontane Dystonie (orofazial, z. B. »Risus sardonicus«).

Die autonomen Störungen sind bei der MSA häufiger und ausgeprägter als beim iPS. Hier sind vor allem kalte Hände, Harninkontinenz, Erektionsstörungen, Licht- und Blendempfindlichkeit zu nennen.

Eine sichere Differenzierung zwischen MSA und IPS aufgrund der autonomen Störungen ergibt sich jedoch nicht (▶ Tab. 11.5), bei der MSA treten die autonomen Störungen lediglich früher und häufig ausgeprägter auf. Unter den Red Flags einer MSA haben die autonomen Symptome mittlerweile nur eine nachgeordnete Bedeutung. Lediglich die »kalten Hände« haben im Vergleich mit dem IPS eine Spezifität von 87 % (Köllensperger et al. 2008). Die verschiedenen autonomen Störungen unterscheiden sich innerhalb der verschiedenen Formen einer MSA. Eine Korrelation zur Krankheitsdauer besteht nicht (Köllensperger et al. 2007).

Ausschlusskriterien für eine MSA sind ein Symptombeginn vor dem 30. Lebensjahr, eine positive Familienanamnese, Halluzinationen, Demenz, supranukleäre Blickparese, Aphasie, Apraxie, »alien limb«-Phänomen, Hinweise auf metabolische Ursachen und andere fassbare Ursachen für die klinischen Symptome (Gilman et al. 1999 und 2008).

Tab. 11.4: Diagnosekriterien der MSA (nach Gilman et al. 1999 und 2008)

Möglich	Ein Kriterium für ein Parkinson-Syndrom (Akinese, Rigor, Tremor, posturale Instabilität) plus 2 weitere Symptome (autonom, zerebellär, pyramidal, schlechtes Ansprechen auf L-Dopa)
Wahrscheinlich	MSA-C: Parkinson, zerebelläre und autonome Störungen MSA-P: Parkinson- und autonome Störungen sowie schlechtes Ansprechen auf L-Dopa
Definitiv	Neuropathologische Kriterien und klinischer Verlauf

Tab. 11.5: Autonome Störungen bei der MSA vs. IPS vs. PAF (PAF = pure autonomic failure) (nach Klein 2008)

	MSA	IPS	PAF
Orthostatische Hypotonie	++	++	++
Sekretomotorische Symptome	+	±	++
Gastrointestinale Symptome	+	+	±
Genitourethrale Symptome	++	++	±
Schlafstörungen	+++	++	–
Sudomotorische Auffälligkeiten	++	+	++
ZNS-Beteiligung	+++	+++	–
PNS-Beteiligung	±	+	–

Literatur

Allcock LM, Ullyart K, Kenny RA, Burn DJ (2004) Frequency of orthostatic hypotension in a community based cohort of patients with Parkinson's disease. J Neurol Neurosurg Psychiatry 75: 1470–1471.

Aminoff MJ, Wilcox CS (1971) Assessment of autonomic function in patients with a Parkinsonian syndrome. Br Med J 4: 80–84.

Andersen JT, Hebjørn S, Frimodt-Møller C et al. (1976) Disturbances of micturition in Parkinson's disease. Acta Neurol Scand 53: 161–170.

Benarroch EE, Schmeichel AM, Sandroni P et al. (2008) Involvement of vagal autonomic nuclei in multiple system atrophy and Lewy body disease. Neurology 66: 378–383.

Braak H, Del Tredici K, Bratzke H et al. (2002) Staging of the intracerebral inclusion body pathology associated with idiopathic Parkinson's disease. J Neurol 249: 1–5.

Braak H, Rüb U, Gai WP et al. (2003) Idiopathic Parkinson's disease. Possible routes by which vulnerable neuronal types may be subject to neuroinvasion by an unknown pathogen. J Neural Transm 110: 517–536.

Braak H, de Vos RAI, Bohl J et al. (2006) Gastric α-synuclein immunoreactive inclusions in Meissner's and Auerbach's plexuses in cases staged for Parkinson's disease related brain pathology. Neurosci Letters 396: 67–72.

Braune S (2001) The role of cardiac metaiodobenzylguanidine uptake in the differenzial diagnosis of parkinsonian syndromes. Clin Auton Res 11: 351–355.

Brusa L, Petta F, Pisani A et al. (2007) Acute vs. chronic effects of L-dopa on bladder function in patients with mild Parkinson disease. Neurology 68: 1455–1459.

Bushmann M, Dobmeyer SM, Leeker L et al. (1989) Swallowing abnormalities and their response to treatment in Parkinson's disease. Neurology 39: 1309–1314.

Calne DB, Shaw DG, Spiers ASD et al. (1979) Swallowing in parkinsonism. Br J Radiol 43: 456–457.

Champion MC (1988) Domperidone. Gen Pharmac 19: 499–505.

Chaudhuri KR, Ellis C, Love-Jones S et al. (1997) Postprandial hypotension and parkinsonian state in Parkinson's disease. Mov Disord 12: 877–884.

Eadie MJ, Tyrer JH (1965) Alimentary disorder in parkinsonism. Australas Ann Med 14: 13–22.

Edwards L, Quigley EMM, Hofman R et al. (1993) Gastrointestinal symptoms in Parkinson Disease: 18-month follow-up study. Mov Disord 8: 83–86.

Eichhorn TE, Oertel WH (2001) Macrogol 3350/electrolyte improves constipation in Parkinson's disease and multi system atrophy. Mov Disord 16:1176–1177.

Ertekin C, Tarlaci S, Aydogdu I et al. (2002) Electrophysiological evaluation of pharyngeal phase of swallowing in patients with Parkinson's disease. Mov Disord 17: 942–949.

Fujishiro H, Frigerio R, Burnett M et al. (2008) Cardiac sympathetic denervation correlates with clinical and pathologic stages of Parkinson's disease. Mov Disord 23: 1085–1092.

Gilman S, Low PA, Quinn N et al. (1999) Consensus statement on the diagnosis of multiple system atrophy. J Neurol Sci 163: 94–98.

Gilman S, Wenning GK, Low PA et al. (2008) Second consensus statement on the diagnosis of multiple system atrophy. Neurology 7: 670–676.

Goetz CG, Tilley BC, Shaftman SR et al. (2008) Movement Disorder Society – sponsored revision of the unified Parkinson's disease rating scale (MDS-UPDRS): Scale presentation and clinimetric testing results. Mov Disord 23: 2129–2170.

Goldstein DS (2006) Orthostatic hypotension as an early finding in Parkinson's disease. Clin Auton Res 16: 46–54.

Goldstein DS, Holmes CS, Dendi R et al. (2002) Orthostatic hypotension from sympathetic denervation in Parkinson's disease. Neurology 58: 1247–1255.

Hori N, Takamori M, Hirayama M et al. (2008) Pupillary supersensitivity and visual disturbance in Parkinson's disease. Clin Auton Res 18: 20–27.

Jost WH (1999) Autonome Regulationsstörungen beim Parkinson-Syndrom. Aachen: Shaker-Verlag.

Jost WH (2017) Autonomic dysfunction in Parkinson's disease: Cardiovascular symptoms, thermoregulation, and urogenital Symptoms. Int Rev Neurobiol 134: 771–785.

Jost WH, Bäumer T, Laskawi R et al. (2019) Therapie der Sialorrhoe mit Botulinumtoxin. Fortschr Neurol Psychiatr 87: 554–563.

Jost WH, Buhmann C (2019) The challenge of pain in the pharmacological management of Parkinson's disease. Expert Opin Pharmacother 20: 1847–1854.

Kaye J, Gage H, Kimber A et al. (2006) Excess burden of constipation in Parkinson's disease: a pilot study. Mov Disord 21: 1270–1273.

Klein CM (2008) Evaluation and management of autonomic nervous system disorders. Semin Neurol 28: 195–204.

Köllensperger M, Stampfer-Kountchev M, Seppi K et al. (2007) Progression of dysautonomia in multiple system atrophy: a prospective study of self-perceived impairment. Eur J Neurol 14: 66–72.

Köllensperger M, Geser F, Seppi K et al. (2008) Red flags for multiple system atrophy. Mov Disord 23:1093–1099.

Korchounov A, Kessler KR, Yakhno NN et al. (2005) Determinants of autonomic dysfunction in idiopathic Parkinson's disease. J Neurol 252: 1530–1536.

Korczyn AD (1990) Autonomic nervous system disturbances in Parkinson's disease. Adv Neurol 53: 463–468.

Kurlan R, Rubin AJ, Miller C et al. (1985) Continuous intraduodenal infusion of levodopa for resistant on-off fluctuations in parkinsonism. Ann Neurol 18: 139.

Lemack GE, Dewey RB, Roehrborn CR et al. (2000) Questionnaire-based assessment of bladder dysfunction in patients with mild to moderate Parkinson's disease. Urology 56: 250–254.

Magerkurth C, Schnitzer R, Braune S (2005) Symptoms of autonomic failure in Parkinson's disease: prevalence and impact on daily life. Clin Auton Res 15: 76–82.

Martignoni E, Pacchetti C, Godi L et al. (1995) Autonomic disorders in Parkinson's disease. J Neural Transm 45 (Suppl.): 11–19.

Mesec A, Šega S, Kiauta T (1993) The influence of the type, duration, severity and levodopa treatment of Parkinson's disease on cardiovascular autonomic response. Clin Auton Res 3: 339–344.

Micieli G, Martignoni E, Cavallini A et al. (1987) Postprandial and orthostatic hypotension in Parkinson's disease. Neurology 37: 386–393.

Nègre-Pagès L, Regragui W, Bouhassira D et al. (2008) Chronic pain in Parkinson's disease: The cross-sectional French DoPaMIP survey. Mov Disord 23: 1361–1369.

Nowack WJ, Hatelid JM, Sohn RS (1977) Dysphagia in parkinsonism. Arch Neurol 34: 320.

Palmer ED (1974) Dysphagia in parkinsonism. JAMA 229: 1349.

Parkes JD (1986) Domperidone and Parkinson's disease. Clin Neuropharmacol 9: 517–532.

Parkinson J (1817) An essay on the shaking palsy. London: Sherwood, Neely, and Jones.

Pursiainen V, Haapaniemi TH, Korpelainen JT (2007) Sweating in Parkinsonian patients with wearing-off. Mov Disord 22: 828–832.

Schoffer KL, Henderson RD, O'Maley K, O'Sullivan JD (2007) Nonpharmocological treamtent, fludrocortisone, and domperidone for orthostativ hypotension in Parkinson's disease. Mov Disord 22: 1543–1549.

Singer C, Weiner WJ, Sanchez-Ramos JR et al. (1989) Sexual dysfunction in men with Parkinson's disease. J Neuro Rehab 3: 199–204.

Stacy M, Hauser R, Oertel W et al. (2006) End-of-dose wearing off in Parkinson disease: A 9-question survey assessment. Clin Neuropharmacol 29: 312–321.

Storch A, Schneider CB, Wolz M et al. (2013) Nonmotor fluctuations in Parkinson disease: Severity and correlation with motor complications. Neurology 80: 800–809.

Taly AB, Muthane UB (1992) Involvement of peripheral nervous system in juvenile Parkinson's disease. Acta Neurol Scand 85: 272–275.

Tamer C, Melek IM, Duman T et al. (2005) Tear film tests in Parkinson's disease patients. Ophthalmology 112: 1795.

Thomaides T, Karapanayiotides T, Zoukos Y et al. (2005) Gastric emptying after semi-solid food in multiple system atrophy and Parkinson's disease. J Neurol 252: 1055–1059.

Turkka JT, Tolonen U, Myllylä VV (1987) Cardiovascular reflexes in Parkinson's disease. Eur Neurol 26: 104–112.

Winge K, Werdelin LM, Nielsen KK et al. (2004) Effects of dopaminergic treatment on bladder function in Parkinson's disease. Neurourol Urodynam 23: 689–696.

Witjas T, Kaphan E, Azulay JP et al. (2002) Nonmotor fluctuations in Parkinson's disease: frequent and disabling. Neurology 59: 408–413.

Zesiewicz TA, Helal M, Hauser RA (2000) Sildenafil citrate (Viagra) for the treatment of erectile dysfunction in men with Parkinson's disease. Mov Disord 15: 305–308.

Zesiewicz TA, Baker MJ, Wahba M et al. (2003) Autonomic nervous system dysfunction in Parkinson's disease. Curr Treatm Opt Neurol 5: 149–160.

12 Autonome Störungen bei der Multiplen Sklerose

Peter Flachenecker und Wolfgang Jost

Die Multiple Sklerose (MS) ist eine chronisch-entzündliche und neurodegenerative Erkrankung des zentralen Nervensystems (ZNS), die bereits im jungen Erwachsenenalter zu einer dauerhaften Behinderung führen kann. In der Regel äußert sich die Erkrankung erstmals im Alter von 25–40 Jahren, überwiegend sind Frauen betroffen. Nach dem derzeitigen Wissenstand handelt es sich bei der MS um eine Autoimmunerkrankung, bei der genetische und epidemiologische Faktoren eine wichtige Rolle spielen, und die schließlich zur Demyelinisierung und axonalen Schädigung führt. Klinisch wird der schubförmige vom progredienten Verlauf unterschieden (Flachenecker und Zettl 2018). Die Symptomatik der MS ist sehr vielfältig und kann im Verlauf stark variieren. Zu den häufigsten Beschwerden zählen Sehstörungen (Optikusneuritis bzw. Nystagmus), motorische Symptome wie spastische Paresen, Gangstörungen und Armfunktionsstörungen, Sensibilitätsstörungen, aber auch Einschränkungen der kognitiven Leistungsfähigkeit, Depressivität und Fatigue, die keinen Zusammenhang zu der körperlichen Behinderung aufweisen müssen und auch unabhängig davon vorhanden sein können.

Zu den häufigsten autonomen Störungen der MS zählen Blasen-, Darm- und Sexualfunktionsstörungen, die zum Teil erhebliche Auswirkungen auf die Lebensqualität von MS-Betroffenen haben können. Von eher untergeordneter Bedeutung sind Störungen der Thermoregulation, der Herz-Kreislauffunktion und des Gefäßsystems, die aber im Einzelfall zu erheblichen Beschwerden führen und differenzialdiagnostische Schwierigkeiten bereiten können (▸ Tab. 12.1). Daher sind zumindest grundlegende Kenntnisse über die bei der MS auftretenden autonomen Störungen wichtig.

Tab. 12.1: Häufige autonome Funktionsstörungen bei der Multiplen Sklerose

Funktionssystem	Symptome
Blasenfunktion	Überaktive Blase Blasenentleerungsstörung Detrusor-Sphinkter-Dyssynergie
Darmfunktion	Obstipation, seltener Diarrhöe
Sexualfunktion	Erektionsstörungen bzw. verminderte Lubrikation Verringerte Orgasmusfähigkeit Libidoverlust
Herz-Kreislauf-Funktion	Orthostatische Hypotonie (verstärkte) Fatigue Kardiomyopathie, reduzierte Ejektionsfraktion Bradykardie
Thermoregulation	Verminderte/vermehrte Schweißsekretion Episodische oder permanente Hypothermie Wärmeempfindlichkeit (»Uhthoff-Phänomen«)
Gefäßsystem	Bläulich-livide Verfärbung der Extremitäten Vasotrophische Störungen Lymphödeme

12.1 Blasenfunktionsstörungen

Störungen der Harnspeicherung und/oder der Blasenentleerung sind häufige und typische Folgen der MS. Blasenfunktionsstörungen (Synonym: neurogene Funktionsstörungen des unteren Harntrakts, »neurogenic lower urinary tract dysfunction«, NLUTD) können Erstsymptom der Erkrankung und Grund für die Vorstellung zunächst beim Urologen sein, sind aber mit einer Häufigkeit von 5–10 % als Erstmanifestation eher selten (Bakke et al. 1996). Meistens treten sie erst im Krankheitsverlauf auf, nehmen dann aber rasch zu: so litten bereits nach zehn Jahren 80 % der MS-Betroffenen an einer NLUTD, über den gesamten Krankheitsverlauf hinweg beträgt die Prävalenz – abhängig von eingesetzter Diagnostik und Patientenpopulation – bis zu 97 % (de Seze et al. 2007). NLUTD können im Rahmen eines Schubes auftreten und sich mit Abklingen der akuten Symptomatik wieder zurückbilden, nehmen aber in der Regel progredient zu. Die Komplikationen sind rezidivierende Harnwegsinfekte, Schlafstörungen aufgrund der Nykturie und dadurch verstärkte Fatigue, Schmerzen im Unterbauch mit assoziierter Spastik und morphologische Veränderungen des unteren und oberen Harntrakts, Nierenschädigungen und Blasenkarzinome. Die psychosozialen Krankheitsfolgen sind ebenfalls schwerwiegend: Scham, sozialer Rückzug, eingeschränktes Sexualleben und eine erhebliche Einschränkung der Lebensqualität (Henze et al. 2018). Im Gegensatz dazu steht die Beobachtung, dass Patienten erst im Rahmen ihrer ersten Vorstellung beim Urologen berichten, schon seit mehr als zehn Jahren an Symptomen einer NLUTD zu leiden (Koldewijn et al. 1995), und bei der jüngsten Auswertung des Deutschen MS-Registers 47 % der MS-Betroffenen mit Blasenstörung nicht behandelt waren (Flachenecker et al. 2020).

Aufgrund des räumlich disseminierten Charakters der MS kann der komplexe Regelkreis der neurogenen Blasensteuerung an unterschiedlichen Stellen geschädigt sein: spinale Läsionen im Zervikal- und Thorakalmark führen über eine Läsion der sensiblen Afferenzen und der Pyramidenbahnen zu einer verminderten Hemmung des sakralen Miktionszentrums. Dadurch kommt es zu einer Detrusor-Hyperreflexie mit unkontrollierter Blasenentleerung, der häufigsten Form der NLUTD, aber auch einer fehlenden Abstimmung zwischen Detrusoraktivität und Sphinkterrelaxation und meist einer Tonussteigerung von Sphinkter und Beckenbodenmuskulatur im Sinne einer Detrusor-Sphinkter-Dyssynergie (DSD), während die Hyporeflexie mit schlaffer Blase deutlich seltener vorkommt (Henze et al. 2018). In Einzelfällen kann ein Herd im pontinen Miktionszentrum eine Blasenentleerungsstörung verursachen. Allerdings korreliert das Läsionsmuster in der MRT nur schwach mit dem Charakter der Blasenstörung, während zwischen dem Schweregrad der Behinderung bzw. der pyramidalen Funktionsstörung und dem Ausmaß der Blasenstörung mehrfach ein Zusammenhang nachgewiesen wurde (Pozzilli et al. 1992; Betts et al. 1993; Patti et al. 1997). Eine Schädigung des oberen Harntrakts ist im Gegensatz zu traumatisch bedingten Querschnittsläsionen eher selten (Chancellor und Blaivas 1994).

12.1.1 Diagnostik von Blasenfunktionsstörungen

Zwar können bei der Anamneseschilderung bereits Miktionsprobleme vermutet werden. Häufig werden diese jedoch nicht spontan berichtet, sodass gezielt danach gefragt werden muss (Flachenecker et al. 2019). Als typische Beschwerden beklagen die Patienten meist einen imperativen Harndrang mit Pollakisurie, oft auch eine Nykturie. Angesichts der schleichenden Verschlechterung werden dabei selbst höhere Miktionsfrequenzen nicht als krankhaft empfunden. Daher sollten ein standardisierter Fragebogen eingesetzt und ein Miktionsprotokoll über 2–3 Tage geführt werden. Im späteren Verlauf kommt die Harninkontinenz hinzu. Die erschwerte Blasenentleerung als urologisches Erstsymptom einer MS ist selten, muss aber zur Vermeidung von Komplikationen (Blasenwandveränderungen, Urinaufstau mit sekundärer Nierenschädigung) rasch erkannt und behandelt werden.

Zur strukturierten Diagnostik einer NLUTD bei MS existieren mittlerweile verschiedene nationale Leitlinien (Übersicht in Domurath et al. 2021). Diese weichen aber teilweise erheblich voneinander ab, sodass sich daraus keine einheitlichen Empfehlungen für eine sinnvolle Diagnostik ableiten lassen. Deshalb wurde im Rahmen einer interprofessionellen deutschen Konsensusgruppe, bestehend aus Neurologen und Neurourologen, ein diagnostischer Algorithmus entwickelt, der die Literatur, die klinischen Erfahrungen und die Ergebnisse einer prospektiven, multizentrischen Studie mit 121 MS-Patienten berücksichtigte. In dieser Evaluationsstudie füllten die Teilnehmer einen standardisierten Anamnesefragebogen und ein Miktionstagebuch über drei Tage aus, zusätzlich wurden eine sonografische Restharnmessung, eine Harnstrahlmessung (Uroflowmetrie) und als Zielgröße für eine abnorme Blasenfunktion eine Urodynamik mit simultaner Aufzeichnung von Blaseninnendruck, intrarektalem Druck, Ausscheidungsvolumen, Harnfluss und muskulärer Aktivität des Beckenbodens durchgeführt. Damit konnten vier Prädiktoren für eine gestörte Funktion des unteren Harntrakts identifiziert werden: (1) eine (auf 2.000 ml standardisierte) Miktionsfrequenz ≥ 13 pro Tag, (2) das Vorliegen einer Harninkontinenz, (3) eine Rate von Harnwegsinfekten ≥ 1 in sechs Monaten, und (4) ein Restharnvolumen ≥ 70 ml (Domurath et al. 2020). Damit ließen sich vier Gruppen bilden, die die Grundlage für die weitere Diagnostik (Uroflowmetrie bzw. Urodynamik)) bilden (▶ Tab. 12.2). Die Sensitivität dieses Algorithmus bezüglich einer urodynamischen Auffälligkeit liegt bei 95 %, der positive Vorhersagewert bei 91 % (Domurath et al. 2021).

Im Gegensatz dazu helfen die elektrophysiologischen Untersuchungen nur wenig weiter. Die Ableitung der Pudendus-SSEP kann dazu beitragen, das Ausmaß der sensiblen Schädigung zu erfassen, lässt aber keine Rückschlüsse auf Art und Ausmaß der Blasenfunktionsstörung zu.

Tab. 12.2: Diagnostischer Algorithmus der Blasenfunktionsstörung bei MS (nach Domurath et al. 2021)

Methoden	Prädiktoren	Gruppe 1	Gruppe 2	Gruppe 3	Gruppe 4
Miktionstagebuch (drei Tage)	Standardisierte Miktionsfrequenz*	≤ 13	> 13	Variabel	≤ 13
Sonografie	Restharn (ml)	< 70	< 70	≥ 70	< 70
Anamnese	HWI/sechs Monate und/oder Harninkontinenz	Nein	Ja/Nein	Ja/Nein	Nein
Weitere Diagnostik		Uroflowmetrie	Keine	Keine	Urodynamik

*Standardisierte Miktionsfrequenz: Anzahl der Miktionen in 48 h, bezogen auf eine standardisierte Ausscheidungsmenge von 2.000 ml. HWI: Harnwegsinfekt

12.1.2 Therapie der Blasenfunktionsstörungen

Die Therapie der Blasenfunktionsstörung sollte in enger Abstimmung zwischen Neurologen und (Neuro-)Urologen erfolgen und umfasst nicht-medikamentöse und medikamentöse Maßnahmen, die in einer Leitlinie der Deutschen Gesellschaft für Neurologie (DGN) für die neurogene Blasenstörung im Allgemeinen (Haensch 2020) und in einer rezenten Übersichtsarbeit für die MS im Speziellen (Henze et al. 2018) zusammengefasst sind. Zu den Basismaßnahmen zählen die Aufklärung des Patienten über Symptome und Komplikationen der NLUTD, ausreichend und gleichmäßig verteilte Trinkmengen und individuell geplante Miktionsintervalle ohne Verzögerung der Miktion, das Führen eines Miktionskalenders, ein Blasen- und Toilettentraining, eine Hilfsmittelberatung (Einlagen, Windeln, Kondomurinale) und ein Beckenbodentraining.

Die spezifische, medikamentöse und nichtmedikamentöse Therapie richtet sich nach dem zugrunde liegenden Störungsbild. Dabei werden zwei Ziele verfolgt: zum einen die Unterdrückung der zu häufigen reflektorischen Blasenentleerung, zum anderen die Relaxation des Sphincter externus zur Verbesserung des Harnabflusses.

Bei der Detrusorhyperreflexie (Gruppe 2 des diagnostischen Algorithmus, ▶ Tab. 12.2) werden zur Hemmung der Blasenentleerung vor allem Anticholinergika wie Trospiumchlorid, Tolterodin, Oxybutynin und andere eingesetzt, wobei regelmäßige Restharnmessungen erforderlich sind und eine mögliche Verschlechterung kognitiver Funktionen zu beachten ist (Henze et al. 2018; Haensch 2020). Alternativ können Cannabinoide (insbesondere bei Dranginkontinenz), Serotonin-/Noradrenalin-Wiederaufnahmehemmer wie Duloxetin (insbesondere bei begleitender Depression und nur leichter Dranginkontinenz) oder der selektive β3-Adrenozeptor-Agonist Mirabegron versucht werden (Henze et al. 2018). Invasive Maßnahmen kommen bei persistierender, schwerer NLUTD und/oder Unverträglichkeit oraler Anticholinergika zum Einsatz: hier haben sich die intravesikale Gabe von Oxybutynin oder Vanilloiden (Phé et al. 2018) bzw. die Injektion von Botulinumtoxin A in den Blasendetrusor (Schurch und Carda 2014) als wirksam erwiesen. In Einzelfällen können die sakrale Neuromodulation (Puccini et al. 2016) oder die transkutane elektrische Stimulation des N. tibialis am Innenknöchel versucht werden (Zecca et al. 2016). Zur Verringerung der Pollakisurie steht als intermittierende Therapie Desmopressin zur Verfügung; das Nasenspray ist als einmalige Anwendung hilfreich bei Aktivitäten außer Haus (Einkauf, Kino- oder Theaterbesuch, längere Reisestrecke), jedoch nicht als Dauertherapie der Nykturie (Phé et al. 2019). Die Dosis beträgt 10–20 µg intranasal, Kontraindikationen wie Herz- und Niereninsuffizienz sind zu beachten.

Bei der Blasenentleerungsstörung mit dauerhaft erhöhtem Restharn (Gruppe 3 des diagnostischen Algorithmus, ▶ Tab. 12.2) ist der intermittierende Selbstkatheterismus (ISK) nach ausführlicher Schulung Mittel der Wahl (Fowler et al. 2009; Böthig et al. 2019). Die Voraussetzungen dafür sind eine ausreichende manuelle Geschicklichkeit, ein gutes Sehvermögen, ein nicht zu stark erhöhter Adduktorentonus und das Fehlen kognitiver Beeinträchtigungen. Die medikamentöse Therapie zielt auf die Hemmung des Blasenschließmuskels und umfasst Antispastika und α-Rezeptorenblocker wie Tamsulosin, ist aber oftmals nicht erfolgreich und nur bei vergleichsweise geringen Restharnmessungen sinnvoll. Aufgrund der hohen Komplikationsrate (Infektionen bis hin zur Urosepsis, Harnröhrenstrikturen, Blasensteinbildung, Karzinogenese) sollte eine Dauerableitung möglichst vermieden werden. Ist diese aber unumgänglich, sollte eine suprapubische Blasenfistel anstelle eines transurethralen Blasenkatheters angelegt werden.

12.2 Gastrointestinale Funktionsstörungen

Obstipation und die (seltenere) anale Inkontinenz sind einerseits häufig berichtete Symptome in der Allgemeinarztpraxis und nehmen mit dem Alter zu. Andererseits gehören Darmfunktionsstörungen zu den typischen Folgen von spinalen Läsionen des Nervensystems und damit der MS (Preziosi et al. 2014). Nicht selten treten beide Symptome gemeinsam auf, und fast immer sind sie mit Blasenfunktionsstörungen assoziiert (Preziosi et al. 2009). Die chronische Obstipation ist durch erschwerte Stuhlentleerungen über mindestens drei Monate plus zwei weitere Symptome (weniger als drei Stuhlentleerungen pro Woche, zumeist harter Stuhl, notwendiges Pressen zur Stuhlentleerung, Gefühl unvollständiger Darmentleerung und/oder Notwendigkeit zur manuellen Unterstützung) gekennzeichnet. Neben der autonomen Dysfunktion können Bewegungsmangel bei MS-bedingter Immobilität, Exsikkose bei reduzierter Trinkmenge, Medikamente (u. a. Anticholinergika oder Opioide), eine Tonuserhöhung der Beckenbodenmuskulatur oder Paresen der Bauchmuskulatur eine Obstipation verstärken oder sogar alleinige Ursache dafür sein. Die anale Inkontinenz ist durch wiederholten unkontrollierten Stuhlabgang definiert und auch bei ausgeprägter Obstipation mit großen Stuhlmengen im distalen Kolon und Rektum als Überlaufinkontinenz bei reflektorischer Dauerrelaxation des inneren Rektumsphinkters möglich (Andresen et al. 2013). Insgesamt muss von einer multifaktoriellen Genese der gastrointestinalen Beschwerden bei MS-Patienten ausgegangen werden.

Im Deutschen MS-Register klagten 8,2 % der dokumentierten Patienten (spontan) über eine Darmfunktionsstörung (Flachenecker et al. 2020). Auf Nachfrage berichten 40–80 % der MS-Patienten über eine Obstipation (Hennessey et al. 1999; Levinthal et al. 2013), und fast ebenso viele über eine zumindest zeitweise vorhandene Analinkontinenz (Hinds et al. 1990; Levinthal 2013).

12.2.1 Diagnostik gastrointestinaler Funktionsstörungen

Nach Darmfunktionsstörungen muss aktiv gefragt werden, da sie noch häufiger als die Blasenstörungen verschwiegen werden. Klinisch bedeutsam sind Sphinktertonus, Analreflex und Hustenreflex. Im Einzelfall können technische und proktologische bzw. gastroenterologische Untersuchungen erforderlich werden. Die Elektromyografie des M. sphincter ani externus kann die Tonuserhöhung und die erhöhte Reflexaktivierung nachweisen (Jost 1999), Pudendus-SSEP und die Neurografie des N. pudendus belegen unter Umständen eine neurogene Läsion. Die Bestimmung der Kolontransitzeit und die anale Manometrie helfen, die berichteten Beschwerden zu objektivieren und die weitere Therapie zu planen. Allerdings gibt es weder einen allgemein akzeptierten, MS-spezifischen Untersuchungsablauf noch einen etablierten Fragebogen zur Beschwerdeerfassung.

12.2.2 Therapie gastrointestinaler Funktionsstörungen

Das therapeutische Vorgehen zur Verbesserung der Darmmotilitätsstörungen besteht im Wesentlichen aus allgemeinen Maßnahmen und orientiert sich an der gemeinsamen Leitlinie »Chronische Obstipation« der Deutschen Gesellschaft für Neurogastroenterologie und Motilität (DGNM) und der Deutschen Gesellschaft für Verdauungs- und Stoffwechselkrankheiten (DGVS) (Andresen et al. 2013). Im Vordergrund stehen ausreichende Flüssigkeitszufuhr, diätetische Maßnahmen (ballaststoffreiche Mischkost), Ermutigung zu körperlicher Bewegung und Laxantien wie Lactulose oder Macrogol, in manchen Fällen auch Klysmata oder Hebe-/Senkeinläufe. Bei schwerer Obstipation muss gelegentlich das Rektum digital ausgeräumt werden. Eine ausgeprägte, vor allem schmerzhafte Spastik des analen Sphinkters kann durch Injektionen mit Botulinumtoxin vermindert werden.

Bei der analen Inkontinenz empfiehlt sich zunächst eine Ernährungsumstellung mit Vermeidung von Reizstoffen wie Kaffee, Alkohol oder Kohlensäure sowie blähenden oder darmanregenden Nahrungsmitteln, ergänzt durch eine Stuhlgangregulierung und gezieltes Abführen. Die transanale Irrigation mit einem Darmspülungssystem hat sich in einer nicht-kontrollierten Studie mit 30 MS-Patienten als wirksam erwiesen, um sowohl Obstipation als auch Darminkontinenz zu verbessern (Preziosi et al. 2012); in einer weiteren Studie hielten diese Effekte über einen Zeitraum von durchschnittlich 40 Monaten an; mehr als die Hälfte der Patienten hatten die Therapie fortgeführt (Passananti et al. 2016). Die Kolonmassage hatte demgegenüber nur einen geringen Effekt auf die Darminkontinenz (McClurg et al. 2018). In seltenen Fällen können Loperamid oder Anticholinergika versucht werden. In jedem Fall sollten die Patienten über geeignete Hilfsmittel wie Vorlagen oder Analtampons beraten und im Umgang damit geschult werden.

12.3 Sexualfunktionsstörungen

Deutlicher noch als die Störungen der Blasenfunktion sind Sexualfunktionsstörungen multifaktoriell bedingt, können durch andere Symptome der MS wie Spastik, Paresen, Blasenstörungen oder Fatigue und nichtorganische Ursachen mitbestimmt sein und werden häufig aufgrund der Unsicherheit von Ärzten und Patienten im Umgang damit nicht thematisiert. Insgesamt sind Störungen der Sexualfunktion häufiger bei Männern als bei Frauen. Das am besten untersuchte Einzelsymptom ist die erektile Dysfunktion (ED), deren Häufigkeit in der Literatur mit etwa 40–60 % angegeben wird (Zorzon et al. 1999; Beier et al. 2002; Celik et al. 2012; Marck et al. 2016), während eine verringerte sexuelle Erregungsfähigkeit nur von 18 % der Frauen berichtet wurde (Beier et al. 2002). Eine verminderte Orgasmusfähigkeit beklagen 51–58 % der Männer und 12–22 % der Frauen (Beier et al. 2002; Mattson et al. 1995; Hennessey et al. 1999). Weitere Symptome sind Libidoverlust, Dyspareunie (Schmerzen beim Geschlechtsverkehr) und verminderte Lubrikation (Befeuchtung der Vagina).

Sexualfunktionsstörungen nehmen im Verlauf der Erkrankung zu, können aber schon frühzeitig vorhanden oder sogar Erstsymptom der MS sein. Während bei Männern die Impotenz in hohem Maß mit Blasenfunktionsstörung und Pyramidenbahnschädigung einhergeht (Betts et al. 1993), scheint dies bei Frauen nicht der Fall zu sein (Borello-France et al. 2004). Stattdessen sind bei Frauen Sensibilitätsstörungen im Genitalbereich und eine verminderte Lubrikation häufig mit sexuellen Störungen assoziiert (Zorzon et al. 1999).

12.3.1 Diagnostik von Sexualfunktionsstörungen

Das diagnostische Vorgehen bei Schilderung sexueller Funktionsstörungen unterscheidet sich bei MS-Patienten insofern von dem Gesunder, als auf eine umfangreiche (neurologische) Ausschlussdiagnostik in der Regel verzichtet werden kann. Im Vordergrund stehen die gezielte Nachfrage nach sexuellen Störungen und die Beurteilung der aktuellen Medikation hinsichtlich Nebenwirkungen auf die Sexualfunktion (z. B. Antidepressiva, Benzodiazepine, Neuroleptika, Antikonvulsiva, Clonidin, Betablocker) und der Begleitsymptome (z. B. ausgeprägte Adduktorenspastik, Blaseninfekte, Inkontinenz). Eine urologisch/andrologische bzw. gynäkologische Untersuchung sollte zur Abgrenzung nicht neurologisch bedingter Ursachen erfolgen, ggf. auch eine psychiatrische/psychologische Vorstellung. Sensibilitätsstörungen im Genitalbereich können durch Ableitung der Pudendus-SSEP objektiviert werden.

12.3.2 Therapie von Sexualfunktionsstörungen

Therapeutisch lässt sich vor allem die ED beeinflussen, deren Behandlungsmöglichkeiten in der DGN-Leitlinie »Erektile Dysfunktion« zusammengefasst sind (Haensch 2018, 2019). Mit Einführung der Phospodiesterasehemmer wie Sildenafil, Tadalafil oder Vardenafil sind frühere medikamentöse Behandlungsversuche wie Yohimbin oder Apomorphin und Hilfsmittel wie Vakuumpumpen oder operative Eingriffe in den Hintergrund getreten. Bei unzureichendem Effekt wird die Behandlung mit Alprostadil als Schwellkörper-Autoinjektionstherapie (SKAT) oder deren transurethrale Anwendung (MUSE) empfohlen. Eine gesicherte medikamentöse Therapie der sexuellen Funktionsstörung bei MS-Patient*innen* existiert nicht. In einem Review wurde die positive Wirkung einer Hormonersatztherapie mit Tibolon auf die Lubrikation und die damit einhergehende Dyspareunie bestätigt (Davis 2002), während ein darüber hinausgehender Effekt von Sildenafil in einer kleineren Studie nicht nachgewiesen werden konnte (Dasgupta et al. 2004). Die sexuelle Aktivität von MS Patienten und Patientinnen hängt in hohem Maß von der Behandlung der MS-Symptome ab, insbesondere von Spastik, Blasenstörung und begleitender Depression. In dieser Hinsicht verbesserte die Injektion von Onabotulinumtoxin A in den Blasendetrusor nicht nur die Harninkontinenz, sondern auch Libido, Lubrikation und Orgasmusfähigkeit (Giannantoni et al. 2015). Ein Beckenbodentraining mit und ohne transkutane Stimulation des N. tibialis bewirkte neben einer Verbesserung von Muskeltonus und Entspannungsfähigkeit ein gesteigertes sexuelles Empfinden (Lúcio et al. 2014). Darüber hinaus ist eine psychotherapeutische Begleittherapie zu empfehlen, die neben allgemeinen Copingstrategien auch gezielt Sexual- und Partnerschaftsprobleme thematisieren sollte.

12.4 Herz-Kreislauf-Regulationsstörungen

Kardiovaskuläre autonome Funktionsstörungen bei der MS werden im Allgemeinen als weniger bedeutsam als die oben erwähnten Blasen-, Darm- und Sexualfunktionsstörungen angesehen, obwohl mittlerweile eine umfangreiche Literatur dazu vorliegt (Findling et al. 2020). Die Prävalenz beträgt einer Metaanalyse zufolge 42 % bzw. 19 %, je nachdem, ob als Definition ein oder zwei abnorme kardiovaskuläre Reflextests herangezogen werden (Racosta et al. 2015). Das häufigste Symptom der Herz-Kreislauf-Regulationsstörung ist die orthostatische Intoleranz, die von 50 % der MS-Patienten berichtet wird, aber nur selten zu einer schwerwiegenden Beeinträchtigung führt; ursächlich wird anhand der Auffälligkeiten bei den kardiovaskulären Reflextests und der Spektralanalyse der Herzfrequenzvariabilität ein Defizit der sympathischen vasokonstriktorischen Efferenz angenommen (Flachenecker et al. 1999). In einer eigenen Untersuchung bei 77 MS-Patienten waren Blutdruck und Herzfrequenz im Liegen nicht unterschiedlich zu denen von 38 gesunden Kontrollpersonen; nach dem Aufstehen war der diastolische Blutdruck bei MS-Patienten niedriger als bei Gesunden (65 mm Hg vs. 70 mm Hg, p < 0,025). Die Herzfrequenz stieg im Mittel um 16,7 Schläge pro Minute an (p < 0,0002), während bei den Kontrollpersonen kein signifikanter Herzfrequenzanstieg zu beobachten war (▶ Abb. 12.1).

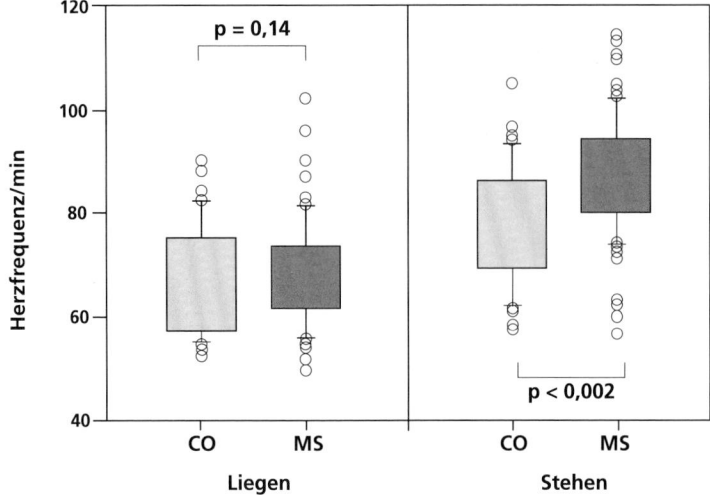

Abb. 12.1: Mittlere Herzfrequenz bei 77 MS-Patienten (MS) und 38 gesunden Kontrollpersonen (CO) während fünf Minuten Liegen (links) und fünf Minuten Stehen (rechts).

Seltene, aber weitere mögliche Manifestationen der kardiovaskulären autonomen Dysfunktion sind das posturale Tachykardiesyndrom (POTS, ▶ Kap. 10), eine reduzierte kardiale Ejektionsfraktion oder eine Tako-Tsubo (Stress-)Kardiomyopathie (Findling et al. 2020). Im Allgemeinen nimmt die kardiovaskuläre Funktionsstörung im Krankheitsverlauf zu und wird häufiger bei progredienten Patienten als beim schubförmigen Verlauf beobachtet. In Einzelfällen wurden aber eine Tako-Tsubo-Kardiomyopathie sowohl als erstes Symptom der MS als auch während eines Schubs beschrieben, ebenso wie sich eine Bradykardie nach einer hochdosierten Kortisonstoßtherapie wieder zurückgebildet hat, sodass die kardiovaskuläre autonome Funktionsstörung sowohl Erstmanifestation als auch Schubsymptom der MS sein kann (Midaglia et al. 2016; London et al. 2019; Juric et al. 2012).

Die Herz-Kreislauf-Regulationsstörungen bei der MS sind am ehesten Ausdruck einer zentralen autonomen Dysregulation, wobei ein Zusammenhang zwischen sympathischer und parasympathischer Modulation auf der einen Seite und den immunologischen Veränderungen auf der anderen Seite besteht (Racosta und Kimpinski 2016). Dabei scheinen die verschiedenen Anteile des autonomen Nervensystems einen differenziellen Zusammenhang zur MS zu haben: während die parasympathische Funktionsstörung parallel zum Behinderungsgrad zunimmt und somit eine Krankheitsfolge darstellen könnte, korreliert die sympathische Dysfunktion mit der Krankheitsaktivität, was auf eine pathogenetische Rolle des sympathischen Nervensystems hinweist (Flachenecker et al. 2001; Mahovic und Lakusic 2007; Racosta und Kimpinski 2016; Shirbani et al. 2018). Sicher lokalisieren lässt sich die autonome Störung nicht: Assoziationen fanden sich zu MRT-Läsionen in Hirnstamm, linker Inselregion und Hippokampus sowie zur spinalen Atrophie, während in anderen Studien keine Korrelationen zwischen autonomer Funktionsstörung und MRT-Befunden gefunden werden konnten (Findling et al. 2020).

Die kardiovaskuläre Dysfunktion könnte eine der Ursachen der MS-bedingten Fatigue sein. In einer größeren Studie mit 60 MS-Patienten unterschieden sich die Ergebnisse der kardiovaskulären Reflextests bei MS-Patienten ohne Fatigue nicht von denen gesunder Kontrollpersonen, während bei MS-Patienten mit Fatigue die Herzfrequenzvariation beim Aufstehen (30/15 Ratio) und der Blutdruckanstieg bei anhaltendem Faustschluss erniedrigt waren (Flachenecker et al. 2003); letzterer war auch in einer weiteren Studie mit 50 Patienten abgeschwächt (Lebre et al. 2007). Diese Befunde sprechen für eine sympathische vasomotorische Dysfunktion mit intakter vagaler Kontrolle als eine der möglichen Ursachen der MS-bedingten Fatigue (Flachenecker et al. 2003). Mit einem zwölfwöchigen Übungsprogramm ließen sich kardiovaskuläre Parameter bei MS-Patienten ebenso erfolgreich trainieren wie bei Gesunden, weshalb die Autoren schlussfolgerten, dass eher fehlendes Training als eine autonome Dysfunktion für die kardiovaskulären Beschwerden und Befunde verantwortlich sein könnte (Feltham et al. 2013); andererseits könnte die hier beschriebene Dekonditionierung auch Ausdruck der Fatigue gewesen sein.

Die bei der MS zur verlaufsmodifizierenden Therapie eingesetzten Sphingosin-1-Phosphatrezeptor-Modulatoren (Fingolimod, Siponimod und Ozanimod) können (selten) nach der Erstgabe schwere Bradykardien bis hin zur Asystolie auslösen. Möglicherweise ist eine autonome Funktionsstörung prädiktiv für derartige Komplikationen: so wiesen MS-Patienten mit hoher Herzfrequenzvariabilität beim Valsalva-Manöver und bei tiefer Atmung (als Ausdruck erhöhter parasympathischer Aktivität) einen Herzfrequenzabfall ≤ 50 Schläge pro Minute nach der Erstgabe von Fingolimod auf, während die sympathische Funktion negativ mit dem Fingolimod-induzierten Anstieg des PR-Intervalls assoziiert war (Rossi et al. 2015).

12.4.1 Diagnostik von Herz-Kreislauf-Regulationsstörungen

In den meisten Studien wird die Ewing-Testbatterie (Herzfrequenzvariabilität beim Valsalva-Manöver, schnellem Aufstehen (30/15-Test) und tiefer Atmung sowie Blutdruckverhalten bei schnellem Aufstehen und anhaltendem Faustschluss) eingesetzt (Findling et al. 2020). Allerdings existiert bis jetzt kein Standard zur Diagnostik kardiovaskulärer autonomer Funktionen, sodass keine Empfehlungen für die klinische Routine gegeben werden können. Bei Beschwerden, die auf eine orthostatische Intoleranz hindeuten, oder einer vorhandenen Fatigue-Symptomatik, sollten zumindest Herzfrequenz und Blutdruck im Liegen und während zehn Minuten im Stehen gemessen werden; damit können eine orthostatische Hypotonie bzw. ein POTS identifiziert werden. Eine weitergehende autonome Diagnostik ist speziellen, vor allem wissenschaftlichen Fragestellungen vorbehalten.

12.4.2 Therapie von Herz-Kreislauf-Regulationsstörungen

Eine MS-spezifische Therapie existiert nicht. Orthostatische Beschwerden werden nach den allgemeinen Prinzipien behandelt: ausreichende Flüssigkeitszufuhr, salzreiche Kost, Tragen von Kompressionsstrümpfen und ggf. Schlafen mit erhöhtem Oberkörper verringern das venöse Pooling. Medikamentös kann die Stabilisierung des Blutvolumens durch die Gabe von Fludrokortison unterstützt werden. Das α-adrenerge Sympathomimetikum Midodrin bewirkt eine effiziente Vasokonstriktion (Flachenecker 2004). In jedem Fall sollten die Patienten zu regelmäßiger körperlicher Aktivität angehalten werden.

12.5 Sonstige autonome Störungen

In verschiedenen Untersuchungen war die sympathische Hautantwort bei 40–50 % der MS-Patienten verzögert oder ausgefallen, insbesondere an den Beinen (de Seze et al. 2001; Nazhel et al. 2002; McDougall und McLeod 2003). Demgegenüber sind klinisch manifeste Schweißsekretionsstörungen wie eine Hypo- bzw. Anhidrose oder eine Hyperhidrose selten. Zur Diagnose dienen der Minor'sche Schweißversuch oder der thermoregulatorische Schweißtest, bei denen die Verteilung der Schweißproduktion mithilfe eines Indikators sichtbar gemacht werden kann, der Ninhydrin-Test zur Beurteilung der Schweißproduktion an Händen und Füßen sowie technische Verfahren wie der QSART, bei dem durch Iontophorese mit Acetylcholin die Schweißproduktion über einem bestimmten Hautareal quantifiziert wird. Therapeutisch steht bei der Hypo- bzw. Anhidrose die Vermeidung von Überwärmung im Vordergrund, bei der Hyperhidrose können Aluminiumchlorid oder Tannolact lokal appliziert werden (Flachenecker 2004). Zur systemischen Anwendung können Tabletten mit Salbeiblätter-Extrakt (Sweatosan®) versucht werden. Bei schwerer, lokalisierter Hyperhidrose steht mit der subkutanen Injektion von Botulinumtoxin eine wirksame und gut verträgliche Behandlungsmethode zur Verfügung (Naumann et al. 1997).

Immer wieder werden MS-Patienten mit episodischer Hypothermie und Körpertemperaturen zwischen 30 °C und 35 °C beschrieben (Toledano et al. 2019). Manche Patienten tolerieren sogar dauerhaft niedrige Körpertemperaturen um 33 °C oder 34 °C; dies ist bei der Beurteilung infektbedingter Temperaturanstiege zu berücksichtigen. Ursächlich wird eine Sollwertverstellung aufgrund hypothalamischer Läsionen vermutet, wenn gleich diese nur selten nachweisbar sind (Toledano et al. 2019). In diesem Zusammenhang sei das »Uhthoff«-Phänomen erwähnt, mit dem eine teilweise gravierende Verschlechterung der MS-Symptome bei erhöhter Umgebungs- oder Körpertemperatur (Fieber) bezeichnet wird; ursächlich werden Leitungsblockierungen in demyelinisierten Axonen angenommen (Davis et al. 2018). Eine derartige Verschlechterung kann bei Patienten mit Hypothermie bereits bei scheinbar »normalen« Körpertemperaturen (36 °C) auftreten und muss von einem Krankheitsschub differenziert werden.

Autonome Störungen des Gefäßsystems sind in der Regel mit schwerer Behinderung assoziiert und können eine bläulich-livide Verfärbung der Beine, vasotrophische Störungen und Lymphödeme verursachen, die die immobilitätsbedingten Ödeme noch verstärken können. Bei schwerer Ausprägung sollte eine angiologische Untersuchung erfolgen, therapeutisch empfehlen sich körperliche Aktivität (soweit möglich), Wechselbäder bzw. -duschen und Lymphdrainagen.

Literatur

Andresen V, Enck P, Frieling T et al. (2013) Chronische Obstipation: Definition, Pathophysiologie, Diagnostik und Therapie. Gemeinsame Leitlinie der Deutschen Gesellschaft für Neurogastroenterologie und Motilität (DGNM) und der Deutschen Gesellschaft für Verdauungs- und Stoffwechselkrankheiten (DGVS). https://www.awmf.org/uploads/tx szleitlinien/021-019l S2k_Chronische Obstipation 2013-06-abgelaufen.pdf, Zugriff am 07.12.2021).

Bakke A, Myhr KM, Grønning M et al. (1996) Bladder, bowel and sexual dysfunction in patients with multiple sclerosis – a cohort study. Scand J Urol Nephrol Suppl 179: 61–66.

Beier KM, Goecker D, Babinsky S et al. (2002) Sexualität und Partnerschaft bei Multipler Sklerose – Ergebnisse einer empirischen Studie bei Betroffenen und ihren Partnern. Sexualmedizin 9: 4–22.

Betts CD, D'Mellow MT, Fowler CJ (1993) Urinary symptoms and the neurological features of bladder dysfunction in multiple sclerosis. J Neurol Neurochirurg Psychiatry 56: 245–250.

Borello-France D, Leng W, O'Leary M et al. (2004) Bladder and sexual function among women with multiple sclerosis. Mult Scler 10: 455-461.

Böthig R, Geng V, König M (2019) Management und Durchführung des Intermittierenden Katheterismus (IK) bei neurogener Dysfunktion des unteren Harntraktes. Leitlinie der Deutschen Gesellschaft für Urologie (DGU) und der Deutschsprachigen Medizinischen Gesellschaft für Paraplegiologie e. V. (DMPG). (www.awmf.org/leitlinien/detail/ll/043-048.html, Zugriff am 29.01.2021).

Celik DB, Poyraz EC, Bingol A et al. (2012) Sexual dysfunction in multiple sclerosis: gender differences. J Neurol 324: 17–20.

Chancellor MB, Blaivas JG (1994) Urological and sexual problems in multiple sclerosis. Clin Neurosci 2: 189–195.

Dasgupta R, Wiseman OJ, Kanabar G et al. (2004) Efficacy of sildenafil in the treatment of female sexual dysfunction due to multiple sclerosis. J Urol 171: 1189–1193.

Davis SL, Jay O, Wilson TE (2018) Thermoregulatory dysfunction in multiple sclerosis. Handb Clin Neurol 157: 701–714.

Davis SR (2002) The effects of tibolone on mood and libido. Menopause 9: 162–170.

de Seze J, Stojkovic T, Gauvrit JY et al. (2001) Autonomic dysfunction in multiple sclerosis: cervical spinal cord atrophy correlates. J Neurol 248: 297–303.

de Seze M, Ruffion A, Denys P et al. (2007) The neurogenic bladder in multiple sclerosis: review of the literature and proposal of management guidelines. Mult Scler 13: 915–928.

Domurath B, Flachenecker P, Henze T et al. (2021) Aktuelles zu neurogenen Dysfunktionen des unteren Harntrakts bei Multipler Sklerose. Nervenarzt 92: 349–358.

Domurath B, Kurze I, Kirschner-Hermanns R et al. (2020) Neurourological assessment in people with multiple sclerosis (MS): a new evaluated algorithm. Mult Scler Relat Disord 44: doi:10.106/j.msard.2020.102248.

Feltham MG, Collett J, Izadi H et al. (2013) Cardiovascular adaptation in people with multiple sclerosis following a twelve week exercise programme suggest deconditioning rather than autonomic dysfunction caused by the disease. Eur J Phys Rehabil Med 49: 765–774.

Findling O, Hauser L, Pezawas T et al. (2020) Cardiac autonomic dysfunction in multiple sclerosis: a systematic review of current knowledge and impact of immunotherapies. J Clin Med 9: 335.

Flachenecker P (2004) Autonome Störungen bei der Multiplen Sklerose. psychoneuro 30: 380–383.

Flachenecker P, Dettmers C, Henze T (2019) Rehabilitation bei Multipler Sklerose: multimodal, interdisziplinär, wirksam. Neurologie up2date 2: 171–187.

Flachenecker P, Eichstädt K, Berger K et al. (2020) Multiple Sklerose in Deutschland – aktualisierte Auswertungen des MS-Registers der DMSG 2014 – 2018. Fortschr Neurol Psychiatr 88: 436-450.

Flachenecker P, Reiners K, Krauser M et al. (2001) Autonomic dysfunction in multiple sclerosis is related to disease activity and progression of disability. Mult Scler 7: 327–334.

Flachenecker P, Rufer A, Bihler I et al. (2003) Fatigue in MS is related to sympathetic vasomotor dysfunction. Neurology 61: 851–853.

Flachenecker P, Wolf A, Krauser M et al. (1999) Cardiovascular autonomic dysfunction in multiple sclerosis: correlation with orthostatic intolerance. J Neurol 246: 578–586.

Flachenecker P, Zettl UK (2018) Krankheitsverlauf und Prognose. In: Schmidt RM, Hoffmann F, Faiss JH et al. (Hrsg.) Multiple Sklerose. 7. Aufl. München: Elsevier-Verlag. S. 63–72.

Fowler CJ, Panicker JN, Drake M et al. (2009) A UK consensus on the management of the bladder in multiple sclerosis. J Neurol Neurosurg Psychiatry 80: 470–477.

Giannantoni A, Proietti S, Giusti G et al. (2015) OnabotulinumtoxinA intradetrusorial injections improve sexual function in female patients affected by multiple sclerosis: preliminary results. World J Urol 33: 2095–2101.

Haensch CA, Hilz M, Jost W, Kaufmann A, Kessler T, Lahrmann H (2019) S1-Guideline for Diagnosis and Treatment of Erectile Dysfunction. Fortschr Neurol Psychiatr 87: 225–233.

Haensch CA, Hilz M, Jost WH et al. (2018) Diagnostik und Therapie der erektilen Dysfunktion. Leitlinie der Deutschen Gesellschaft für Neurologie (DGN). (https://www.awmf.org/uploads/tx_szleitlinien/030-112l_S1_Erektilen_Dysfunktion_Diagnostik_Therapie_2018-05.pdf, Zugriff am 01.02.2021).

Haensch CA, Jost WH, Kaufmann A et al. (2020) Diagnostik und Therapie von neurogenen Blasenstörungen. Leitlinie der Deutschen Gesellschaft für Neurologie (DGN). (www.awmf.org/uploads/tx_szleitlinien/030-121l_S1_Diagnostik-Therapie-Neurogene-Blasenstoerungen_2020-06.pdf, Zugriff am 28.01.2021).

Hennessey A, Robertson NP, Swingler R (1999) Urinary, faecal and sexual dysfunction in patients with multiple sclerosis. J Neurol 246: 1027–1032.

Henze T, Feneberg W, Flachenecker P et al. (2018) Neues zur symptomatischen MS-Therapie: Teil 3 – Blasenfunktionsstörungen. Nervenarzt 89: 184–192.

Hinds JP, Eidelman BH, Wald A (1990) Prevalence of bowel dysfunction in multiple sclerosis: a population survey. Gastroenterology 98: 1538–1542.

Jost WH, Schrank B, Herold A, Leiß O (1999) Functional outlet obstruction: Anismus, spastic pelvic floor syndrome, and dyscoordination of the voluntary sphincter muscles. Scand J Gastroenterol 34: 449–453.

Juric S, Mismas A, Mihic N et al (2012) Newly onset sinus bradycardia in the context of multiple sclerosis relapse. Intern Med 51: 1121–1124.

Koldewijn EL, Hommes OR, Lemmens WA et al. (1995) Relationship between lower urinary tract abnormalities and disease-related parameters in multiple sclerosis. J Urol 154: 169–173.

Lebre AT, Mendes MF, Tilbery CP et al. (2007) Relation between fatigue and autonomic disturbances in multiple sclerosis. Arq Neuropsiquiatr 65: 663–668.

Levinthal DJ, Rahman A, Nusrta S et al. (2013) Adding to the burden: gastrointestinal symptoms and syndromes in multiple sclerosis. Mult Scler Int 2013: 319201.

London F, Gonzalez-Rodriguez de Azero N, Philippart M et al. (2019) Reverse takotsubo cardiomyopathy triggered by a multiple sclerosis relapse. Acta Neurol Belg 119: 295–297.

Lúcio AC, D'Ancona CA, Lopes MH et al. (2014) The effect of pelvic floor muscle training alone or in combination with electrostimulation in the treatment of sexual dysfunction in women with multiple sclerosis. Mult Scler 20: 1761–1768.

Mahovic D, Lakusic N (2007) Progressive impairment of autonomic control of heart rate in patients with multiple sclerosis. Arch Med Res 38: 322–325.

Marck CH, Jelinek PL, Weiland TJ et al. (2016) Sexual function in multiple sclerosis and associations with demographic, disease and lifestyle characteristics: an international cross-sectional study. BMC Neurol 16: 210.

Mattson D, Petrie M, Srivastava DK et al. (1995) Multiple sclerosis. Sexual dysfunction and its response to medications. Arch Neurol 52: 862–868.

McClurg D, Harris F, Goodman K et al. (2018) Abdominal massage plus advice, compared with advice only, for neurogenic bowel dysfunction in MS: a RCT. Health Technol Assess 22: 58.

McDougall AJ, McLeod JG (2003) Autonomic nervous system function in multiple sclerosis. J Neurol Sci 215: 79–85.

Midaglia L, Juega Marino JM, Sastre-Garriga J et al. (2016) An uncommon first manifestation of multiple sclerosis: Tako-Tsubo cardiomyopathy. Mult Scler J 22: 842–846.

Naumann M, Flachenecker P, Bröcker EB et al (1997) Botulinum toxin for palmar hyperhidrosis. Lancet 349: 252.

Nazhel B, Irkec C, Kocer B (2002) The roles of blink reflex and sympathetic skin response in multiple sclerosis diagnosis. Mult Scler 8: 500–504.

Passananti V, Wilton A, Preziosi G et al. (2016) Long-term efficacy and safety of transanal irrigation in multiple sclerosis. Neurogastroenterol Motil 28: 1349–1355.

Patti F, Ventimiglia B, Failla F et al. (1997) Micturation disorders in multiple sclerosis patients: neurological, neurourodynamic and magnetic resonance findings. Eur J Neurol 4: 259–265.

Phé V, Schneider MP, Peyronnet B et al. (2018) Intravesical vanilloids for treating neurogenic lower urinary tract dysfunction in patients with multiple sclerosis: a systematic review and meta-analysis. A report from the Neuro-Urology Promotion Committee of the International Continence Society (ICS). Neurourol Urodyn 37: 67–82.

Phé V, Schneider MP, Peyronnet B et al. (2019) Desmopressin for treating nocturia in patients with multiple sclerosis: a systematic review. Neurourol Urodyn 38: 563–571.

Pozzilli C, Grasso MG, Bastianello S et al. (1992) Structural brain correlates of neurourological abnormalities in multiple sclerosis. Eur Neurol 32: 228–230.

Preziosi G, Emmanuel A (2009) Neurogenic bowel dysfunction: pathophysiology, clinical manifestations and treatment. Expert Rev Gastroenterol Hepatol 3: 417–423.

Preziosi G, Gosling J, Raeburn A et al. (2012) Transanal irrigation for bowel symptoms in patients with multiple sclerosis. Dis Colon Rectum 55: 1066–1073.

Preziosi G, Raptis DA, Reaburn A et al. (2014) Autonomic rectal dysfunction in patients with multiple sclerosis and bowel symptoms is secondary to spinal cord disease. Dis Colon Rectum 57: 515–521.

Puccini F, Bhide A, Elneil S et al. (2016) Sacral neuromodulation: an effective treatment for lower urinary tract symptoms in multiple sclerosis. Int Urogynecol 27:3 47–354.

Racosta JM, Kimpinski K (2016) Autonomic dysfunction, immune regulation, and multiple sclerosis. Clin Auton Res 26: 23–31.

Racosta JM, Sposato LA, Morrow SA et al. (2015) Cardiovascular autonomic dysfunction in multiple sclerosis: a meta-analysis. Mult Scler Relat Disord 4: 104–111.

Rossi S, Rocchi C, Studer V et al. (2015) The autonomic balance predicts cardiac responses after the first dose of fingolimod. Mult Scler J 21: 206–216.

Schurch B, Carda S (2014) Onabotulinumtoxin A and multiple sclerosis. Ann Phys Rehabil Med 57: 302–314.

Shirbani F, Barin E, Lee YC et al. (2018) Characterisation of cardiac autonomic function in multiple sclerosis based on spontaneous changes of heart rate and blood pressure. Mult Scler Relat Disord 22: 120–127.

Toledano M, Weinshenker B, Kaufmann TJ et al. (2019) Demographics and clinical characteristics of episodic hypothermia in multiple sclerosis. Mult Scler J 25: 709–714.

Zecca C, Panicari L, Disanto G et al. (2016) Posterior tibial nerve stimulation in the management of lower urinary tract symptoms in patients with multiple sclerosis. Int Urogynecol 27: 521–527.

Zorzon M, Zivadinov R, Bosco A et al. (1999) Sexual dysfunction in multiple sclerosis: a case-control study. I. Frequency and comparison of groups. Mult Scler 5: 418.427.

13 Autonome Störungen bei epileptischen Anfällen und Epilepsie

Rainer Surges[3]

Autonome Symptome treten bei epileptischen Anfällen nahezu regelhaft auf und manifestieren sich unter anderem als gastrointestinale Sensationen, Hitze- oder Kältegefühl, Gesichtsröte, Piloarrektion, Palpitationen sowie Änderungen der Atmung und Schwitzen. Die Art, Ausprägung und Schwere dieser Phänomene sind vielgestaltig und abhängig von individuellen Faktoren. Steht ein autonomes Symptom zu Beginn eines fokalen Anfalls klinisch im Vordergrund, wird der Anfall gemäß der aktuellen ILAE-Klassifikation von 2017 als fokaler autonomer Anfall benannt. Die genaue Analyse und ein besseres Verständnis zugrunde liegender Mechanismen können zu einer verbesserten Versorgung von Menschen mit Epilepsie beitragen. Beispielsweise geben manche Symptome diagnostische Hinweise auf Lokalisation und Lateralisation der Anfallsursprungszone oder der Ursache der Epilepsie. Der häufig beobachtete Herzratenanstieg im epileptischen Anfall kann zur automatisierten Anfallsdetektion durch mobile Gesundheitstechnologien (sogenannte Wearables) genutzt werden. Akute oder chronische Störungen der kardiorespiratorischen Kontrolle durch das zentrale autonome Nervensystem können zudem zur erhöhten vorzeitigen Sterblichkeit bei Epilepsie beitragen.

13.1 Allgemeine Aspekte zu autonomen Störungen bei Epilepsien

Verschiedene kortikale und subkortikale Hirnareale tragen maßgeblich zur Regulation autonomer Funktionen bei, dazu zählen unter anderem der anteriore Anteil des Gyrus cinguli, der Inselkortex, die Amygdala sowie Thalamus und Hypothalamus (Palma und Benarroch 2014; ▶ Kap. 1 und ▶ Kap. 2). Untersuchungen mit funktioneller Kernspintomografie legen nahe, dass Amygdala, Inselkortex und Gyrus cinguli Kernelemente des zentralen autonomen Netzwerks sind, da sie bei nahezu allen autonomen Prozessen aktiviert werden (Beissner et al. 2013). Diese Hirnregionen sind selbst häufig an der Entstehung epileptischer Anfälle (Anfallsursprungszone) beteiligt oder werden früh von sich ausbreitender Anfallsaktivität erreicht. Beobachtungen aus direkten Elektrostimulationen bei Epilepsiepatienten mit intrakraniellen EEG-Elektroden belegen, dass epilepsierelevante Hirnareale an der unmittelbaren Kontrolle autonomer Funktionen beteiligt sind. Beispielsweise führt die elektrische Stimulation des Inselkortex nach wenigen Sekunden zum Anstieg oder Abfall von Herzrate

---

[3] In der 1. Auflage wurde dieses Kapitel verfasst von Wolfgang Jost und Sebastian von Stuckrad-Barre.

und Blutdruck, die Stimulation der Amygdala und des Hippokampus bewirkt eine zentrale Apnoe und Zunahme der elektrischen Hautleitfähigkeit (Chouchou et al. 2019; Lacuey et al. 2017; Mangina und Beuzeron-Mangina 1996; Sanchez-Larsen et al. 2021).

Prinzipiell können epileptische Anfälle das zentrale autonome Netzwerk auf verschiedenen Wegen beeinflussen, nämlich durch direkte Aktivierung oder Inaktivierung beteiligter autonomer Netzwerke, durch Aktivierung autonomer Reflexwege (beispielsweise Auslösung eines vasovagalen Reflexes) und durch die periphere Wirkung von aus der Nebenniere freigesetzten Katecholaminen (Nass et al. 2019). Das Auftreten, die Art und Schwere der iktualen autonomen Phänomene werden dabei von der Lokalisation und Lateralisation der Anfallsursprungszone, den Ausbreitungswegen der Anfallsaktivität und dem Vorhandensein interiktualer autonomer Störungen bestimmt. Bei fokalen Anfällen aus dem Temporallappen und bei generalisierten bzw. fokalen zu bilateral tonisch-klonischen Anfällen sind die autonomen Symptome meist besonders stark ausgeprägt. Der Bedeutung und Häufigkeit autonomer Symptome bei epileptischen Anfällen wird auch durch die Klassifikation epileptischer Anfälle der International League against Epilepsy (ILAE) von 2017 Rechnung getragen. Hier wurde ein neuer Anfallstyp für fokale Anfälle mit zu Beginn des Anfalls im Vordergrund stehenden autonomen Symptomen vorgeschlagen, nämlich der fokale autonome Anfall (Fisher et al. 2017).

Bei Menschen mit Epilepsie lassen sich auch in der Zeit zwischen den Anfällen veränderte Eigenschaften autonomer Funktionen nachweisen. Verschiedene Merkmale der interiktualen *Herzraten-Variabilität* (*IHRV*) sind bei Patienten mit Epilepsie im Vergleich zur Allgemeinbevölkerung reduziert, was auf einen verstärkten Sympathikotonus und verminderten Parasympathikotonus hinweist (Lotufo et al. 2012). Besonders ausgeprägt sind diese Veränderungen bei Betroffenen mit Temporallappenepilepsie und schwer behandelbaren Epilepsien (Myers et al. 2018). Die Ursachen für die gestörte HRV sind nicht abschließend geklärt, aber es wird eine multifaktorielle Genese vermutet durch Effekte anfallssupprimierender Medikamente, anhaltende Effekte epileptischer Anfälle auf autonome Netzwerke sowie durch direkte Auswirkungen der Lokalisation, Ausdehnung und Art der epileptogenen Läsion (Myers et al. 2018; Surges et al. 2021a). Bei Patienten mit schwer behandelbaren Epilepsien wurden zudem kernspintomografisch verminderte Volumina unter anderem im Thalamus, Hypothalamus, Hirnstamm und periaquäduktalem Grau als mögliches morphologisches Korrelat interiktualer autonomer Störungen nachgewiesen (Allen et al. 2019; Mueller et al. 2019). Es wurde ebenfalls eine gesteigerte Reaktivität der Hypothalamus-Hypophysen-Nebennierenrinden-Achse auf Stress-Stimuli gezeigt (Wulsin et al. 2016), was auf eine zusätzliche Beteiligung neurohumoraler Mechanismen zu autonomen Störungen bei Epilepsie hinweist.

In diesem Kapitel werden Häufigkeit, Vorkommen und diagnostische Wertigkeit autonomer Symptome bei epileptischen Anfällen (▶ Tab. 13.1) zusammengefasst. Da bei den meisten autonomen Phänomenen die beteiligten Mechanismen und Hirnareale nicht abschließend geklärt sind, werden diese nur in ausgewählten Fällen diskutiert.

Tab. 13.1: Diagnostische Wertigkeit ausgewählter peri-iktualer autonomer Symptome. Siehe Text für weitere autonome Phänomene

Autonomes Phänomen	Lokalisation	Lateralisation	Referenz
Kardiale Symptome			
Tachykardie	Häufiger bei TLE	Inkonsistente Befunde	Eggleston et al. 2014; Baumgartner et al. 2019
Iktuale Asystolie	Überwiegend bei TLE	Inkonsistente Befunde	van der Lende et al. 2016; Hampel et al. 2017a
Respiratorische und assoziierte Symptome			
Hyperventilation	FLE oder TLE	Inkonsistente Befunde	Baumgartner et al. 2019
Iktuale zentrale Apnoe	Überwiegend bei TLE	Inkonsistente Befunde	Vilella et al. 2019a; Lacuey et al. 2018b
Laryngospasmus	Meist bei FLE	Inkonsistente Befunde	Baumgartner et al. 2019
Peri-iktuales Nasereiben	Überwiegend bei TLE	Meist ipsilateral (wenn unilateral) zur Anfallsaktivität	Baumgartner et al. 2019
Husten[1]	Meist bei TLE	Inkonsistente Befunde	Baumgartner et al. 2019
Gastrointestinale und assoziierte Symptome			
Epigastrische Aura	Überwiegend bei (mesiale) TLE	Inkonsistente Befunde	Baumgartner et al. 2019; Henkel et al. 2002
Erbrechen	Überwiegend bei TLE (Erwachsene)	Inkonsistente Befunde	Baumgartner et al. 2019
Hypersalivation	Überwiegend bei (mesialer) TLE	Inkonsistente Befunde	Baumgartner et al. 2019
Spucken	Überwiegend bei TLE	Inkonsistente Befunde	Baumgartner et al. 2019
Peri-iktuales Wassertrinken/Durst[2]	Überwiegend bei TLE	Meist in non-dominanter Hemisphäre	Baumgartner et al. 2019
Flatulenz	TLE oder Insula	Inkonsistente Befunde	Baumgartner et al. 2019
Urogenitale und assoziierte Symptome			
Sexuelle Aura	Überwiegend bei TLE	Inkonsistente Befunde	Baumgartner et al. 2019
Genitale Aura	Überwiegend bei FLE	Inkonsistente Befunde	Baumgartner et al. 2019
Sexuelle Automatismen	Überwiegend bei FLE	Inkonsistente Befunde	Baumgartner et al. 2019
Genitale Automatismen[3]	Überwiegend bei TLE	Meist ipsilateral (wenn unilateral) zur Anfallsaktivität	Baumgartner et al. 2019
Iktualer Harndrang	Überwiegend bei TLE	Meist in non-dominanter Hemisphäre	Baumgartner et al. 2019

Tab. 13.1: Diagnostische Wertigkeit ausgewählter peri-iktualer autonomer Symptome. – Fortsetzung

Autonomes Phänomen	Lokalisation	Lateralisation	Referenz
Symptome an Haut und Pupillen			
Piloarrektion	Überwiegend bei TLE. Häufig bei LGi1-assoziierter limbischer Enzephalitis und höhergradigen Gliomen.	Meist ipsilateral (wenn unilateral) zur Anfallsaktivität	Baumgartner et al. 2019; Tényi et al. 2019
Gesichtsblässe	Überwiegend bei TLE	Inkonsistente Befunde	Baumgartner et al. 2019

FLE, Frontallappenepilepsie; TLE, Temporallappenepilepsie
[1] überwiegend postiktual
[2] Meist iktual
[3] Iktual oder postiktual

13.2 Gastrointestinale Symptome und assoziierte Phänomene

Fokale autonome Anfälle mit *epigastrischen Sensationen* (vormals als *epigastrische Aura* bezeichnet) sind mit etwa 50–60 % die häufigste autonome Manifestation von Temporallappenanfällen, bei Temporallappenepilepsien mesialen Ursprungs kommen sie etwas häufiger als bei neokortikalen Temporallappenepilepsien vor (Henkel et al. 2002; Janszky et al. 2007; Baumgartner et al. 2019). Bei Epilepsien mit Ursprung außerhalb des Temporallappens hingegen werden sie nur von 10 % der Patienten berichtet (Henkel et al. 2002). Sie zeichnen sich durch aus der Magengegend aufsteigende Empfindungen mit Wärmegefühl, Unwohlsein oder Übelkeit aus. Folgen auf die epigastrischen Sensationen oroalimentäre oder manuelle Automatismen, ist die Wahrscheinlichkeit einer ursächlichen Temporallappenepilepsie sehr hoch (Henkel et al. 2002). Einen Hinweis auf die Hemisphäre der Anfallsursprungszone liefern epigastrische Sensationen nicht (Baumgartner et al. 2019).

Fokale autonome Anfälle mit *Würgen oder Erbrechen* sind bei Erwachsenen sehr selten (Musilová et al. 2010; Tarnutzer et al. 2018; Baumgartner et al. 2019). Sie wurden überwiegend bei Temporallappenepilepsien ohne klare Präferenz der Hemisphäre beobachtet. Im Kindesalter treten Würgen und Erbrechen bei bestimmten Epilepsieformen vergleichsweise häufig auf, was den Weg zur korrekten Diagnose ebnet. Beim *Panayiotopoulos Syndrom* tritt iktuales Erbrechen bei etwa 75 % der Kinder auf (Specchio et al. 2010), bei Kindern mit *idiopathischer photosensitiver Okzipitallappenepilepsie* in etwa 30 % der Fälle (Guerrini et al. 1995; Van den Hout et al. 1997). Ein konsistenter Zusammenhang zwischen Lateralisation der Anfallsursprungszone und iktualem Würgen oder Erbrechen wurde auch bei Kindern nicht gefunden.

Fokale Anfälle mit ausgeprägter *Hypersalivation* sind insgesamt selten (Shah et al. 2006), treten aber bei etwa 10 % Patienten mit mesialer Temporallappenepilepsie auf (Janszky et al. 2007; Hoffmann et al. 2009). Eine lateralisierende Wertigkeit hat die iktuale Hypersalivation jedoch nicht (Baumgartner et al. 2019).

Iktuales *Spucken* wurde bei 0,3–2 % der Temporallappenanfälle gefunden (Baumgartner et al. 2019). Es tritt erst im Verlauf des Anfalls, meist mit oder nach Einsetzen von oroalimentären oder manuellen Automatismen auf (Kellinghaus et al. 2003). Selten ist das Spucken auch zielgerichtet, z. B. auf Personen oder den Boden. Ein zeitlicher Zusammenhang mit gustatorischen Empfindungen wurde nicht berichtet, was auf ein rein motorisches Phänomen hinweist. Eine Assoziation mit anderen autonomen Symptomen wie iktuale Hypersalivation, iktuales Würgen und Erbrechen oder peri-iktuales Husten wurde nicht gefunden (Voss et al. 1999; Kellinghaus et al. 2003). Manche Fallserien legen nahe, dass iktuales Spucken auf die nicht-sprachdominante Hemisphäre (also in der Regel die rechte Hemisphäre) als Anfallsursprungszone verweist, allerdings ist die Befundlage inkonsistent (Baumgartner et al. 2019).

Wassertrinken und *Durst* wurde bei 7–15 % der Patienten mit fokaler Epilepsie gefunden (Baumgartner et al. 2019), meist als iktuales Phänomen und viel seltener postiktual innerhalb der ersten zwei Minuten nach Anfallsende. Bislang wurde dieses Phänomen ausschließlich bei Temporallappenepilepsien (meist) struktureller Ursache beschrieben (Pietrafusa et al. 2015), die Anfallsursprungszone lag in der Mehrzahl der Fälle in der nicht-sprachdominanten Hemisphäre (▶ Abb. 13.1) (Pietrafusa et al. 2015; Baumgartner et al. 2019).

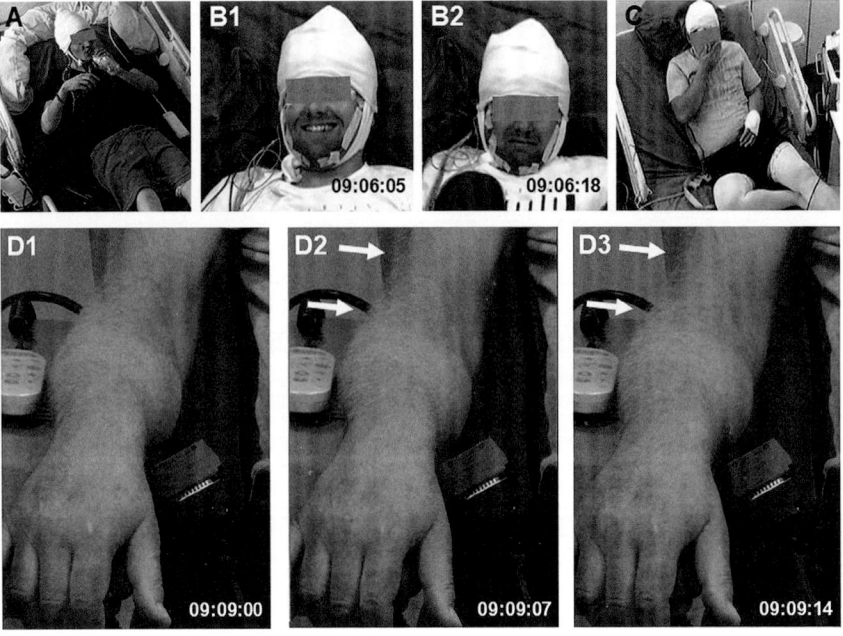

Abb. 13.1: **(A)** Iktuales Trinken bei 21-jährigem Patienten mit Temporallappenepilepsie rechts unklarer Ursache. Er bittet früh nach Anfallsbeginn um Wasser, da er starken Durst verspürt. **(B)** Iktuale Gesichtsröte (›Flushing‹) bei 27-jährigem Patienten mit Frontallappenepilepsie infolge einer fokalen kortikalen Dysplasie fronto-mesial links. Wenige Sekunden nach Anfallsbeginn erkennt man eine Änderung der Hautfarbe (**B2**). **(C)** Iktuales Nasereiben mit der rechten Hand bei 27-jährigem Patienten mit Temporallappenepilepsie infolge einer Hippokampussklerose rechts. **(D)** Typisches iktuales Gänsehautphänomen (Piloarrektion) bei 77-jährigem Patient mit LGi1-assoziierter limbischer Enzephalitis. Nach etwa 14 s ist die Gänsehaut maximal ausgeprägt (weiße Pfeile in **D2** und **D3**).

Ein iktualer *Stuhldrang* wurde nur in wenigen Fällen mit Temporallappenepilepsie der nichtsprachdominanten Hemisphäre beschrieben (Baumgartner et al. 2019). Iktuale *Flatulenz* und iktuale *Eruktation* sind sehr seltene Phänomene, die bislang bei nur sehr wenigen Patienten mit Temporallappenepilepsien berichtet wurden. Sie scheinen keine lateralisierende Wertigkeit zu haben (Mestre et al. 2008; Strzelczyk et al. 2010).

13.3 Manifestationen an Haut und Augen

Eine beidseitige, nicht lichtreagible *Mydriasis* tritt nahezu regelhaft bei fokalen, nicht bewusst erlebten mesialen Temporallappenanfällen sowie generalisierten und fokal zu bilateral tonisch-klonischen Anfällen auf (Williamson et al. 1998; Baumgartner et al. 2001). Eine unilaterale Mydriasis ist sehr selten und kann sich ipsi- oder kontralateral zur Anfallsursprungszone manifestieren (Baumgartner et al. 2001). Es wurden auch vereinzelte Fälle mit iktualer uni- oder bilateraler *Miosis* ohne lokalisierende oder lateralisierende Wertigkeit beschrieben (Baumgartner et al. 2001; Sadek et al. 2011).

Eine iktuale *Gesichtsröte* (›Flushing‹, ▶ Abb. 13.1) kommt bei 10–20 % fokaler Anfälle temporalen oder frontalen Ursprungs bei Kindern und Erwachsenen vor, die Hemisphäre der Anfallsursprungszone scheint für die Entstehung nicht von Bedeutung zu sein (Fogarasi et al. 2006; Nitta et al. 2019). Beim Panayiotopoulos Syndrom im Kindesalter tritt Gesichtsröte oder Gesichtsblässe nahezu regelhaft auf (Specchio et al. 2010). *Gesichtsblässe* tritt bei mehr als 90 % der vasovagalen Synkopen auf (van Dijk et al. 2014), wird aber auch bei epileptischen Anfällen berichtet. Allerdings ist die klinische Datenlage zur Häufigkeit sowie zum lokalisatorischen oder lateralisierenden Wert der Gesichtsblässe sehr gering. Lediglich in einer retrospektiven Erhebung wurde Gesichtsblässe bei 11 von 100 Kindern mit Epilepsie berichtet, bei zehn Kindern mit iktualer Gesichtsblässe lag eine Temporallappenepilepsie der linken Hemisphäre vor (Fogarasi et al. 2005).

Subtiles iktuales *Schwitzen* kommt nahezu regelhaft vor allem bei Temporallappenanfällen vor, wie mittels Messung der elektrischen Hautleitfähigkeit an den Händen belegt wurde (Poh et al. 2012; Onorati et al. 2017; Vieluf et al. 2021). Passend dazu wurde bei elektrischer Stimulation der Amygdala, des Hippocampus und des Gyrus cinguli bei Epilepsiepatienten mit intrakraniellen EEG-Elektroden eine Zunahme der elektrischen Hautleitfähigkeit vor allem der ipsilateralen Hand, und weniger ausgeprägt auch der kontralateralen Hand, beobachtet (Mangina und Beuzeron-Mangina 1996). Bei generalisierten bzw. fokal zu bilateral tonisch-klonischen Anfällen ist die Zunahme der elektrischen Hautleitfähigkeit stärker ausgeprägt als bei fokalen Anfällen (Poh et al. 2012; Onorati et al. 2017). Gut sichtbares oder profuses Schwitzen mit sichtbarer Tröpfchenbildung auf der Haut ist bei epileptischen Anfällen selten (Baumgartner et al. 2019).

Iktuale Gänsehaut (Piloarrektion) wird bei etwa 0,5–1 % der Patienten mit fokaler Epilepsie beobachtet, vor allem bei Temporallappenepilepsien (Loddenkemper et al. 2004; Baumgartner et al. 2019). Piloarrektion kann uni- oder bilateral auftreten, bei unilateraler Manifestation ist dies meist mit einer ipsilateralen Anfallsursprungszone assoziiert (Loddenkemper et al. 2004). Es gibt Hinweise darauf, dass Piloarrektion besonders häufig bei Patienten mit LGi1-assoziierter limbischer Enzephalitis und höhergradigen Gliomen vorkommt (Rocamora et al. 2014; Tényi et al. 2019; ▶ Abb. 13.1).

13.4 Urogenitale und sexuelle Phänomene

Bei fokalen Anfällen mit *sexuellen Sensationen* (vormals als *sexuelle Aura* bezeichnet) kommt es zu Gedanken oder Gefühlen mit erotischem Inhalt bis hin zum Orgasmus, sie können mit entsprechenden autonomen Reaktionen am Urogenitaltrakt führen (Baumgartner et al. 2019). Sie sind selten (in einer Fallserie bei 1,7 % der Patienten) und scheinen bei Frauen häufiger als bei Männern zu sein (Rémillard et al. 1983; Baumgartner et al. 2019). Fokale Anfälle mit *sexuellen Sensationen* wurden bislang ausschließlich bei Temporallappenepilepsien berichtet, und zwar überwiegend der rechten Hemisphäre als Lateralisationshinweis (Janszky et al. 2004; Aull-Watschinger et al. 2008).

Fokale Anfälle mit *genitalen Sensationen* (vormals als *genitale Aura* bezeichnet) sind sehr selten und zeichnen sich durch eher unangenehme, teilweise schmerzhafte Empfindungen an den Genitalien aus (Mascia et al. 2005; Baumgartner et al. 2019). Obwohl erotische Empfindungen fehlen, kann es dabei auch zu einem Orgasmus kommen (Baumgartner et al. 2019). Wegen der geringen Zahl der berichteten Fälle kann keine belastbare Aussage zur lokalisatorischen oder lateralisierenden Wertigkeit gemacht werden.

Als iktuale *sexuelle Automatismen* bezeichnet man hyperkinetische Bewegungen mit rhythmischen, stoßenden oder wälzenden Bewegungen von Becken, Armen und Beinen. Teilweise sind diese Bewegungen von Anfassen oder rhythmischer Manipulation der Genitalien bis hin zur Masturbation begleitet. Sie sind selten und verweisen wahrscheinlich auf eine frontale Anfallsursprungszone (Jobst et al. 2000; Baumgartner et al. 2019). Mit *genitalen Automatismen* bezeichnet man die repetitive, teilweise subtile Manipulation des Genitals bis hin zur Masturbation ohne assoziierte Hüftbewegungen, z. T. zeigt sich dabei auch ein exhibitionistisches Verhalten. Sie treten meist im Anfall auf, können aber auch postiktual beobachtet werden (Dede et al. 2018). Sie wurden in bis zu 11 % der Patienten mit fokalen Epilepsien berichtet, vor allem bei Temporallappenepilepsien und bei Männern häufiger als bei Frauen (Mascia et al. 2005; Dede et al. 2018; Baumgartner et al. 2019). Die Hand, mit der genitale Automatismen durchgeführt werden, ist meist ipsilateral zur Anfallsursprungszone (Dede et al. 2018).

Iktualer Harndrang, teilweise mit Harnabgang, wurde bei bis zu 3 % der Patienten mit Temporallappenepilepsie beschrieben, nahezu ausschließlich bei fokalen Anfällen mit Beginn in der nicht-sprachdominanten Hemisphäre (Loddenkemper et al. 2003; Baumgartner et al. 2019). Enuresis ist unspezifisch und kommt vorwiegend bei generalisierten und fokal zu bilateral tonisch-klonischen Anfällen vor.

13.5 Respiratorische Symptome und assoziierte Phänomene

13.5.1 Respiratorische Symptome im Anfall

Eine iktuale Zunahme der Atmung durch *Hyperventilation* oder *Tachypnoe* werden bei Temporal- und Frontallappenepilepsien beobachtet (Harvey et al. 1993; Foldvary et al. 1997), eine systematische Untersuchung zu Häufigkeit und Einflussfaktoren liegt jedoch nicht vor. Im Gegensatz dazu sind anfallsbedingte respiratorische Störungen mit verminderter Atmung vor allem wegen ihres möglichen Beitrags zur erhöhten vorzeitigen *Sterblichkeit* bei Menschen mit Epilepsie und zum *plötzlichen unerwarteten Tod bei Epilepsie* (*SUDEP*) in den letzten Jahren gut untersucht worden (▶ Abb. 13.2).

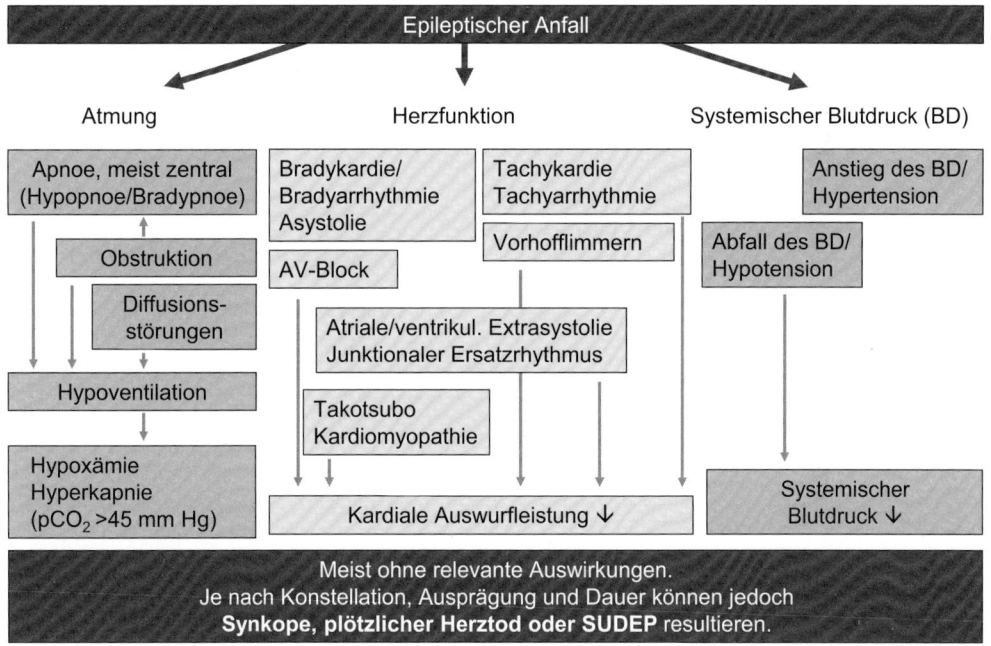

Abb. 13.2: Epileptische Anfälle können zu passageren Atmungsstörungen, zu transienten Störungen der Herzfunktion und des systemischen Blutdrucks führen. Die meisten kardiorespiratorischen Störungen treten in direktem zeitlichem Zusammenhang mit epileptischen Anfällen auf oder überdauern diese nur Sekunden bis wenige Minuten, manche Störungen manifestieren sich erst postiktual und können für einige Tage anhalten (z. B. pulmonale Diffusionsstörungen infolge eines neurogenen Lungenödems und die Takotsubo-Kardiomyopathie, die beide durch eine massive anfallsassoziierte Katecholaminfreisetzung verursacht werden).

Eine *iktuale zentrale Apnoe* tritt in etwa einem Drittel aller fokalen Anfälle auf (Bateman et al. 2008), bei Temporallappenepilepsien etwa zehnmal häufiger als bei Frontallappenanfällen (Lacuey et al. 2018a; Vilella et al. 2019a). Einen Seitenhinweis auf die Anfallsursprungszone ergibt sich aus dem Auftreten der zentralen iktualen Apnoe nicht. Beobachtungen bei Epilepsiepatienten mit intrakraniellen EEG-Elektroden haben gezeigt, dass zentrale Apnoen durch direkte elektrische Stimulation von Amygdala, Hippokampus und dem perisylvischen Kortex ausgelöst werden können (Lacuey et al. 2019; Loizon et al. 2020). Bei Temporallappenanfällen beginnt der zentrale Atemstillstand jedoch meist erst mit der Ausbreitung der Anfallsaktivität auf die kontralaterale Hemisphäre (Seyal und Bateman 2009). Der iktuale zentrale Atemstillstand tritt häufig einige Sekunden vor im Oberflächen-EEG sichtbaren Veränderungen auf. Das Auftreten der iktualen zentralen Apnoe wird von den Betroffenen selbst in der Regel nicht bemerkt, in einem Teil der Anfälle kann die (unbemerkte) iktuale zentrale Apnoe auch das einzige klinische Symptom sein (Lacuey et al. 2018a; Vilella et al. 2019a). Iktuale zentrale Apnoen dauern durchschnittlich etwa 30 s an, die daraus resultierende *Hypoxämie* ist meist leicht bis moderat ausgeprägt mit durchschnittlichen minimalen Sauerstoffsättigungen um 88 % (Bateman et al. 2008; Lacuey et al. 2018a; Vilella et al. 2019a). Es werden bei fokalen Anfällen aber auch schwere Hypoxämien mit minimalen Sauerstoffsättigungen um 65 % beobachtet (Bateman et al. 2008; Lacuey et al. 2018a). Die Schwere der Hypoxämie korreliert bei fokalen Anfällen positiv mit der Dauer der iktualen zentralen Apnoe (Lacuey et al. 2018a). Bei generalisierten und fokal zu bilateral tonisch-klonischen Anfällen betrug die durchschnittliche minimale Sauerstoffsättigung 60 % (Vilella et al. 2019b). Ein Anstieg des *Kohlendioxidpartialdrucks* (pCO_2) wurde aus methodischen Gründen weniger gut untersucht. In einer Studie zeigten 11 von 33 Patienten bzw. 35 von 94 überwiegend fokalen Anfällen mit pCO_2-Messungen einen Anstieg von durchschnittlich 14 auf 50 mm Hg oder mehr (Seyal et al. 2010). Obwohl die postiktuale Atmung nicht eingeschränkt war, wurden durchschnittlich mehr als 7 min zur Normalisierung der erhöhten pCO_2-Werte benötigt, was auf ein pulmonales Shunting oder eine transiente pulmonale Diffusionsstörung hinweisen könnte (Seyal et al. 2010). Bei zehn generalisierten und fokal zu bilateral tonisch-klonischen Anfällen betrug der durchschnittliche maximale pCO_2 51 mm Hg (Vilella et al. 2019b).

Iktuale *obstruktive Apnoen* oder gemischte Apnoen mit zentralen und obstruktiven Elementen sind wahrscheinlich insgesamt selten, sie wurden in einer Studie bei 2 bzw. 7 von 100 Anfällen aufgezeichnet (Bateman et al. 2008). Ein peri-iktualer *Laryngospasmus* als Ursache einer anfallsassoziierten obstruktiven Apnoe wurde in bislang sieben Fällen berichtet, ist also ebenfalls ein sehr seltenes Phänomen ohne lokalisatorische oder lateralisierende Wertigkeit (Lacuey et al. 2018b). Ein iktuales *Engegefühl im Kehlkopf* verweist auf einen Anfallsursprung im Inselkortex (Ryvlin und Nguyen 2021).

13.5.2 Respiratorische Symptome und assoziierte Phänomene in der postiktualen Phase

Bei fokalen Anfällen normalisiert sich die Atmung nach Sistieren der iktualen zentralen Apnoe innerhalb weniger Sekunden. Bei generalisierten und fokal zu bilateral tonisch-klonischen Anfällen tritt in der postiktualen Phase jedoch nahezu regelhaft ein verstärktes, *röchelndes Atmen* (*Stertor*) auf, was unter anderem bei der Differenzierung zwischen epileptischen und psychogenen, nicht-epileptischen Anfällen hilfreich ist (Sen et al. 2007; Carmenate et al. 2020). In etwa 20 % der generalisierten und fokal zu bilateral tonisch-klonischen Anfällen und etwa 20 % der Patienten wurde aber auch eine *postiktuale zentrale Apnoe* von 8–10 Sekunden Dauer beobachtet (Vilella et al. 2019a). Die Mechanismen der postiktualen zentralen Apnoe unterscheiden sich grundsätzlich von denen der iktualen zentralen Apnoe. Es wird eine Suppression der Hirnstammfunktionen durch postiktuale Defizite der serotoninergen Neurotransmission und durch eine hemmende Depolarisationswelle vermutet (Pensel et al. 2020). Bei anhaltender postiktualer zentraler Apnoe und fehlendem Einsetzen der spontanen Atmung kommt es zu einer schweren Hypoxämie und sekundärem Herzstillstand (postiktuale Asystolie). Wird in dieser kritischen Phase keine kardiopulmonale Widerbelebung durchgeführt, kommt es zum SUDEP (▶ Kasten; Ryvlin et al. 2013; Pensel et al. 2020).

Kasten 13.1: SUDEP (sudden unexpected death in epilepsy)

Definition

SUDEP ist der plötzliche, unerwartete Tod eines Menschen mit Epilepsie, der unter gutartigen Bedingungen auftritt (d. h. der nicht durch Status epilepticus, Ertrinken, Intoxikation, Unfälle oder Verletzungen verursacht wird) und bei dem keine strukturellen oder anderen Ursachen vorliegen (Nashef et al. 2012). Ein »definitiver SUDEP« wird belegt durch eine Autopsie, bei der alternative Todesursachen ausgeschlossen werden. Ein »wahrscheinlicher SUDEP« liegt vor, wenn keine Autopsie durchgeführt wurde, aber keine potenziell tödlichen alternativen Ursachen gefunden werden. Ein »möglicher SUDEP« besteht, wenn konkurrierende Todesursachen vorliegen oder wenn die Befundlage zur genaueren Klassifikation nicht ausreicht. Der Begriff »SUDEP Plus« wird verwendet, wenn andere Erkrankungen vorlagen, die möglicherweise zum Tod beigetragen haben, deren ursächliche Zusammenhang aber nicht belegt werden kann.

Inzidenz und Risikofaktoren

Die SUDEP-Inzidenz wird für Menschen mit Epilepsie jeden Alters auf etwa 1 pro 1.000 Personenjahre geschätzt. Das individuelle Risiko kann höher sein und hängt vom Schweregrad der Epilepsie und den Lebensumständen ab. Als wichtigste Risikofaktoren wurden das Auftreten generalisierter bzw. fokal zu bilateral tonisch-klonischer Anfälle, nächtliche Anfälle und allein leben bzw. schlafen identifiziert (Surges et al. 2021b).

Pathophysiologie

Die Mehrzahl der SUDEP-Fälle wird wahrscheinlich durch eine zentrale Apnoe in der frühen Phase nach einem generalisierten bzw. fokal zu bilateral tonisch-klonischen Anfall verursacht, die durch die resultierende schwere Hypoxämie schließlich zur terminalen Asystolie führt (›fatale SUDEP-Kaskade‹). Eine frühe kardiopulmonale Reanimation während des zentralen Atemstillstandes kann wahrscheinlich in vielen Fällen einen SUDEP abwenden (Ryvlin et al. 2013). Ein kleinerer Anteil der SUDEP Fälle ist auf ventrikuläre Tachyarrhythmien im zeitlichen Zusammenhang mit tonisch-klonischen Anfällen oder ohne direkten Bezug zu epileptischen Anfällen zurückzuführen (Surges et al. 2021a).

Präventive Maßnahmen und Empfehlungen

Eine verbesserte bzw. vollständige Anfallskontrolle durch Medikamente, Epilepsiechirurgie oder Neurostimulationsverfahren kann das SUDEP-Risiko relevant vermindern. Maßnahmen zur nächtlichen Überwachung sind ebenfalls mit einem geringeren SUDEP-Risiko assoziiert. Eine konsequente Aufklärung aller Menschen mit Epilepsie und deren Angehörigen über das SUDEP-Risiko, ein aktives Management der Epilepsie und der Einsatz von Wearables zur Detektion tonisch-klonischer Anfälle wird von den Fachgesellschaften empfohlen (Surges et al. 2021b).

Bei generalisierten und fokal zu bilateral tonisch-klonischen Anfällen kommt es regelhaft auch zu einer verstärkten Freisetzung von Katecholaminen (Dopamin, Adrenalin, Noradrenalin) aus dem Nebennierenmark (Nass et al. 2019). Die Katecholamine können je nach Dauer und Höhe der freigesetzten Menge an Herz und Lunge zu passageren Funktionsstörungen führen. An der Lunge können ein erhöhter Sympathikotonus und die freigesetzten Katecholamine ein *neurogenes Lungenödem* verursachen. In zwei Fallserien mit 24 und 26 Patienten wurden bildgebende Zeichen eines neurogenen Lungenödems in 20–30 % der Patienten nach generalisierten und fokal zu bilateral tonisch-klonischen Anfällen gefunden (Kennedy et al. 2015; Mahdavi et al. 2019). Das Auftreten klinisch manifester, behandlungsbedürftiger *Diffusionsstörungen* infolge des neurogenen Lungenödems scheint jedoch selten zu sein (Kotsiou et al. 2019).

Postiktuales Husten als stereotypes Element epileptischer Anfälle wurde bei 6–11 % der Patienten mit Temporallappenepilepsie meist mesialen Ursprungs beobachtet (Fauser et al. 2004; Hoffmann et al. 2009). Es kann mit oder ohne andere autonome Phänomene auftreten. Lateralisierende Seitenhinweise liefert das postiktuale Husten nicht. *Iktuales Husten* ist seltener und ohne lokalisatorischen oder lateralisierenden Wert (Fauser et al. 2004; Baumgartner et al. 2019).

Postiktuales oder iktuales *Nasereiben* wurde in bis zu 60 % der Patienten mit Temporallappenepilepsie beschrieben, die eingesetzte Hand verweist dabei häufiger auf einen Anfallsursprung in der ipsilateralen Hemisphäre (Hirsch et al. 1998; ▶ Abb. 13.1). Als mögliche Ursache wird eine zweckgerichtete Bewegung auf eine gesteigerte Sekretion der oberen Atemwege diskutiert, die wegen einer oft relativen Schwäche oder dystonen Handhaltung der kontralateralen Hand durch die ipsilaterale Hand ausgeführt wird (Baumgartner et al. 2019). Postiktuales Nasereiben wird auch häufig bei Epilepsien außerhalb des Temporallappens beobachtet und kommt sogar bei Absencen vor (Baumgartner et al. 2019).

13.6 Kardiovaskuläre Störungen

13.6.1 Herzratenanstieg und Sinustachykardie

Die meisten Formen der Herzrhythmusstörungen wurden bereits im Zusammenhang mit epileptischen Anfällen beobachtet, aber auch Störungen der Kontraktilität können durch Anfälle verursacht werden (▶ Abb. 13.2). Die Häufigkeit und Auswirkungen der verschiedenen peri-iktualen Herzfunktionsstörungen auf den systemischen Kreislauf unterscheiden sich beträchtlich (Surges et al. 2021a; van der Lende et al. 2016). Die häufigsten autonomen Phänome im epileptischen Anfall sind der Anstieg der Herzrate und die *Sinustachykardie* (Herzrate > 100/min), die in 40–100 % der Anfälle beschrieben wurden (Eggleston et al. 2014). Das Ausmaß der *iktualen Herzratenänderung* hängt von der Anfallsursprungszone, der Anfallsart und der räumlichen Ausbreitung der Anfallsaktivität ab. Einen Einfluss der Hemisphäre auf die iktuale Herzratenänderung wurde nicht belegt (Eggleston et al. 2014). Herzratenänderungen sind meist das früheste klinische Symptom epileptischer Anfälle, die ersten Herzratenänderungen gehen den ersten EEG-Veränderungen im Oberflächen-EEG bei bis zu einem Drittel der Anfälle sogar um durchschnittlich elf Sekunden voraus (Bruno et al. 2018). Untersuchungen mit intrakraniellen EEG-Elektroden haben jedoch klar belegt, dass mit diesen Herzratenänderungen tatsächlich eine Anfallsaktivität in tieferen Hirnstrukturen einhergeht, die im Oberflächen-EEG nicht erfasst wird (Hirsch et al. 2015). Bei Temporallappenepilepsien haben intrakranielle EEG-Untersuchungen auch gezeigt, dass die iktuale Sinustachykardie mit Anfallsaktivität in der Amygdala und dem anterioren Hippokampus, nicht aber dem Inselkortex, assoziiert ist (Chouchou et al. 2017) und dass die Höhe der Herzratenanstiege mit der Anfallsausbreitung in ipsilaterale und kontralaterale Subregionen der Temporallappen korreliert (Surges et al. 2013; Page und Rugg-Gunn 2018).

Iktuale Herzratenanstiege und Sinustachykardien fallen bei Temporallappenanfällen höher aus als bei Anfällen außerhalb des Temporallappens (Leutmezer et al. 2003). Bei fokalen Anfällen aus dem Temporallappen steigt die Herzrate um 50–60 % auf durchschnittlich 120/min an und kehrt nach Anfallsende innerhalb von drei Minuten wieder auf das präiktuale Niveau zurück (Surges et al. 2010a; Bruno et al. 2018; ▶ Abb. 13.3). Bei fokal zu bilateral tonisch-klonischen Anfällen sind die Herzratenanstiege höher (Surges et al. 2010a; Sivathamboo et al. 2020). So steigt die Herzrate bei fokal zu bilateral tonisch-klonischen Anfällen aus dem Temporallappen durchschnittlich auf 140/min an, und die Sinustachykardie hält nach Anfallsende durchschnittlich eine Stunde oder länger an (Surges et al. 2010a).

Die anfallsassoziierten Herzratenanstiege sind benigner Natur ohne bekannte negative Auswirkung auf die Kreislauffunktion. Aufgrund des frühen und häufigen Auftretens können sie zur automatisierten Detektion epileptischer Anfälle beispielsweise mittels EKG-Brustgurte oder Photopletysmografie-Sensoren an Handgelenk und Oberarm genutzt werden (Surges 2021). Herzratenanstiege sind jedoch unspezifisch und kommen beispielsweise bei körperlicher Anstrengung und nächtlichen Arousals regelhaft vor. Zur korrekten Erkennung epileptischer Anfälle können unter anderem die Geschwindigkeit der iktualen Herzratenanstiege und Änderungen der HRV herangezogen werden (Jeppesen et al. 2020). Die anfallsassoziierten Herzratenanstiege können auch bei der Differenzierung zwischen psychogenen, nicht-epileptischen und tonisch-klonischen Anfällen hilfreich sein. Vor allem die postiktual länger andauernde Sinustachykardie weist auf zuvor stattgehabte tonisch-klonische Anfälle hin (Au Yong et al. 2020).

13.6.2 Bradyarrhythmien, Asystolie und Synkopen

Bradykardien sind typischerweise definiert als Herzraten unterhalb von 60/min. In jungen gesunden Personen werden asymptomatische Bradykardien häufig beobachtet. Bei symptomatischen Bradykardien ist die Herzrate meist < 50/min (Brignole et al. 2018). *Iktuale Bradykardien* wurden in bis zu 6 % der fokalen Anfälle und bis zu 14 % der Epilepsiepatienten in der Video-EEG Langzeitableitung gefunden (Surges et al. 2009). *Iktuale Asystolien* werden in den meisten Studien als anfallsbedingte Pausen regulärer QRS-Komplexe von mindestens 3 s Dauer definiert (van der Lende et al. 2016; Hampel et al. 2017a). Iktualen Asystolien geht typischerweise eine Herzratenverlangsamung als Hinweis auf eine anfallsbedingte Suppression der Sinusknotenaktivität voraus, in manchen Fällen sind iktuale

13 Autonome Störungen bei epileptischen Anfällen und Epilepsie

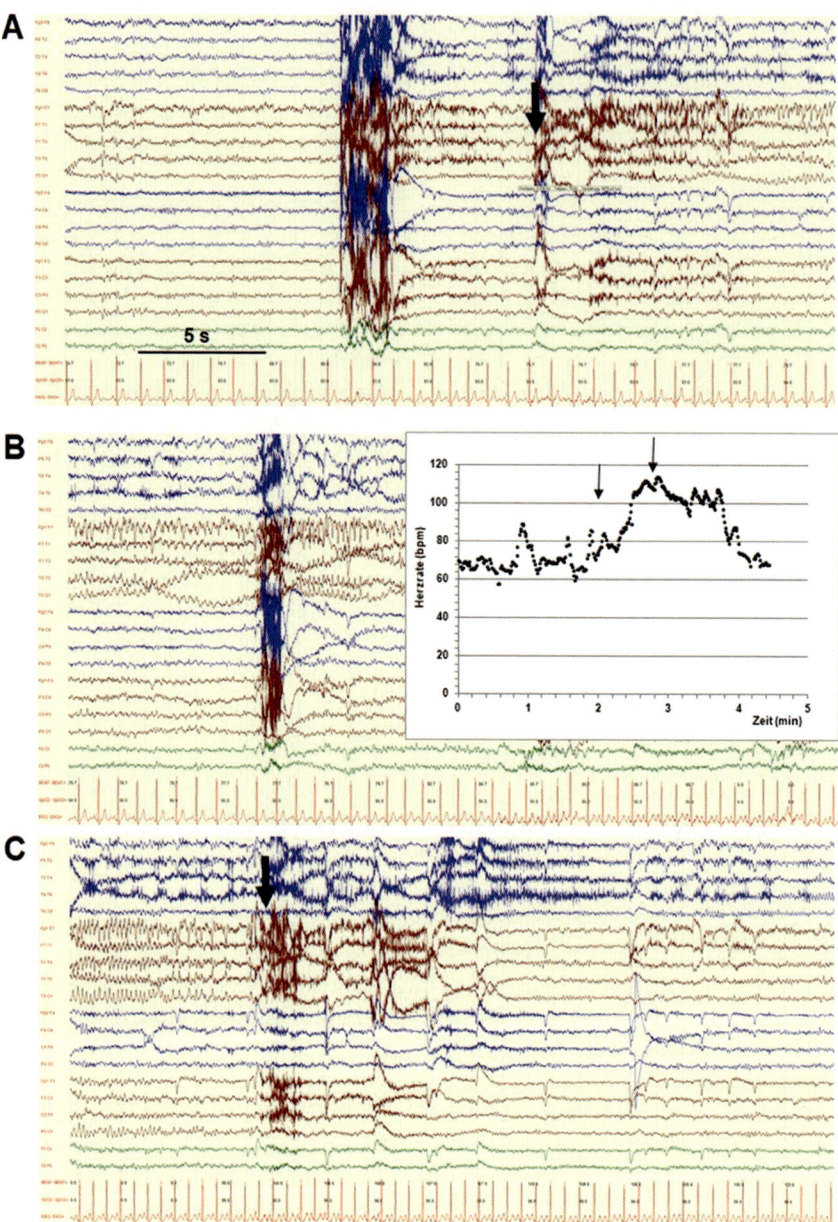

Abb. 13.3: Iktuale Tachykardie bei 59-jährigem Patienten mit Temporallappenepilepsie infolge einer Hippokampussklerose links. **(A)** Die erste iktuale Rhythmisierung wird über der linken Temporallappenregion sichtbar (schwarzer Pfeil). **(B)** Die Fortsetzung der kontinuierlichen EEG-Ableitung zeigt im synchron aufgezeichneten Einkanal-EKG, dass etwa 20 s nach Anfallsbeginn die Herzrate graduell zunimmt. Die Einsatzfigur stellt den Zeitverlauf der Herzrate dar (schwarze Pfeile markieren Beginn und Ende des Anfalls). **(C)** Nach etwa 50 s endet der Anfall (schwarzer Pfeil), die Herzrate normalisiert sich etwa 1 min nach Anfallsende wieder.

Asystolien aber auch durch einen atrioventrikulären Überleitungsblock bedingt (van der Lende et al. 2016). Iktuale Asystolien wurde bei 0,32 % der Patienten mit schwer behandelbarer fokaler Epilepsie beobachtet, bei denen Anfälle mittels Video-EEG-Langzeitableitung aufgezeichnet wurden (van der Lende et al. 2016). Zwar ist dieses Phänomen insgesamt selten, das Risiko für rezidivierende iktuale Asystolien wurde aber auf 40 % geschätzt (Hampel et al. 2017a). Iktuale Asystolien scheinen ausschließlich bei fokalen, nicht bewusst erlebten Anfällen und meist bei Patienten mit Temporallappenepilepsie aufzutreten (van der Lende et al. 2016; Hampel et al. 2017a). Iktuale Asystolien beginnen durchschnittlich 25 s nach Anfallsbeginn und dauern im Mittel 20 s (van der Lende et al. 2016; ▶ Abb. 13.4). Die zugrunde liegenden Mechanismen und beteiligten Hirnareale iktualer Bradyarrhythmien und Asystolien sind nicht vollständig geklärt. Es wird vermutet, dass die epileptische Anfallsaktivität zentrale autonome Netzwerke moduliert und dadurch eine erhöhte parasympathische Aktivität bewirkt oder dass Anfallsaktivität indirekt einen vasovagalen Reflex auslöst. Es gibt keine Belege dafür, dass iktuale Bradykardien oder Asystolien vorzugsweise bei Anfällen der linken oder rechten Hemisphäre auftreten, sondern vielmehr mit der bilateralen Ausbreitung der Anfallsaktivität assoziiert sind (van der Lende et al. 2016; Hampel et al. 2017a; Rossetti et al. 2005). Das Vorliegen interiktualer EKG-Auffälligkeiten oder kardiovaskulärer Erkrankungen (arterielle Hypertonie, koronare Herzkrankheit) scheint das Auftreten iktualer Asystolien im früheren Krankheitsverlauf nach Beginn der Epilepsie zu begünstigen (Tényi et al. 2017).

Synkopen sind definiert als transienter Bewusstseinsverlust infolge einer globalen zerebralen Minderperfusion (Brignole et al. 2018). Asystolien mit einer Dauer von 8 s oder länger führen meist zu einem Bewusstseinsverlust und Atonie (van Dijk et al. 2020) mit nachfolgendem Sturz und Verletzungen in 27–42 % der Fälle mit vasovagalen Synkopen (Ammirati et al. 2001; Aydin et al. 2012). Da iktuale Asystolien durchschnittlich 20 s andauern, zeigen die meisten Patienten Zeichen einer zerebralen Minderperfusion und Hypoxie. Iktuale Asystolien mit assoziierter Synkope (*iktuale Synkope*) sind durch einen plötzlichen Verlust des Muskeltonus während eines fokalen, nicht bewusst erlebten Temporallappenanfalls charakterisiert (Schuele et al. 2007; van der Lende et al. 2016). Es wurden auch vereinzelte Fälle iktualer Synkopen infolge systemischer Vasodilatation oder einer Kombination aus iktualer Bradykardie/Asystolie und systemischer Vasodilatation beschrieben (Mastrangelo et al. 2020). Problematisch bei iktualen Synkopen ist, dass Patienten nicht auf typische Prodromi der zerebralen Minderperfusion reagieren können, da sich die Asystolie aus fokalen Anfällen mit gestörtem Bewusstsein entwickeln. Dieser Umstand wiederum erhöht das Risiko schwerer sturzbedingter Verletzungen. Tatsächlich wurden in einer Fallserie durchschnittlich drei plötzliche Stürze pro Monat in Patienten mit iktualen Asystolien berichtet (Moseley et al. 2011a).

Das hohe Rezidivrisiko iktualer Asystolien und die Häufigkeit assoziierte Stürze unterstreicht die Notwendigkeit einer zügigen Diagnose und Einleitung präventiver Maßnahmen. Die korrekte Diagnosestellung ist erschwert, da typische Prodromi von Synkopen fehlen und die mit Synkopen nicht selten assoziierten motorischen Phänomene als Ausdruck eines tonisch-klonischen Anfalls fehlinterpretiert werden können. Hinweisend auf eine iktuale Synkope können jedoch der plötzliche Tonusverlust mit schlaffem Sturz, intensive Gesichtsblässe, kurze Myoklonien oder Versteifung mit Opisthotonus nach Beginn der typischen Symptome eines Temporallappenanfalls sein. In diesen Fällen sollten weiterführende Untersuchungen (z. B. 24-Stunden EKG, Video-EEG-Langzeitableitung, Eventrecorder) veranlasst werden. Iktuale Synkopen und iktuale Synkopen können durch eine wirksame anfallssupprimierende

13 Autonome Störungen bei epileptischen Anfällen und Epilepsie

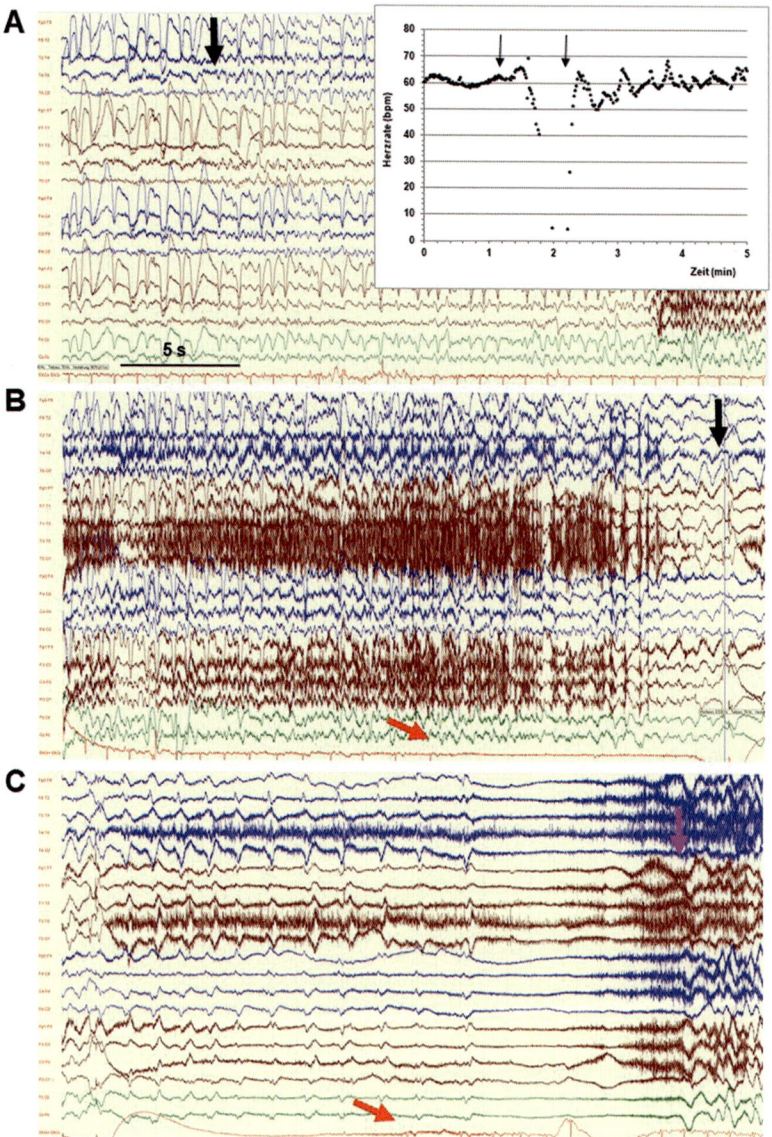

Abb. 13.4: Iktuale Asystolie bei 56-jähriger Patientin mit Temporallappenepilepsie rechts unklarer Ursache. **(A)** Die erste iktuale Rhythmisierung ist nahezu gleichzeitig über beide Schläfenlappenregionen sichtbar (schwarzer Pfeil: Anfallsbeginn temporal rechts). Die Einsatzfigur stellt den Zeitverlauf der Herzrate dar (schwarze Pfeile markieren Beginn und Ende des Anfalls). **(B)** In der Fortsetzung der kontinuierlichen EEG-Ableitung erkennt man im synchron aufgezeichneten Einkanal-EKG eine graduelle Verringerung der Herzrate mit Einsetzen der Asystolie etwa 40 s nach Anfallsbeginn (roter Pfeil), etwa 12 s nach Einsetzen der Asystolie endet das Anfallsmuster (schwarzer Pfeil). **(C)** Nach insgesamt 30 s sind wieder erste QRS-Komplexe im Einkanal-EKG sichtbar (roter Pfeil), 12 s später zeigt sich im EEG eine generalisierte rhythmische Deltaaktivität um 2/s als Zeichen der zerebralen Reperfusion (violetter Pfeil).

Therapie durch Medikamente oder Epilepsiechirurgie verhindert werden (Strzelczyk et al. 2011a; Casciato et al. 2020). Bei Betroffenen, bei denen Anfallsfreiheit nicht erreicht werden kann, wird die Implantation eines Herzschrittmachers empfohlen, da nach Herzschrittmacherimplantation in retrospektiven Fallserien bei den meisten Patienten keine Stürze mehr aufgetreten sind (Moseley et al. 2011a; Strzelczyk et al. 2011a; Bestawros et al. 2015; Casciato et al. 2020).

Es scheint naheliegend, iktuale Asystolien in Zusammenhang mit SUDEP zu bringen. Allerdings gibt es keine Belege dafür, dass iktuale Asystolien tatsächlich eine Bedeutung als Ursache oder Prädiktor für SUDEP haben (Schuele et al. 2008; van der Lende et al. 2016). Vielmehr scheinen iktuale Asystolien einen ›günstigen‹ anfallssupprimierenden Effekt zu haben, da die Asystolieinduzierte zerebrale Hypoxie den auslösenden Anfall und den Reiz für die Asystolie vorzeitig beendet (▶ Abb. 13.4) und somit beispielsweise die Entwicklung eines bilateral tonisch-klonischen Anfalls verhindert. Passend zu dieser Hypothese ist die Beobachtung, dass Temporallappenanfälle mit iktualen Asystolien signifikant kürzer als Anfälle ohne iktuale Asystolie sind (Schuele et al. 2010; Moseley et al. 2011b). *Postiktuale Asystolien* wurden sehr selten und typischerweise nach fokal zu bilateral tonisch-klonischen Anfällen beobachtet (van der Lende et al. 2016). Postiktuale Asystolien entstehen in den meisten Fällen wahrscheinlich erst sekundär infolge einer anhaltenden postiktualen Apnoe mit schwerer Hypoxämie. Es wird vermutet, dass diese Vorgänge bei den meisten SUDEP Fällen involviert sind, weswegen sie auch als ›fatale SUDEP-Kaskade‹ bezeichnet werden (▶ Kasten 13.1).

13.6.3 Ventrikuläre Tachyarrhythmien und gestörte kardiale Repolarisation

Anfallsassoziierte ventrikuläre Tachykardien scheinen selten zu sein und wurden bislang in fünf Patienten nach Anfallsende bzw. in der frühen postiktualen Phase nach tonischklonischen Anfällen berichtet (Surges et al. 2021a). Da keine kardialen Auffälligkeiten in diesen nicht-letal verlaufenden Fällen gefunden wurden, haben wahrscheinlich anfallsbedingte Veränderungen der kardialen Repolarisation diese Episoden mit ventrikulären Tachykardien ausgelöst. Das Auftreten ventrikulärer Tachyarrhythmien und des plötzlichen Herztodes wird begünstigt durch abnorm veränderte Eigenschaften der kardialen Repolarisation, dazu zählen unter anderem abnorm prolongierte oder verkürzte QT Intervalle sowie pathologisch erhöhte QT-Dispersion und T-Wellen-Alternans (Morita und Zipes 2008; Verrier et al. 2011). Pathologisch veränderte Merkmale der kardialen Repolarisation werden bei Patienten mit Epilepsie häufig gefunden, und zwar sowohl in der interiktualen Phase als auch in Assoziation mit epileptischen Anfällen (Surges et al. 2010b; Surges et al. 2021a). Ausgeprägte passagere Veränderungen der QT Intervalle und T-Wellen-Alternans treten vor allem im Zusammenhang mit tonisch-klonischen Anfällen auf (Surges et al. 2010a; Strzelczyk et al. 2011b), wahrscheinlich bedingt durch die mit tonisch-klonischen Anfällen einhergehende hohe Katecholaminfreisetzung und starke Sympathikusaktivierung (Surges et al. 2010a; Nass et al. 2019). Diese Umstände bieten auch eine plausible Erklärung für das plötzliche, anfallsbedingte Auftreten ventrikulärer Tachyarrhythmien bei Patienten ohne evidente Herzerkrankung.

Basierend auf Augenzeugenberichten wird geschätzt, dass etwa 10 % der SUDEP-Fälle ohne epileptische Anfälle als unmittelbare Auslöser auftreten (Langan et al. 2000; Sveinsson et al. 2018; ▶ Kasten 13.1), sondern wahrscheinlich durch *interiktuale fatale Herzrhythmusstörungen* verursacht werden. Das Risiko für ventrikuläre Tachyarrhythmien ist bei Patienten mit Epilepsie etwa dreimal höher als in der Allgemeinbevölkerung (Bardai et al. 2012). Ventrikuläre Tachyarrhythmien treten bei zwei Drittel der Betroffenen mit Epilepsie ohne Zeichen eines vorangehenden Anfalls und meist in Assoziation mit vorbestehenden oder akuten Herzerkrankungen auf (Bardai et al. 2012; Stecker et al. 2013; Lamberts et al. 2015). Tatsächlich kommen bei Patienten mit Epilepsie kardiovaskuläre Komorbiditäten häufiger als in der Allgemeinbevölkerung vor (Keezer et al. 2016; Zack und Luncheon 2018) und etablierte Prädiktoren erhöhter kardialer Mortalität und des plötzlichen Herztodes lassen sich oft in interiktualen EKG-Untersuchungen nachweisen. Dazu zählen beispielsweise verminderte Parameter der HRV und pathologisch veränderte Parameter der kardialen Repolarisation (Surges et al. 2021a). Die häufig vorkommenden interiktualen EKG-Veränderungen werden als Folge inkrementeller subtiler Herzschädigungen durch repetitive Anfälle und der damit verbundenen kardiotoxischen Katecholaminfreisetzung, Hypoxämien sowie inflammatorischer und metabolischer Faktoren interpretiert (Verrier et al. 2020; Surges et al. 2021a).

13.6.4 Takotsubo Kardiomyopathie und Vorhofflimmern

Die *Takotsubo Kardiomyopathie*, auch Stress-Kardiomyopathie genannt, wurde in mittlerweile mehr als 100 Patienten nach tonisch-klonischen Anfällen beschrieben (Stöllberger et al. 2019; ▶ Abb. 13.2). Die klinischen Symptome ähneln denen eines akuten Myokardinfarktes, es kommt zu Brustschmerzen und Atemnot, erhöhten Troponin-Werten im Serum, EKG-Auffälligkeiten (unter anderem ST-Strecken-Hebungen) und transienten Bewegungsstörungen der Herzkammern (Pelliccia et al. 2017). Die Symptome sind typischerweise reversibel und die Prognose ist insgesamt sehr günstig. Die Takotsubo-Kardiomyopathie wird durch die kardiale Wirkung exzessiv freigesetzter Katecholamine verursacht, was die Assoziation mit tonisch-klonischen Anfällen erklärt (Nass et al. 2019).

Neu aufgetretenes transientes *Vorhofflimmern* wurde selten und überwiegend nach tonisch-klonischen Anfällen berichtet, wahrscheinlich ebenfalls durch die mit diesem Anfallstyp assoziierte hohe Katecholaminfreisetzung und starke Sympathikusaktivierung ausgelöst (Surges et al. 2012; ▶ Abb. 13.2). Die Dauer des Vorhofflimmerns variierte bei den bislang berichteten Fällen zwischen wenige Sekunden bis 25 Stunden (Surges et al. 2012).

13.6.5 Systemischer Blutdruck und Blutdruckregulation

Aufgrund messtechnischer Schwierigkeiten werden Untersuchungen zu anfallsassoziierten Blutdruckänderungen nur selten durchgeführt. Die meisten Studien mit Erfassung von Herzrate und HRV weisen auf eine anfallsassoziierte Zunahme des Sympathikotonus hin, sodass ein regelhafter Anstieg des systemischen Blutdrucks bei epileptischen Anfällen plausibel ist (▶ Abb. 13.2). Tatsächlich wurde in einer prospektiven Studie mit 37 Patienten gezeigt, dass bei fokalen Anfällen meist temporalen Ursprungs der mittlere arterielle Blutdruck durchschnittlich um etwa 30 % angestiegen ist und, ähnlich wie Herzratenänderungen, innerhalb von wenigen Minuten nach Anfallsende wieder zum präiktualen Niveau absinkt (Hampel et al. 2016). Bei tonisch-klonischen Anfällen ist der Anstieg mutmaßlich höher, die erhöhten Blutdruckwerte fallen jedoch, anders als die postiktual anhaltende Sinustachykardie, nach Anfallsende bereits innerhalb weniger Minuten wieder auf den Ausgangswert ab (Hampel et al. 2016). Nach tonisch-klonischen Anfällen zeigte sich auch eine starke, passagere Verminderung der Barorezeptorreflex-Sensitivität, was die Entstehung einer hypotonen Kreislauflage begünstigen kann (Hampel et al. 2017b). In einem Fallbericht wurde passend dazu eine ausgeprägte Hypotension in der frühen postiktualen Phase nach einem tonisch-klonischen Anfall berichtet und als möglicher Faktor bei der Entstehung eines SUDEP diskutiert (Bozorgi et al. 2013; ▶ Abb. 13.2).

Literatur

Allen LA, Harper RM, Lhatoo S et al. (2019) Neuroimaging of Sudden Unexpected Death in Epilepsy (SUDEP): Insights From Structural and Resting-State Functional MRI Studies. Front Neurol 10: 185.

Ammirati F, Colivicchi F, Velardi A et al. (2001) Prevalence and correlates of syncope-related traumatic injuries in tilt-induced vasovagal syncope. Ital Heart J 2: 38–41.

Aull-Watschinger S, Pataraia E, Baumgartner C (2008) Sexual auras: predominance of epileptic activity within the mesial temporal lobe. Epilepsy Behav 12: 124–127.

Au Yong HM, Minato E, Paul E et al. (2020) Can seizure-related heart rate differentiate epileptic from psychogenic nonepileptic seizures? Epilepsy Behav 112: 107353.

Aydin MA, Mortensen K, Salukhe TV et al. (2012) A standardized education protocol significantly reduces traumatic injuries and syncope recurrence: an observational study in 316 patients with vasovagal syncope. Europace 14: 410–415.

Bardai A, Lamberts RJ, Blom MT et al. (2012) Epilepsy is a risk factor for sudden cardiac arrest in the general population. PLoS One 7: e42749.

Bateman LM, Li CS, Seyal M (2008) Ictal hypoxemia in localization-related epilepsy: analysis of incidence, severity and risk factors. Brain 131: 3239–3245.

Baumgartner C, Lurger S, Leutmezer F (2001) Autonomic symptoms during epileptic seizures. Epileptic Disord 3: 103–116.

Baumgartner C, Koren J, Britto-Arias M et al. (2019) Epidemiology and pathophysiology of autonomic seizures: a systematic review. Clin Auton Res 29: 137–150.

Beissner F, Meissner K, Bär KJ et al. (2013) The autonomic brain: an activation likelihood estimation meta-analysis for central processing of autonomic function. J Neurosci 33: 10503–10511.

Bestawros M, Darbar D, Arain A et al. (2015) Ictal asystole and ictal syncope: insights into clinical management. Circ Arrhythm Electrophysiol 8: 159–164.

Bozorgi A, Chung S, Kaffashi F et al. (2013) Significant postictal hypotension: expanding the spectrum of seizure-induced autonomic dysregulation. Epilepsia 54: e127–130.

Brignole M, Moya A, de Lange FJ, Deharo JC et al. (2018) 2018 ESC Guidelines for the diagnosis and management of syncope. Eur Heart J 39: 1883–1948.

Bruno E, Biondi A, Richardson MP et al. (2018) Pre-ictal heart rate changes: A systematic review and meta-analysis. Seizure 55: 48–56.

Carmenate YI, Gutierrez EG, Kang JY et al. (2020) Postictal stertor: Associations with focal and bilateral seizure types. Epilepsy Behav 110: 107103.

Casciato S, Quarato PP, Mascia A et al. (2020) Ictal Asystole in Drug-Resistant Focal Epilepsy: Two Decades of Experience from an Epilepsy Monitoring Unit. Brain Sci 10: 443.

Chouchou F, Bouet R, Pichot V et al. (2017) The neural bases of ictal tachycardia in temporal lobe seizures. Clin Neurophysiol 128: 1810–1819.

Chouchou F, Mauguière F, Vallayer O et al. (2019) How the insula speaks to the heart: Cardiac responses to insular stimulation in humans. Hum Brain Mapp 40: 2611–2622.

Dede HÖ, Bebek N, Gürses C et al. (2018) Genital automatisms: Reappraisal of a remarkable but ignored symptom of focal seizures. Epilepsy Behav 80: 84–89.

Eggleston KS, Olin BD, Fisher RS (2014) Ictal tachycardia: the head-heart connection. Seizure 23: 496–505.

Fauser S, Wuwer Y, Gierschner C et al. (2004) The localizing and lateralizing value of ictal/postictal coughing in patients with focal epilepsies. Seizure 13: 403–410.

Fisher RS, Cross JH, French JA et al. (2017) Operational classification of seizure types by the International League Against Epilepsy: Position Paper of the ILAE Commission for Classification and Terminology. Epilepsia 58: 522–530.

Fogarasi A, Janszky J, Tuxhorn I (2005) Ictal pallor is associated with left temporal seizure onset zone in children. Epilepsy Res 67: 117–121.

Fogarasi A, Janszky J, Tuxhorn I (2006) Autonomic symptoms during childhood partial epileptic seizures. Epilepsia 47: 584–588.

Foldvary N, Lee N, Thwaites G et al. (1997) Clinical and electrographic manifestations of lesional neocortical temporal lobe epilepsy. Neurology 49: 757–763.

Guerrini R, Dravet C, Genton P et al. (1995) Idiopathic photosensitive occipital lobe epilepsy. Epilepsia 36: 883–891.

Hampel KG, Jahanbekam A, Elger CE et al. (2016) Seizure-related modulation of systemic arterial blood pressure in focal epilepsy. Epilepsia 57: 1709–1718.

Hampel KG, Thijs RD, Elger CE et al. (2017a) Recurrence risk of ictal asystole in epilepsy. Neurology 89: 785–791.

Hampel KG, Elger CE, Surges R (2017b) Impaired Baroreflex Sensitivity after Bilateral Convulsive Seizures in Patients with Focal Epilepsy. Front Neurol 8: 210.

Harvey AS, Hopkins IJ, Bowe JM et al. (1993) Frontal lobe epilepsy: clinical seizure characteristics and localization with ictal 99mTc-HMPAO SPECT. Neurology 43: 1966–1980.

Henkel A, Noachtar S, Pfänder M et al. (2002) The localizing value of the abdominal aura and its evolution: a study in focal epilepsies. Neurology 58: 271–276.

Hirsch LJ, Lain AH, Walczak TS (1998) Postictal nosewiping lateralizes and localizes to the ipsilateral temporal lobe. Epilepsia 39: 991–997.

Hirsch M, Altenmüller DM, Schulze-Bonhage A (2015) Latencies from intracranial seizure onset to ictal tachycardia: A comparison to surface EEG patterns and other clinical signs. Epilepsia 56: 1639–1647.

Hoffmann JM, Elger CE, Kleefuss-Lie AA (2009) The localizing value of hypersalivation and postictal coughing in temporal lobe epilepsy. Epilepsy Res 87: 144–147.

Janszky J, Ebner A, Szupera Z et al. (2004) Orgasmic aura--a report of seven cases. Seizure 13: 441–444.

Janszky J, Fogarasi A, Toth V et al. (2007) Peri-ictal vegetative symptoms in temporal lobe epilepsy. Epilepsy Behav 11: 125–129.

Jeppesen J, Fuglsang-Frederiksen A, Johansen P et al. (2020) Seizure detection using heart rate variability: A prospective validation study. Epilepsia 61 Suppl 1: S41–S46.

Jobst BC, Siegel AM, Thadani VM et al. (2000) Intractable seizures of frontal lobe origin: clinical characteristics, localizing signs, and results of surgery. Epilepsia 41: 1139–1152.

Keezer MR, Sisodiya SM, Sander JW (2016) Comorbidities of epilepsy: current concepts and future perspectives. Lancet Neurol 15: 106–115.

Kellinghaus C, Loddenkemper T, Kotagal P (2003) Ictal spitting: clinical and electroencephalographic features. Epilepsia 44: 1064–1069.

Kennedy JD, Hardin KA, Parikh P et al. (2015) Pulmonary edema following generalized tonic clonic seizures is directly associated with seizure duration. Seizure 27: 19–24.

Kotsiou OS, Perlepe G, Gerogianni I et al. (2019) When the brain hurts the lung: neurogenic pulmonary edema following a first epileptic seizure. Epileptic Disord 21: 608–610.

Lacuey N, Zonjy B, Londono L et al. (2017) Amygdala and hippocampus are symptomatogenic zones for central apneic seizures. Neurology 88: 701–705.

Lacuey N, Zonjy B, Hampson JP et al. (2018a) The incidence and significance of periictal apnea in epileptic seizures. Epilepsia 59: 573–582.

Lacuey N, Vilella L, Hampson JP et al. (2018b) Ictal laryngospasm monitored by video-EEG and polygraphy: a potential SUDEP mechanism. Epileptic Disord 20: 146–150.

Lacuey N, Hampson JP, Harper RM et al. (2019) Limbic and paralimbic structures driving ictal central apnea. Neurology 92: e655–e669.

Lamberts RJ, Blom MT, Wassenaar M et al. (2015) Sudden cardiac arrest in people with epilepsy in the community: Circumstances and risk factors. Neurology 85: 212–218.

Langan Y, Nashef L, Sander JW (2000) Sudden unexpected death in epilepsy: a series of witnessed deaths. J Neurol Neurosurg Psychiatry 68: 211–213.

Leutmezer F, Schernthaner C, Lurger S et al. (2003) Electrocardiographic changes at the onset of epileptic seizures. Epilepsia 44: 348–354.

Loddenkemper T, Foldvary N, Raja S et al. (2003) Ictal urinary urge:further evidence for lateralization to the nondominant hemisphere. Epilepsia 44: 124–126.

Loddenkemper T, Kellinghaus C, Gandjour J et al. (2004) Localising and lateralising value of ictal piloerection. J Neurol Neurosurg Psychiatry 75: 879–883.

Loizon M, Ryvlin P, Chatard B et al. (2020) Transient hypoxemia induced by cortical electrical stimulation: A mapping study in 75 patients. Neurology 94: e2323–e2336.

Lotufo PA, Valiengo L, Benseñor IM et al. (2012) A systematic review and meta-analysis of heart rate variability in epilepsy and antiepileptic drugs. Epilepsia 53: 272–282.

Mahdavi Y, Surges R, Nikoubashman O et al. (2019) Neurogenic pulmonary edema following seizures: A retrospective computed tomography study. Epilepsy Behav 94: 112–117.

Mangina CA, Beuzeron-Mangina JH (1996) Direct electrical stimulation of specific human brain structures and bilateral electrodermal activity. Int J Psychophysiol 22: 1–8.

Mascia A, Di Gennaro G, Esposito V et al. (2005) Genital and sexual manifestations in drug-resistant partial epilepsy. Seizure 14: 133–138.

Mastrangelo V, Bisulli F, Muccioli L et al. (2020) Ictal vasodepressive syncope in temporal lobe epilepsy. Clin Neurophysiol 131: 155–157.

Mestre TA, Bentes C, Pimentel J (2008) Ictal eructation: a case report. Epileptic Disord 10: 170–2.

Morita H, Wu J, Zipes DP (2008) The QT syndromes: long and short. Lancet 372: 750–763.

Moseley BD, Ghearing GR, Munger TM et al. (2011a) The treatment of ictal asystole with cardiac pacing. Epilepsia 52: e16–19.

Moseley BD, Ghearing GR, Benarroch EE et al. (2011b) Early seizure termination in ictal asystole. Epilepsy Res 97: 220–224.

Mueller SG, Bateman LM, Nei M et al. (2019) Brainstem atrophy in focal epilepsy destabilizes brainstem-brain interactions: Preliminary findings. Neuroimage Clin 23: 101888.

Musilová K, Kuba R, Brázdil M et al. (2010) Occurrence and lateralizing value of »rare« peri-ictal vegetative symptoms in temporal lobe epilepsy. Epilepsy Behav 19: 372–375.

Myers KA, Sivathamboo S, Perucca P (2018) Heart rate variability measurement in epilepsy: How can we move from research to clinical practice? Epilepsia 59: 2169–2178.

Nashef L, So EL, Ryvlin P et al. (2012) Unifying the definitions of sudden unexpected death in epilepsy. Epilepsia 53: 227–233.

Nass RD, Motloch LJ, Paar V et al. (2019) Blood markers of cardiac stress after generalized convulsive seizures. Epilepsia 60: 201–210.

Nitta N, Usui N, Kondo A et al. (2019) Semiology of hyperkinetic seizures of frontal versus temporal lobe origin. Epileptic Disord 21: 154–165.

Onorati F, Regalia G, Caborni C et al. (2017) Multicenter clinical assessment of improved wearable multimodal convulsive seizure detectors. Epilepsia 58: 1870–1879.

Page T, Rugg-Gunn FJ (2018) Bitemporal seizure spread and its effect on autonomic dysfunction. Epilepsy Behav 84: 166–172.

Palma JA, Benarroch EE (2014) Neural control of the heart: recent concepts and clinical correlations. Neurology 83: 261–271.

Pelliccia F, Kaski JC, Crea F et al. (2017) Pathophysiology of Takotsubo syndrome. Circulation 135: 2426–2441.

Pensel MC, Nass RD, Taubøll E et al. (2020) Prevention of sudden unexpected death in epilepsy: current status and future perspectives. Expert Rev Neurother 20: 497–508.

Pietrafusa N, Trivisano M, de Palma L et al. (2015) Peri-ictal water drinking: a rare automatic behaviour in temporal lobe epilepsy. Epileptic Disord 17: 384–396.

Poh MZ, Loddenkemper T, Reinsberger C et al. (2012) Autonomic changes with seizures correlate with postictal EEG suppression. Neurology 78: 1868–1876.

Rémillard GM, Andermann F, Testa GF et al. (1983) Sexual ictal manifestations predominate in women with temporal lobe epilepsy: a finding suggesting sexual dimorphism in the human brain. Neurology 33: 323–330.

Rocamora R, Becerra JL, Fossas P et al. (2014) Pilomotor seizures: an autonomic semiology of limbic encephalitis? Seizure 23: 670–673.

Rossetti AO, Dworetzky BA, Madsen JR et al. (2005) Ictal asystole with convulsive syncope mimicking secondary generalisation: a depth electrode study. J Neurol Neurosurg Psychiatry 76: 885–887.

Ryvlin P, Nashef L, Lhatoo SD et al. (2013) Incidence and mechanisms of cardiorespiratory arrests in epilepsy monitoring units (MORTEMUS): a retrospective study. Lancet Neurol 12: 966–977.

Ryvlin P, Nguyen DK (2021) Insular seizures and epilepsies: Ictal semiology and minimal invasive surgery. Curr Opin Neurol 34: 153–165.

Sadek AR, Kirkham F, Barker S et al. (2011) Seizure-induced miosis. Epilepsia 52: e199–203.

Sanchez-Larsen A, Principe A, Ley M et al. (2021) Characterization of the Insular Role in Cardiac Function through Intracranial Electrical Stimulation of the Human Insula. Ann Neurol 89: 1172–1180.

Schuele SU, Bermeo AC, Alexopoulos AV et al. (2007) Video-electrographic and clinical features in patients with ictal asystole. Neurology 69: 434–441.

Schuele SU, Bermeo AC, Locatelli E et al. (2008) Ictal asystole: a benign condition? Epilepsia 49: 168–171.

Schuele SU, Bermeo AC, Alexopoulos AV et al. (2010) Anoxia-ischemia: a mechanism of seizure termination in ictal asystole. Epilepsia 51: 170–173.

Sen A, Scott C, Sisodiya SM (2007) Stertorous breathing is a reliably identified sign that helps in the differentiation of epileptic from psychogenic non-epileptic convulsions: an audit. Epilepsy Res 77: 62–64.

Seyal M, Bateman LM (2009) Ictal apnea linked to contralateral spread of temporal lobe seizures: Intracranial EEG recordings in refractory temporal lobe epilepsy. Epilepsia 50: 2557–2562.

Seyal M, Bateman LM, Albertson TE et al. (2010) Respiratory changes with seizures in localization-related epilepsy: analysis of periictal hypercapnia and airflow patterns. Epilepsia 51: 1359–1364.

Shah J, Zhai H, Fuerst D et al. (2006) Hypersalivation in temporal lobe epilepsy. Epilepsia 47: 644–651.

Sivathamboo S, Constantino TN, Chen Z et al. (2020) Cardiorespiratory and autonomic function in epileptic seizures: A video-EEG monitoring study. Epilepsy Behav 111: 107271.

Specchio N, Trivisano M, Di Ciommo V et al. (2010) Panayiotopoulos syndrome: a clinical, EEG, and neuropsychological study of 93 consecutive patients. Epilepsia 51: 2098–2107.

Stecker EC, Reinier K, Uy-Evanado A et al. (2013) Relationship between seizure episode and sudden cardiac arrest in patients with epilepsy: a community-based study. Circ Arrhythm Electrophysiol 6: 912–916.

Stöllberger C, Sauerberg M, Finsterer J (2019) Immediate versus delayed detection of Takotsubo syndrome after epileptic seizures. J Neurol Sci 397: 42–47.

Strzelczyk A, Nowak M, Bauer S et al. (2010) Localizing and lateralizing value of ictal flatulence. Epilepsy Behav 17: 278–282.

Strzelczyk A, Cenusa M, Bauer S et al. (2011a) Management and long-term outcome in patients presenting with ictal asystole or bradycardia. Epilepsia 52: 1160–1167.

Strzelczyk A, Adjei P, Scott CA et al. (2011b) Postictal increase in T-wave alternans after generalized tonic-clonic seizures. Epilepsia 52: 2112–2117.

Surges R, Thijs RD, Tan HL et al. (2009) Sudden unexpected death in epilepsy: risk factors and potential pathomechanisms. Nat Rev Neurol 5: 492–504.

Surges R, Scott CA, Walker MC (2010a) Enhanced QT shortening and persistent tachycardia after generalized seizures. Neurology 74: 421–426.

Surges R, Taggart P, Sander JW et al. (2010b) Too long or too short? New insights into abnormal cardiac repolarization in people with chronic epilepsy and its potential role in sudden unexpected death. Epilepsia. 51: 738–744.

Surges R, Moskau S, Viebahn B et al. (2012) Prolonged atrial fibrillation following generalized tonic-clonic seizures. Seizure 21: 643–645.

Surges R, Jordan A, Elger CE (2013) Ictal modulation of cardiac repolarization, but not of heart rate, is lateralized in mesial temporal lobe epilepsy. PLoS One 8: e64765.

Surges R (2021) Wearables bei Epilepsien. Klin Neurophysiol 52: 29–38.

Surges R, Shmuely S, Dietze C et al. (2021a) Identifying patients with epilepsy at high risk of cardiac death: signs, risk factors and initial management of high risk of cardiac death. Epileptic Disord 23: 17–39.

Surges R, Conrad S, Hamer HM et al. (2021b) SUDEP kompakt – praxisrelevante Erkenntnisse und Empfehlungen zum plötzlichen, unerwarteten Tod bei Epilepsie. Nervenarzt 92: 809–815. (doi: 10.1007/s00115-021-01075-3).

Sveinsson O, Andersson T, Carlsson S et al. (2018) Circumstances of SUDEP: A nationwide population-based case series. Epilepsia 59: 1074–1082.

Tarnutzer AA, Mothersill I, Imbach LL (2018) Ictal nausea and vomiting – Is it left or right? Seizure 61: 83–88.

Tényi D, Gyimesi C, Kupó P et al. (2017) Ictal asystole: A systematic review. Epilepsia 58: 356–362.

Tényi D, Bóné B, Horváth R et al. (2019) Ictal piloerection is associated with high-grade glioma and autoimmune encephalitis-Results from a systematic review. Seizure 64: 1–5.

Van den Hout BM, Van der Meij W, Wieneke GH et al. (1997) Seizure semiology of occipital lobe epilepsy in children. Epilepsia 38: 1188–1191.

van der Lende M, Surges R, Sander JW et al. (2016) Cardiac arrhythmias during or after epileptic seizures. J Neurol Neurosurg Psychiatry 87: 69–74.

van Dijk JG, Thijs RD, van Zwet E et al. (2014) The semiology of tilt-induced reflex syncope in relation to electroencephalographic changes. Brain 137: 576–585.

van Dijk JG, van Rossum IA, Thijs RD (2020) Timing of circulatory and neurological events in syncope. Front Cardiovasc Med 7: 36.

Verrier RL, Klingenheben T, Malik M et al. (2011) Microvolt T-wave alternans physiological basis, methods of measurement, and clinical utility-consensus guideline by International Society for Holter and Noninvasive Electrocardiology. J Am Coll Cardiol 58: 1309–1324.

Verrier RL, Pang TD, Nearing BD et al. (2020) The Epileptic Heart: Concept and clinical evidence. Epilepsy Behav 105: 106946.

Vieluf S, Amengual-Gual M, Zhang B et al. (2021) Twenty-four-hour patterns in electrodermal activity recordings of patients with and without epileptic seizures. Epilepsia 62: 960–972.

Vilella L, Lacuey N, Hampson JP et al. (2019a) Incidence, Recurrence, and Risk Factors for Peri-ictal Central Apnea and Sudden Unexpected Death in Epilepsy. Front Neurol 10: 166.

Vilella L, Lacuey N, Hampson JP et al. (2019b) Postconvulsive central apnea as a biomarker for sudden unexpected death in epilepsy (SUDEP). Neurology 92: e171–e182.

Voss NF, Davies KG, Boop FA et al. (1999) Spitting automatism in complex partial seizures: a nondominant temporal localizing sign? Epilepsia 40: 114–116.

Williamson PD, Thadani VM, French JA et al. (1998) Medial temporal lobe epilepsy: videotape analysis of objective clinical seizure characteristics. Epilepsia 39: 1182–1188.

Wulsin AC, Solomon MB, Privitera MD et al. (2016) Hypothalamic-pituitary-adrenocortical axis dysfunction in epilepsy. Physiol Behav 166: 22–31.

Zack M, Luncheon C (2018) Adults with an epilepsy history, notably those 45–64 years old or at the lowest income levels, more often report heart disease than adults without an epilepsy history. Epilepsy Behav 86: 208–210.

14 Erektile Dysfunktion

Albert Kaufmann[4]

14.1 Definition

Die erektile Dysfunktion ist definiert als die fortwährende Unfähigkeit, eine penile Erektion, die für einen befriedigenden Geschlechtsverkehr ausreicht, zu erreichen oder aufrecht zu erhalten (NIH Consensus Conference 1993), d. h., es ist die ständige Unfähigkeit, eine Erektion zu erzielen, die ausreicht, den Geschlechtsverkehr auszuüben. Diese Störung sollte für mindestens sechs Monate bestehen. Eine Erektionsstörung kann Lebensqualität und Wohlbefinden für den Betroffenen sowie den Lebenspartner deutlich vermindern.

14.2 Epidemiologie

In Deutschland berichteten 96 % der befragten Männer in der Altersgruppe von 30–39 Jahren und 71,3 % in der Altersgruppe von 70–80 Jahren über regelmäßige sexuelle Aktivität (Braun et al. 2000). Hinsichtlich der Prävalenz nimmt die erektile Dysfunktion von 2,3 % in der 3. Lebensdekade auf 53,4 % in der 7. Lebensdekade zu (Braun et al. 2000). Dies entspricht mehreren Millionen betroffener Bundesbürger. In den USA (Massachusetts Male Aging Study) fand sich bei zufällig ausgewählten 40–70-jährigen Männern eine Prävalenz von 52 % für die Gesamtgruppe, mit der Unterteilung in eine erektile Dysfunktion geringer (17,2 %), mäßiger (25,2 %) oder schwerer (9,6 %) Ausprägung (Feldman et al. 1994). Aus Frankreich wird eine Prävalenz von 31,6 % der über 40-jährigen Männer berichtet (Guiliano et al. 2002). Ein Therapiewunsch bis zur 6. Lebensdekade besteht bei der Hälfte der Männer (Braun et al. 2000).

---

4 In der 1. Auflage wurde dieses Kapitel verfasst von Wolfgang Jost und Harry Derouet.

14.3 Anatomie und Physiologie der penilen Erektion

Funktionelle Anatomie des Penis

Der Penis setzt sich aus drei zylindrischen Strukturen zusammen, den paarigen, wegen inkomplettem Septum als funktionelle Einheit wirkenden Penisschwellkörpern (Corpora cavernosa), und dem Harnröhrenschwellkörper (Corpus spongiosum penis). Die Schwellkörper werden von dem fibrösen zweischichtigen »Skelett« der Tunica albuginea, welches neben fibrösen elastische Fasern enthält, umhüllt (Goldstein und Padma-Nathan 1990). Das Schwellkörpergewebe selbst besteht aus einem Netzwerk von Bindegewebsbalken, die glatte Muskelzellen enthalten, an der Oberfläche von Endothel bedeckt sind und ein Labyrinth von venösen Bluträumen (Lakunen) begrenzen. Die normale Länge des Penis wird durch den Kontraktionszustand der glatten kavernösen Muskelzellen kontrolliert und variiert abhängig von Emotionen und Temperatur bei Messung vom Os pubis bis zum Meatus urethrae im Mittel zwischen flaccid 8,8 cm, gestreckt 12,4 cm bis erigiert 12,9 cm (Wessels et al. 1996).

Vaskuläre Versorgung

Die Blutversorgung erfolgt arteriell hauptsächlich über die im Inneren des Schwellkörpers liegende A. profunda penis, ein Endast der Arteria pudenda interna (aus der Arteria iliaca interna) sowie extratunikal über die A. dorsalis penis, die vorwiegend die Glans penis versorgt. Akzessorische Arterien aus der A. iliaca externa, A. obturatoria, A. vesicalis oder A. femoralis sind bekannt und können zur Schwellkörperversorgung beitragen (Breza et al. 1989).

Der venöse Abfluss erfolgt vorwiegend über die extratunikale V. dorsalis penis profunda sowie über in den basalen Crura penis lokalisierte krurale Venen, welche zum periprostatischen Plexus drainieren. Auch im venösen System existieren zahlreiche Varianten.

Innervation

Die Erektion ist als ein neuronal gesteuertes vaskuläres Ereignis zu verstehen, dessen Initiierung abgesehen von reflexogen induzierten Erektionen zentralnervös stattfindet und bei dem die im Gehirn erzeugten Impulse dann über spinale Integrationszentren zum vaskulären Erfolgsorgan weitergeleitet werden. Aus Tierversuchen ist bekannt, dass visuelle (okzipital), olfaktorische (Rhinenzephalon), taktile (Thalamus) Reize oder Phantasien (limbisches System) proerektile Impulse induzieren, die im medialen präoptischen Gebiet (MPOA) und im Nucleus paraventricularis (PVN) des Hypothalamus integriert werden (Rampin und Giuliano 2001). PVN und MPOA kommunizieren mit verschiedenen Arealen des Gehirns, wodurch die proerektilen Impulse weiterhin moduliert werden können. Dopaminerge und adrenerge Rezeptoren scheinen positive, serotonerge hingegen negative Einflüsse auf die Sexualfunktion auszuüben (Rendell et al. 1999). Vom PVN besteht ein direkter Kontakt zu präganglionären spinalen Neuronen bis ins Sakralmark (Rampin und Giuliano 2001).

Die vegetative Regulation des Tonus der glatten kavernösen Muskelzellen und damit von Flaccidität und Tumeszenz erfolgt im Wechselspiel zwischen sympathischen und parasympathischen Einflüssen. Auf spinaler Ebene ist der Sympathikus thorakolumbal (Th 11–L 2) im Nucleus intermediolateralis, der Parasympathikus im Sakralmark (S 2–S 4) lokalisiert. Die vegetative Innervation erreicht als Nervengeflecht sympathischer und parasympathischer Nervenfasern (Plexus pelvicus) über das Rektum und dorsolateral der Prostata ziehend die Crura penis.

An der somatischen Innervation des Penis nehmen afferent sensible Impulse (Penishautrezeptoren via N. dorsalis penis via N. pudendus) und efferent motorische Einflüsse (via N. pudendus) teil. Die Aktivierung der motorisch versorgten ischio- und bulbokavernösen Muskulatur führt durch Kompression der proximalen Schwellkörperanteile zur Druckerhöhung im tumeszenten Schwellkörper und damit zu voller Gliedrigidität (Lue und Tanagho 1988). Mit dem N. pudendus ziehen auch vegetative Nervenfasern aus dem Plexus pelvicus zum Erfolgsorgan.

Physiologie der Erektion

Das Erreichen und Aufrechterhalten einer Erektion beinhaltet ein neuronal reguliertes ständiges hämodynamisches Gleichgewicht zwischen arteriellem Bluteinstrom und venösen Blutausstrom. Entscheidende Bedeutung für die Hämodynamik der Erektion kommt dabei dem Tonus der trabekulären glatten kavernösen Muskelzellen zu. Im Ruhezustand (Flaccidität) überwiegt dabei ein über das sympathische Nervensystem vermittelter konstriktorischer Einfluss auf die Muskelzellen über vom parasympathischen Nervensystem vermittelte relaxierende Effekte. Die kontrahierten Muskelzellen erlauben lediglich einen arteriellen Bluteinstrom, der die Ernährung der Muskelzellen, Nerven und des Bindegewebes sicherstellt.

Sexuelle Stimulation führt durch Erhöhung parasympathischer Einflüsse zur Relaxation der glatten kavernösen Schwellkörpermuskulatur. Der Parasympathikus moduliert zum einen durch hemmende Einflüsse die lokale sympathische Aktivität, zum anderen aktiviert er durch Freisetzung von Acetylcholin über NANC-Fasern (non-adrenerg, noncholinerg) die Stickoxid-Synthetase und damit die Freisetzung von Stickoxid (NO) vorwiegend aus dem Gefäßendothel. Die damit verbundene Gefäßwiderstandserniedrigung führt zum Einstrom von arteriellem Blut in die lakunären Räume. Mit zunehmender Schwellung der Schwellkörperlakunen wird das intrakorporale fibröse Skelett bis zu seinen Grenzen gedehnt und der venöse Abstrom aus dem Schwellkörper durch Kompression des subalbugineal Venenplexus und der Emissarvenen auf Ebene der Tunica albuginea gedrosselt (Lue und Tanagho 1988). Die Kompression der proximalen Corpora cavernosa durch Kontraktion der ischiokavernosalen und bulbokavernosalen Muskulatur führt dann zur Gliedrigidität, bei der suprasystolische Blutdruckwerte erreicht werden (Michal et al. 1983).

Zusammenfassend führt die zentrale Initiierung der Erektion nach spinaler Fortleitung zu einer Relaxation der glatten kavernösen Muskelzellen mit sekundärer Erhöhung des arteriellen Bluteinstroms in die Corpora cavernosa mit konsekutiver venöser Kompression auf tunikaler Ebene.

Die lokale Freisetzung von NO aktiviert intrazellulär die Guanylatzyklase, die aus Guanosinmonophosphat (GMP) zyklisches Guanosylmonophosphat (c-GMP) erzeugt. c-GMP bewirkt als second messenger intrazellulär über eine Verminderung des intrazellulären Calciumspiegels (Blockierung spannungsabhängiger Calciumkanäle) die Relaxation der glatten kavernösen Muskulatur. Der Abbau von c-GMP und damit die Beendigung der kavernösen Relaxation erfolgt über Phosphodiesterasen (PDE), wobei die PDE-5 das vorherrschende PDE-Isoenzym im humanen Corpus cavernosum ist (Boolell et al. 1996).

Neuere Untersuchungen belegen auch c-AMP als second messenger wegen einer cross-Regulierung von c-AMP und c-GMP (Kim et al. 2000; Stief et al. 2000).

14.4 Ursachen erektiler Funktionsstörungen

Es gibt eine Vielzahl von vor allem vaskulären, hormonellen und neurogenen Ursachen (▶ Tab. 14.1). Als wichtigste Risikofaktoren sind Diabetes mellitus und Rauchen zu nennen. In den meisten Fällen ist eine ätiologische Zuordnung jedoch schwieriger.

Da ein ungestörtes Zusammenspiel zwischen Gefäßen, Nerven, Hormonen und der Psyche Voraussetzung einer intakten Erektionsfähigkeit ist, sollte jeder Patient mit einer erektilen Dysfunktion mit dem Ziel untersucht werden, die Ursache seiner Beschwerden aufzudecken. Die International Society of Impotence Research empfiehlt daher eine Klassifikation der Erektionsstörung (Lizza und Rosen 1999, ▶ Tab. 14.1).

Der in verschiedenen epidemiologischen Studien festgestellte Zusammenhang der erektilen Dysfunktion mit chronischen Erkrankungen (Diabetes mellitus, koronare Herzkrankheit (Kirby et al. 2001), Hypertonie, Hyperlipidämie, Nikotinabusus, Depressionen) machen eine adäquate, oft fachübergreifende Abklärung des Patienten erforderlich, um dem Patienten eine individuelle Therapie anbieten zu können. Der negative Einfluss der benignen Prostatahyperplasie auf die sexuelle Funktion bei Männern zwischen 50–80 Jahren konnte in der MSAM-7-Studie (Rosen et al. 2002) demonstriert werden, bei der 83 % der Männer mit schwerer BPH-Symptomatik (LUTS) auch über eine erektile Dysfunktion klagten.

Auch Medikamente (insbesondere Antihypertensiva, Antidepressiva, Lipidsenker) können zu Erektionsstörungen führen.

Tab. 14.1: Klassifikation erektiler Funktionsstörungen (nach Lizza und Rosen 1999)

Organisch	Vaskulär
	  arteriell
	  venös
	  gemischt
	Neurogen
	Anatomisch
	Endokrin

Psychogen	*Generalisierter Typ*
	
	Fehlendes sexuelles Interesse (Libidomangel)
	  Primärer Libidomangel
	  Altersabhägige Abnahme des sexuellen Interesses
	Generalisierte Behinderung
	Chronische Störungen der Intimbeziehungen
	
	Situativer Typ
	
	Partnerbezogen
	Situationsbezogen
	Konfliktbezogen

Bei psychogener Ätiologie (Hartmann 1997) unterscheidet man zwischen tiefer liegenden Ursachen (intrapsychische Konflikte, Partnerschaftsprobleme) und unmittelbaren Ursachen (Versagensängste, Selbstbeobachtung, destruktive erotische Atmosphäre, ▶ Tab. 14.1).

Nicht vergessen werden darf bei der Behandlung betroffener Männer, dass eine hohe Assoziation zwischen erektiler Dysfunktion und kardiovaskulärer Erkrankung besteht (Dursun et al. 2016)

14.5 Diagnostik

Die wichtigsten diagnostischen Maßnahmen sind:

1. Anamnese
2. Symptomerfassung mit standardisierten Fragebögen
3. Neurologische Untersuchung
4. Psychiatrische/psychologische Diagnostik
5. Gefäßdiagnostik und pharmakologische Provokationstests
6. Urologische/andrologische Diagnostik
7. Bildgebende Verfahren
8. Neurophysiologische Untersuchungen
   - EMG der Sphinkteren
   - Neurografie
   - Evozierte Potenziale (v. a. SSEP und SHA)

Als Basisprogramm müssen bei den Patienten mit einer erektilen Dysfunktion eine spezifische Anamnese und eine komplette neurologische Untersuchung erfolgen. Die Anamnese umfasst auch die Sexualanamnese und sollte nicht von falscher Scham beherrscht sein. Psychologische Ursachen und Faktoren sind zu berücksichtigen (▶ Kasten 14.2). Die Partnerin bzw. der Partner sollten, falls möglich, ebenfalls befragt werden. Wesentlich ist auch die Frage nach nächtlichen und morgendlichen Spontanerektionen (Cave: morgendliche Erektionen schließen eine Erektionsstörung nicht aus). Symptomatische Ursachen (▶ Kap. 14.4) wie Diabetes mellitus, arterielle Hypertonie, Gefäßerkrankungen etc. sind ebenso wie Vorerkrankungen und Operationen, auslösende Medikamente, Alkohol- und Drogenkonsum und neurologische Erkrankungen (Polyneuropathie, Bandscheibenvorfälle, Parkinson-Syndrom, Multiple Sklerose) zu erfragen (Davis-Joseph et al. 1995). Bei der klinisch-neurologischen Untersuchung richtet sich ein besonderes Augenmerk auf weitere Störungen in der Urogenitalregion (Inkontinenz, Hämorrhoidalleiden, Abszesse, Traumata), die Sensibilitätsprüfung im Urogenitalbereich sowie den Anal- und Kremasterreflex (▶ Kasten 14.1).

Kasten 14.1: Urogenitale klinische Untersuchung (adaptiert nach Haensch et al. 2019)

- Genitale Sensibilität
- Hodendruckschmerz
- Kremasterreflex: Das Bestreichen der Haut an der Innenseite des proximalen Oberschenkels führt durch Innervation des N. genitofemoralis (L 1–L 2) zu einem Aufsteigen des ipsilateralen Hodens.
- Bulbokavernosusreflex: Nach leichtem Kneifen der Glans penis wird eine Kontraktion des M. bulbocavernosus ausgelöst. Diese Reflexantwort wird vom N. pudendus (S 3–S 4) vermittelt.
- Perianale Sensibilität
- Rektale Untersuchung zur Beurteilung des Sphinctertonus
- Analreflex: Die Berührung zirkulär rechts und links über die perianale Haut führt als afferent und efferent durch den N. pudendus (S 3–S 5) innervierter Fremdreflex zu einer Kontraktion des Sphincter externus.

14.5 Diagnostik

Kasten 14.2: Diagnostik bei erektiler Dysfunktion (urologisch/neurologisch)

- Anamnese und klinischer Befund
- Sexualanamnese (inklusive Fragebogen, z. B. IIEF)
- Klinisch-andrologische Untersuchung
- Laboruntersuchung (vor allem Blutzucker, Lipide, Leberwerte, Kreatinin, Harnstoff, Testosteron, Prolaktin, PSA)
- SKAT-Testung (SKIT) oder PDE5-Hemmer
- Doppler- bzw. Duplex-Sonografie (peak flow > 30 cm/s, Resistance index > 0,8)
- Penile Tumeszenz*
- Invasive urologische Diagnostik*
- Arteriografie und Kavernosometrie* (sind erst bei auffälligem Duplexbefund und der Frage einer operativen Therapie indiziert)
- Psychologische/psychiatrische Diagnostik
- Neurophysiologische Diagnostik

* Nur in spezialisierten Praxen oder Kliniken

Bei der körperlichen Untersuchung dürfen die Inspektion urogenital (auch Hoden und Prostata) und anal sowie digitale und funktionelle Untersuchungen (Kneifen, Pressen) des Analkanals nicht vergessen werden. Aus den auffälligen Befunden ergeben sich weiterführende Untersuchungen.

Bei den Laboranalysen sind insbesondere die Sexualhormone Testosteron und Prolaktin zu berücksichtigen. Bei pathologischem Testosteronwert sollten auch andere endokrine Systeme (Schilddrüse, Nebenniere) untersucht werden, bevor eine Substitution vorgenommen wird. Folgende Laborparameter sind ebenfalls von Bedeutung: Blutzucker (ggf. HbA1c), Leberenzyme, Serum-Kreatinin, Blutbild (Polyglobulie bei Schlafapnoesyndrom!), Lipiddiagnostik. Wegen der Assoziation von Erektionsstörungen mit sonstigen Erkrankungen des unteren Harntrakts (Rosen et al. 2002) empfiehlt sich bei Patienten über 45 Jahre die zusätzliche PSA-Bestimmung sowie eine urologische Untersuchung.

Als Fragebogen wird klinisch bei erektiler Dysfunktion zunehmend der International Index of Erectile Function (IIEF (Rosen et al. 1997) oder die Kurzform (IIEF-5 (Rosen et al. 1999) eingesetzt, die sich insbesondere in Pharmakonstudien bewährt haben. Dieser Fragebogen erlaubt eine graduelle Einteilung anhand des Scores in keine, leichte, mittelschwere und schwere erektilen Dysfunktion.

14.5.1 Klinisch-andrologische Untersuchung

Die klinisch-andrologische Untersuchung beinhaltet die Palpation des Penis (z. B. wegen Indurationen bei Induratio penis plastica), die Palpation des Skrotalinhalts (z. B. wegen Hodenatrophie, Hodentumor), den Gesamtkörperstatus (Habitus, Gynäkomastie?) und die rektal-digitale Untersuchung (benigne Prostatahyperplasie, Prostatitis, Prostatakarzinom). Diese Untersuchung erfordert ausreichende Erfahrung auf diesem Gebiet.

14.5.2 Gefäßdiagnostik

Gefäßdiagnostik am Penis sowie neurologische Untersuchungsverfahren zählen zur erweiterten Diagnostik bei erektiler Dysfunktion. Gefäßuntersuchungen der penilen Gefäße sind nur in artifizieller Erektion sinnvoll. Daher bietet sich die Kombination mit dem Schwellkörperinjektionstest an, bei dem eine pharmakologisch provozierte Erektion visuell und palpatorisch klassifiziert wird (eingeteilt in die Stufen E0–E5). Mittel der ersten Wahl zur Erektionsprovokation ist Prostaglandin E1 (Caverject, Viridal). Insbesondere die Farbduplexsonografie erlaubt sehr differenzierte Aussagen über die Intaktheit der penilen Arterien sowie indirekt durch Messung der diastolischen Maximalgeschwindigkeiten über die Okklusionsfunktion des Schwellkörpers. Bei Nachweis einer penilen Arteriopathie sollte auch eine koronare Herzkrankheit ausgeschlossen werden (Lewis und Jordan 2002). Bei fehlendem Ansprechen auf die intrakavernöse Injektion vasoaktiver Substanzen kann, wenn auch selten erforderlich, eine Pharmakokavernosometrie und Pharmakokavernosografie zur besseren Beurteilung der venösen Verschlussfunktion des Schwellkörpers angeboten werden (▶ Kasten 14.2). Eine angiografische Untersuchung der Penisgefäße (selektive A.-pudenda-interna-Angiografie) ist nur bei Verdacht auf Gefäßmissbildung oder bei geplanten interventionellen Maßnahmen indiziert, was durch die Weiterentwicklung der Duplexsonografie auf Einzelfälle beschränkt bleibt. In der MRT-Angiografie mit Gadolinium ist es möglich, Thrombosen der Venen nachzuweisen. Ebenso können Gefäßmissbildungen, die zu einer vorzeitigen Ableitung des arteriellen Blutes in die Venen führen, dargestellt werden. Die MRT ist sehr gut geeignet, Hämatome innerhalb der Schwellkörper oder aber Vernarbungen der Schwellkörper darzustellen (Stehling et al. 1997).

Diese Untersuchungen werden nur von diesbezüglich ausgebildeten Urologen/Andrologen sowie Radiologen ausgeführt. Die Indikationsstellung sollte entsprechenden Zentren vorbehalten werden.

Ein gutes Ansprechen beim Einsatz auf 5-PDE-Hemmer spricht für ein intaktes Gefäßsystem.

14.5.3 Neurologische Zusatzdiagnostik

Mit den neurophysiologischen Untersuchungen sollen somatische Efferenzen und Afferenzen sowie sympathische Nervenfasern, die mit dem N. pudendus zu den Erfolgsorganen des Beckenbodens (Penis, Urethralsphinkter, Analsphinkter) verlaufen, beurteilt werden (▶ Kasten 14.3). Zur Überprüfung der somatischen Efferenz darf das EMG des M. sphincter ani externus mit konzentrischen Nadelelektroden als Screening-Methode angesehen werden (Bartolo et al. 1983; Jost 2004). Wie bei einem EMG anderer Muskeln auch spricht Spontanaktivität für eine akute, periphere Läsion im motorischen Schenkel des N. pudendus, während der neurogene Umbau der Muskelpotenziale (verlängert, polyphasisch, hochgespannte Muskelaktionspotenziale) für eine chronisch-neurogene Läsion spricht.

Der Bulbocavernosusreflex wird durch einen elektrischen Reiz des N. dorsalis penis mittels Ringelektroden am Penis evoziert und die Reflexantwort mit Nadelelektroden vom M. bulbocavernosus abgeleitet. Der Reflex wird zur seitengetrennten Untersuchung des N. pudendus sowie zum Nachweis von Läsionen der Cauda equina und des Conus medullaris verwendet.

Bei der Messung der PNTML (Pudendal Nerve Terminal Motor Latency) wird zur Beurteilung der somatomotorischen Bahn des N. pudendus nach digitaler Austastung des Analkanals der motorische Endast des N. pudendus stimuliert und mittels einer weiter distal gelegenen Elektrode über dem externen Analsphinkter abgeleitet (Kiff und Swash 1984).

Die Überprüfung der somatischen Afferenz durch Messung der somatosensorisch evozierten Potenziale (SSEP) des N. pudendus (Opsomer et al. 1986) gibt Aufschluss über die gesamte Strecke der sensiblen Bahnen von penil bis zerebral sowie über Latenzverzögerungen bei peripheren (Diabetes) und zentralnervösen Schädigungen (Multiple Sklerose). Die genannten Methoden beurteilen die schnell leitenden, dick-bemarkten Nervenfasern, nicht jedoch die entscheidenden Nervenfasern, die die glatten kavernosalen Muskelzellen und damit die Füllungszustände des

Schwellkörpers regulieren. Diese Fasern gehören postganglionär zu den unbemarkten C-Fasern des vegetativen Nervensystems und sind einer direkten neurophysiologischen Untersuchung nicht zugänglich. Lediglich die sympathischen sudomotorischen Nervenfasern der Penishaut können mittels der penilen sympathischen Hautantwort (PSHA) diagnostisch erfasst werden (▶ Abb. 14.1). Zeitweise wurde große Hoffnung durch die Befunde des Corpus-cavernosum-EMG geweckt. Nach dem derzeitigen Stand liefert die Untersuchung aber keine aussagekräftige, reproduzierbare Aussage (Jost 2004).

Die Untersuchung von A-Delta- und C-Fasern mittels quantitativer sensibler Testung des Temperaturempfindens (Warm-/Kalt-Wahrnehmungsschwellen) kann hilfreich zum Nachweis einer neuropathischen Komponente bei erektiler Dysfunktion angewandt werden (Wellmer et al. 1999). Bei pathologischem, klinischem oder elektrophysiologischem Befund werden zur Lokalisation von Läsionen auch bildgebende Verfahren (Kernspintomografie) eingesetzt.

Kasten 14.3: Zur Verfügung stehende neurophysiologische Untersuchungen

Reflexlatenzen
Elektromyografie
Evozierte Potenziale (v. a. SSEP)
Sympathische Hautantwort

Bei pathologischem, klinischem oder elektrophysiologischem Befund werden zur Lokalisation von Läsionen auch bildgebende Verfahren (Kernspintomografie) eingesetzt.

Bei komplett unauffälligem körperlichem Untersuchungsbefund sollte eine Kooperation mit einem erfahrenen Sexualtherapeuten gesucht werden, da das erste Ziel der Behandlung immer die Behandlung der Ursache und nicht des Symptoms sein sollte.

Bei der Sexualanamnese können folgende Informationen auf eine psychische Ursache der erektilen Dysfunktion hinweisen:

- Plötzlicher Beginn (ohne erkennbaren organischen Auslöser)
- Vorausgehende belastende Lebensereignisse
- Fluktuationen und Situationsabhängigkeit der Störung (Partnerkontakt versus Masturbation)
- Keine körperlichen Risikofaktoren (die Potenz beeinflussenden Erkrankungen, Medikamente, Alkohol, Drogen)
- Alter unter 50 Jahren
- Fortbestehen nächtlicher Spontanerektionen

Die psychischen Ursachen einer erektilen Dysfunktion lassen sich vier Bereichen zuordnen (Kockott 2002; Hartmann 2000):

- Innerpsychische Ängste (psychodynamische Aspekte)
- Lerndefizite (lerntheoretische Aspekte)
- Partnerschaftliche Probleme (interpersonelle, paardynamische Aspekte)
- Selbstverstärkungsmechanismus der Versagensangst

14.5.4 Psychiatrische Diagnostik

Sowohl bei normaler als auch bei gestörter Sexualität sind stets psychische, soziale (insbesondere partnerschaftliche) und organische Faktoren miteinander verknüpft. Dies gilt auch für die erektile Dysfunktion. Diese multifaktoriellen Wechselwirkungen erfordern in den meisten Fällen eine interdisziplinäre Diagnostik und Therapie. Besonders deutlich wird dies an der engen Beziehung zwischen depressiven Störungen und erektiler Dysfunktion, die sich gegenseitig bedingen, aufrechterhalten oder verstärken können (viele moderne Antidepressiva beeinflussen beispielsweise die Sexualität negativ).

14 Erektile Dysfunktion

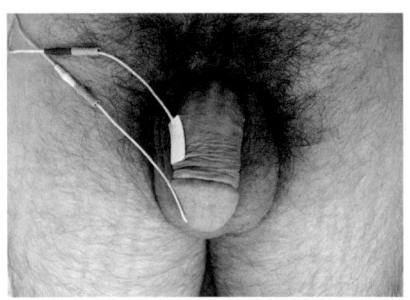

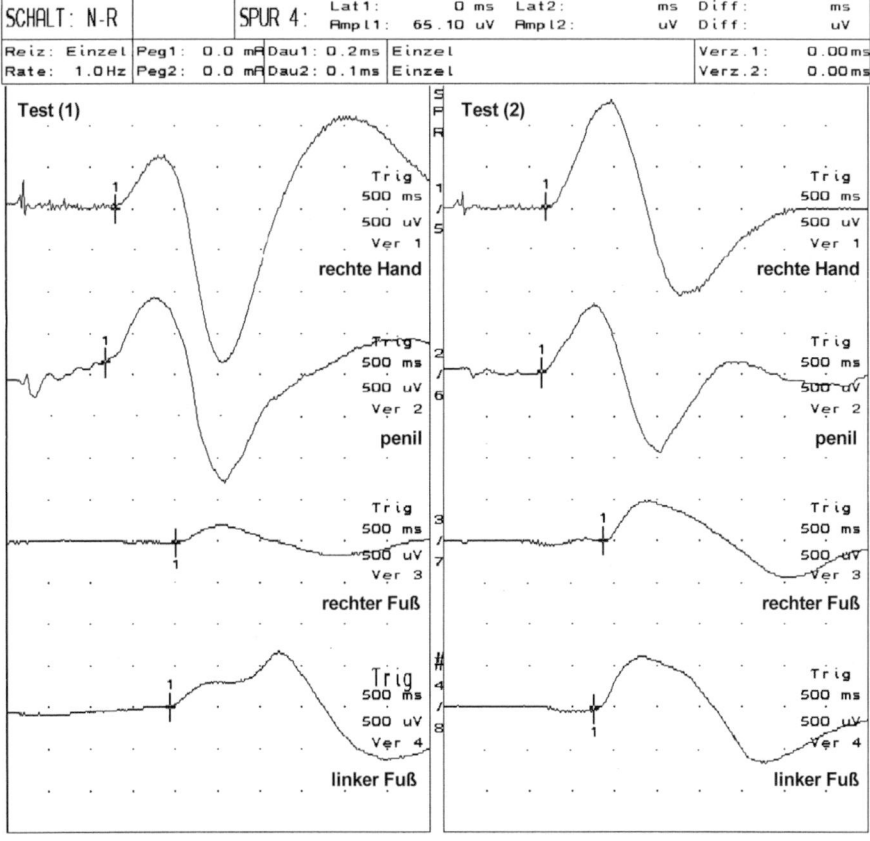

Latenzen	Test (1)	Test (2)
rechte Hand	1300 ms	1190 ms
penil	1180 ms	1140 ms
rechter Fuß	2020 ms	1860 ms
linker Fuß	1940 ms	1750 ms

Abb. 14.1a, b: **a** Platzierung der Elektroden bei der penilen SHA. Referenzelektrode an der Glans penis; **b** Erhaltene Potenziale bei der gleichzeitigen Ableitung penil sowie rechte Hand und rechter und linker Fuß

Bei der Sexualanamnese können folgende Informationen auf eine Psychogenese der erektilen Dysfunktion hinweisen (Buddeberg 1996):

- Plötzlicher Beginn (ohne erkennbaren organischen Auslöser)
- Vorausgehende belastende Lebensereignisse
- Fluktuationen und Situationsabhängigkeit (Partnerkontakt vs. Masturbation) der Störung
- Keine körperlichen Risikofaktoren (Potenz beeinflussende Erkrankungen, Medikamente, Alkohol, Drogen)
- Alter unter 50 Jahren
- Fortbestehen nächtlicher Spontanerektionen

14.6 Therapie der erektilen Dysfunktion

> **Die wichtigsten therapeutischen Maßnahmen aus Sicht der Neurologie sind**
>
> - Behandlung der Ursache bzw. Vorbeugung, z. B. bei Diabetes und/oder koronarer Herzerkrankung
> - Psychiatrisch-psychologische Therapie, falls entsprechende Genese

14.6.1 Psychiatrisch-psychologische Therapie

Psychopharmakologische oder psychotherapeutische Interventionen in Form von Einzel- und/oder Paartherapie richten sich nach der eruierten Grundproblematik (z. B. Antidepressiva oder kognitive Therapie von Depressionen, bei denen Libido- und Erektionsstörungen Teil eines Symptomkomplexes sein können). Probleme wie Unwissenheit, sexuelle Fehleinstellungen oder aktuelle Paarkonflikte können häufig durch entlastende oder beratende Gespräche bzw. Vermittlung einer Aussprache des Paares erfolgreich angegangen werden (Buddeberg 1996). Eine gezielte Therapie sollte erfahrenen Sexualtherapeuten überlassen werden.

14.6.2 Organische Therapie

Vor Beginn der Therapie sollte der Patient über die Ursachen und Risikofaktoren einer erektilen Dysfunktion und die zur Verfügung stehenden therapeutischen Möglichkeiten aufgeklärt werden. Wenn möglich, sollte die Partnerin respektive der Partner einbezogen werden. Die kommentarlose Verordnung einer medikamentösen Therapie ist zu vermeiden. Primäres Ziel muss die ursächliche Therapie sein. Dazu gehört auch die Veränderung des Lebensstils und der Lebensgewohnheiten (Esposito et al. 2004), z. B. Gewichtsreduktion, Reduktion oder Meiden von Nikotin und Alkohol. Durch die guten Erfolge der Phosphodiesterase-Hemmer werden diese Therapieempfehlungen in den letzten Jahren bedauerlicherweise missachtet. Die spezifische Therapie bei Testosteronmangel oder bei anatomischen Auffälligkeiten und PSA-Erhöhungen wird üblicherweise durch den Urologen durchgeführt.

Bei der medikamentösen Therapie kann zwischen oraler, intraurethraler und intrakavernöser Applikation unterschieden werden. Als Ultima Ratio bestehen operative Methoden, deren Akzeptanz unterschiedlich, bei entsprechendem Leidensdruck jedoch hoch ist (Baas et al. 2020). Häufig vergessen wird die psychiatrische bzw. psychologische Therapie.

Kasten 14.4: Therapie der erektilen Dysfunktion (organisch)

- Orale Pharmakotherapie (selten kausal bei Hormonstörungen, sonst symptomatisch)
- Transurethrale Pharmakotherapie (MUSE)
- Intrakavernöse Pharmakotherapie (SKAT)
- Vakuumtherapie
- Operative Therapie: Penisprothetik

Ist keine kausale Therapie der erektilen Dysfunktion möglich, stellt die orale medikamentöse Behandlung den vom Patienten bevorzugten Therapieweg dar (Braun et al. 2000). Während kausale medikamentöse Therapieoptionen im Sinne des Hormonersatzes (Testosterongabe) oder der Prolaktinsuppression eher eine seltene Therapiemöglichkeit darstellen, hat die orale Pharmakotherapie der erektilen Dysfunktion seit Beginn des Jahrtausends durch die Entwicklung neuer, effektiver Substanzen beeindruckende Erfolge zeigen können. Damit ist die Medikation zur Therapie der ersten Wahl bei erektiler Dysfunktion geworden. Man unterscheidet Medikamente mit zentralem von solchen mit peripherem Wirkmechanismus (▶ Tab. 14.2).

Tab. 14.2: Orale Pharmakotherapie der erektilen Dysfunktion

Zentraler Mechanismus (derzeit klinisch ohne Bedeutung)	Yohimbin (α-2-Rezeptor-Antagonist) Apomorphin (Dopaminrezeptor-Agonist)
Peripherer Mechanismus	5-Phosphodiesterase-Hemmer
	Sildenafil
	Vardenafil
	Tadalafil

Phosphodiesterase-Hemmer

Sildenafil (Viagra®): Sildenafil (25, 50, 100 mg) war der erste zugelassene Phospodiesterase-Hemmer und darf als eines der am besten untersuchten Medikamente angesehen werden (Boolell et al. 1996; Fink et al. 2002; Goldstein et al. 1998; Giuliano et al. 1999). Die Wirkung setzt nach 30–60 min ein, wobei eine sexuelle Stimulation erforderlich ist. Die Initialdosis sollte 25 oder 50 mg betragen, danach erfolgt eine Dosisanpassung. Die Erfolgsraten liegen bei 56 % (25 mg), 77 % (50 mg) bis 84 % (100 mg) bei einer Placeborate von 25 % (Goldstein et al. 1998). Die Substanz Sildenafil ist auch als Generikum in verschiedenen Darreichungsformen (z. B. Schmelztablette, Kautablette) erhältlich.

Vardenafil (Levitra®, in Österreich Vivanza®): Vardenafil (5, 10, 20 mg) wird als zehnfach potent zu Sildenafil angesehen (Bischoff und Schneider 2001; Brock et al. 2002b), weshalb niedriger dosiert werden kann. Üblicherweise wird mit 10 mg begonnen (Angulo et al. 2001). Der Wirkeintritt stellt sich bei sexueller Stimulation innerhalb von 30 min ein. Die Erfolgsraten liegen bei 66 % (5 mg), 76 % (10 mg) bis 80 % (20 mg) bei einer Placeborate von 30 % (Porst et al. 2001). Die klinischen Daten zeigen keine höhere Effektivität als Sildenafil (Goldstein und Padma-Nathan 1990; Goldstein et al. 2002; Padma-Nathan et al. 1997; Porst et al. 2003). Aktuell wurde für Vardenafil eine 10-mg-Schmelztablette eingeführt, die bukkal resorbiert wird und nicht geschluckt werden muss. Sie wird nur als 10-mg-Tablette rezeptiert und soll durch die gute Resorption genauso effektiv wie die bisherige 20-mg-Tablette sein.

Tadalafil (Cialis®): Der dritte 5-Phosphodiesterase-Hemmer Tadalafil (10, 20 mg) hat eine sehr lange Halbwertszeit von 17,5 Stunden (Gresser und Gleiter 2002), dies verlängert das Wirkfenster der Substanz auf bis zu 36 Stunden (Brock et al. 2002b; Porst et al. 2002). Wegen der längeren HWZ wird diese Substanz auch in letzter Zeit bevorzugt (Derouet et al. 2004). Üblicherweise wird mit 10 mg begonnen. Der Wirkeintritt stellt sich bei sexueller Stimulation innerhalb von 30 min ein (Saenez de Tejada et al. 2001). Die Erfolgsraten liegen bei 67 % (10 mg) bzw. 81 % (20 mg) bei einer

Placeborate von 35 % (Brock et al. 2002b). Trotz der längeren Halbwertszeit ist die Nebenwirkungsrate der Substanz nicht höher. Wegen der höheren Selektivität für die PDE-5 wird die PDE-6 der Retina nicht mitgehemmt, daher spielt die seltene Nebenwirkung des Blausehens bei Tadalafil keine Rolle. Im Gegensatz zu Sildenafil und Vardenafil wird der Effekt nicht negativ durch fettreiche Mahlzeiten beeinflusst. Mittlerweile steht Tadalafil 5 mg auch als tägliche Medikation zur Verfügung. Die tägliche Einnahme hat als neue Therapieoption gegenüber der bedarfsorientierten Einnahme auch Eingang in die aktuellen EAU-Leitlinien gefunden. Als Nachteil ist zu werten, dass man über die Kumulation 2–3 Tage braucht, bis die volle Wirkung pharmakologisch erreicht ist. Darauf sollte man die Patienten hinweisen.

Avanafil (Spedra®): Avanafil ist der vierte PDE-5-Inhibitor auf dem deutschen Markt, der mit Dosierungen von 50, 100 und 200 mg erhältlich ist. Die etwas seltener auftretenden Nebenwirkungen und die Kontraindikationen entsprechen denen der anderen PDE-5-Hemmer. Als Anfangsdosis empfiehlt sich die jeweilige mittlere Dosis, im Falle einer renalen oder hepatischen Schädigung oder aber einem Alter von über 65 Jahren sollte mit der niedrigsten Dosierung begonnen werden. Auch bei HIV-Patienten unter Einnahme von Proteaseinhibitoren oder aber bei paralleler Medikation von Cimetidin, Ketoconazol oder Erythromycin sollte die Dosis auftitriert werden.

Die Nebenwirkungen der einzelnen Präparate sind vergleichbar. Dies sind vor allem Kopfschmerzen, eine Flush-Symptomatik, eine verstopfte Nase und Dyspepsie, bei Tadalafil zusätzlich Rückenschmerzen. Die Grenzen der oralen Pharmakotherapie werden in einer Metaanalyse dargestellt, die bisher nur für Sildenafil, nicht für die neuen PDE-5-Hemmer vorliegt (▶ Tab 14.3; Fink et al. 2002; ▶ Tab. 14.4; Haensch et al., 2019). Insbesondere ist ersichtlich, dass die hohen Raten von publizierten Erektionsverbesserungen nicht zwangsläufig zu einem erfolgreichen, vom Patienten erwünschtem Geschlechtsverkehr führen.

Tab. 14.3: Metaanalyse der Wirksamkeit von Sildenafil bei verschiedenen Krankheitsbildern (n = 6659). Einbezogen wurden nur Studien von mindestens zwölf Wochen Dauer, verglichen wurde mit Placebo (Fink et al. 2002)

	> 50 % erfolgreiche Geschlechtsverkehrversuche	> 1x erfolgreicher Geschlechtsverkehr	Erektionsverbesserung unter der Medikation
gesamt	57 % (vs. 21 %)	83 % (vs. 45 %)	78 % (vs. 25 %)
schwere erektile Dysfunktion	47 % (vs. 11 %)	74 % (vs. 26 %)	67 % (vs. 15 %)
Hypertonus	50 % (vs. 16 %)	75 % (vs. 39 %)	68 % (vs. 21 %)
koronare Herzkrankheit	42 % (vs. 14 %)	69 % (vs. 32 %)	63 % (vs. 20 %)
periphere arterielle Verschlusskrankheit	57 % (vs. 13 %)	88 % (vs. 38 %)	70 % (vs. 14 %)
Querschnitt	53 % (vs. 8 %)	81 % (vs. 26 %)	83 % (vs. 12 %)
psychogen	66 % (vs. 29 %)	91 % (vs. 61 %)	87 % (vs. 38 %)
radikale Prostatektomie	25 % (vs. 3 %)	47 % (vs. 14 %)	48 % (vs. 10 %)
Diabetes mellitus	44 % (vs. 16 %)	70 % (vs. 34 %)	63 % (vs. 19 %)

Bei Versagen der oralen Pharmakotherapie können dem Patienten invasivere Therapieformen als Second-Line-Therapie angeboten werden.

Als neuester Ansatz wird empfohlen, bei Nichtansprechen auf PDE-5-Hemmer unbedingt den Testosteronspiegel zu kontrollieren, da ein Ausgleich des Testosteronmangels zum Ansprechen auf PDE-5-Hemmer führen kann. Dies erklärt sich dadurch, dass die neurogene und die endotheliale NO-Synthetase androgen reguliert werden. (Gresser und Gleiter 2002; Brock et al. 2002a; Young 1999).

Wichtigste Kontraindikation aller PDE-5-Hemmer stellt die Einnahme von Nitraten und NO-Donatoren (z. B. Molsidomin) dar. Relative Kontraindikationen stellen die Herzinsuffizienz NYHA Grad 2–3, eine instabile Angina pectoris, die Retinitis pigmentosa, eine Leberinsuffizienz oder Z. n. Herzinfarkt oder Apoplex in den letzten sechs Monaten dar. Bei Patienten mit kardiologischem Risikoprofil wird daher vor Anwendung eine kardiologische Abklärung empfohlen. Eine sehr seltene Nebenwirkung nach PDE-5-Hemmer-Einnahme stellt der akute oder partielle Sehverlust (NAION = Non-Arteric-anterior-Ischemic-Optic-Neuropathy) dar, der insbesondere nach Sildenafileinnahme beschrieben wurde, wobei eine Koinzidenz zu vaskulären Risikofaktoren (Hypertonus, KHK, Diabetes mellitus, Hyperlipidämie, Rauchen) vorzuliegen scheint.

Ausschlusskriterien sind: kongestive Herzinsuffizienz, niedriger Blutdruck, eine komplexe antihypertensive Therapie und Medikamente, die HWZ der Phospodiesterase-Hemmer verlängern. Die Elimination erfolgt vorwiegend hepatogen, daher stellt die dekompensierte Leberinsuffizienz ebenfalls eine Kontraindikation dar.

Tab. 14.4: Orale Pharmaka zur Therapie der erektilen Dysfunktion im Vergleich (Haensch et al. 2019).

Substanz	Wirkort	Dosis	HWZ	Wirkdauer	Effektivität	Nebenwirkungen	Wirkeintritt
Avanafil	peripher	50–200 mg	6–17 h	6h	bis 59 %	Kopfschmerz, Flush	nach 15–30 min
Sildenafil	peripher	25–100 mg	ca. 4 h	ca. 4 h	bis 80 %	Kopfschmerz, Dyspepsie, Flush	nach 25 min
Vardenafil	peripher	10–20 mg	4,4–4,8 h	ca. 4 h	bis 80 %	Kopfschmerz, Dyspepsie, Flush	nach 25–60 min
Tadalafil	peripher	10–20 mg	17,5 h	24–36 h	bis 80 %	Kopfschmerz, Dyspepsie, Flush	nach 30 min
Yohimbin	zentral	15–30 mg	ca. 0,6 h	ca. 3 h	ca. 30 %	Zittern, Erregung	nach 2–3 Wochen Therapie
Apomorphin	zentral	3 mg	2–3 h	ca. 0,3 h	47 %	Übelkeit, Synkope	nach 20 min

Lokale Pharmakotherapie (MUSE, SKAT)

Die dosisabhängige, lokale Anwendung von Pharmaka über die Harnröhre (Prostaglandin-E1-haltige Pellets (MUSE = medical urethral system for erection); Padma-Nathan et al. 1997) oder durch Selbstinjektion des Patienten (SKAT = Schwellkörper-Autoinjektionstherapie) bleibt damit für die Patienten reserviert, bei denen die bedarfsgerechte Tabletteneinnahme unwirksam oder wegen Nebenwirkungen nicht indiziert ist. Bei ungenügender Effizienz einer oralen Pharmakotherapie kann die wenig invasive MUSE in Kombination mit 5-Phosphodiesterase-Hemmern noch einzelnen Patienten bei Versagen der Monotherapien zu einer ausreichenden Gliedsteife verhelfen. Wegen der schwierigen Handhabung wird dieses Verfahren nur selten gewählt. Für die Schwellkörper-Autoinjektionstherapie ist in Deutschland nur Prostaglandin E1 (Caverject®, Viridal®) zugelassen. Insbesondere bei intrakavernösen Schmerzen auf Prostaglandininjektion kann auch die in Deutschland nicht zugelassene Papaverin-Phentolamin-Mischung (Androskat®, beziehbar über Auslandsapotheke) noch erfolgreich eingesetzt werden. Nebenwirkungen der SKAT sind prolongierte Erektionen bis zum Priapismus, Thrombosen und lokale Fibrosen am Schwellkörper. Dies kann bis zu einer bleibenden Funktionsunfähigkeit der Schwellkörper führen.

Lokale Hilfsmittel (Vakuumtherapie, lokale Elektrotherapie, chirurgische Therapie)

Hilfsmittel wie Vakuumpumpen (Derouet et al. 1999) oder operative Eingriffe wie die Penisprothesenimplantation ergänzen die therapeutischen Möglichkeiten, stellen aber zahlenmäßig nur für einen kleinen Teil der Patienten eine akzeptable therapeutische Alternative dar. Die Art der Anwendung beschränkt die Akzeptanz der Vakuumtherapie trotz der geringen Komplikationsrate (lokale Hauthämatome, Schmerzen) und der von der Ätiologie der erektilen Dysfunktion unabhängigen Anwendbarkeit. Beckenbodengymnastik oder die lokale Elektrotherapie (Ischiokavernosusstimulator EREC-FIT; Derouet et al. 1998) werden zur Verbesserung der Gliedsteife eingesetzt, insbesondere bei leichten und mittleren Graden venöser Okklusionsstörungen als Monotherapie oder zur Verbesserung des Ansprechens auf eine orale Pharmakotherapie.

Als operatives Verfahren steht vor allem die Penisprothesenimplantation zur Verfügung (Lewis und Jordan 2002).

Rekonstruktive chirurgische Verfahren wie die Arterialisation mittels Epigastrika-Bypass oder venös-resektorische Chirurgie können wegen zweifelhafter Langzeitergebnisse nur in Einzelfällen angeboten werden. Die Schwellkörperimplantatchirurgie mit Verwendung hydraulischer Systeme liefert dagegen bei korrekter Indikationsstellung gute Langzeitergebnisse (Lewis und Jordan 2002) und wird trotz aller neuen therapeutischen Entwicklungen weiterhin einen wichtigen Stellenwert bei der Therapie der erektilen Dysfunktion behalten. Komplikationen wie Protheseninfekt oder mechanisch-technische Probleme sowie eine Langzeitzufriedenheitsrate von 60–80 % bei Patienten und Partnern (Montorsi 2000) geben diesem Verfahren erst nach Ausschöpfen sonstiger weniger invasiver Therapieoptionen seine Berechtigung. Bei Patienten mit Reflexentleerung der Harnblase und Kondomurinalversorgung bessern die Implantate auch die Befestigung der Urinale.

14.7 Fazit für die Praxis

Erektionsstörungen sind häufig und können in vielen Fällen gut behandelt werden. Meist erfolgen die Diagnostik und Therapie durch die Urologie, nicht in selten Fällen ist ein interdisziplinäres Vorgehen sinnvoll.

Literatur

Angulo J, Cuevas P, Fernandez A et al. (2001) Characterization of vardenafil, a new PDE5 inhibitor for erectile dysfunction, and comparison of activity with sildenafil. Int J Imp Res 13: 64.

Baas W, O'Connor B, Welliver C et al. (2020) Worldwide trends in penile implantation surgery: data from over 63.000 implants. Trasl Androl Urol 9(1): 31–37.

Bartolo DCC, Jarratt JA, Read NW (1983) The use of conventional electromyography to assess external sphincter neuropathy. J Neurol Neurosurg Psychiatry 46: 1115–1118.

Bischoff E, Schneider K (2001) A conscious-rabbit model to study vardenafil hydrochloride and other agents that influence penile erection. Int J Impot Res 13: 230–235.

Boolell M, Gepi-Attee S, Gingell JC et al. (1996) Sildenafil, an novel effective oral therapy for male erectile dysfunction. Br J Urol 78: 257–261.

Braun M, Wassmer G, Klotz T et al. (2000) Epidemiology of erectile dysfunction: results of the »Cologne male Survey«. Int J Imp Res 12: 305–311.

Breza J, Aboseif SR, Orvis BR et al. (1989) Detailed anatomy of penile neurovascular structures: Surgical significance. J Urol 141: 437–443.

Brock G, Padma-Nathan H, Seger M (2002a) Efficacy and tolerability of vardenafil in males with erectile dysfunction following radical prostatectomy. Eur Urol S1: 152.

Brock GB, McMahon CG, Chen KK et al. (2002b) Efficacy and safety of tadalafil for the treatment of erectile dysfunction: results of integrated analyses. J Urol 168: 1332–1336.

Buddeberg C (1996) Sexualberatung. Stuttgart: Enke.

Davis-Joseph B, Tiefer L, Melman A (1995) Accuracy of the initial history and physical examination to establish the etiology of erectile dysfunction. Urology 45: 498–502.

Derouet H, Nolden W, Jost WH et al. (1998) Treatment of erectile dysfunction by an externous ischiocavernous muscle stimulator. Eur Urol 34: 355–359.

Derouet H, Caspari D, Rohde V et al. (1999) Treatment of erectile dysfunction with external vacuum devices. Andrologia 31(S1): 89–94.

Derouet H, Behre HM, Büttner H et al. (2004) Ergebnisse einer multizentrischen, randomisierten, doppelblinden Crossover-studie zur Untersuchung der Patientenpräferenz zwischen Tadalafil und Sildenafil. Urologe A 43 (Suppl.1): S65.

Dursun M, Besiroglu H, Alper Otunctemur A et al. (2016) Association between cardiometabolic index and erectile dysfunction: A new index for predicting cardiovascular disease, Kaohsiung J Med Sci 32: 620–623.

Esposito K, Guigliano F, Di Palo C et al. (2004) Effect of lifestyle changes on erectile dysfunction in obese men: a randomized controlled trial. JAMA 291: 2978–2984.

Feldman HA, Goldstein I, Hatzichristou DG et al. (1994) Impotence and its medical and psychosocial correlates: results of the Massachusetts Male Aging Study. J Urol 151: 54–61.

Fink HA, Mac Donald R, Rutks IR et al. (2002) Sildenafil for male erectile dysfunction: a systematic review and meta-analysis. Arch Intern Med 162: 1349–1360.

Giuliano F, Rampin O, Mckenna KE (1999) Animal Models Used in Erectile Dysfunction. In: Carson CC, Kirby R, Goldstein I (Hrsg.) Textbook of Erectile Dysfunction. Oxford: Isis Medical Media. S. 43–49.

Goldstein AMB, Padma-Nathan H (1990) The microarchitecture of the intracavernosal smooth muscle and the cavernosal fibrous skeleton. J Urol 144:1144–1146.

Goldstein I, Lue TF, Padma-Nathan H et al. (1998) Oral sildenafil in the treatment of erectile dysfunction. N Engl J Med 338: 1397–1404.

Goldstein I, Young J, Segerson T et al. (2002) Longterm efficacy and safety of vardenafil in diabetic men with erectile dysfunction. Diabetes 51 (S2): A98.

Gresser U, Gleiter CH (2002) Erectile dysfunction: comparison of efficacy and side effects of the PDE-5 inhibitors sildenafil, vardenafil and tadalafil. Eur J Med 7: 435–446.

Guiliano F, Chevret-Measson M, Tsatsaris A et al. (2002) Prevalence of erectile dysfunction in France: results of an epidemiological survey of a representative sample of 1004 men. Eur Urol 42: 382–389.

Haensch CA, Hilz M, Jost W, Kaufmann A et al. (2019) S1-Leitlinie Diagnostik und Therapie der erektilen Dysfunktion. Fortschr Neurol Psychiatr 87: 225–233.

Hartmann U (1997) Psychological subtypes of erectile dysfunctions: results from statistical analyses and clinical practice. World J Urol 15: 56–64.

Hartmann U (2000) Psychosomatische Aspekte bei Erektionsstörungen. Dtsch Ärztebl 97: 534–538.

Jost WH (2004) Neurologie des Beckenbodens – Neurourologie. Bremen: Uni-Med Verlag.

Kiff ES, Swash M (1984) Normal proximal and delayed distal conduction in the pudendal nerves of patients with idiopathic (neurogenic) faecal incontinence. Br J Surg 71: 614–616.

Kim N, Hang Y, Moreland R, Kwak S (2000) Cross-regulation of intracellular cGMP and cAMP in cultured human corpus cavernosum smooth muscle cells. Mol Cell Biol Res Comm 4: 10–14.

Kirby M, Jackson G, Betteridge J et al. (2001) Is erectile dysfunction a marker for cardiovascular disease? Int J Clin Pract 55: 614–618.

Kockott G. (2002) Diagnostik und Therapie sexueller Funktionsstörungen. In: Hartwich P, Haas S (Hrsg.) Sexuelle Störungen und Probleme bei psychisch Kranken. Sternenfels: Verlag Wissenschaft & Praxis.

Lewis R, Jordan G (2002) Surgery for erectile dysfunction. In: Campbells Urology. Bd. 2. 8. Aufl. Philadelphia: Saunders.

Lizza EF, Rosen RC (1999) Definition and classification of erectile dysfunction. Report of the nomenclature committee of the international society of impotence research. Int J Impotence Res 11: 141–143.

Lue TF, Tanagho EA (1988) Functional anatomy and mechanism of penile erection in the treatment of venogenic impotence. In: Tanagho EA, Lue TF, Mcclure RD (Hrsg.). Contemporary management of male impotence and infertility. Baltimore: Williams and Wilkins. S. 65–69.

Michal V, Simana J, Rehak J et al. (1983) Haemodynamics of erection in man. Physiologia Bohemoslovaca 32: 497–499.

Montorsi F, Rigatti P, Carmignani G et al. (2000) AMS three-piece inflatable implants for erectile dysfunction: A long-term multi-institutional study in 200 consecutive patients. Eur Urol 37: 50–55.

NIH (1993) NIH consensus conference: impotence. NIH Consensus development panel on impotence. JAMA 270: 83–90.

Opsomer RJ, Guerit JM, Wiese FX (1986) Pudendal cortical somatosensory evoked potentials. J Urol 135: 1216–1217.

Padma-Nathan H, Hellstrom WJ, Kaiser FE et al. (1997) Treatment of men with erectile dysfunction with transurethral alprostadil Medicated Urethral system for erection (MUSE) Study group. N Engl J Med 336: 1–7.

Porst H, Rosen R, Padma-Nathan H et al. (2001) The efficacy and tolerability of vardenafil, a new oral, selective phosphodiesterase type 5 inhibitor, in patients with erectile dysfunction: the first at-home clinical trial. Int J Impot Res 13: 192–199.

Porst H, Huebler D, Padma-Nathan H et al. (2002) Tadalafil allows men with erectile dysfunction to have sexual intercourse up to 36 hours postdose. Int J Imp Res 14 (S4): S60.

Porst H, Young JM, Schmidt AC et al. (2003) Efficacy and tolerability of vardenafil for erectile dysfunction in patient subgroups. Urology 62: 519–523.

Rampin O, Giuliano F (2001) Brain control of penile erection. World J Urol 19: 1–8.

Rendell MS, Rajfer J, Wicker PA et al. (1999) Sildenafil for treatment of erectile dysfunction in men with diabetes-a randomized controlled trial. Sildenafil diabetes study group. JAMA 281: 421–426.

Rosen RC et al. (1999) Development and evaluation of an abridged, 5-item version of the International Index of Erectile Function (IIEF-5) as a diagnostic tool for erectile dysfunctionInt J Impot Res. 11(6): 319–26.

Rosen RC, Riley A, Wagner G et al. (1997) The international index of erectile function (IIEF): A multidimensional scale for assessment of erectile dysfunction. Urology 49: 822–830.

Rosen RC, Leary M, Altwein J et al. (2002) LUTS and male sexuality: Findings from the multinational survey of the aging male (MSAM-7). Int J Imp Res 14 (S3): S25.

Saenez de Tejada I, Emmick J, Anglin G et al. (2001) The effect of on demand Tadalafil (IC351) treatment of erectile dysfunction in men with diabetes. Eur Urol 39 (S5): 16.

Stehling MK, Liu L, Laub G et al. (1997) Gadolinium-enhanced magnetic resonance angiography of the pelvis in patients with erectile impotence. MAGMA 5(3): 247–54.

Stief C, Ueckert S, Becker A et al. (2000) Effects of sildenafil on c-AMP and c-GMP levels in isolated human cavernous and cardiac tissue. Urology 55: 146–150.

Wellmer A, Sharief MK, Knowles CH et al. (1999) Quantitative sensory and autonomic testing in male diabetic patients with erectile dysfunction. BJU International 83: 66–70.

Wessels H, Lue TF, McAninch JW (1996) Penile length in the flaccid and erect states: Guidelines for penile augmentation. J Urol 156: 995–997.

Young J (1999) Sildenafil citrate (Viagra) in the treatment of erectile dysfunction: a 12-week, flexible-dose study to assess efficacy and safety. Int J Pract 102 (Suppl.): 6–7.

15 Neurogene Störungen des unteren Harntraktes

Albert Kaufmann[5]

15.1 Definition, Epidemiologie, Ursachen

Als neurogen werden die Störungen des unteren Harntraktes bezeichnet, die ein neurologisches Korrelat aufweisen (Haensch et al. 2020). Bei einem Großteil der Patienten findet sich die Ursache nicht, obwohl die neurogene Genese wahrscheinlich ist. Genaue Zahlen zur Häufigkeit gibt es nicht, da das Symptom nicht absolut, sondern in Zusammenhang mit der Grundkrankheit erfasst wird. Etliche neurologische Erkrankungen gehen mit Blasenfunktionsstörungen einher. So finden sich in der Literatur Hinweise, dass z. B. 75 % aller MS-Patienten (DasGupta und Fowler 2003), 27–70 % aller Parkinson-Patienten (Winge und Fowler 2006) und 20–50 % aller Patienten mit zerebrovaskulären Erkrankungen unter einer Störung des unteren Harntraktes leiden (Herzog et al. 2008). Bei Querschnittgelähmten ist immer mit einer solchen Problematik zu rechnen. Man findet im Rahmen der neuro-urologischen Funktionsdiagnostik im Wesentlichen folgende Störungen des unteren Harntraktes (▶ Abb. 15.1):

- Detrusorhyperaktivität
- Detrusor-Sphinkter-Dyssynergie (DSD)
- Detrusorhypoaktivität
- Detrusorareflexie
- Hypoaktiver Sphinkter

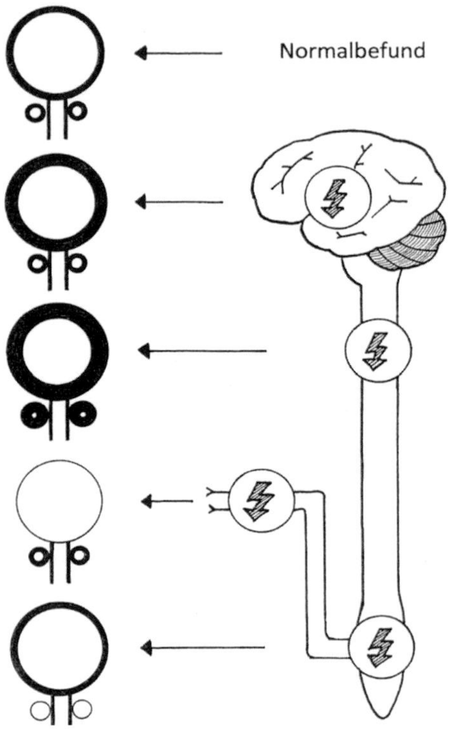

Abb. 15.1: Ursachen der neurogenen Funktionsstörungen: Schematische Darstellung der Muster und Zuordnung zur Lokalisation der Läsionen; die fünf äußeren Blasen-Sphinkter-Schemata symbolisieren die urodynamischen Befundmuster (dicke Linie = Hyperaktivität; dünne Linie = Hypo-/Akontraktilität). Von oben nach unten: Normalbefund; Detrusorhyperaktivität; Detrusor-Sphinkter-Dyssynergie; Detrusorhypoaktivität; hypoaktiver Sphinkter.

---

[5] In der 1. Auflage wurde dieses Kapitel verfasst von Wolfgang Jost und Susanne Heitmann.

15.2 Pathophysiologie

Die Innervation der Blase ist komplex, die Blasenentleerung sowie Urinspeicherung setzt die Funktionsfähigkeit etlicher nervaler Zentren sowie Regelkreise voraus. Jede Läsion, die ein Zentrum oder einen Regelkreis betrifft, kann dementsprechend zu einer Blasenstörung führen (▸ Abb. 15.2 und ▸ Abb. 15.3). Daneben sind mehrere Neurotransmitter involviert, sodass viele Therapien einen direkten oder indirekten Einfluss auf die Blasenfunktion haben.

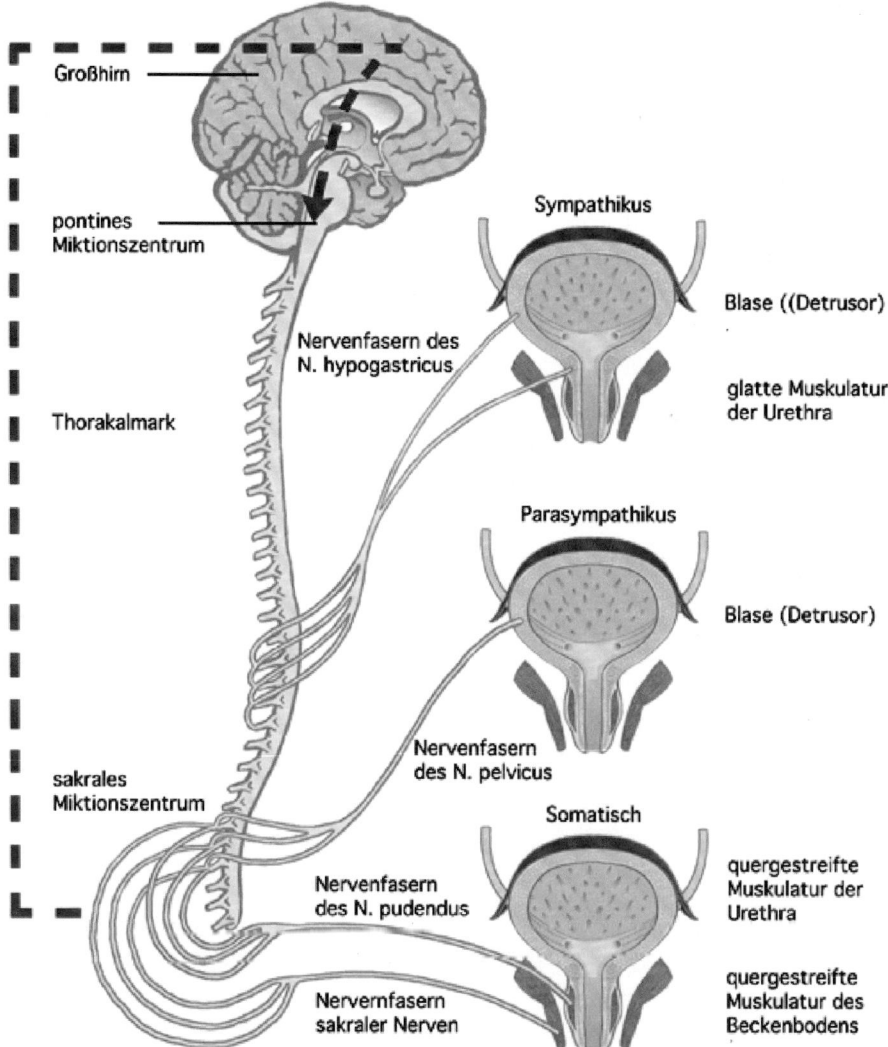

Abb. 15.2: Autonome und somatische Innervation der Blase, vereinfachtes Schema (Quelle: Jost WH (2004) Neurologie des Beckenbodens – Neurourologie. Bremen: UNI-MED © *2004 UNI-MED Verlag. Abdruck mit freundlicher Genehmigung*)

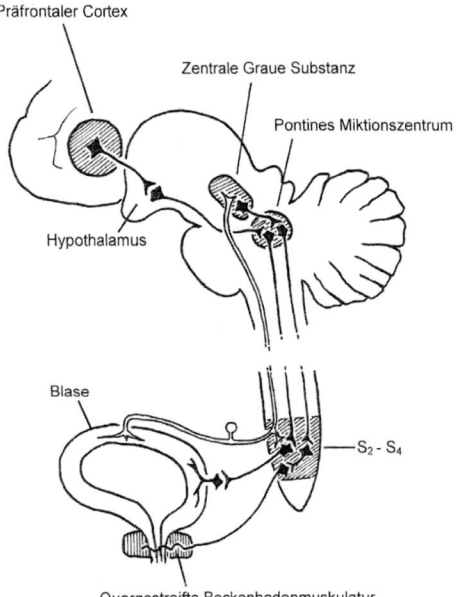

Abb. 15.3: Beteiligte nervale Strukturen bei der Kontrolle der Blasenfunktion

15.3 Diagnostik

Grundsätzlich sollten zunächst nicht-neurogene Funktionsstörungen des unteren Harntraktes urologisch ausgeschlossen werden, bevor die Zuweisung zum Neuro-Urologen erfolgt. Bei Männern ist vor allem an die benigne Prostatahyperplasie, aber auch an eine Harnröhrenstriktur und -verengung zu denken, die zu einer subvesikalen Obstruktion führen können. Bei Frauen müssen u. a. zwingend eine Bindegewebsschwäche mit Absenkung des Beckenbodens samt Uterus (Zystozele in unterschiedlichen Formen), eine postmenopausale Östrogenmangeldystrohpie und/oder chronische Entzündung der Harnblase ausgeschlossen werden.

15.3.1 Klinisches Bild

Grundsätzlich gilt, dass neurogene Läsionen oberhalb des sakralen Miktionszentrums zu einer Detrusorhyperaktivität führen. Läsionen auf Höhe des sakralen Miktionszentrums oder weiter peripher gelegene Läsionen führen zu einer Schädigung mit Detrusorhypokontraktilität, bzw. Areflexie des Detrusors und/oder hypoaktivem bis schlaffem Sphinkter. Es können je nach Krankheitsbild, nach Ausmaß der Schädigung (z. B. komplettes oder inkomplettes Querschnittsyndrom) oder Dauer der Erkrankung Mischformen auftreten (Panicker et al 2015)

Detrusorhyperaktivität

Bei der Detrusorhyperaktivität tritt eine Speicherstörung der Harnblase mit Pollakisurie, Nykturie, imperativem Harndrang und eventuell mit Dranginkontinenz auf. Unterschieden wird, je nach Lokalisation der neurogenen Läsion eine suprapontine von einer spinalen Detrusorhyperaktivität.

Bei der *suprapontinen Detrusorhyperaktivität* liegt der Läsionsort oberhalb des pontinen Miktionszentrums, welches das Zusammenspiel von Detrusor und Blasensphinkter koordiniert. Da die Koordination hier gewährleistet ist, ist eine restharnfreie Entleerung in der Regel möglich, die aber meist durch die fehlende suprapontine Kontrolle nicht aufzuhalten ist. Ursächlich können Multiple Sklerose, M. Parkinson, zerebrovaskuläre Erkrankungen, Normaldruck-Hydrozephalus, demenzielle Erkrankungen und Erkrankungen des Frontalhirns sein (Herzog et al. 2008). Auch Schädel-Hirn-Traumata führen zu diesen Störungen.

Bei der *spinalen Detrusorhyperaktivität* liegt der Läsionsort unterhalb des pontinen Miktionszentrums, aber oberhalb des sakralen Miktionszentrums, hervorgerufen durch z. B. Querschnittläsionen unterschiedlicher Genese, zervikale Myelopathie, oder Multiple Sklerose (Herzog et al. 2008). Durch die Beeinträchtigung der auf- und absteigenden Bahnen zum und vom pontinen Miktionszentrum ist nicht nur die willentliche Kontrolle über die Blase und das Blasenfüllungsgefühl, sondern auch die Koordination zwischen Detrusor und Sphinkterapparat betroffen. Es tritt daher eine *Detrusor-Sphinkter-Dyssynergie* auf.

Detrusor-Sphinkter-Dyssynergie

Da die Koordination zwischen Detrusor und Sphinkter gestört ist, kommt es zu einer funktionellen subvesikalen Obstruktion und zu einer meist unwillkürlichen Blasenentleerung mit Restharn. Die Detrusor-Sphinkter-Dyssynergie (DSD) führt zu einer Stakkato-Miktion und selten auch zu einer Verzögerung des Miktionsbeginnes und -vorganges.

Als Ursachen kommen z. B. Querschnittlähmungen infrage. Ist die Querschnittlähmung komplett, so werden alle afferenten und efferenten Bahnen durchtrennt, es fehlt ein Harndranggefühl und die Möglichkeit der willentlichen Ansteuerung des Entleerungsvorganges. Die so entstehende Dysfunktion des unteren Harntraktes zeichnet sich aus durch eine reflektorische Kontraktion und Reflexharninkontinenz. Diese Funktionsstörung ist unter allen Störungen als die für den Betroffenen Gefährlichste anzusehen: Die als Folge der Detrusorhyperaktivität in Verbindung mit der DSD einhergehende Hochdrucksituation in der Harnblase führt zu einer erheblichen Gefährdung des oberen Harntraktes bis hin zur Niereninsuffizienz mit Dialysepflichtigkeit. Zusätzlich treten rezidivierend Harnwegeinfekte auf, oft im Laufe der Zeit mit multiresistenten Erregern. Weitere Ursachen für eine Detrusor-Sphinkter-Dyssynergie können Multisystematrophien (bis 50 %), Multiple Sklerose (bis 30 %) oder auch angeborene Rückenmarkerkrankungen (z. B. Meningomyelozele) sein (Herzog et al. 2008).

Detrusorhypo-/akontraktilität

Die Detrusorhypo- bzw. Detrusorakontraktilität wird durch Schädigung des sakralen Miktionszentrums oder des Parasympathikus in seinem intrapelvinen Verlauf hervorgerufen. Sie weist daher das Bild einer peripheren Schädigung auf. In Abhängigkeit vom Ausmaß der Schädigung kann sie einhergehen mit reduziertem Harndrang (Schädigung der afferenten Innervation), Unfähigkeit zur Initiierung der Blasenentleerung und abgeschwächtem Harnstrahl (Schädigung der efferenten Innervation), Restharngefühl oder Überlaufinkontinenz. Komplizierend können rezidivierende Harnwegsinfekte auftreten.

Ursächlich sind folgende Erkrankungen anzuführen: Polyneuropathie (20–40 %), Bandscheibenprolaps (6–18 %), Erkrankungen des kleinen Beckens, Guillain-Barré-Syndrom (30 %), CIDP, Multiple Sklerose (10 %), iatrogen nach Operationen (z. B. Hysterektomien, Rektumresektionen) (Herzog et al. 2008).

Hypoaktiver Sphinkter

Durch Schädigung des in Höhe S 2–S 4 gelegenen Kerngebietes des N. pudendus (Nucleus Onuf) oder des N. pudendus in seinem Verlauf durch das kleine Becken, entsteht eine schlaffe Lähmung des externen Blasensphinkters (*hypoaktiver Sphinkter*). Es kommt dabei zu einem unwillkürlichen Urinverlust bei Erhöhung des intraabdominellen Druckes z. B. beim Husten oder Niesen. Isoliert stellt dies eine Rarität dar, ein hypoaktiver Sphinkter tritt eher in Kombination mit einer Detrusorhypokontraktilität bei Schädigung des Konus-Kauda-Bereiches auf.

Erwähnt werden muss an dieser Stelle, dass die häufigste Ursache der Belastungsinkontinenz nicht neurogener Natur ist: Häufig liegt bei Frauen eine unzureichende Funktion der urethralen Muskulatur, bzw. eine nicht regelrechte Lage der Urethra z. B. im Rahmen einer Beckenbodeninsuffizienz oder nach Geburtstraumen vor (Jost et al. 2005). Bei Männern tritt diese nach Prostataoperationen auf. Auch durch Strahlenschäden (z. B. Radiatio nach Prostata-Karzinom) kann es zu Spätschäden im kleinen Becken wie einer Sphinkterinsuffizienz kommen (Kollmeier et al. 2005; Nguyen et al. 2007).

15.3.2 Neurogene Versorgung der Harnblase

Die zentrale Steuerung erfolgt über das pontine Miktionszentrum, das die koordinierte Entspannung der inneren und äußeren Sphinkteren sowie die Kontraktion des M. detrusor vesicae vermittelt (Bähr und Frotscher 2003). Übergeordnete Struktur ist das *frontale Miktionszentrum*, das inhibitorische Funktionen auf das pontine Miktionszentrum ausübt und damit eine Entleerung der Harnblase in geeigneter Umgebung garantiert (▶ Abb. 15.2 und ▶ Abb. 15.3).

Bei etlichen Erkrankungen, u. a. dem Parkinson-Syndrom, sind darüber hinaus noch weitere zentrale Strukturen involviert.

Die *parasympathischen Fasern* entstammen dem sakralen Spinalsegment S 2–S 4 und ziehen peripher als Nn. splanchnici pelvini zu Ganglien in der Wand der Harnblase und zum glatten M. sphincter internus. Die Stimulation des Parasympathikus verursacht über eine Freisetzung von Acetylcholin eine Kontraktion des M. detrusor vesicae und eine Erschlaffung des M. sphincter internus und somit die Blasenentleerung. Die parasympathischen Fasern sind in ihrem Verlauf durch das kleine Becken dem N. pudendus angelagert (Bähr und Frotscher 2003).

Die *sympathische Innervation* entspringt den Spinalsegmenten Th 11–L 2 und zieht durch den Plexus hypogastricus zum M. detrusor vesicae und glatten M. sphincter internus. Der Sympathikus steuert die Speicherfunktion der Harnblase.

Der *N. pudendus* ist ein somatischer Nerv, dessen Kerngebiet, der Ncl. onuf, im Sakralmark in Höhe S 2–S 4 liegt. Er versorgt mit seinem motorischen Anteil die quergestreifte Muskulatur des Beckenbodens: u. a. den M. sphincter urethrae externus und M. sphincter ani externus sowie den M. ischiocavernosus und M. bulbospongiosus.

15.3.3 Diagnostik der Blasenfunktionsstörungen

Diagnostik und Therapie der Blasenfunktionsstörung fallen primär in das (neuro-)urologische Fachgebiet. Die Patienten sollten einer gründlichen urologischen Diagnostik unterzogen worden sein, zu der unter anderem die Restharnmessung, der Ausschluss einer entzündlichen Erkrankung (Zystitis), eine Harnstrahlmessung mit Ableitung des Beckenboden-EMG, eine, Urethrozystoskopie und (Video-)Urodynamik gehören. Ferner sollte bei weiblichen Patienten eine gynäkologische Untersuchung erfolgt sein. Nach Zuweisung durch den Urologen ist die Aufgabe der neurologischen Diagnostik die Ausschluss- und/oder Differenzialdiagnostik. Anamnese und klinischer Befund liefern dabei die wichtigsten differenzialdiagnostischen Hinweise. Neben einer gründlichen Anamneseerhebung und einer neurologischen Untersuchung zur Abklärung einer neurologischen Grunderkrankung stehen speziell zur Untersuchung der an der Blasenfunktion beteiligten neurogenen Strukturen folgende apparative Möglichkeiten zur Verfügung:

15.4 Erweiterte neurophysiologische Diagnostik

Im Wesentlichen stehen zurzeit zwei elektrophysiologische Untersuchungsmethoden in der Beurteilung der Blasenfunktionsstörung zu Verfügung: Das EMG des M. sphincter ani externus und die SEP des N. pudendus. Die Bestimmung der distal motorischen Pudenduslatenz (PNTML) ist dem EMG untergeordnet. Die einzige Möglichkeit zur Beurteilung des vegetativen Nervensystems stellt die Bestimmung der penilen sympathischen Hautanwort dar.

15.4.1 EMG des M. sphincter ani externus

Das EMG mit konzentrischer Nadelelektrode ist die wichtigste neurologische Untersuchung bei Funktionsstörungen des Beckenbodens. Allgemein hat es sich bewährt das EMG, auch bei Harninkontinenz, vom Analsphinkter abzuleiten. Dieser Muskel ist einfach zu punktieren, außerdem liegen ausreichend Vergleichs- und Normwerte vor. Es werden dabei in erster Linie die somatischen motorischen Efferenzen untersucht, indirekt werden aber auch die Afferenzen durch reflektorische Kontraktion des Schließmuskels auf Dehnungsreize mit beurteilt. Anhand der Einzelpotenzialanalyse und des Aktivitätsmusters kann eine neurogene Schädigung des N. pudendus ausgeschlossen oder nachgewiesen, das Ausmaß quantifiziert und zwischen floridem und chronischem Stadium unterschieden werden. Im M. spincter ani externus wird eine Polyphasierate bis 10–15 % noch als normal angesehen. Die Werte für die Potenzialdauer betragen durchschnittlich 2–8 ms (mittlere Potenzialdauer 4,5 ms) und die Amplitudenhöhe < 2 mV (mittlere Amplitudenhöhe 0,7 mV) im Gesamtkollektiv, unterscheiden sich also deutlich von denen anderer Muskeln (Jost 2004; Kittel und Jost 2006). Die Diagnose einer neurogenen Beckenbodenschädigung sollte erst durch den Nachweis eines neurogenen Umbaus und gleichzeitigen Ausfalls motorischer Einheiten im EMG gestellt werden.

15.4.2 Pudendus-SEP

Mit der Erfassung der Pudendus-SEP, deren Stimulation mittels Ringelektroden am Penisschaft bzw. Klitoris und Ableitung am Kortex (Cz + 3 cm) erfolgt, können die somatischen Afferenzen aus dem Pudendus-Innervationsgebiet überprüft werden. Verschiedene Studien haben gezeigt, dass die Tibialis-SEP und Pudendus-SEP trotz erheblicher Streckendifferenzen eine ähnliche Gesamtlatenz aufweisen (Jost

2004). Ein Ausfall der Pudendus-SEP kann nicht uneingeschränkt als pathologisch bewertet werden, da auch bei Normalpersonen eine Ableitung dieser Potenziale nicht immer gelingt. In diesem Fall sollte die elektrophysiologische Diagnostik um die Tibialis-SEP ergänzt werden, um eine zentrale Leitungsstörung auszuschließen. Die Pudendus-SEP (▶ Abb. 15.4) können nicht durch die einfacher abzuleitenden Tibialis-SEP ersetzt werden, da eine ausreichende Korrelation zwischen den beiden Methoden nicht nachgewiesen werden konnte (Jost und Heitmann 2006). Der Stellenwert der analen Dermatom-SEP kann derzeit nicht definiert werden, sodass auf die Ableitung analer SEP bei urogenitalen Funktionsstörungen verzichtet werden kann.

15.4.3 Penile SHA

Die einzige Möglichkeit, vegetative Nervenfasern diagnostisch zu erfassen, stellt die Ableitung der sympathischen Hautantwort (SHA) dar. Gemessen wird dabei die Änderung des Hautwiderstandes bei Erregung sympathisch-sudmotorischer Schweißdrüsen auf einen sensorischen Reiz (elektrisch, akustisch) hin. Bei Ableitung vom Penis beträgt die Latenz der sympathischen Hautreaktion 1.100–1.600 ms (Derouet et al. 1995); sie ist bei 85 % der Normalpersonen ableitbar. Als sicher pathologisch zu werten sind das Fehlen der SHA oder Latenzen über 1.800 ms; zu beachten ist aber, dass ein Fehlen der penilen SHA auch bei Gesunden in ca. 15–20 % beobachtet werden kann (Haensch et al. 2001). Siehe hierzu Abbildung 14.1 in Kapitel 14.

15.4.4 PNTML

Dabei wird der N. pudendus mittels einer anal eingeführten Fingerelektrode gereizt und die Latenzzeit bis zur Kontraktion des Zielmuskels bestimmt. Diese Latenzbestimmung erlaubt eine Aussage bezüglich des morphologischen Zustands des Nervs. Aus der Latenzzeit kann keine Leitgeschwindigkeit errechnet werden. Die PNTML ist kein Screening-Verfahren, ein Normalbefund schließt eine neurogene Schädigung nicht aus. Die Indikation ist bei pathologischem EMG und der Frage nach einer weit distal gelegenen N. pudendus-Läsion gegeben (Jost 2004).

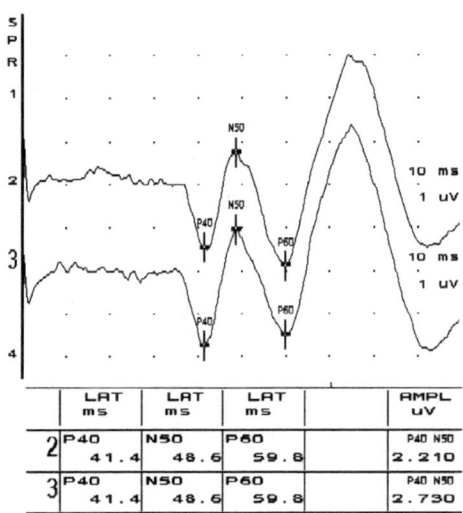

Abb. 15.4: Pudendus-SEP nach peniler Stimulation

15.5 Therapie

Vorrangiges Therapieziel sollte der Schutz des oberen Harntraktes und die Verbesserung der Lebensqualität durch Schaffen eines ausreichend großen Niederdruckreservoirs »Harnblase«, die Wiederherstellung der Kontinenz und die Vermeidung rezidivierender Harnwegsinfektionen sein.

15.5.1 Therapie der Detrusorhyperaktivität

Bei einer suprapontinen Läsion oder einer inkompletten spinalen Läsion mit erhaltener willentlicher Ansteuerung des Detrusors macht ein Behandlungsversuch mit einer anticholinergen Therapie Sinn (Madhuvrata et al 2012). Diese Therapie sollte mit einem sogenannten Toilettentraining verbunden werden, bei dem der Patient unter täglicher Buchführung lernt, die Toilette aufzusuchen, bevor die Detrusorhyperaktivität einsetzt. Die Trinkmenge sollte so eingerichtet werden, dass zwischen 1,5 und 2 l Urin ausgeschieden werden. Neurourologische Kontrollen sind zwingend notwendig, um eine Restharnbildung rechtzeitig erkennen und das Konzept anpassen zu können. Bei unzureichendem Ansprechen oder fehlender Verträglichkeit eines Präparates sollten weitere Substanzen erprobt werden. Bei einer kompletten Läsion z. B. infolge einer Querschnittlähmung ist ein solches Konzept nicht durchführbar. Durch medikamentöse Therapie muss in diesen Fällen die Detrusorhyperaktivität vollständig unterdrückt werden, um Folgeschäden im Bereich des Harntraktes zu vermeiden. Ziel ist die Bildung eines ausreichend großen Niederdruckreservoirs »Harnblase« von etwa 400–500 ml. Der intermittierende aseptische Selbstkatheterismus zur drucklosen Entleerung der Harnblase ist seit Jahrzehnten Therapie der Wahl (Lapides et al. 1972).

Bei unzureichender Wirkung der anticholinergen Medikation oder nicht verträglichen Begleiterscheinungen dieser Therapie stehen operative Verfahren zur Verfügung. Durch Stimulation der Sakralwurzel S 3 im Foramen mit permanent implantierten Systemen kann unmittelbar in die Steuerung der Harnblase eingegriffen und die Funktionsstörung positiv beeinflusst werden. In einem mehrstufigen Testverfahren (PNE-Test = peripheral nerve evaluation) muss zuvor überprüft werden, ob Patienten für dieses Verfahren geeignet sind (Oerlemans und van Kerrebroeck 2008; Groen et al. 2016).

Die zystoskopische Botulinumtoxin-Injektion in den M. detrusor vesicae unter Lokalanästhesie oder Vollnarkose ist eine weitere gut etablierte Option nach der Erstbeschreibung dieses Verfahrens vor über 20 Jahren (Schurch et al. 2000; Schurch et al. 2005). Die Wirkdauer beträgt sechs bis neun Monate, unerwünschte Wirkungen sind selten (Cheng et al. 2016; Karsenty et al. 2008).

Bei Patienten mit einer kompletten Querschnittlähmung kann auch eine sakrale Hinterwurzeldeafferentation (SDAF; sacral deafferentation) mit oder ohne simultane Implantation eines Vorderwurzelstimulators nach Brindley (SARS, sacral anterior root stimulator) infrage kommen. Nach Durchbrechung des Reflexbogens und Beseitigung der Detrusorhyperaktivität kann die Blase ihrer Speicherfunktion wieder nachkommen. Sendergesteuert können Blase und Darm entleert werden.

Zu guter Letzt muss in wenigen Fällen auch eine Harnblasenteilresektion und Augmentation mit Dünndarm in Erwägung gezogen werden. Kontinente Harnableitungen (Pouch) können ebenfalls indiziert sein. Eine »nasse Ableitung« über ein Ileumconduit gilt als ultima ratio. Ein suprapubischer Katheter sollte vermieden werden, ein transurethraler Katheter als Dauerableitung ist obsolet (Herzog et al. 2008; Groen et al. 2016).

15.5.2 Detrusor-Sphinkter-Dyssynergie (DSD)

Die DSD ist medikamentös nicht zufriedenstellend zu behandeln. Da die DSD zeitgleich mit dem Einsetzen der Detrusorhyperaktivität auftritt, ist das Ziel der Therapie auch hier die Beseitigung der Detrusorhyperaktivität. Das Therapieregime unterscheidet sich somit nicht wesentlich. Eine Sphinkterrelaxierung durch transurethrale Injektion von Botulinumtoxin-Injektionen in den M. sphincter urethrae als Off-label-Therapie (Apostolidis et al. 2008; Jost 2008) hat sich nicht durchgesetzt.

In Einzelfällen, insbesondere bei tetraplegischen Männern, die aufgrund ihrer eingeschränkten Handfunktion nicht in der Lage sind, sich selbst zu katheterisieren, ist eine anteromediane Sphinkterotomie indiziert. Die hieraus resultierende Reflexharninkontinenz wird zum Schutz des oberen Harntraktes in Kauf genommen (Groen et al. 2016; Panicker et al. 2015).

15.5.3 Hypokontraktiler Detrusor

Ein selektiver Alphablocker zur Detonisierung des Blasenhalses kann zu einer verbesserten Blasenentleerung führen. Die Gabe eines Cholinergikums führt zu keinem ausreichenden Ergebnis. Therapie der Wahl ist bei zunehmender Restharnbildung letztendlich der intermittierende aseptische Selbstkatheterismus (Panicker et al. 2015).

Alternativ kann versucht werden, mithilfe der chronischen Stimulation des Spinalnervs S 3 und der damit einhergehenden afferenten Stimulation und Modulation pontiner und suprapontiner Miktionszentren den Miktionsreflex zu triggern. Folge ist eine verstärkte Detrusorkontraktion.

15.5.4 Hypoaktiver Sphinkter

In erster Linie werden Beckenbodentraining und Biofeedbacktraining zur Kräftigung der Beckenbodenmuskulatur durchgeführt (Hay-Smith et al. 2007). Unterstützend kann die Therapie mit dem Antidepressivum (SNRI) Duloxetin in einer Dosierung von 2 x 20–40 mg wirksam sein. Duloxetin ist in Deutschland das einzige Medikament, das für die Indikationen mittelschwerer bis schwerer Belastungsinkontinenz (Yentreve®) sowie Depression und neuropathischem Schmerz zugelassen ist (Jost und Marsalek 2005; van Kerrebroeck et al. 2004; Mariappan et al. 2007). α-Adrenergika wirken primär auf den Tonus der glatten Muskulatur der Harnröhre. α-Adrenergika wie Midodrin (Gutron®) in einer Dosierung von 2 x 2,5 mg können daher den Blasenverschluss verbessern (Jost et al. 2005; Tsakiris et al. 2008).

Als operatives Verfahren gilt die Implantation des artefiziellen Sphinktersystemes als Therapie der Wahl (Castera et al. 2001). Schlingen mit autologem Material (Faszienzügelplastik) stellen eine Alternative dar (Groen et al. 2016; Panicker et al. 2015).

15.5.5 Nykturie

Basierend auf der Auswertung eines Blasentagebuchs, kann als Ursache einer Nykturie zwischen einer Polyurie (Urinausscheidung > 40 ml/kg KG), einer nächtlichen Polyurie (Ausscheidung von mehr als einem Drittel der 24-Stunden-Urinmenge in der Nacht) und einer verminderten Blasenkapazität unterschieden werden. Nach Ausschluss organischer Pathologien einer Polyurie (z. B. Polydipsie, Diabetes insipidus, Herz-Kreislauf-Erkrankungen, Schlafapnoe, abendliche Diuretikaeinnahmen) steht Desmopressin zur Verfügung. Zur Vermeidung einer übermäßigen Flüssigkeitsretention sollte die abendliche Trinkmenge reduziert werden. Blutdruck, Gewicht und Serum-Natrium müssen zu Beginn der Desmopressin-Therapie regelmäßig überwacht werden (Van de Walle et al. 2007).

Tab. 15.1: Medikamente zur Behandlung der neurogenen Dysfunktion des unteren Harntraktes

Anticholinergika		Alphablocker	
Oxybutynin	Bis 3 x 5 mg[1]	Doxazosin	Bis 1 x 2–8 mg
Propiverin	Bis 3 x 15 mg	Alfuzosin	Bis 3 x 2,5 mg
Tolterodin	Bis 2 x 2 mg	Tamsulosin	Bis 1 x 0,4 mg
Trospiumchlorid	Bis 3 x 15 mg	Terazosin	Bis 5–10 mg
Darifenacin	Bis 2 x 7,5 mg		
Solifenacin	Bis 2 x 5 mg		
Fesoterodin	Bis 1 x 8 mg		

[1] Alle Dosisangaben beziehen sich auf die Tagesdosis, die Einnahme erfolgt p. o.

15.6 Fazit für die Praxis

Neurogene Störungen des unteren Harntraktes sind sehr häufig. Die Ursache kann oft nicht festgestellt werden. Zumeist dürfte eine Läsion im Bereich des zentralen oder peripheren autonomen Nervensystems vorliegen. Diagnostisch sind Anamnese und klinischer Befund, individuell wird die weiterführende Diagnostik eingesetzt. Die Therapie ist in der Regel symptomatisch. Eine interdisziplinäre Zusammenarbeit zwischen Neurologie und Neuro-Urologie ist unabdingbar.

Literatur

Apostolidis A, Das Gupta P, Denys P et al. (2008) Recommendations on the use of botulinum toxin in the treatment of lower urinary tract disorders and pelvic floor dysfunctions: A European consensus report. Eur Urol 55: 120.
Bähr M, Frotscher M (2003) Duus' Neurologisch-topische Diagnostik. 8. Aufl. Stuttgart: Thieme.
Castera R, Podesta ML, Ruarte A et al. (2001) 10-Year experience with artificial urinary sphincter in children and adolescents. J Urol 165: 2373–2376.
Cheng T et al. (2016) Efficacy and safety of onabotulinumtoxinA in patients with neurogenic detrusor overactivity: a systematic review and meta-analysis of randomized controlled trials. PLoS One 11: e0159307.
DasGupta R, Fowler CJ (2003) Bladder, bowel and sexual dysfunction in multiple sclerosis: management strategies. Drugs 63: 153–166
Derouet H, Jost WH, Osterhage J et al. (1995) Penile sympathic skin response in erectile dysfunction. Eur Urol 28: 314–319.
Groen J et al. (2016) Summary of European Association of Urology (EAU) Guidelines on Neuro-Urology. Eur Urol, 69: 324–33.
Haensch CA, Mosblech C, Jörg J (2001) Die sympathische Hautantwort. Neurophysiol Lab 23: 192–206

Haensch CA, Jost W, Kaufmann A et al. (2020) Diagnostik und Therapie von neurogenen Blasenstörungen, S1-Leitlinie, in: Deutsche Gesellschaft für Neurologie (Hrsg.), Leitlinien für Diagnostik und Therapie in der Neurologie. (www.dgn.org/leitlinien, Zugriff am 10.06.2021).

Hay-Smith EJ, Bø K, Berghmans LC et al. (2007) Pelvic floor muscle training for urinary incontinence in women. Cochrane Database Syst Rev (1): CD001407.

Herzog J, Jost W, Carl S et al. (2008) Diagnostik und Therapie von neurogenen Blasenstörungen. In: Diener HC, Putzki N et al. (Hrsg.) Leitlinien für Diagnostik und Therapie in der Neurologie. 4. Aufl. Stuttgart: Thieme. S. 846–853.

Jost WH (2004) Neurologie des Beckenbodens – Neurourologie. 1. Aufl. Bremen: UNI-MED.

Jost WH (2008) Botulinum-Toxin in der Urologie. Nervenarzt 79(S1): 29–32.

Jost WH, Marsalek P (2005) Duloxetine in the treatment of stress urinary incontinence. Ther Clin Risk Manag 1: 259–264.

Jost WH, Heitmann S (2006) Somatosensible Potenziale bei anorektalen Störungen. Coloproctology 28: 163–166.

Jost WH, Marsalek P, Michel MC (2005) Pharmakotherapie der Belastungsinkontinenz (Stressinkontinenz). Dtsch Med Wochenschr 130: 2337–2342.

Karsenty G, Denys P, Amarenco G et al. (2008) Botulinum toxin A (Botox) intradetrusor injections in adults with neurogenic detrusor overactivity/neurogenic overactive bladder: a systematic literature review. Eur Urol 53: 240–241.

Kittel M, Jost WH (2006) Elektromyogramm des Musculus sphincter ani externus. Coloprotology 28: 155–162.

Kollmeier MA, Stock RG, Cesaretti J, Stone NN (2005) Urinary morbidity and incontinence following transurethral resection of the prostate after brachytherapy. J Urol 173: 808–812.

Lapides J et al. (1972) Clean, intermittent self-catheterization in the treatment of urinary tract disease. J Urol 107: 458–461.

Madhuvrata P et al. (2012) Anticholinergic drugs for adult neurogenic detrusor overactivity: a systematic review and meta-analysis. Eur Urol 62: 816–30.

Mariappan P, Alhasso A, Ballantyne Z et al. (2007) Duloxetine, a serotonin and noradrenaline reuptake inhibitor (SNRI) for the treatment of stress urinary incontinence: a systematic review. Eur Urol 51: 67–74.

Nguyen PL, D'Amico AV, Lee AK et al. (2007) Patient selection, cancer control, and complications after salvage local therapy for postradiation prostate-specific antigen failure: a systematic review of the literature. Cancer 110: 1417–1428.

Oerlemans DJ, van Kerrebroeck PE (2008) Sacral nerve stimulation for neuromodulation of the lower urinary tract. Neurourol Urodyn 27: 28–33.

Panicker JN et al. (2015) Lower urinary tract dysfunction in the neurological patient: clinical assessment and management. Lancet Neurol 14: 720–32.

Schurch B et al. (2000) Treatment of neurogenic incontinence with botulinum toxin A. N Engl J Med 342: 665.

Schurch B, de Seze M, Denys P et al. (2005) Botulinum toxin type a is a safe and effective treatment for neurogenic urinary incontinence: results of a single treatment, randomised, placebo controlled 6-month study. J Urol 174:196–200.

Tsakiris P, de la Rosette JJ, Michel MC et al. (2008) Pharmacologic treatment of male stress urinary incontinence: systematic review of the literature and levels of evidence. Eur Urol 53: 53–59.

Van de Walle J, Stockner M, Raes A et al. (2007) Desmopressin 30 years in clinical use: a safety review. Curr Drug Saf 2: 232–238.

van Kerrebroeck PE, Abrams P, Lange R et al. (2004) Duloxetine versus placebo in the treatment of European and Canadian women with stress urinary incontinence. Bjog 111: 249–257.

Winge K, Fowler CJ (2006) Bladder dysfunction in Parkinsonism: mechanisms, prevalence, symptoms, and management. Mov Disord 21: 737–745.

16 Obstipation

Wolfgang Jost und Heinz Krammer

16.1 Einleitung

Motilitätsstörungen des unteren Gastrointestinaltrakts sind in der Neurologie außerordentlich häufig, finden aber wenig Beachtung in der Diagnostik und Therapie. Der Obstipation kommt ein besonderer Stellenwert zu, sie wird bei manchen Erkrankungen sogar als Frühsymptom angesehen. Dabei ist natürlich zu berücksichtigen, dass Obstipation ein häufiges Symptom auch bei ansonsten gesunden Personen ist.

16.2 Anatomie

Die autonome Innervation des Darms ist von ihrer Komplexität mit keinem anderen Organ vergleichbar. Die zentrale und periphere Innervation ist auf den unterschiedlichen Ebenen des Gastrointestinaltrakts different, die Grenzen sind nicht eindeutig. Die nervale Versorgung umfasst das somatische (zentral und peripher), das autonome (zentral und peripher) und das enterische Nervensystem (▶ Abb. 16.1) und verfügt über efferente, afferente und Interneurone.

Ursächlich für die Komplexität sind einerseits die Größe des Organs mit einer sehr großen Oberfläche, andererseits die Vielfältigkeit und Verschiedenheit der Funktionen. Zu nennen sind hier u. a.:

- Nahrungsaufnahme
- Propulsion
- Resorption
- Sekretion und Exkretion
- Immunologische und endokrine Funktionen (größtes endokrines Organ)

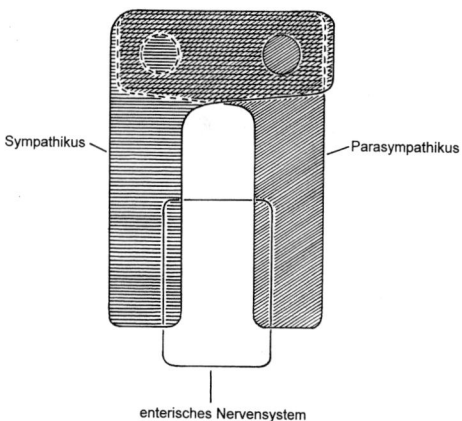

Abb. 16.1: Schematische Darstellung der Innervation des Gastrointestinaltrakts

Der gesamte glattmuskuläre Gastrointestinaltrakt wird vom vegetativen (unwillkürlichen, autonomen) Nervensystem innerviert. Zu unterscheiden sind eine intrinsische und eine extrinsische Innervation.

Nicht nur die gastrointestinale Motorik, sondern auch Resorption, Sekretion und immunkompetente und endokrine Leistungen unterliegen der nervalen Steuerung durch das intrinsische Nervensystem. Das zentrale und das extrinsische autonome Nervensystem (Sympathikus und Parasympathikus) modulieren lediglich diese grundlegende Steuerung (Wood 1987).

Seitens der zentralen autonomen Regulation kommt dem dorsalen Vaguskern eine zentrale Bedeutung für den oberen Gastrointestinaltrakt bis zur linken Kolonflexur zu. Die willkürlichen Sphinkter unterliegen vornehmlich dem benachbart lokalisierten Nucleus ambiguus (▶ Abb. 16.2).

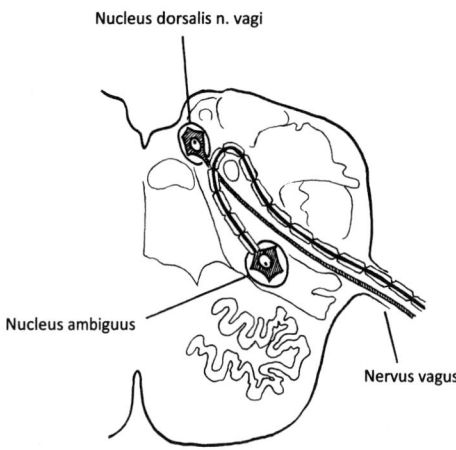

Abb. 16.2: Zentren des Hirnstamms, die für die gastrointestinale Motilität maßgeblich verantwortlich sind.

Die sympathischen efferenten Nervenfasern entstammen aus den thorakalen und lumbalen Segmenten des Rückenmarks (Th 11–L 3). Die Umschaltung von präganglionär auf postganglionär erfolgt außerhalb der Darmwand in den rückenmarknahen paravertebralen Ganglien des Grenzstranges oder in den prävertebralen Ganglien (Ganglion mesentericum superius und inferius). Anschließend ziehen die Nervenfasern, vermischt mit parasympathischen Nervenfasern durch die Plexus mesentericus superior und inferior zum Dünn- und Dickdarm.

Die parasympathische Innervation des Gastrointestinaltrakt erfolgt bis zur linken Kolonflexur (Cannon-Böhmscher Punkt) durch Fasern des N. vagus (relativ geringe Anzahl von Nervenfasern). Das Colon descendens (linkes Kolon), das Sigma und das Rektum werden mit zahlreichen Nervenfasern aus dem sakralen Parasympathikus versorgt. Aus den Segmenten S 1–S 4 gelangen die präganglionären Nn. splanchnici pelvini über das Geflecht des Plexus mesentericus inferior zur Darmwand (Goyal und Hirano 1996) (▶ Tab. 16.1).

Das intrinsische Nervensystem liegt innerhalb der Wand des Gastrointestinaltrakts, es wird als Darmwandnervensystem oder als enterisches Nervenystem (ENS) bezeichnet. Das ENS erstreckt sich vom Ösophagus bis zum Spincter ani internus (Furness und Costa 1987; Furness 2006; Goyal und Hirano 1996).

Die Gesamtanzahl der im Magendarmkanal befindlichen Nervenzellen wird auf über 100 Millionen geschätzt. Damit ist es das größte zusammenhängende Nervensystem außerhalb des Zentralnervensystems. Morphologisch setzt sich das ENS aus Nervenzellansammlungen (Ganglien) und Nervenfasersträngen zusammen, die mehrere Nervengeflechte (Plexus) bilden und flächenhaft in den verschiedenen Schichten der Darmwand eingelagert sind (Krammer et al. 1997; Christensen 1993) (▶ Abb. 16.3).

Im Analkanal grenzt aus embryologischer Sicht das Entoderm (Rektum mit Sphincter ani internus) an das Ektoderm (Sphincter ani externus und M. levator ani). Damit trifft das vegetative (unwillkürliche, autonome) Nervensystem (Sympathikus, Parasympathikus, ENS) auf das somatische (willkürliche) Nervensystem. Entsprechend werden das Rektum und der Sphincter ani internus vegetativ innerviert. Innerhalb des Rektums nehmen die Anzahl und der Nervenzellgehalt der enterischen Ganglien analwärts stetig ab. Allerdings ist der Analkanal entgegen früherer Annahmen nicht aganglionär, sondern durch eine sogenannte physiologische Hypoganglionose gekennzeichnet.

Der Sphincter ani externus und der M. levator ani werden willkürlich (somatisch) innerviert über direkte Nervenäste aus dem Plexus sacralis, durch den N. pudendus (S 2–4) und zusätzlich über die Nn. ani coccygei sowie perianale Äste aus der 4. Sakralnervenwurzel. Die motorischen Fasern des N. pudendus haben ihren Ursprung im sogenannten Onuf-Kern. Diese ursprünglich von Onufrowicz als »Nucleus« identifizierte Ansammlung von Neuronen liegt deutlich abgrenzbar im Vorderhorn des sakralen Rückenmarks der Segmente S 1–3. Neben den efferenten Nervenfasern enthält der N. pudendus auch afferente Nervenfasern. Diese sensiblen Fasern leiten Informationen von kutanen Rezeptoren (perianale Haut, Mukosa des Analkanals) und Dehnungsrezeptoren (Wand des Analkanals) an das Rückenmark weiter.

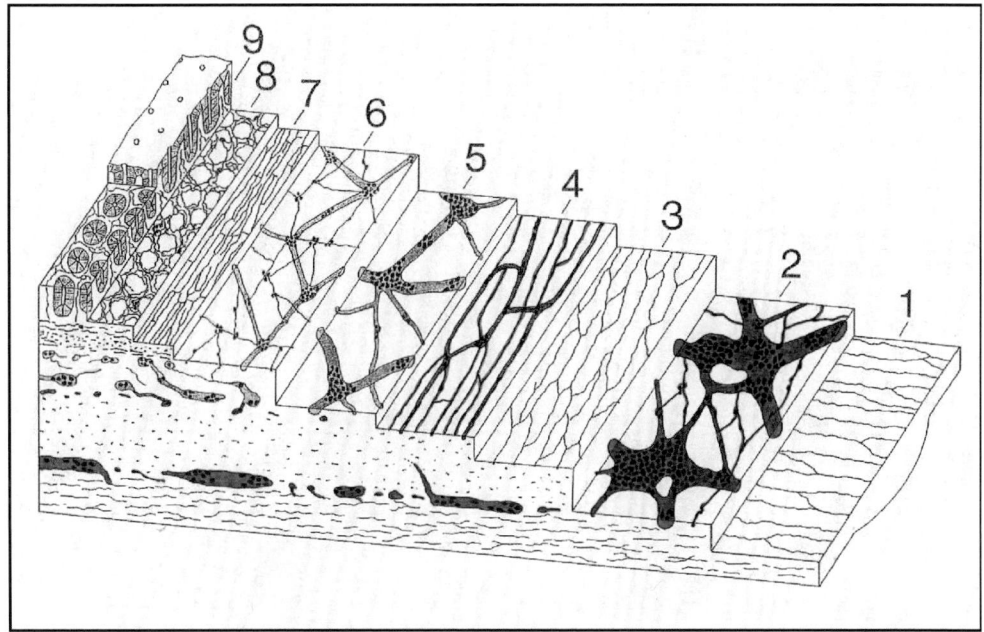

Abb. 16.3: Enterisches Nervensystem im Kolon: 1 = Plexus muscularis longitudinalis; 2 = Plexus myentericus; 3 = Plexus muscularis circularis; 4 = Plexus submucosus extremus; 5 = Plexus submucosus externus; 6 = Plexus submucosus internus; 7 = Plexus muscularis mucosae; 8 = Plexus mucosus subglandularis; 9 = Plexus mucosus periglandularis

Tab. 16.1: Innervation des Kolons

	Sympathikus präganglionär	Sympathikus postganglionär	Parasympathikus präganglionär	Parasympathikus präganglionär
Colon ascendens	Th 6–Th 10	Ganglion coeliacum et mesentericum superius	Nucleus dorsalis n. vagi	Plexus myentericus und Plexus submucosus

Tab. 16.1: Innervation des Kolons – Fortsetzung

	Sympathikus präganglionär	Sympathikus postganglionär	Parasympathikus präganglionär	Parasympathikus präganglionär
Colon descendens	L 1–L 2	Ganglion mesentericum inferius et hypogastricum	S 2–S 4	Plexus myentericus und Plexus submucosus

16.3 Physiologie der gastrointestinalen Motorik

16.3.1 Regulation der gastrointestinalen Motilität

Wie andere integrative Systeme verfügen die Netzwerke des ENS über sensorische Rezeptoren (Mechano-, Nozi-, Osmo- und Chemorezeptoren) und Nervenzellen, über verschaltende Interneurone und über Motoneurone, die inhibitorisch (Transmitter: Vasoaktives-, Intestinales-, Polypeptid-VIP, Stickstoffmonoxid-NO, -Opioide) oder exzitatorisch (Transmitter: Acetylcholin, Substanz P) auf die Effektoren wirken (Gershon et al. 1994). Das ENS ist somit in der Lage, auf Organebene komplexe lokalnervöse Reflexbögen auszuführen. Das breite Spektrum der im ENS agierenden Neurotransmitter, ermöglicht die Generierung unterschiedlicher Motilitätsmuster, die für die peristaltischen Bewegungen der Darmwand (anterograde, retrograde und Pendelperistaltik) und die Defäkationsbewegungen des Rektums erforderlich sind (▶ Tab. 16.2) (Wood et al. 1999).

Es konnte gezeigt werden, dass die rhythmische motorische Aktivität des Kolons nicht nur durch neuronale Stimuli, sondern auch durch die sogenannten interstitiellen Cajal-Zellen gesteuert wird (Huizinga et al. 1997) (▶ Abb. 16.4). Aufgrund ihrer Fähigkeit, periodische Potenzialwellen (»slow waves«) zu generieren, werden die interstitiellen Cajal-Zellen auch als intestinale Schrittmacherzellen (»pacemaker cells«) bezeichnet. Im Kolon scheinen die slow waves von der submukosal gelegenen Oberfläche der Ringmuskelschicht in der Mitte des Colon transversum ihren Ursprung zu nehmen. Morphologische Untersuchungen bestätigen das reichliche Vorkommen von interstitiellen Cajal-Zellen in dieser Region. Erst wenn durch diese slow waves ein Schwellenpotenzial überschritten wird, bilden sich Aktionspotenziale aus und es kommt zur Muskelkontraktion.

Aufgrund seiner strukturellen Organisation und physiologischen Eigenschaften wird das ENS als eine eigenständige Einheit innerhalb des autonomen Nervensystems angesehen und wird deshalb auch als »brain-in-the-gut« bezeichnet (Wood et al. 1999).

Die verschiedenen Steuerungssysteme sind hierarchisch geordnet. In bestimmten Situationen kann sich das ZNS über die Autonomie der Darmaktivität hinwegsetzen und das Aktivitätsmuster verändern. Zusätzlich wird die Darmmotilität auch durch das endokrine System, Hypothalamus und Hypophyse (β-Endorphin), das Nebennierenmark (Katecholamine) und periphere Hormone (Motilin, Neurotensin, Cholezystokinin, NO u. a.) beeinflusst.

16.3 Physiologie der gastrointestinalen Motorik

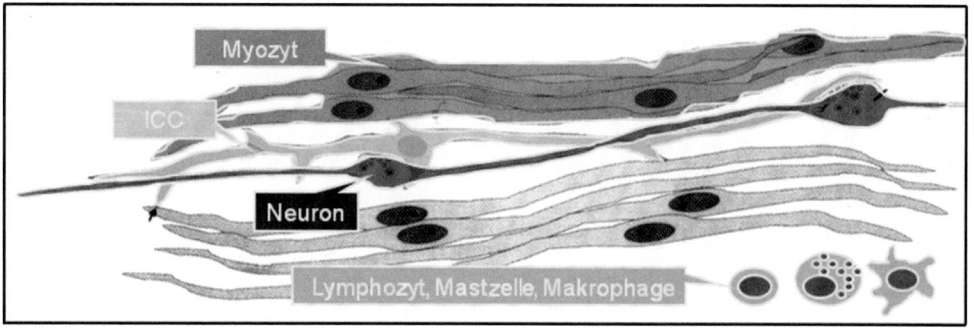

Abb. 16.4: Schema der drei zellulären Elemente der Motilität: enterische Nervenzelle, interstitielle Zelle nach Cajal (ICC) und glatte Muskelzelle

Tab. 16.2: Neurotransmitter im enteralen Nervensystem (ENS)

Katecholamine	Dopamin Adrenalin Noradrenalin Tyramin
Aminosäuren	Asparaginsäure Gammaaminobuttersäure Glutaminsäure Glycin
Purine	Adenosin AMP, ADP, ATP
Stickstoffverbindungen	NO 5-Noitrose-l-cystein
Peptide	β-Endorphin Bombesin Kalzitonin gene-related peptide (CGRP) Cholezystokinin (CCK) Dynorphin Enkephalin (Leu-, Met-Enkephalin) Galanin Neuropeptid Y (NPY) Somatostatin Substanz P (SP) Vasoaktives intestinales Peptid (VIP)

16.3.2 Darmmotilität

Die Darmkontraktionen werden eingeteilt in:

1. Ring- und Längskontraktionen
2. Rhythmische oder tonische (länger anhaltender Kontraktionszustand) Kontraktionen
3. Fortschreitende (migrierende) oder stehende (stationäre) Kontraktionen

Die nervale Grundlage für den peristaltischen Transport ist der peristaltische Reflex, eine stereotype propulsive Muskelantwort auf einen Dehnungsreiz hin. Diese führt oral zu einer Zirkulärmuskelkontraktion und Längsmuskelrelaxation und aboral zu einer Zirkulärmuskelrelaxation und Längsmuskelkontraktion und damit zu einem Transport des Darminhalts von oral nach aboral. Die Aktivität der basalen Reflexkreise wird durch übergeordnete enterische nervale Schaltkreise bestimmt, die intrinsische Motorprogramme für komplexe Motilitätsmuster bilden. Ein Beispiel für ein komplexes Motilitätsmuster im Darm ist der migrierende Motorkomplex im Dünndarm (MMC), der die physiologische Nüchternaktivität (interdigestive Phase) im Dünndarm darstellt. Er besteht aus einem regelmäßig, etwa alle 100 Minuten über dem gesamten Dünndarm auftretenden Ablauf von folgenden Motilitätszyklen:

1. Motorische Ruhe (Phase I)
2. Unkoordinierte Kontraktionen (Phase II)
3. Peristaltische Kontraktionen (Phase III)

Die Frequenz der MMC unterliegt einer zirkadianen Rhythmik und ist tags höher (alle 30–90 min) als nachts (90–120 min). Der Übergang von der interdigestiven zur postprandialen (digestiven) Motorik wird durch den N. vagus sowie die Hormone Gastrin, CCK und Sekretin eingeleitet (Malagelada et al. 1993; Christensen 1993).

16.3.3 Besonderheiten der Motilität des Kolons

Die Hauptkomponenten der Motilität des 1,2–1,5 m langen Kolons sind nicht propulsiv. Hieraus ergeben sich lange Transitzeiten, die erhebliche intra- und interindividuelle Unterschiede aufweisen. Die durchschnittliche Passagezeit beträgt bei gesunden Erwachsenen 20–35 h (mit Schwankungen zwischen 5 und 70 h). Frauen weisen im Mittel eine ca. 35 % längere Transitzeit auf als Männer.

Die häufigste Bewegungsform des Kolons sind Segmentationen, die den Darminhalt durchmischen. Sie beruhen auf der Schrittmacherautomatie (slow waves). Die Segmentationen führen zu ringförmigen Einschnürungen und zusammen mit dem ständig erhöhten Tonus der drei bandartigen Längsmuskelstreifen (Taenien), zu Aussackungen der Darmwand (Haustren). In den Haustren bleibt der Inhalt über einen längeren Zeitraum liegen.

Peristaltische Wellen sind im Kolon selten. Die propulsiven Massenbewegungen beginnen mit dem Sistieren der Segmentation und einer Taenienerschlaffung.

Der Dickdarm befördert seinen Inhalt nicht nur weiter, sondern kann ihn auch dadurch speichern, dass Teile von ihm akkommodationsfähig sind und seine Schrittmacher im Colon transversum sitzen. Diese erlaubt auch retrograde Peristaltik und damit eine Stuhlspeicherung im Colon ascendens und Zoekum. 2–3-mal täglich befördert dann eine analwärts gerichtete Peristaltik die Fäzes ins Rektum (Massenbewegung). Die Dickdarmmotorik steht stärker als die des Dünndarms unter der Kontrolle des autonomen extrinsischen Nervensystems: Eine Aktivierung des Parasympathikus stimuliert die Kolonmotorik, der Sympathikus hemmt sie. Daneben ist aber auch die unabhängige Aktivität des intrinsischen Nervensystems (ENS) bedeutsam. Die Kolonmotilität verstärkt sich nach dem Essen, wenn CCK, Motilin und andere Peptidhormone vermehrt freigesetzt werden (sogenannter gastrokolischer Reflex). Das Rektum ist frei von rhythmischen Kontraktionen und dehnt sich mit zunehmendem Füllungszustand. Der M. sphincter ani internus unterliegt einer anhaltenden tonischen Kontraktion und verschließt das Lumen. Mit zunehmender Rektumdehnung werden Dehnungsrezeptoren stimuliert, die den Defäkationsreflex auslösen. Durch nonadrenerge, noncholinerge (NANC) Nerven wird die Erschlaffung des M. sphincter ani internus bewirkt (rektoanaler inhibitorischer Reflex). Die Entleerung resultiert aus einer das Lumen verschließenden Ringmuskelkontraktion, die in Höhe des rektosigmoidalen Übergangs beginnt. Am Defäkationsvorgang ist ferner die zentrale Innervation von Thorax- und Bauchmuskeln beteiligt, womit der intraabdominale Druck erhöht wird. Die Dickdarmmotorik unterliegt einer zirkadianen Rhythmik mit geringer Aktivität in der Nacht und hoher Aktivität am Vormittag.

16.4 Definition und Klassifikation in der Neurologie

In der Neurologie gibt es keine eigenständige Definition einer Obstipation oder gar einer chronischen Obstipation. Die Klassifizierung wird meist den Gastroenterologen überlassen. Die Rom-Kriterien beispielsweise sind in der Neurologie weitgehend unbekannt.

Bei der Obstipation wird in der Neurologie vor allem zwischen der Slow transit-Obstipation und der Outlet-Obstipation unterschieden. Da bei der Obstipation bei verschiedenen neurologischen Erkrankungen eine sehr differente Pathogenese zugrunde liegt, kann auch keine einheitliche Klassifikation entwickelt werden. Häufig tritt eine Obstipation in Folge der Therapie anderer neurologisch-psychiatrischer Erkrankungen auf, z. B. Antidepressiva und Anticholinergika. Auf Intensivstationen kann eine Obstipation auch Folge einer erhöhten Sympathikusaktivität sein.

Die chronische Obstipation ist bei folgenden neurologischen Erkrankungen häufig anzutreffen (Jost 2005; Perkin und Murray-Lyon 1998):

- Idiopathisches Parkinson-Syndrom
- Multisystematrophie
- Multiple Sklerose
- Muskelerkrankungen
- Querschnittslähmungen
- Alzheimer Demenz und andere Demenzerkrankungen
- Zerebraler Insult und andere zerebrale Läsionen
- Polyneuropathien

16.4.1 Pathogenese einer Obstipation aus neurologischer Sicht

Die Ursache einer Obstipation kann aus neurologischer Sicht auf mehreren Ebenen liegen. Wir können hierfür eine lokalisatorische Einteilung oder Zuordnung zum autonomen oder somatischen Nervensystem vornehmen (▶ Abb. 16.5).

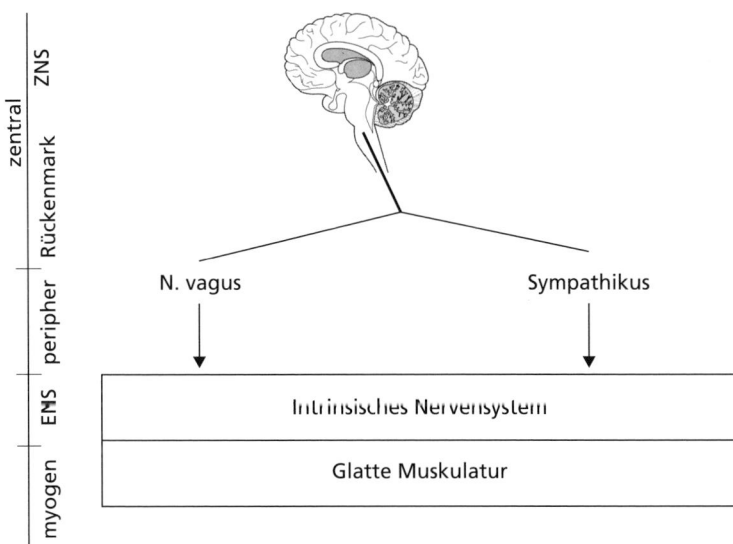

Abb. 16.5: Schematische Darstellung verschiedener anatomischer Strukturen, die an der Darmmotilität beteiligt sind

Lokalisatorisch unterscheiden wir zwischen zerebralen, spinalen, peripheren und myogenen Ursachen. Dabei kommt natürlich den intramuralen Plexus (ENS) eine wesentliche Bedeutung zu. Das somatische Nervensystem spielt bei der Obstipation eine untergeordnete Rolle, bedeutsamer ist das autonome Nervensystem, wobei sowohl der Sympathikus als auch der Parasympathikus ursächlich beteiligt sein können (▶ Abb. 16.5). Es ist nach wie vor nicht geklärt, wie groß der Effekt des N. vagus auf die Kolonmotilität ist.

Bei Erkrankungen des Gehirns müssen wir zwischen akuten Erkrankungen und neurodegenerativen Erkrankungen unterscheiden. Bei neurodegenerativen Erkrankungen kommt es unter anderem häufig auch zu einer Schädigung des zentralen Parasympathikus. Einzelne neurodegenerative Erkrankungen (z. B. Parkinson-Syndrom) weisen auch eine Degeneration des enterischen Nervensystems mit entsprechenden neuropathologischen Veränderungen auf (Lewy-Körperchen) (Braak et al. 2006).

Bei spinalen Läsionen kommt es einerseits zu autonomen Störungen und gestörten Regelkreisen, andererseits vielfach auch zu schweren Einschränkungen der Motilität (z. B. Querschnittsläsionen, Multiple Sklerose).

Relativ häufig tritt eine Obstipation auch infolge einer peripheren Neuropathie auf (z. B. Amyloidose, Diabetes mellitus). Es kann selbstverständlich auch zu Erkrankungen des enterischen Nervensystems kommen, wobei sich die Frage stellt, ob es sich hierbei um neurologische oder gastroenterologische Erkrankungen handelt. Im Zusammenhang mit dem Parkinson-Syndrom wird die interessante Frage diskutiert, ob eventuell die Degeneration ihren Ausgang im intramuralen haben könnte (Braak et al. 2003, 2006).

Eine weitere, eher seltene Ursache einer chronischen Obstipation kann ein Anismus sein, d. h. eine unwillkürliche Kontraktion des Sphinkters, die als extrapyramidalmotorische Erkrankung eingestuft werden kann (Jost et al. 1999).

16.4.2 Epidemiologie

Bezüglich der Häufigkeit der chronischen Obstipation gibt es für die Neurologie keine guten epidemiologischen Daten. Für einzelne Krankheitsbilder gibt es Untersuchungen, die jedoch stellenweise sehr different sind und keine verlässlichen Aussagen erlauben. Die besten Daten liegen für das idiopathische Parkinson-Syndrom vor (▶ Kap. 11).

16.4.3 Diagnostik und Differenzialdiagnostik

Die Diagnostik einer chronischen Obstipation bei neurologischen Erkrankungen unterscheidet sich natürlich grundsätzlich nicht von der Diagnostik bei einer Obstipation anderer Genese. Es gilt allerdings, bei neurologischen Erkrankungen, an eine Obstipation als Folgeerscheinung zu denken. Im Umkehrschluss kann an Neurologen die Frage herangetragen werden, ob einer Obstipation eine neurologische Ursache zugrunde liegt.

Beklagen neurologische Patienten eine Obstipation, sind eine gezielte Anamnese und klinische Untersuchungen durchzuführen. Dazu gehören auch die Palpation des Abdomens (z. B: Tasten einer Walze), Auskultation (Darmgeräusche) und digitale Untersuchung des Enddarms (z. B. Rectozele, Prolaps, erhöhter Sphinktertonus, Stuhl im Anorektum, Konsistenz des Stuhls). Ein Stuhlprotokoll kann wichtige Befunde liefern.

Bei der Frage einer neurologischen Ursache bei einer Obstipation sind selbstverständlich Anamnese und klinische Untersuchung entscheidend. Ergeben sich hierbei keine Auffälligkeiten, ist die Ursache im Rahmen einer neurologischen Erkrankung weniger wahrscheinlich. Erst bei Auffälligkeiten ergibt sich die Indikation zur weiterführenden Diagnostik, einschließlich Bildgebung.

Zum Nachweis bzw. zur Quantifizierung einer Slow transit-Obstipation hat sich die Kolontransitzeitmessung nach Hinton auch in der Neurologie etabliert. Wobei üblicherweise nur zehn Marker pro Tag gegeben werden (▶ Abb. 16.6 und ▶ Abb. 16.7).

Kolontransitzeitmessung, modifiziert nach Hinton

Der Patient erhält über sechs Tage, jeweils morgens zum gleichen Zeitpunkt eine Gelatine-Kapsel die mit zehn kleinen, röntgendichten Markern gefüllt ist. Am siebten Tag wird eine Röntgen-Abdomenübersicht angefertigt und die Pellets ausgezählt. Die Transitzeit in Tagen errechnet sich, indem man die Anzahl der Pellets durch zehn dividiert, die Transitzeit in Stunden, in dem man die Anzahl mit 2,4 multipliziert. Eine Transitzeit über 72 darf als pathologisch verlängert angesehen werden.

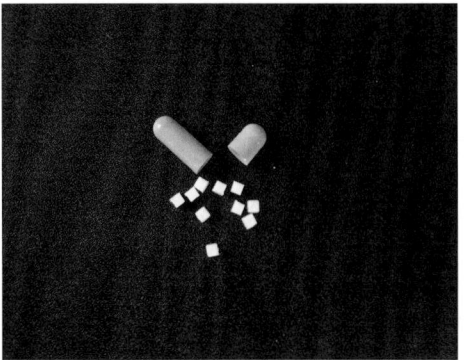

Abb. 16.6: Röntgendichte Marker, mit denen die Kolontransitzeit gemessen wird

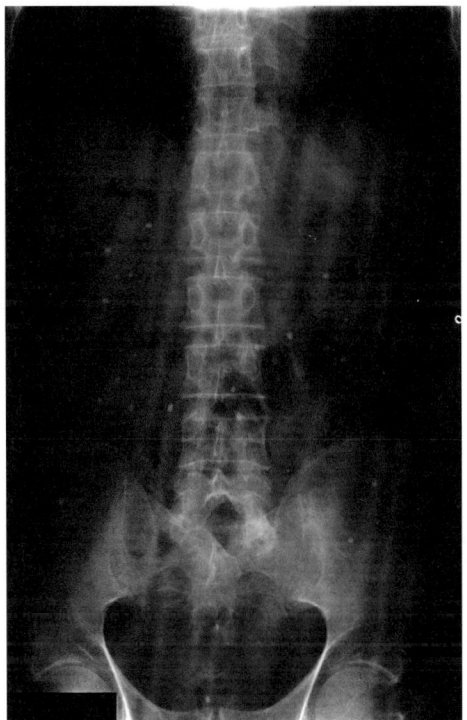 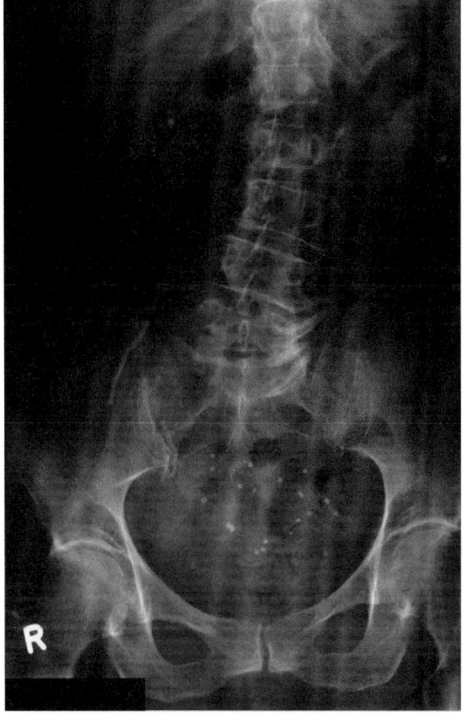

Abb. 16.7 a, b: Abdomen-Übersicht mit röntgendichten Markern (hier kleine Würfel). Es finden sich 60 Marker und somit eine Transitzeit von über sechs Tagen, links verteilt auf das gesamte Kolon (Slow transit), rechts angehäuft im Rektum (Outlet-Obstipation).

Zur Orientierung kann der Patient aufgefordert werden, zu beobachten, wie lange es dauert, bis er nach Nahrungsaufnahme von Mohnsamen, Maiskörnern oder spezieller Lebensmittelfarbe die Körner, respektive Verfärbung im Stuhl feststellt.

Bei der Frage nach einer neurologischen Ursache einer Outlet-Obstipation ist das Elektromyogramm (EMG) des M. sphincter ani externus unverzichtbar. Hierbei ist vor allem zu unterscheiden zwischen einer Fehlkoordination, einer Spastik des Beckenbodens als Hinweis auf eine zentrale Schädigung und einem Anismus (▶ Tab. 16.3).

Tab. 16.3: Differenzierung einer Outlet-Obstipation mit dem EMG

Untersuchung	Fehlkoordination	Spastik	Anismus
Ruhe-EMG	Normal oder erhöhte Grundaktivität	Meist normal	»Bursts«
Einzelpotenziale	Normal oder neurogener Umbau motorischer Einheiten	Meist normal	Normal
Reflexaktivität	Normal oder vermindert	Gesteigert	Normal
Maximalaktivität	Normal oder Ausfall mot. Einheiten	Meist normal	Normal
Defäkation	Normal oder Aktivierung des M. sphincter ani externus und/oder der Glutealmuskulatur	Normal oder Aktivierung	Normal und einschießende Kontraktion

16.4.4 Therapie

Die Therapie einer Obstipation bei neurologischen Erkrankungen unterscheidet sich häufig nicht von der Therapie einer Obstipation anderer Ursache. Dabei sollte gelten, dass eine Obstipation früh erkannt und bereits prophylaktisch behandelt wird, z. B. beim Parkinson-Syndrom. Folgende therapeutische Maßnahmen stehen zur Verfügung:

- Vermeiden auslösender Ursachen (z. B. Anticholinergika)
- Konservativ, ausreichende Flüssigkeit, Ballaststoffe
- Digitales Ausräumen
- Entleerungshilfen
- Laxanzien

Die Notwendigkeit zur digitalen Ausräumung besteht bei etlichen Patienten, z. B. bei Querschnittsyndromen und auch bei schwer betroffenen MS-Patienten. Eine entsprechende Information und Ausbildung auf neurologischen Stationen wären wünschenswert.

Unter den Laxanzien haben in der Neurologie die Macrogole mittlerweile eine zentrale Bedeutung.

Häufig werden Ballaststoffe als Mittel der Wahl angesehen. Diese helfen jedoch nur in leichten Fällen und meist auch nur bei ansonsten gesunden Patienten. Bei atonem Darm infolge einer Neurodegeneration können Ballaststoffe die Symptomatik sogar verschlechtern.

Tab. 16.4: Differenzialtherapie der Obstipation (nach Müller-Lissner et al. 2005)

Obstipationsart	Gelbildner	Polyethylen-glykol (PEG)-Lsg.	Hydragoge Laxantien	Rektale Ent-leerungshilfen
Normal-transit-Obstipation	+	+		
Slow-transit-Obstipation		+	+	(+)
Outlet-Obstipation	+	(+)		+

16.5 Fazit für die Praxis

Die Obstipation ist ein häufiges Symptom bei neurologischen Erkrankungen. Umgekehrt liegt der Obstipation häufig eine neurologische Erkrankung zugrunde. Die möglichen neurologischen Ursachen einer Obstipation sind komplex und noch nicht endgültig geklärt. Bei der Abklärung einer funktionellen Outlet-Obstipation kann der Neurologe differenzialdiagnostisch wichtige Informationen liefern.

Literatur

Braak H, Rüb U, Gai WP et al. (2003) Idiopathic Parkinson's disease. Possible routes by which vulnerable neuronal types may be subject to neuroinvasion by an unknown pathogen. J Neural Transm 110: 517–536.

Braak H, de Vos RAI, Bohl J et al. (2006) Gastric α-synuclein immunoreactive inclusions in Meissner's and Auerbach's plexuses in cases staged for Parkinson's disease related brain pathology. Neurosci Letters 396: 67–72.

Christensen J (1993) Motility of the intestine. In: Sleisinger MH, Fordtran JS (Hrsg.) Gastrointestinal disease. 5. Aufl. Philadelphia: Saunders. S. 822–837.

Furness JB, Costa M (1987) The enteric nervous system. New York: Churchill Livingstone.

Furness JB (2006) The enteric nervous system. Oxford: Blackwell Publishing.

Gershon MD, Kirchgessner AL, Wade PR (1994) Functional anatomy of the enteric nervous system. In: Johnson LR (Hrsg.) Physiology of the gastrointestinal tract. New York: Raven Press. S. 381–422.

Goyal RK, Hirano I (1996) The enteric nervous system. N Engl J Med 334: 1106–1115.

Huizinga JD, Thuneberg L, Vanderwinden JM et al. (1997) Interstitial cells of Cajal as targets for pharmacological intervention in gastrointestinal motor disorders. Trends Pharmacol Sci 18: 393–403.

Jost W (Hrsg.) (2005) Neurologie des Beckenbodens – Neuroproktologie. Bremen: Uni-Med.

Jost WH, Schrank B, Herold A et al. (1999) Functional outlet obstruction: Anismus, spastic pelvic floor syndrome, and dyscoordination of the voluntary sphincter muscles. Scand J Gastroenterol 34: 449–453.

Krammer IIJ, Wedel T, Büchner A et al. (1997) The enteric nervous system – what can we learn from morphology? Z Gastroenterol Suppl 2: 5–13.

Malagelada JR, Aziproz F, Mearin F (1993) Gastroduodenal motor function in health and disease. In: Sleisinger MH, Fordtran JS (Hrsg.) Gastrointestinal diseases, 5 Aufl. Philadelphia: Saunders. S. 486–508.

Müller-Lissner SA, Kamm MA, Scarpignato C et al. (2005) Myths and misconceptions about chronic constipation. Am J Gastroenterol 100: 232–242.

Perkin GD, Murray-Lyon (1998) Neurology and the gastrointestinal system. J Neurol Neurosurg Psychiatry 65: 291–300.

Wood JD (1987) Physiology of the enteric nervous system. In: Johnson LR (Hrsg.) Physiology of the Gastrointestinal Tract. New York: Raven. S. 67–109.

Wood JD, Alpers DH, Andrews PLR (1999) Fundamentals of neurogastroenterology. Gut 45 (Suppl II): 6–16.

17 Diabetes mellitus und autonomes Nervensystem

Carl-Albrecht Haensch

17.1 Definition

Der Diabetes mellitus ist die häufigste Ursache einer peripheren Neuropathie in den westlichen Industriestaaten. Die Häufigkeit einer autonomen Neuropathie bei Diabetes nimmt mit Alter, Erkrankungsdauer und Schwere der Hyperglykämie zu. Rund 35 % aller Diabetiker weisen eine autonome Beteiligung auf, auch wenn in nur 5 % eine klinisch relevante Störung des autonomen Nervensystems manifest wird. Auch das ANS wird in der Regel von einer symmetrischen, längenabhängigen Polyneuropathie (PNP) betroffen. Mit den typischen distal betonten Störungen der Sensibilität tritt ein Verlust des thermoregulatorischen Schwitzens oft begleitet von neuropathischen Schmerzen auf. 10 % aller Diabetiker weisen eine schmerzhafte PNP mit selektiver Beteiligung unmyelinisierter C-Fasern auf.

Der Diabetes mellitus ist definiert als eine durch den Leitbefund chronische Hyperglykämie charakterisierte Regulationsstörung des Stoffwechsels. Es liegt entweder eine gestörte Insulinsekretion oder eine verminderte Insulinwirkung oder auch beides zugrunde. Die diabetische Neuropathie ist eine klinisch manifeste oder subklinische Erkrankung der peripheren Nerven, die infolge eines Diabetes mellitus ohne andere Ursachen auftritt. Sie kann das somatische und/oder das autonome Nervensystem betreffen (Consensus statement 1988). Autonome Funktionsstörungen treten sowohl bei Diabetes mellitus Typ I als auch Typ II auf.

Die symptomatische autonome diabetische Neuropathie (ADN) geht mit reduzierter Lebensqualität und erhöhter Mortalität einher. Sie kann vielfältige Symptome im Herz-Kreislauf-System (Ruhetachykardie, Abnahme der Herzfrequenzvariabilität, schmerzarme myokardiale Ischämien, orthostatische Hypotonie, Belastungsintoleranz, perioperative Instabilität), dem Gastrointestinal- (ösophageale motorische Dysfunktion, diabetische Gastroparese, Gallenblasenatonie, Diarrhö, Obstipation, Stuhlinkontinenz) und Urogenitaltrakt sowie Störungen des neuroendokrinen, sudo-/vasomotorischen, pupillomotorischen und respiratorischen Systems verursachen (Ziegler 2020).

Die Frage, ob eine diabetische Polyneuropathie bei ausschließlich pathologischem Glucosetoleranztest (aber normalem HbA1c-Wert) diagnostiziert werden darf, ist nicht eindeutig geklärt. Singleton et al. untersuchten 121 Menschen mit Polyneuropathien (Singleton et al. 2001). Ein pathologischer Glucosetoleranztest mit Glucosewerten von 140–200 mg/dl, zwei Stunden nach oraler Gabe von 75 g Glucose, fand sich immerhin bei 35 % nicht diabetischer Polyneuropathiepatienten, das ist mehr als das Doppelte der Prävalenz in großen Populationsstudien. Andere Polyneuropathie-Ursachen wurden nicht gefunden. Nüchternzucker und HbA1c waren aber oft normal.

17.2 Pathophysiologie

Die derzeit diskutierten pathogenetischen Mechanismen der diabetischen Neuropathie umfassen den erhöhten Umsatz im Polyolstoffwechsel mit Akkumulation von Sorbitol und Fruktose, Depletion von Myoinositol, Reduktion der Aktivität der Na^+-K^+-ATPase und Veränderungen der Expression verschiedener Isoenzyme der Proteinkinase C (PKC). Störungen im Metabolismus der n-6 essenziellen Fettsäuren und Prostaglandine können zur Änderung der Struktur der Nervenmembran sowie zu mikrovaskulären und hämorheologischen Veränderungen führen. Eine vaskuläre Ursache einer Neuropathie stellt die diabetische Mikroangiopathie der Vasa nervorum mit konsekutiver Ischämie bzw. Hypoxie und Bildung freier Sauerstoffradikale (oxidativer Stress) dar (Low et al. 1997). Gegenstand aktueller Forschung sind Störungen des Neurotrophismus mit reduzierter Expression und Mangel an neurotrophen Faktoren (z. B. Nerve Growth Factor, NGF; Neurotrophin-3, NT-3; Insulin-like Growth Factor, IGF) und Störungen des axonalen Transports. Die nicht-enzymatische Glykierung mit erhöhten glykierten Blutproteinen kann zu einer Akkumulation von Glykierungsendprodukten (AGEs = advanced glycation end products) an Nerven- und/oder Gefäßwandproteinen führen (Brownlee et al. 1988). Eigene Untersuchungen belegten eine HLA-Assoziation als genetische Prädisposition der verstärkten Immunogenität solcher AGEs bei der diabetischen Neuropathie (Bertrams et al. 1991). Immunprozesse mit Autoantikörpern gegen den N. vagus, sympathische Ganglien (Zanone et al. 1998) und Nebennierenmark sowie inflammatorische Veränderungen (Cytokine) wurden weiterhin beschrieben (Zanone et al. 1998; Muhr et al. 1997). Entzündliche Zellinfiltrate werden in 20–40 % in autonomen Nervenfaserbündeln und sympathischen Ganglien bei Typ I-Diabetikern histopathologisch gefunden. Von C-Fasern diabetischer Nerven kann eine vermehrte Spontanaktivität abgeleitet werden und sie zeigen eine vermehrte Neigung zu neurogener Entzündung.

17.3 Klinik

Klinische Zeichen einer *kardiovaskulären autonomen diabetischen Neuropathie (KADN)* sind eine Ruhetachykardie und orthostatische Hypotonie mit einer eingeschränkten oder aufgehobenen zirkadianen Rhythmik des Blutdruckverhaltens (Spallone und Menzinger 1997) in der 24-Stunden-Blutdruckmessung (▶ Kasten 17.1). Subjektiv besteht eine verminderte Herzwahrnehmung, die sich in eingeschränkten oder aufgehobenen stenokardischen Beschwerden äußern kann. Weitere Zeichen sind eine Belastungsintoleranz mit gestörter Frequenz- und Blutdruckanpassung sowie unter Umständen eine Verlängerung der relativen QT-Dauer über 430 ms Das Risiko für eine KADN ist bei einer QTc-Dauer > 440 ms um das 2,3-fache erhöht (Veglio et al. 2000a, 2000b). Die QT-Zeit-Verlängerung ist mit Arrhythmien, vor allem ventrikulären Rhythmusstörungen, assoziiert und kann ursächlich für die ventrikuläre elektrische Instabilität zum plötzlichen Herztod führen. Weiterhin sind bei der KADN insbesondere intra- und postoperativ abnorme Frequenz- und Blutdruckreaktionen zu beachten. Deshalb sind bei entsprechenden Verdachtsmomenten präoperativ Tests der Herzfrequenz- und der Blutdruckreaktion unbedingt erforderlich (▶ Kasten 17.2). Die KADN hat eine 10-Jahres-Überlebenswahrscheinlichkeit von 73,4 % für die symptomatische autonome Neuropathie und von 91,7 % für Diabetiker mit einer eingeschränkten HFV. Auch ohne schwerwiegende klinisch manifeste mikro- und makrovaskuläre Spätschäden ist die Prognose von Diabetikern mit KADN gegenüber vergleichbaren Patientenpopulationen ohne KADN als deutlich schlechter einzustufen (▶ Kasten 17.3). Im Rahmen einer 24-h-EKG-Registrierung bei 6.693 Personen wurde ein 2,6-fach erhöhtes relatives Risiko eines plötzlichen Todes innerhalb von zwei Jahren nach Adjustierung um Alter, linksventrikuläre Dysfunktion und anamnestisch bekannten Myokardinfarkt bei Patienten mit reduzierter HFV nachgewiesen. Unter den 193 plötzlich verstorbenen Patienten fanden sich 18 Diabetiker (9,3 %), wohingegen nur 3,5 % der überlebenden Patienten Diabetiker waren. Die autonome diabetische Neuropathie ist auch für das Auftreten eines Schlaganfalls ein unabhängiger Risikofaktor (Toyry et al. 1996a, 1996b). Es besteht heute kein Zweifel darüber, dass es sich bei der diabetischen autonomen Neuropathie um klinisch sehr bedeutsame Erkrankungen handelt, die erhebliche prognostische Konsequenzen im Hinblick auf Lebenserwartung, Risikoabschätzung für Organerkrankungen und nicht zuletzt die Lebensqualität bei Diabetes mellitus haben (Haslbeck et al. 2002). Die autonome Innervation nimmt physiologisch mit dem Alter ab, bei Diabetes mellitus jedoch frühzeitiger und ausgeprägter. So sinkt die Herzfrequenzvarianz normalerweise um etwa 1 Schlag/min/3 Jahre, bei Diabetikern jedoch dreimal schneller. Als frühestes Zeichen einer vagalen KADN gilt eine Verminderung der physiologischen Herzfrequenzvariation unter normaler und tiefer Atmung (▶ Abb. 17.1), selten auch schon bei Diabetesmanifestation (▶ Kasten 17.4). Der mittlere Variationskoeffizient für wiederholte Messungen der HFV bei Diabetikern liegt bei 9–20 %, sodass eine gute Reproduzierbarkeit für Longitudinalstudien und klinische Anwendungen besteht. Der stumme Myokardinfarkt kommt bei Diabetikern mit KADN häufiger vor als bei denen ohne KADN. In der Schlafphase liegt die Herzfrequenz bei Patienten mit KADN deutlich höher als bei Normalpersonen, die Tag-Nacht-Rhythmik kann aufgehoben sein. Die orthostatische Reaktivität der mittelfrequenten Leistung im HFV-Spektrum ist bereits bei asymptomatischen Diabetikern signifikant reduziert (▶ Abb. 17.2). Fortgeschrittene Stadien sind durch eine Ruhetachykardie und orthostatische Hypotonie gekennzeichnet. Am häufigsten findet sich ein reduzierter Variationskoeffizient, eine eingeschränkte Leistung im mittel- und niederfrequenten Spektrum, einen verminderten MCR, 30:15-Ratio sowie pathologische Valsalva- und Schellongversuche. Normalpersonen weisen nicht ≥ 3 abnorme Befunde der untersuchten Testbatterie auf. Die Prävalenz der KADN kann demnach mit 46,6 % im Vergleich mit 38,8 % nach der Ewing-Testbatterie angegeben werden. Einfache Untersuchungen reichen aus, um auch in der Praxis zuverlässig eine KADN zu diagnostizieren (▶ Kasten 17.2) Die Spektralanalyse der HFV erlaubt insbesondere eine Einschätzung der Ausprägung der KADN sowohl für die parasympathische wie sympathische Denervierung (▶ Abb. 17.5). Diabetiker mit einer orthostatischen Hypotonie weisen die höchste Mortalität auf, entwickeln frühzeitig eine linksventrikuläre Hypertrophie und versterben meist an einem akuten Myokardinfarkt (▶ Abb. 17.4). Eine Korrelation der HFV mit der sensiblen und motorischen Nervenleitgeschwindigkeit ebenso wie mit Befunden der Pupillografie konnte bei 38 unbehandelten nicht insulinabhängigen Diabetikern gezeigt werden. Die Diagnose der KADN mithilfe der HFV-Analyse (▶ Abb. 17.3) konnte im Rahmen von mehreren Konsensus-Konferenzen standardisiert werden (Haslbeck et al. 2002; Report and recommendations 1988; Kahn 1992a–1992e; Claus et al. 1999). Ein entsprechendes Vorgehen wird auch in der Leitlinie »Neuropathie bei Diabetes im Erwachsenenalter« dargestellt. Die perioperative kardiovaskuläre Morbidität und Mortalität ist bei Diabetikern um das Dreifache erhöht (Vinik und Ziegler 2007). Dies geht mit einem erhöhten intraoperativen Bedarf an vasoaktiven Substanzen, häufiger auftretender intraoperativer Hypothermie und reduziertem Atemantrieb einher.

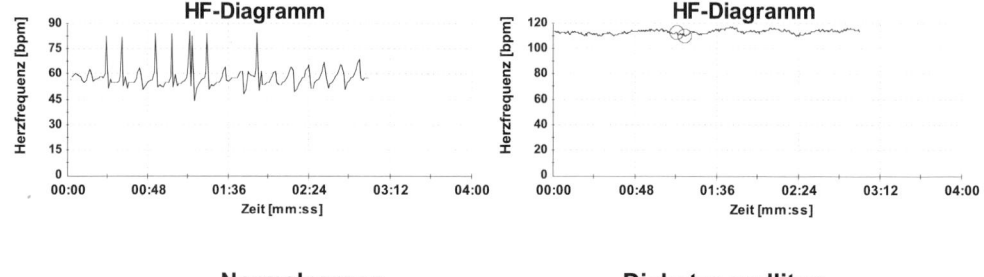

Abb. 17.1: Herzfrequenzstarre und Tachykardie bei vertiefter Respiration (6 Atemzüge/min) bei Diabetes mellitus (rechts); zum Vergleich Normalbefund (links)

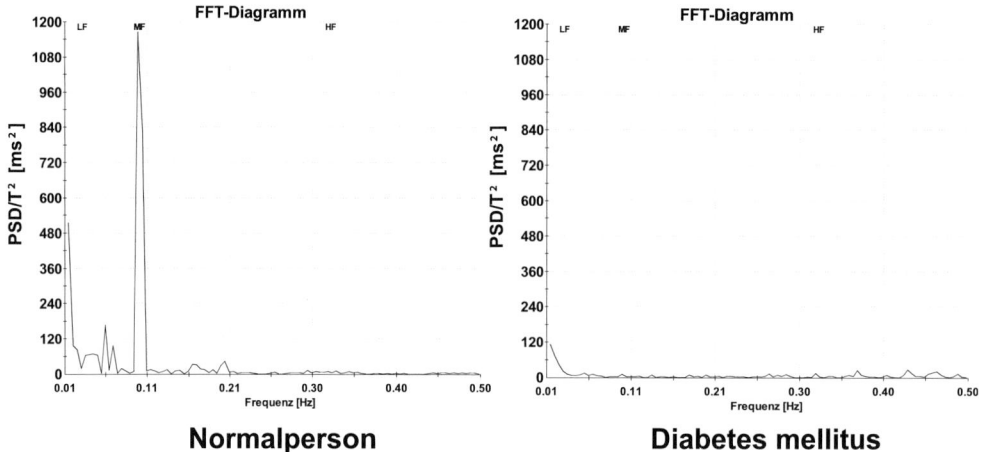

Abb. 17.2: Reduzierte mittelfrequente Leistung bei orthostatischer Belastung in der Herzfrequenzspektralanalyse

17.3 Klinik

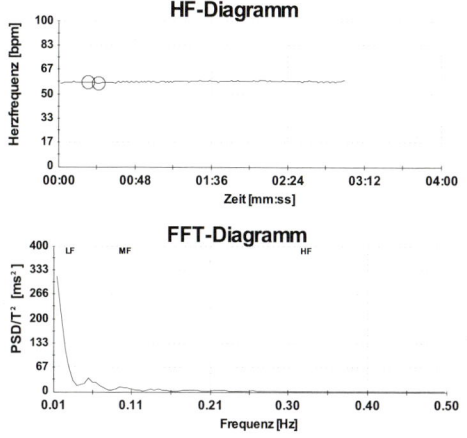

Abb. 17.3: Herzfrequenzvariabilität bei diabetischer autonomer Neuropathie: Herzfrequenzstarre im HF-Tachogramm (oben); fehlende hochfrequente Leistung in der Spektralanalyse als Hinweis auf eine parasympathische Innervationsstörung (unten)

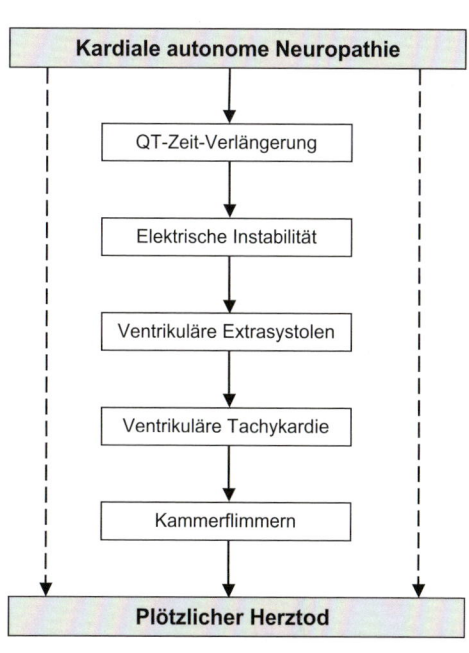

Abb. 17.4: Möglicher Pathomechanismus des plötzlichen Herztodes in der Nacht bei Diabetes mellitus

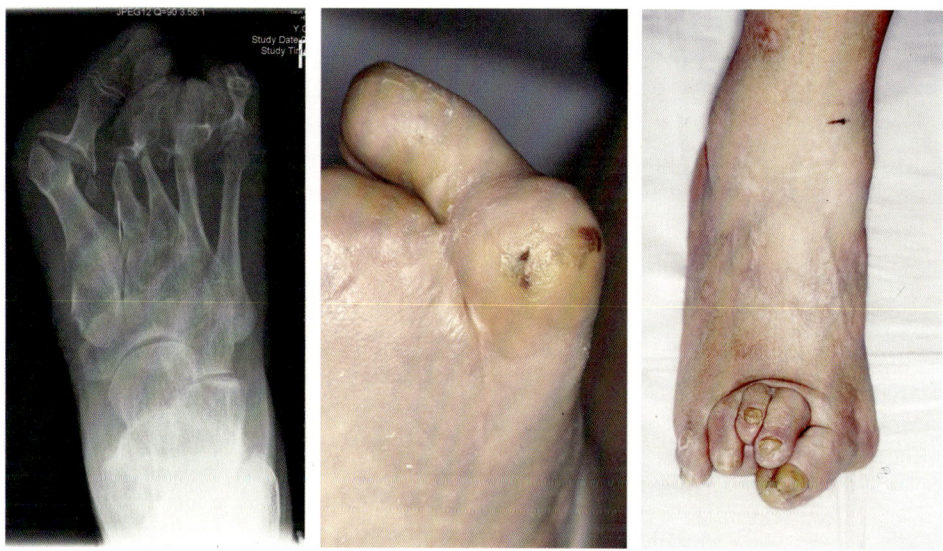

Abb. 17.5: 64-jähriger Patient mit diabetischer Neuroosteoarthropathie (DNOAP; »Charcot-Fuß«), Destruktionen multipler Gelenke und Knochen. Neben der autonomen Neuropathie sind insbesondere unbemerkte Traumata ursächlich für die Entstehung. Die gewohnten Symptome einer weiterhin bestehenden pAVK (Claudicatio, Ruheschmerz) fehlen häufig wegen der gleichzeitig bestehenden Neuropathie.

Kasten 17.1: Klinische Zeichen einer kardialen Denervierung bei Diabetes mellitus

- Herzfrequenzstarre
- Fehlende respiratorische Herzarrhythmie
- Fehlender Valsalvaeffekt
- Atropin- oder β-Blockergabe ändert die Herzfrequenz nicht
- Katecholamine können paradoxe Tachykardien bewirken
- Fehlender Herzfrequenzanstieg im Schellong-Test
- Faustschluss steigert Herzfrequenz nicht
- »Stumme« Myokardischämie

Kasten 17.2: Testparameter zur Diagnostik der KADN (nach Ziegler 2020)

- Variationskoeffizient in Ruhe (VK)
- Spektralanalyse in Ruhe
- Mean circular resultant (MCR) oder Exspirations-/Inspirationsquotient (E/I) bei vertiefter Atmung (6/min.)
- 30 : 15-Quotient
- Valsalva-Versuch
- Systolisches Blutdruckverhalten bei Orthostase
- ≥ 3 pathologische Befunde → gesicherte KADN
- ≥ 2 pathologische Befunde → grenzwertige oder beginnende KADN

Kasten 17.3: Prognose der KADN

- 5-Jahresüberlebensrate von 50 % (Ewing et al. 1978)
- 10-Jahresüberlebenswahrscheinlichkeit von 73,4 % für die symptomatische auto-nome Neuropathie
- 91,7 % Diabetiker mit einer eingeschränkten HFV
- 2,6-fach erhöhtes Risiko eines plötzlichen Todes innerhalb von zwei Jahren bei reduzierter HFV
- KADN = 5–6-fach erhöhte Mortalität in 5 Jahren

Kasten 17.4: Verlauf der KADN

1. Frühzeitige Verminderung der RSA
2. Orthostatische Reaktivität der mittelfrequenten Leistung ist reduziert
3. Aufgehobene Schlaf-Wach-Rhythmik der HFV
4. Ruhetachykardie
5. Orthostatische Hypotonie

Eine Störung der *autonomen Pupilleninnervation* tritt häufig bereits zu Krankheitsbeginn innerhalb der ersten zwei Jahre auf. Pupillenstörungen äußern sich insbesondere in einer verminderten Dunkeladaptation. Der Diabetiker bemerkt dies als Blendungsgefühl beim Autofahren in den frühen Abendstunden. Folge einer im Vordergrund stehenden sympathischen Schädigung ist die regelhaft zu beobachtende Miosis. Da es sich bei der diabetischen autonomen Neuropathie um eine längenabhängige Neuropathie handelt, ist der Sympathikus mit seinem längeren Verlauf über den Grenzstrang zum Auge (Centrum ciliospinale – Grenzstrang – A. carotis – Pupille) früher und schwerer betroffen, als die vergleichsweise kürzeren parasympathischen Nervenfasern, die mit dem Nervus occulomotorius ziehen.

Störungen der Extremitätentrophik (▶ Abb. 17.5) sowie der *Vaso- und Sudomotorik* (klinisch warmer und trockener Fuß) sind die wichtigsten pathogenetischen Faktoren des diabetischen Fußsyndroms. An den distalen Extremitäten ist häufig eine An- oder Hypohidrosis infolge Läsion der sympathisch-sudomotorischen Nervenfasern zu beobachten. Ein *gustatorisches Schwitzen* kann als Folge einer aberranten Reinnervation auftreten. Die sympathische Hautreaktion zeigt bei autonomer diabetischer Neuropathie in 53 % eine Amplitudenminderung, in 20 % einen Potenzialverlust (Zgur et al. 1993).

Eine autonome Dysfunktion kann alle Anteile des *Gastrointestinaltraktes* erfassen und verursacht unterschiedliche spezifische Symptome. Bereits eine moderate Blutzuckererhöhung verlangsamt den gastrointestinalen Transport beim Diabetiker und Gesundem erheblich (Horowitz et al. 1996). Eine verzögerte, häufig jedoch asymptomatische Magenentleerung (*diabetische Gastroparese*) wird bei bis zu 50 % alle Diabetiker nachgewiesen (Jones et al. 2001). Symptome können Übelkeit, frühzeitiges Völlegefühl und Appetitlosigkeit sein. Die Schädigung viszeraler afferenter Nerven erklärt die vergleichsweise niedrige Prävalenz gastrointestinaler Symptome bei Diabetes mellitus. Keine eindeutige Korrelation findet sich zwischen Symptomen und objektivem Untersuchungsbefund (Magenszintigrafie). Eine Gastroparese bewirkt häufig eine gestörte Serumglucosekontrolle, da die Insulinfreigabe nicht der intestinalen Kohlenhydratabsorption entspricht. Zuerst ist der Transport der festen Nahrungsbestandteile gestört, später auch von Flüssigkeiten. Obstipation ist das häufigste gastrointestinale Symptom einer autonomen Dysfunktion, jedoch können auch profuse, wässrige und nächtliche Diarrhöen auftreten. Die Denervierung des Kolons führt zur Verminderung des gastrokolischen Reflexes und zur Obstipation. Pathogenetisch wird eine vagale Denervierung als Ursache angenommen (Dutsch 2001). Die vermehrte Gallensteinbildung wird durch eine verminderte Gallenblasenmotilität erklärt.

Eine *erektile Dysfunktion (ED)* ist definiert als die fortwährende Unfähigkeit, eine penile Erektion, die für einen befriedigenden Geschlechtsverkehr ausreicht, zu erreichen oder aufrecht zu erhalten (NIH Consensus Conference 1993). Zur Diagnosestellung wird eine anhaltende Störung für mindestens sechs Monate gefordert. Eine Erektionsstörung kann Lebensqualität und Wohlbefinden des Betroffenen sowie des Lebenspartners deutlich vermindern. Die ED tritt etwa bei jedem zweiten männlichen Diabetiker im Laufe seiner Erkrankung auf. Der Verlauf ist progredient mit einem fünf Jahre nach Beginn der Erektionsstörungen auftretenden Erektionsverlust.

Symptome einer *neurogenen Blasenentleerungsstörung* werden bei 37–50 % diabetischer Patienten nachgewiesen. Eines der ersten Signale der autonomen Neuropathie ist beim Mann der Verlust des Hodendruckschmerzes. 43–87 % der Diabetiker zeigen uroflowmetrisch oder sonografisch eine vesikale Dysfunktion. Zeichen einer diabetischen Zystopathie sind ein verspätet einsetzender Harndrang, lange Zeitintervalle zwischen einzelnen Miktionen und insbesondere im späteren Stadium mit hoher Blasenkapazität große Harnmengen mit verlängerter Miktionszeit und reduzierter maximaler Harnflussrate. Die Blasenatonie wird durch die fehlende parasympathische Innervation des Detrusors ausgelöst. Das dekompensierte Stadium beschreibt die Blasenwandüberdehnung mit Restharn, wobei dann die Entleerungsfunktion nur noch über die Bauchpresse gelingt. Endstadium ist die Überlaufblase mit oder ohne Harninkontinenz. Als Screeningmethode eignet sich die sonografische Restharnbestimmung mit pathologischen Werten > 150 ml nach Miktion bzw. einer spontanen Blasenfüllung > 500 ml Urin.

Die autonome diabetische Neuropathie kann auch die *neuroendokrine Regulation und Sekretion* beeinträchtigen. Nach fünf Jahren Krankheitsverlauf ist häufig die bei Hypoglykämien wichtige Glucagongegenregulation gestört. Als Ursache werden hohe Kortisolspiegel die den Hypocampus schädigen angeschuldigt. Aber auch die Adrenalinausschüttung ist durch die autonome Neuropathie reduziert. Daneben können hypoglykämische Symptome wie Unruhe, Heißhunger, Schweißausbrüche, Tachykardien vom Diabetiker nicht beobachtet und berücksichtigt werden. Diabetiker mit autonomer Neuropathie sind daher besonders durch Hypoglykämien gefährdet (Hypoglykämieassoziierte autonome Dysregulation) (Cryer 2001).

In der Deutschen Diabetes-Studie an Typ-2-Diabetes-Patienten mit einer mittleren Diabetesdauer von 2,1 Jahren und mittlerem

HbA1c-Wert bei 6,8 % wurde eine signifikante Abnahme der Nervenfasern um ca. 20 % in der Kornea und in der Haut an den unteren Extremitäten nachgewiesen. Somit findet sich bei Typ-2-Diabetes bereits kurzfristig nach Diagnosestellung trotz guter Diabeteseinstellung ein bedeutsamer Nervenfaserverlust in verschiedenen Organen (Ziegler 2014).

17.4 Therapie

Essenzielle Behandlungsgrundlage der diabetischen Neuropathie ist eine strikte Blutzuckereinstellung (Callaghan 2012; Dohrn 2020). Bei der diabetischen autonomen Neuropathie kommt bei der Vielzahl der befallenen Organ- und Funktionssystemen eine Reihe von speziellen symptomatischen Therapieformen infrage, bei denen die diabetische Gastropathie (diabetisches Gastroparesesyndrom), die erektile Dysfunktion und eine gestörte Hypoglykämiewahrnehmung als häufige autonome Neuropathiemanifestationen im Vordergrund stehen (Haslbeck et al. 2002). Neben der symptomatischen Therapie ist natürlich die Möglichkeit der kausalen Behandlung zu berücksichtigen. Bei einem schlecht eingestellten Diabetes mellitus mit autonomer Neuropathie muss eine Optimierung des Blutzuckerspiegels erfolgen. Die Studie »Diabetes Control and Complications Trial« (DCCT), als die mit 1.441 Typ-I-Diabetikern bisher größte prospektive Langzeitstudie, zeigte einen signifikanten Unterschied der Herzfrequenzvariation beim Vergleich gut und schlecht eingestellter Typ 1-Diabetiker in einem Zeitraum von fünf Jahren (DCCT Research Group 1998). Diese Studie belegt die Empfehlungen zur möglichst normglykämischen Stoffwechseleinstellung als kausale Therapie bei diabetischer autonomer Neuropathie. Einschränkend muss erwähnt werden, dass die statistische Analyse dieser Studien inzwischen methodisch kritisiert worden ist (Lachin et al. 2008). Ergebnisse von Langzeitbeobachtungen nach kombinierter Nieren- und Pankreastransplantation ergaben widersprüchliche Befunde. α-Liponsäure ist auch im Vergleich zu Vitamin B_1-Gabe bei diabetischer autonomer Neuropathie nicht wirksam und bessert auch bei i. v.-Gabe die autonomen Funktionsparameter nicht. Therapien mit Vitaminen, Myoinositol oder α-Liponsäure, Aldoseduktaseinhibitoren und Nerve-Growth Faktor (NGF) waren in klinischen Studien weitgehend erfolglos.

Die symptomatische Therapie autonomer Funktionsstörungen bei Diabetes mellitus entspricht weitgehend den allgemeinen Empfehlungen. Die Behandlung der orthostatischen Hypotonie ist wegen der Gefahr hypertensiver Entgleisungen im Liegen erschwert. Zunächst sollte eine Edukation der Patienten und eine nichtpharmakologische Behandlung erfolgen. Medikamentös wird der $α_1$-Rezeptoragonist Midodrin 2 x 2,5–3 x 10 mg (Gutron®), als Mineralkortikoid Fludrokortison 1–2 x 0,1 mg (Astonin H®) und als $α_2$-Rezeptoragonist Clonidin (Catapressan®) 0,1–0,5 mg zur Nacht angewandt. Bei ausgeprägter Sinustachykardie im Rahmen der vagalen Dysfunktion können niedrig dosierte, kardioselektive β-Rezeptorenblocker eingesetzt werden. Hierbei ist aber auch die Möglichkeit einer Einschränkung der Wahrnehmung von Warnsymptomen einer Hypoglykämie zu achten.

Einfache Empfehlungen für Patienten mit orthostatischer Dysregulation

Sicherheit

Manchmal bleibt keine Zeit zu reagieren – die Ohnmacht kommt nicht, sie ist einfach da. Kündigt sich jedoch eine Synkope an, z. B. durch Benommenheit oder Orientierungsverlust, können Sie mit einfachen Maßnahmen viel erreichen: Sofort hinlegen und die Beine hochhalten oder hochlegen. Auch wenn Sie sich schwindelig fühlen, setzen oder legen Sie sich bitte unmittelbar hin, bis die Beschwerden vorbeigegangen sind. Dies bewirkt eine Kreislaufstabilisierung. Das Blut fließt aus den Beinen zum Herzen und steht so zur Verbesserung des Kreislaufes zur Verfügung. Mit einem automatischen, frei verkäuflichen Blutdruckmessgerät können Sie Ihren Blutdruck und Pulsschlag im Liegen und Stehen nach einer Minute messen. Diese Messung sollte jeden Tag zu derselben Zeit durchgeführt werden. Auch wenn Sie starke Beschwerden haben, sollte eine solche Untersuchung im Liegen und Stehen erfolgen. Mithilfe dieser Werte wird Ihr Arzt Ihre Therapie genauer anpassen können.

Gefäßjogging

Beginnen Sie mit Wasserjogging. Dies bedeutet, dass Sie dreimal in der Woche in ein Wasserbecken bis zu Ihren Schultern gehen sollten. Der Wasserdruck wirkt Ihrer Kreislaufschwäche entgegen. Dies erlaubt Ihnen, Ausdauertraining ohne Beschwerden durchzuführen. Führen Sie die krankengymnastischen Übungen, die am Ende dieser Broschüre erläutert werden, durch. Dies wird Ihre Gefäße trainieren und Ihren Kreislauf in Schwung halten.

Ausreichendes Blutvolumen

- Erhöhen Sie das Kopfteil Ihres Bettes um die Dicke von zwei Kopfkissen. Dies bewirkt, dass mehr Flüssigkeit über Nacht im Körper bleibt und Sie sich am Morgen nicht so leicht schwindelig fühlen.
- Essen Sie lieber häufiger kleinere Mahlzeiten.
- Achten Sie auf eine ausreichende Salzzufuhr. Ihr Arzt wird Ihnen eine zusätzliche tägliche Salzaufnahme von 3–6 g/Tag empfehlen.
- Vermeiden Sie eine zu heiße Badewassertemperatur.
- Vermeiden Sie überhitzte Räume.
- Stehen Sie nach längerer Bettzeit z. B. morgens langsam auf. Setzen Sie sich zunächst auf die Bettkante.

Zur Therapie der diabetischen Gastroparese sollte zunächst eine normglykämische Blutzuckerseinstellung erfolgen, da diese die gastrointestinale Motilität verbessert. Diabetiker sollten angeleitet werden, häufigere, kleine Mahlzeiten (4–6/d) einzunehmen. Zur medikamentösen Behandlung der diabetischen Gastroparese und Diarrhöe siehe Tabelle 17.1.

Die orale Pharmakotherapie der erektilen Dysfunktion insbesondere mit 5-Phosphodiesterase-Hemmern wie Sildenafil, Tadalafil oder Vardenafil ist zur Therapie der ersten Wahl geworden. Jedoch ist die Erfolgsrate für Sildenafil mit 44 % für die diabetischen Studienteilnehmer (Zielkriterium > 50 % erfolgreiche Geschlechtsverkehrversuche) vs. 16 % unter Placebo in dieser Population etwas geringer als bei anderen Ursachen der ED. Dies ist durch die kombinierte vaskuläre und neurogene Pathophysiologie der ED des Diabetikers erklärt.

Tab. 17.1: Behandlung der diabetischen Gastroparese und Diarrhöe (nach Landgraf 2000)

Gastroparese	Allgemeine Maßnahmen Optimierung des Glukosestoffwechsels
	Prokinetische Pharmaka Metoclopramid 10–20 mg 4 x tägl. (p. o. oder i. v.) Domperidon 10–20 mg 3–4 x tägl. Cisaprid 5–10 mg 3–4 x tägl. Erythromycin 250 mg 3 x tägl.
	Spezielle Maßnahmen Magenschrittmacher
Diarrhoe	Codeinphosphat 30 mg 3–4 x tägl. Loperamid 2 mg 3–4 x tägl. Oxytretrazyklin 250 mg 4 x tägl. Erythromycin 250 mg 4 x tägl. Clonidin 0,3–0,6 mg 2 x tägl.

Literatur

Bertrams J, Haensch C-A, Witztum J et al. (1991) Autoantibodies to advanced glycation endproducts are associated with HLA-DR4 in type 1 diabetes. Diabetologia 34: A101.

Brownlee M, Cerami A, Vlassara H (1988) Advanced glycosylation end products in tissue and the biochemical basis of diabetic complications. N Engl J Med 318: 1315–1321.

Bundesärztekammer (BÄK), Kassenärztliche Bundesvereinigung (KBV), Arbeitsgemeinschaft der Wissenschaftli- chen Medizinischen Fachgesellschaften (AWMF). Nationale VersorgungsLeitlinie Neuropathie bei Diabetes im Erwachsenenalter – Langfassung, 1. Auflage. Version 5. 2011. (www.dm-neuropathie.versorgungsleitlinien.de; DOI: 10.6101/AZQ/000302).

Callaghan BC, Cheng HT, Stables CL, Smith AL, Feldman EL (2012) Diabetic neuropathy: clinical manifestations and current treatments. Lancet Neurol 11(6): 521–534.

Claus D, Schmitz JM, Nouri S et al. (1999) Autonomic tests in diabetic neuropathy. Electroencephalogr Clin Neurophysiol Suppl 50: 541–545.

Consensus statement (1988) Report and recommendations of the San Antonio conference on diabetic neuropathy. American Diabetes Association American Academy of Neurology. Diabetes Care 11: 592–597.

Cryer PE (2001) Hypoglycemia-associated autonomic failure in diabetes. Am J Physiol Endocrinol Metab 281: E1115–1121.

DCCT Research Group (1998) The effect of intensive diabetes therapy on measures of autonomic nervous system function in the Diabetes Control and Complications Trial (DCCT). Diabetologia 41: 416–423.

Dohrn M, Winter N, Dafotakis M (2020) Ursachen, Spektrum und Therapie der diabetischen Neuropathie. Nervenarzt 91: 714–721.

Dutsch M, Hilz MJ, Neundörfer B (2001) Diabetic autonomic neuropathy. Fortschr Neurol Psychiatr 69: 423–438.

Ewing DJ, Campbell IW, Clarke BF (1978) Assessment of cardiovascular effects in diabetic autonomic neuropathy and prognostic implications. Ann Intern Med 92: 308–311.

Haslbeck M, Luft D, Neundörfer B et al. (2002) Diagnose, Therapie und Verlaufskontrolle der autonomen diabetischen Neuropathie. In: Scherbaum WA, Lauterbach KW, Renner R (Hrsg.) Evidenzbasierte Diabetes-Leitlinien. Düsseldorf: Deutsche Diabetes-Gesellschaft. S. 27–78.

Horowitz M, Wishart JM, Jones KL et al. (1996) Gastric emptying in diabetes: an overview. Diabet Med 13: S16–22.

Jones KL, Russo A, Stevens JE et al. (2001) Predictors of delayed gastric emptying in diabetes. Diabetes Care 24: 1264–1269.

Kahn R (1992a) Proceedings of a consensus development conference on standardized measures in diabetic neuropathy. Autonomic nervous system testing. Diabetes Care 15: 1095–1103.

Kahn R (1992b) Proceedings of a consensus development conference on standardized measures in diabetic neuropathy. Quantitative sensory testing. Diabetes Care 15: 1092–1094.

Kahn R (1992c) Proceedings of a consensus development conference on standardized measures in diabetic neuropathy. Electrodiagnostic measures. Diabetes Care 15: 1087–1091.

Kahn R (1992d) Proceedings of a consensus development conference on standardized measures in diabetic neuropathy. Morphological and biochemical measures. Diabetes Care 15: 1084–1086.

Kahn R (1992e) Proceedings of a consensus development conference on standardized measures in diabetic neuropathy. Clinical measures. Diabetes Care 15: 1081–1083.

Lachin JM, Genuth S, Nathan DM et al. (2008) Effect of glycemic exposure on the risk of microvascular complications in the diabetes control and complications trial – revisited. Diabetes 57: 995–1001.

Landgraf R (2000) Die periphere Neuropathie bei Diabetes mellitus aus internistischer Sicht. Internist (Berl) 41: 434–8.

Low PA, Nickander KK, Tritschler HJ (1997) The roles of oxidative stress and antioxidant treatment in experimental diabetic neuropathy. Diabetes 46(Suppl. 2): S38–42.

Muhr D, Mollenhauer U, Ziegler AG et al. (1997) Autoantibodies to sympathetic ganglia, GAD, or tyrosine phosphatase in long-term IDDM with and without ECG-based cardiac autonomic neuropathy. Diabetes Care 20: 1009–1012.

NIH Consensus Conference (1993) Impotence. NIH Consensus Development Panel on Impotence. JAMA 270: 83–90.

Report and recommendations of the San Antonio conference on diabetic neuropathy (1988) Neurology 38: 1161–1165.

Singleton JR, Smith AG, Bromberg MB (2001) Painful sensory polyneuropathy associated with impaired glucose tolerance. Muscle Nerve 24: 1225–1228.

Spallone V, Menzinger G (1997) Diagnosis of cardiovascular autonomic neuropathy in diabetes. Diabetes 46(Suppl. 2): S67–76.

Toyry JP, Niskanen LK, Lansimies EA (1996a) Autonomic neuropathy predicts the development of stroke in patients with non-insulin-dependent diabetes mellitus. Stroke 27: 1316–1318.

Toyry JP, Niskanen LK, Mantysaari MJ (1996b) Occurrence, predictors, and clinical significance of autonomic neuropathy in NIDDM. Ten-year follow-up from the diagnosis. Diabetes 45: 308–315.

Veglio M, Chinaglia A, Cavallo Perin P (2000a) The clinical utility of QT interval assessment in diabetes. Diabetes Nutr Metab 13: 356–365.

Veglio M, Sivieri R, Chinaglia A et al. (2000b) QT interval prolongation and mortality in type 1 diabetic patients: a 5-year cohort prospective study. Neuropathy Study Group of the Italian Society of the Study of Diabetes, Piemonte Affiliate. Diabetes Care 23:1381–1383.

Vinik A, Ziegler D (2007) Diabetic Cardiovascular Autonomic Neuropathy Circulation 115: 387–397.

Zanone MM, Burchio S, Quadri R et al. (1998) Autonomic function and autoantibodies to autonomic nervous structures, glutamic acid decarboxylase and islet tyrosine phosphatase in adolescent patients with IDDM. J Neuroimmunol 87: 1–10.

Zgur T, Vodusek DB, Krzan M et al. (1993) Autonomic system dysfunction in moderate diabetic polyneuropathy assessed by sympathetic skin response and Valsalva index. Electromyogr Clin Neurophysiol 33: 433–439.

Ziegler D (2014) Update 2014 zur diabetischen Neuropathie. Diabetologe 10: 376–383.

Ziegler D (2020) Autonome diabetische Neuropathie. Diabetologe 16: 315–326.

18 Schlaf und autonomes Nervensystem

Carl-Albrecht Haensch

18.1 Einführung

Der Schlaf dient verschiedenen physiologische Funktionen und Aufgaben wie neuralen Reperaturmechanismen, der metabolischen Clearence und der Reorganisation des neuralen Netzwerkes (Cao 2020). Der Schlaf und das autonome Nervensystem sind funktionell und anatomisch eng verbunden. Schlaf als zyklisch strukturierter Prozess muss als Zustand aktiver autonomer Regulation angesehen werden. Schlaf beeinflusst die autonomen Funktionen von Atmung und Kreislauf direkt und moduliert ihre Wechselwirkung. Autonome Funktionen werden charakteristischerweise durch den Schlaf bzw. die unterschiedlichen Schlafphasen beeinflusst. Die klinische Bedeutung der Verbindungen von Atmung, Kreislauf und autonomem System dürfte erheblich sein.

Physiologische Schwankungen finden sich im autonomen Nervensystem sowohl während der Non-REM- (= NREM) als auch während der REM-Phasen und unterscheiden sich typischerweise von den Wachphasen. Diese Schwankungen zeigen ihre Charakteristika im respiratorischen und kardiovaskulären System (Atemfrequenz, Herzfrequenz, Herzratenvariabilität, Blutdruckmonitoring), der Sudomotorik, den Sexualfunktionen, der Temperaturregulation, der Pupillomotorik und der zerebralen Durchblutung (Jörg et al. 2001). Zur Erholung der Körpersysteme dient im Schlaf eine trophotrope Funktionslage mit Aktivierung des parasympathischen und Inaktivierung des sympathischen Nervensystems. Besonders in NREM-Stadien findet sich ein Abfall des Blutdrucks, der Herzfrequenz, der Schweißsekretion und geringer auch der Atemfrequenz. Während die Herz- und Atemfrequenz sowie der systemarterielle Blutdruck in den NREM-Schlafstadien abgesenkt werden, findet sich im REM-Schlaf eine den Tageswerten vergleichbare Erhöhung von Blutdruck und Herzfrequenz sowie eine verstärkte Variabilität dieser Parameter (▶ Tab. 18.1).

Die Herzfrequenz nimmt im NREM-Stadium 3 und 4 (sog. »Tiefschlaf«) vermittelt durch eine erhöhte parasympathische Aktivität um etwa vier Schläge pro Minute ab. Im REM-Schlaf ist die Herzfrequenz gegenüber dem Wachzustand reduziert, gegenüber den tiefen Schlafstadien aber um bis zu 10/min erhöht. Es finden sich zum Teil ausgeprägte Herzfrequenzanstiege mit erheblicher Variabilität und Blutdruckzunahme. In den frühen Morgenstunden überwiegt das parasympathische System besonders stark, sodass die Herzfrequenz weiter um 5–7 Schläge pro Minute abfällt (max. zwischen 2.00–4.00 Uhr).

Im NREM-Schlaf kommt es zu einer Abnahme der ventrikulären ektopischen Aktivität des Herzens. In den REM-Phasen findet sich durch die größere Variabilität der sympathischen Aktivität oft eine Zunahme der ventrikulären Extrasystolen. Der Schlaf hat einen hemmenden Einfluss auf ventrikuläre Arrhythmien, möglicherweise mit zirkadianem Trend. Bei Jüngeren treten eher Bradyarrhythmien (Sinusbradykardie, Sinusarrest, AV-Block 1. und 2. Grades), bei älteren Menschen eher supraventrikuläre und ventrikuläre Extrasystolen sowie Tachyarrhythmien auf.

Tab. 18.1: Zusammenfassung der physiologischen Veränderungen im Wachzustand, NREM-Schlaf und REM-Schlaf (Koehler et al. 2002)

	Wachzustand	NREM-Schlaf	REM-Schlaf
Parasympathische Aktivität	++	+++	++++
Sympathische Aktivität	++	+	± oder variabel (++)
Herzrate	Normaler Sinusrhythmus	Bradykardie	Bradytachyarrhythmie
Blutdruck	Normal	Vermindert	Variabel
Atemfrequenz	Normal	Vermindert	Variabel; Apnoen können auftreten
Alveolare Ventilation	Normal	Vermindert	Weitere Verminderung
Oberer Atemwegsmuskeltonus	++	+	± oder –
Oberer Atemwegswiderstand	++	+++	++++
Hypoxische ventilatorische Antwort	Normal	Vermindert	Weitere Verminderung

– = fehlend; ± = gering bis fehlend; + = gering; ++ = schwach; +++ = mittel; ++++ = deutlich

Insgesamt ist aber im physiologischen Schlaf aufgrund des verringerten Sympathikotonus im NREM-Schlaf die Wahrscheinlichkeit von Extrasystolien und Tachykardien gering.

Das typische zirkadiane Blutdruckverhalten zeigt einen biphasischen Verlauf mit höchsten Werten in den frühen Morgenstunden und einem deutlichen Abfall in der Nacht um 10–15 % (dipper). Diese Rhythmik mit zirkadianem Verlauf findet sich bei normotonen Personen und bei essenzieller Hypertonie. Im NREM-Stadium 3 und 4 fällt physiologisch der mittlere arterielle Druck am stärksten um etwa 10–20 mm Hg ab. Im REM-Schlaf zeigen sich ein leichter Blutdruckanstieg und ausgeprägte Schwankungen. Das Herzzeitvolumen (HZV) zeigt einen Abfall vom Wachzustand bis zum REM-Schlaf durch den Abfall der Herzfrequenz und ein abfallendes Schlagvolumen. Die niedrigsten Werte des HZV sind im REM (Grote et al. 1997).

Das basale Atmungsmuster wird durch rhythmische Aktivität respiratorischer Neurone in der Medulla oblongata (Atemzentrum) erzeugt. Dieser Rhythmusgenerator in der Medulla oblongata erhält Hauptafferenzen von den Chemorezeptoren, vagalen Mechanorezeptoren der Lunge und komplexen Reflexmechanismen. Im Schlaf sinkt die Empfindlichkeit des Atemzentrums für hypoxische und hyperkapnische Reize; der Abfall ist im REM-Stadium noch deutlicher als in den NREM-Stadien. Die CO_2-Empfindlichkeit ist in den frühen Morgenstunden am geringsten. Der Schlaf disponiert auch beim Gesunden zu Atmungsstörungen, da die Reaktionen auf CO_2-Anstieg oder O_2-Abfall gegenüber der gleichen Antwort im Wachzustand bis auf 1/5 reduziert sind. Die geringste hypoxische Atemantwort wird im REM-Schlaf gefunden. In den Einschlafphasen tritt in 60–80 % eine instabile Atmung mit Crescendo- und Decrescendoverhalten des Atemzugvolumens auf. Die Atemfrequenz bleibt gleich, das Atemminutenvolumen reduziert sich bis 13 % gegenüber dem Wachzustand. Mit dem Einschlafen wird die Ventilation reduziert, sodass durch die verminderte alveoläre Ventilation der pCO_2 um 2–4 mm Hg ansteigt. Der O_2-Sättigungswert sinkt allenfalls gering bis max. um 4 % ab. Im NREM 3–4 ist die Ventilation in Amplitude und Frequenz sehr konstant, das Atemminutenvolumen liegt ca. 15 % unterhalb des Wertes im Wachzustand. Diese Reduktion entsteht durch die Abnahme des Atemzugvolumens um 15 % und nicht durch eine Reduktion der Atemfrequenz. Im REM-Schlaf zeigt die Ventilation eine unregelmäßige Amplitude und Atemfrequenz. Bis 5 Apnoen pro Stunde Schlafzeit sind normal und unbedenklich (d. h. Apnoe-Index = AI < 5). Die Atemwegswiderstände nehmen gegenüber NREM durch die muskuläre Atonie der Muskeln der oberen Atemwege weiter deutlich zu. Im REM-Schlaf ist die interkostale Muskelaktivität vermindert und die Aktivität des Diaphragmas um 30 % erhöht (Nogues et al. 2002).

Nächtliche Spontanerektionen treten in enger zeitlicher Assoziation mit den REM-Phasen auf. Beginn der Erektion und der REM-Phasen sind weitgehend synchron. Die Erektion hält meist während der gesamten REM-Periode an. Die Erektion im REM-Schlaf ist nicht an Trauminhalte gebunden. Frauen haben während der REM-Periode eine Mehrdurchblutung der Vagina, eine Klitoriserektion und eine Lubrikation.

Die Steuerung der Thermoregulation und Integration aller Afferenzen erfolgt im posterioren Hypothalamus. Der Rhythmus der Thermoregulation ist zirkadian an den 24 h-Zyklus gebunden. Der Metabolismusgrad des Organismus fällt wie die Körpertemperatur im Schlaf ab. Die Körpertemperatur ist mit einer tageszeitlichen Variation zwischen 36 und 37,5° C konstant. Ein Temperatur-Minimum wird meist zwischen 5–6 Uhr, das Maximum abends oder am späten Nachmittag erreicht. Die Körpertemperatur ist im NREM-Schlaf auf einem niedrigeren Level reguliert als im Wachzustand. Während der REM-Phasen ist die Temperaturregulation ausgesetzt. Die Sudomotorik unterliegt ebenso wie die Körpertemperatur dem zirkadianen Rhythmus. Die Schweißsekretion ist größer im NREM 3 und 4 als im Leichtschlaf; am geringsten ist sie im REM-Schlaf.

18.2 Schlafbezogene Atmungsstörungen

Das Risiko kardiovaskulärer Erkrankungen ist bei obstruktiver Schlafapnoe deutlich erhöht. Als ursächlich hierfür wird ein erhöhter sympathischer Tonus im Schlaf aufgrund von wiederholten Apnoen begleitet von einer Hypoxie und vermehrten Weckreaktionen (Arousals) angenommen (▶ Abb. 18.1).

Somers et al. untersuchten die sympathische Aktivität bei Patienten mit obstruktiver Schlafapnoe. Mit der Mikroneurografie der sympathischen Nervenfasern im N. peronaeus konnten Bursts der sympathischen Aktivität zum Ende der Apnoe nachgewiesen werden (▶ Abb. 18.2) (Somers et al. 1995). OSAS-Patienten haben auch im Wachen bereits eine hohe Aktivität des Sympathikus, jedoch fällt der Blutdruck nicht während der unterschiedlichen Schlafstadien (»Non-dipper«-Verhalten). Vielmehr fand sich ein Anstieg des mittleren arteriellen Blutdruckes von 92 ± 4,5 mm Hg im Wachen auf 116 ± 5 mm Hg im NREM-Schlafstadium II und 127 ± 7 mm Hg im REM-Schlaf. Die Sympathikusaktivität nimmt im NREM-Schlafstadium II (133 %) und REM-Schlaf (141 %) gegenüber dem Wachstadium zu. Die cPAP-Therapie konnte wiederum die Sympathikusaktivität und den arteriellen Blutdruck reduzieren.

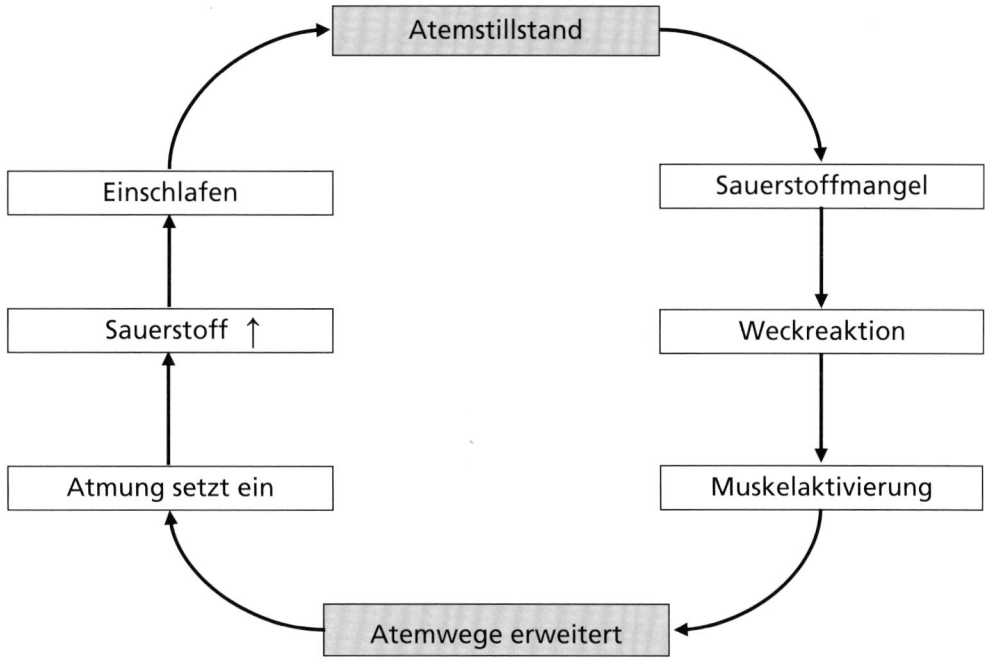

Abb. 18.1: Pathophysiologie der Schlafapnoe

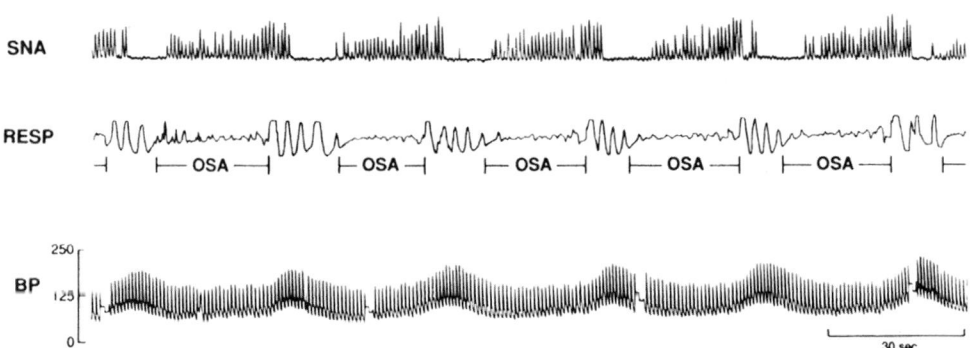

Abb. 18.2: Schlafapnoe-assoziiert treten zyklisch sympathische »bursts« auf, die mit einem Blutdruckanstieg einhergehen (nach Somers et al. 1995)

18.3 Schlaganfall und autonomes Nervensystem im Schlaf

Autonome Störungen des Kreislaufsystems bei A. cerebri media-Infarkten umfassen eine Reduktion der zirkadiane Blutdruckvariabilität, eine Zunahme des nächtlichen Blutdrucks, QT-Prolongation und kardiale Arrhythmien. Bei rechtsseitigen MCA-Infarkten werden häufiger supraventrikuläre Tachykardien, bei linksseitigen Infarkten oft ventrikuläre Rhythmusstörungen bis hin zu Kammerflimmern und -flattern beobachtet. Besonders gefährdet sind Patienten mit Inselinfarkten.

Eine zunehmende Zahl von Studien legt einen engen Zusammenhang zwischen dem Auftreten eines Schlaganfalls und einer schlafbezogenen Atmungsstörung nahe (European Stroke Organisation (ESO) Executive Committee; ESO Writing Committee 2008; Hermann und Bassetti 2003a, 2003b). Diese betrifft ca. 6–8 % der Bundesbürger. Arterielle Hypertonie, pulmonale Hypertonie, Herzinsuffizienz, koronare Herzerkrankung und Myokardinfarkt werden bei schlafbezogenen Atmungsstörungen gehäuft gefunden (Koehler et al. 2002, 2003). Das obstruktive Schlafapnoe-Syndrom (OSAS, ▶ Abb. 18.2) wurde auch als unabhängiger Risikofaktor für einen Schlaganfall erkannt (Yaggi und Mohsenin 2003, 2004). Das relative Risiko ist um den Faktor 3 erhöht. Ein OSAS erhöht auch das Risiko der Entwicklung einer arteriellen Hypertonie innerhalb von fünf Jahren um das 2,89-fache. Das Vorhofflimmern als Ursache eines kardioembolischen Schlaganfalls ist weiterhin mit OSAS assoziiert. Aber auch der Schlaganfall kann durch das Betroffensein der zentralen Atemregulation nicht nur Folge, sondern auch Ursache einer Schlafapnoe sein. In einer Verlaufsuntersuchung nach Myokardinfarkt konnte nachgewiesen werden, dass Patienten mit einer schlafbezogenen Atmungsstörung innerhalb von fünf Jahren deutlich und statistisch signifikant häufiger einen Schlaganfall erleiden (7,7 % vs. 0,9 %). Schwer betroffene Schlafapnoeiker haben ein dreifaches Risiko für einen kardiovaskulär bedingten Tod.

Eine hohe (> 90 %) Sensitivität und Spezifität der Pulsoxymetrie bei Schlaganfall für die Diagnose der schlafbezogenen Atmungsstörungen führte 2007 zu einer entsprechenden Empfehlung durch eine Task Force der European Federation of Neurological Societies. Falls möglich sollte jedoch eine Polygrafie bevorzugt werden (▶ Abb. 18.3.). Auch die europäische Schlaganfallgesellschaft empfiehlt evidenzbasiert in Ihren Richtlinien eine frühzeitige Diagnose und Therapie des OSAS bei Schlaganfall (Jennum und Santamaria 2007).

> **Merksätze**
>
> - 50 % aller Schlaganfallpatienten leiden unter Schlafapnoe.
> - Schlafapnoe ist zugleich Risikofaktor und Folge eines Schlaganfalls.
> - Schlafapnoe kann sich nach einem Schlaganfall verschlimmern.
> - In der Akuttherapie ist auto-cPAP sinnvoll.

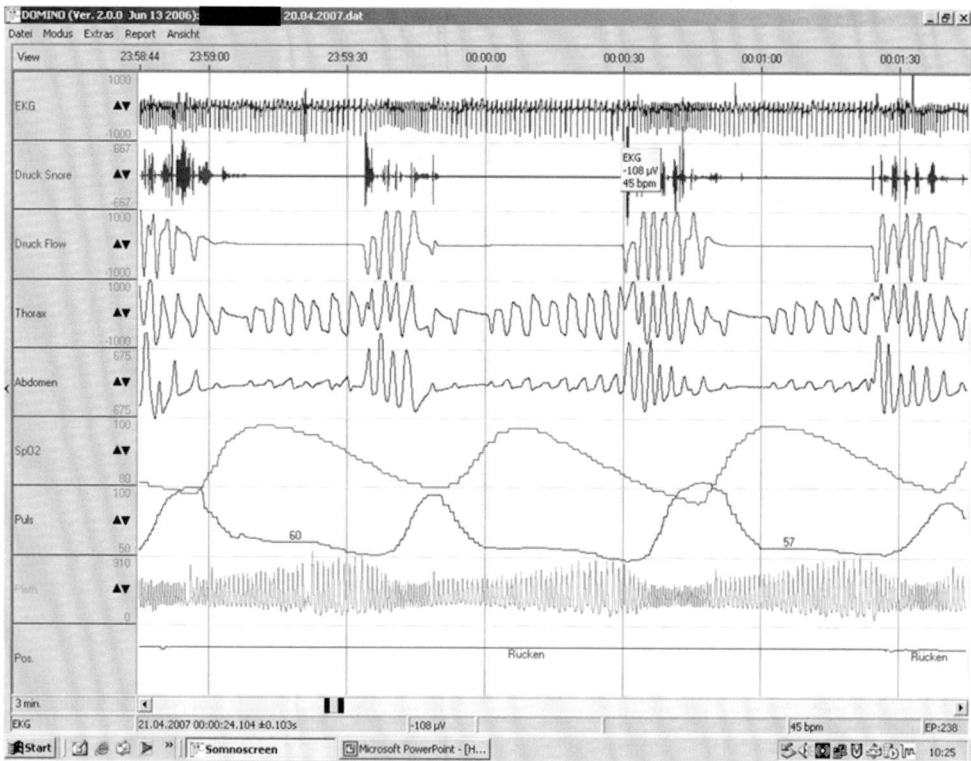

Abb. 18.3: Obstruktives Schlafapnoesyndrom in der Polysomnografie

18.4 Multisystematrophie

Die Multisytematrophie ist eine neurodegenerative Erkrankung mit einer variablen Kombination eines Parkinson-Syndroms, einer zerebellären Ataxie und autonomer Störungen. Schlafstörungen betreffen ungefähr 70 % der MSA-Patienten und umfassen Schlaffragmentation (53 %; ▸ Abb. 18.4), Vokalisationen (60 %), nächtlichen Stridor (19 %) und die REM-Schlafverhaltensstörung (48–90 %) (Ghorayeb et al. 2002).

Polysomnografisch finden sich bei MSA neben schlafbezogenen Atmungsstörungen, insbesondere dem laryngealem Stridor, vermehrte periodische Beinbewegungen (PLM) im Schlaf (▸ Abb. 18.5). PLMs sind plötzliche Muskelzuckungen von wenigen Sekunden Dauer (0,5–5 s), die in periodischen Abständen von mindestens vier aufeinanderfolgenden Kontraktionen auftreten. Die PLMs, die auch bei anderen neurodegenerativen Erkrankungen häufig nachgewiesen werden, gehen im Gegensatz zu Patienten mit einem Restless-legs-Syndrom nicht mit autonomen Arousals einher, sodass der Schlaf und das autonome Nervensystem bei MSA »entkoppelt« erscheinen (Vetrugno et al. 2007). Auch andere Parameter der zirkadianen Rhythmik, wie die Blutdruckvariabilität und die Körpertemperatur sind eingeschränkt (Pierangeli 2001).

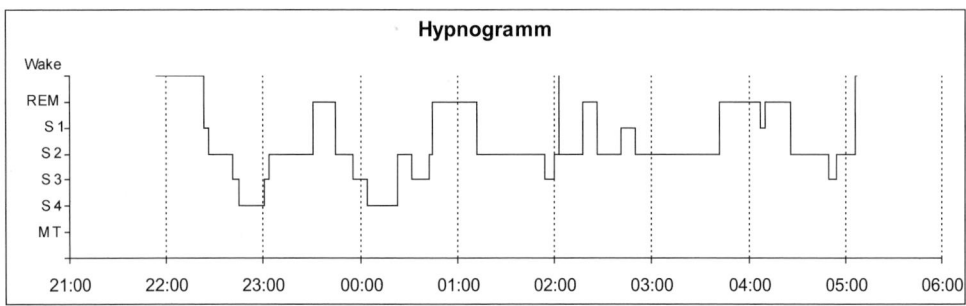

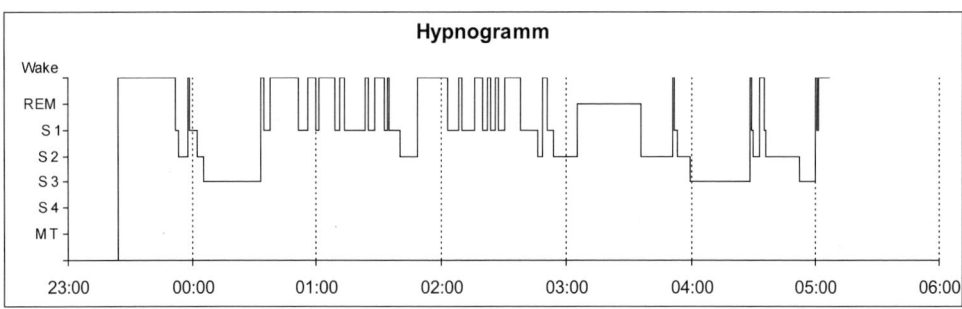

Abb. 18.4: Physiologisches Schlafprofil mit vier Schlafzyklen (oben) und Schlaffragmentation mit aufgehobenen Schlafzyklen bei MSA (unten)

18.5 REM-Schlafverhaltensstörung (REM-Sleep Behaviour Disorder, RBD)

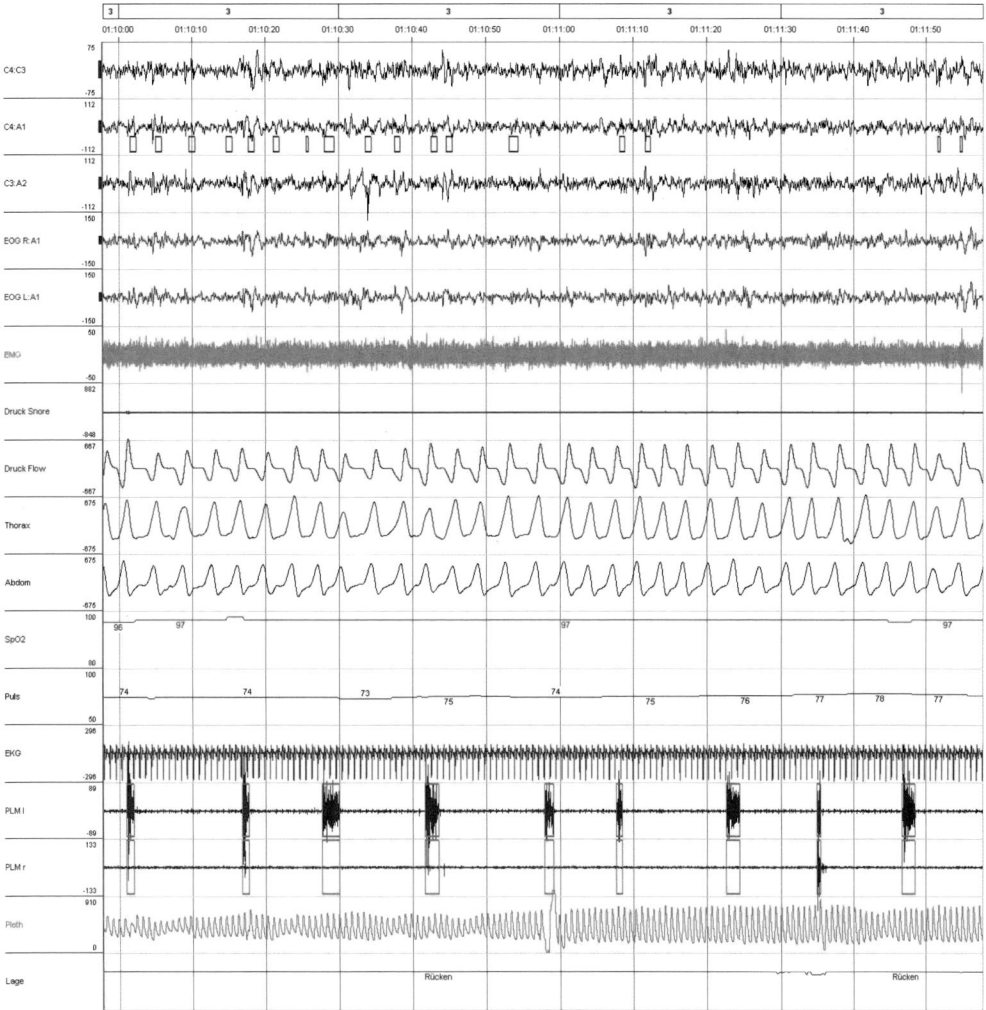

Abb. 18.5: Polysomnografie einer 42-jährigen MSA-Patientin: Im Schlafstadium 3 auftretende periodische Beinbewegungen (s. PLM l) ohne vegetative Arousalreaktionen (s. EKG)

18.5 REM-Schlafverhaltensstörung (REM-Sleep Behaviour Disorder, RBD)

Diese Störung der Traumschlafphasen kann sich durch ausgeprägte Verhaltensstörungen mit heftigen schlagenden Bewegungen, Schreien und Verletzungen der Bettpartner äußern. Die Patienten »leben ihre Träume aus« (Schenck et al.1986, 1988). Die Trauminhalte sind häufig aggressiv, sexuell betont und gewalttätig. In der Polysomnografie sind die REM-Phasen durch ein Fehlen der muskulären Atonie gekennzeichnet. Auch bei Patienten mit RBD können bereits vor Diagnosestellung autonome Symptome wie z. B. gastroontestinale oder kardiovaskuläre Beschwerden auftreten. Eine RBD wird bei 47 % der Parkinson-Patienten nachgewiesen, jedoch auch bei 8 % der Normalbevölkerung (Eisensehr et al. 2001). Die RBD kann der klinischen Manifestation eines Morbus Parkinson bis zu zehn Jahre vorausgehen. Mittels kontinuierlicher Blutdruck-Messung ließen sich initiale und transiente relevante Blutdruckabfälle bei RBD-Patienten im Vergleich zu Normalpersonen nachweisen. Dies könnte ein früher Marker für Störungen der sympathischen vasomotorischen Kontrolle, aber auch der kardiovagalen Funktionen bei RBD-Patienten sein (Maier et al. 2018). Patienten mit einem »Pure Autonomic Failure«, einer progressiven Degeneration autonomer Ganglien mit schwerer orthostatischer Hypotonie, Blasen- und Sexualfunktionsstörungen, entwickeln bei Auftreten einer REM-Schlaf-Verhaltensstörung innerhalb von zwei Jahren eine MSA.

18.6 Fatale familiäre Insomnie und andere Schlafstörungen

Die fatale familiäre Insomnie (FFI) ist eine seltene, autosomal-dominant vererbbare Prionenerkrankung, die durch eine Mutation im Codon 178 des Gens für das Prion-Protein (*prp*) auf Chromosom 20 verursacht wird. Die Erkrankung ist charakterisiert durch eine gestörte Schlaf-Wach-Regulation und hieraus resultierende Vigilanzstörungen. Es besteht eine rasch zunehmende Insomnie mit zunächst schweren Einschlafstörungen bis hin zur völligen Schlaflosigkeit mit erhöhtem Sympathikotonus. Aus dem vorwiegend thalamisch vorliegenden Neuronenuntergang folgt der gestörte Schlaf-Wach-Rhythmus als ein charakteristischer Befund bei FFI-Patienten. Die anterioren und mediodorsalen Thalamuskerne, die bei der FFI überwiegend zugrunde gehen, sind Bestandteile des zentralen autonomen Netzwerkes mit Verschaltungen zur Amygdala und zum Hypothalamus sowie zu limbischen Regionen wie dem anterioren Cingulum und dem Inselkortex, was die bei der FFI bestehenden autonomen Funktionsstörungen erklärt. Myoklonien, Dysarthrie, Dysphagie, Gangstörungen und Pyramidenbahnzeichen sind weitere typische Symptome. Das mittlere Erkrankungsalter der Patienten liegt zwischen dem 40. und 60. Lebensjahr, die mittlere Krankheitsdauer mit einem immer letalen Verlauf beträgt 18 Monate.

Als zentrale primäre Form der kongenitalen alveolären Hypoventilation ist das »Undine-Syndrom« bekannt. Der Begriff geht auf eine germanische Legende zurück, in der die Nymphe Undine einen Fluch über ihren untreuen, irdischen Mann legte, der ihm die autonome Atmungskontrolle nahm, sodass er im Schlaf starb. Hierbei findet sich eine vermutlich angeborene Verminderung der CO_2-Empfindlichkeit mit zum Teil ausgeprägten nächtlichen Hypoxämien. Das primäre alveoläre Hypoventilations-Syndrom ist ein seltenes zentrales Hypoventilations-Syndrom, das auf einen angeborenen Defekt der CO_2-Rezeptoren in der Formatio reticularis zurückzuführen ist. Kennzeichnend sind dabei nächtliche Hypoventilationen und Hypoxämien. Etwa 25 % der Undine-Kinder leiden zusätzlich an einem Morbus Hirschsprung.

Bei der Narkolepsie sind Auffälligkeiten des autonomen Nervensystems einschließlich kardiovaskulärer, pupillomotorischer, gastrointestinaler und sexueller Funktionen sowie der Körpertemperaturregulation bekannt, ohne dass dies mit einer deutlichen klinischen Störung einhergehen würde (Rocchi et al. 2020).

Erkrankungen des peripheren Nervensystems wie die diabetische Neuropathie führen zu einem Verlust der REM-Schlaf-assoziierten penilen Tumeszenz als Hinweis auf eine erektile Dysfunktion. Die Familiäre Dysautonomie (Hereditäre sensible und autonome Neuropathie (HSAN) Typ III, ursprünglich familiäre Dysautonomie, Riley-Day-Syndrom) geht mit einem gestörten Schlafprofil mit Abnahme des REM-Schlafes, gestörter Atemregulation und Apnoen einher (Hilz et al. 2016). Die Patienten weisen eine orthostatische Hypotonie ohne kompensatorische Tachykardie, Verlust oder Störung der Tränensekretion und Speichelproduktion sowie eine Areflexie auf. Kennzeichnend für dieses seltene Krankheitsbild ist auch das Fehlen der Papillae fungiformes der Zunge.

Bei dem Posturalen Orthostatischen Tachykardiesyndrom (POTS) handelt es sich um eine Form der orthostatischen Dysregulation, die sich durch Beschwerden wie Schwindel, Herzrasen, Benommenheit, Kopfschmerzen u. a. und gegebenenfalls durch Synkopen zeigen kann. Bei den betroffenen Patienten tritt ein abrupter Herzfrequenzanstieg um > 30 Schläge/min im Stehen ohne begleitenden Blutdruckabfall auf. Schlafstörungen wurden bei vielen POTS-Patienten beobachtet, am häufigsten als Insomnie mit Störung der Schlafinitiierung und Durchschlafstörungen (Mallien et al. 2014).

18.7 Enuresis nocturna

Die Enuresis nocturna ist definiert als unwillkürliche Miktion während des Schlafes. Persistierendes Bettnässen nach dem fünften Lebensjahr ohne eine erkennbare morphologische Ursache wird als primäre Enuresis klassifiziert. Bei einer idiopathischen Hypersomnie kann eine für endogene, autonome Stimuli erhöhte Weckschwelle ursächlich für eine Persistenz der Enuresis über die Pubertät hinaus sein (Seidel et al. 2007).

18.8 Erektile Dysfunktion

Die Messung der nächtlichen Volumenzunahme des Penis (Penile Tumeszenz) stellt einen wertvollen Bestandteil der Diagnostik der erektilen Dysfunktion dar (▶ Abb. 18.6). Zur nicht-invasiven Erfassung der nächtlichen Erektionen wird eine Messeinheit an der Penisbasis und -spitze platziert. Eine fehlende oder deutlich verminderte nächtliche Erektion sprechen bei normalem Schlafprofil für eine organisch bedingte erektile Dysfunktion, normale Erektionen im REM-Schlaf für eine psychogene Ursache. Fälschlicherweise als organisch bedingte Erektionsstörung, d. h. falsch negativ angesehen werden fehlende REM-Erektionen in folgenden Fällen:

1. First-night-Effekt im Schlaflabor
2. Ausgeprägte Schlafstörungen z. B. bei schwerem SAS

3. Depressionen, Angstkrankheiten mit gestörtem Schlafprofil
4. Psychopharmakatherapie (REM – Schlaf hemmende Antidepressiva)

Es ist daher keine Befundung der Erektionsfähigkeit möglich, wenn eine erhebliche Störung des Schlafprofils und hier insbesondere des REM-Schlafes vorliegt.

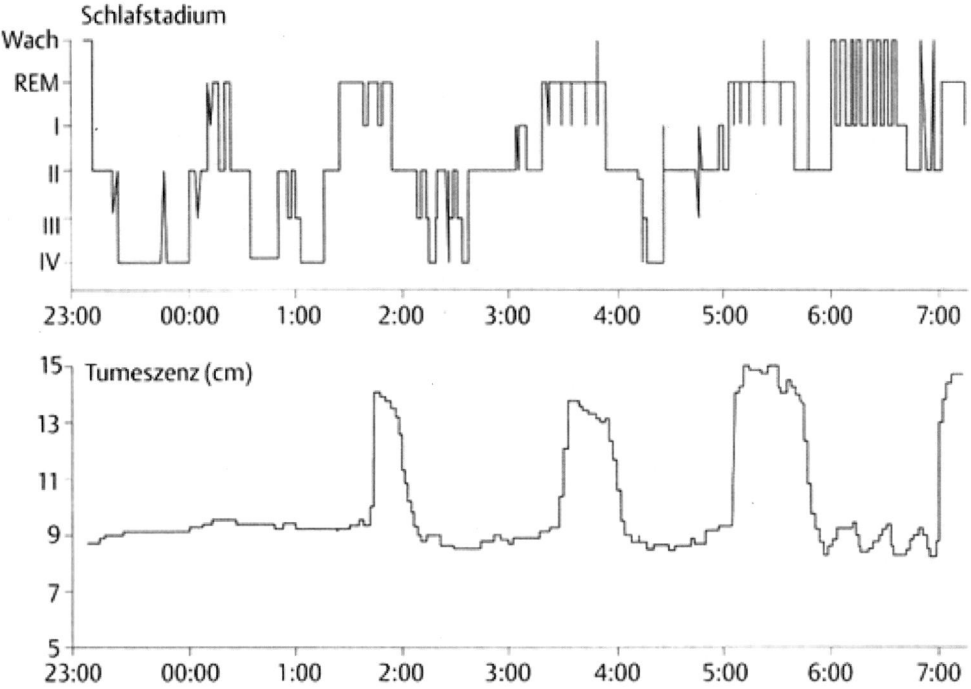

Abb. 18.6: Schlafprofil (oben) und penile Tumeszenz (unten) bei einem gesunden Probanden

18.9 Somnologische Diagnostik

Die Diagnostik schlafbezogener Störungen des autonomen Nervensystems umfasst neben den Untersuchungsmethoden im autonomen Labor (Haensch et al. 1999; Haensch und Jörg 2002, 2005; Lahrmann et al. 2005) insbesondere die Schlafanamnese, Fremdanamnese, Polysomnografie, Polygrafie, Oxymetrie, 24-h-Blutdruckmessung, Langzeit-EKG, Pupillografie und die penile Tumeszenzmessung. Die *Schlafanamnese* umfasst Fragen nach Schnarchen, fremdbeobachtete Atemaussetzer, Schlafverhalten, morgendliches Befinden, Kopfschmerzen, Tagesmüdigkeit, Tagesschläfrigkeit, Einschlafneigung in monotonen Situationen, Nachtschweiß, Alkoholanamnese, Fragen zur Sozialanamnese in Bezug auf Schichtarbeit, Personenbeförderung, Berufskraftfahrer, Tätigkeit an Maschinen oder auf Gerüsten. Hilfreich und gut evaluiert sind die Schlaffragebögen PSQI (Pittsburgher Schlafqualitätsindex)

(Buysse et al. 1989) und als Skala für die Tagesmüdigkeit/-schläfrigkeit die ESS (Epworth Sleepiness Scale) (Johns 1991) und die SSS (Stanford Sleepiness Scale) (Herscovitch und Broughton 1981; MacLean et al. 1992). Im Schlafmedizinischen Zentrum stellt die Polysomnografie die diagnostische Referenz dar. Bei der kardiorespiratorischen Polysomnografie werden die Funktionen Schlaf, Atmung, Kreislauf und Bewegung kontinuierlich mit mindestens zwölf Kanälen gemessen und aufgezeichnet. Eine akustische (Mikrofon) und optische (Video) Überwachung ist Bestandteil des Monitorings. Eine Überwachung durch die Anwesenheit geschulten Personals ist bei einer kardiorespiratorischen Polysomnografie in einem Schlaflabor der klinischen Versorgung erforderlich. Nach der Aufzeichnung wird diese nach definierten Kriterien auf Schlafstadien, Atmungsstörungen, Bewegungsstörungen und weitere Ereignisse ausgewertet und die Ergebnisse zu einem Befund zusammengefasst. Eine computergestützte Aufzeichnung und Wiedergabe der Polysomnografie ist heute Standard und es existieren ausreichende technische Empfehlungen (Penzel und Fietze 2007). Besonders häufig findet sich bei schlafbezogenen Störungen des autonomen Nervensystems eine gestörte zirkadiane Rhythmik: Die diskontinuierliche Blutdruckmessung mit portablen Geräten nach dem oszillatorischen oder Korotkoff-Prinzip ermöglicht eine regelmäßige Blutdruckbestimmung in 15- oder 30-Minuten-Intervallen über 24 Stunden. Eine erhaltene zirkadiane Blutdruckrhythmik wird angenommen, wenn im Tagesintervall von 7:00–22:00 Uhr der Blutdruck um 10–15 % über den Werten des Nachtintervalls von 22:00–7:00 Uhr liegt. Ursächlich für einen fehlenden Tag-Nacht-Rhythmus sind neben sekundären Hypertonieursachen (Nierenarterienstenose, Phäochromozytom, diabetische Nephropathie) Störungen des peripheren und zentralen autonomen Nervensystems bei Morbus Parkinson, Multisystematrophie, autonomer diabetischer Neuropathie u. a. m.

Literatur

Buysse DJ, Reynolds CF, 3rd, Monk TH et al. (1989) The Pittsburgh Sleep Quality Index: a new instrument for psychiatric practice and research. Psychiatry Res 28: 193–213.

Cao J, Herman A, West G et al. (2020) Unraveling why we sleep: Quantitative analysis reveals abrupt transition from neural reorganization to repair in early development. Sci Adv 6: eaba0398.

Eisensehr I, v Lindeiner H, Jager M et al. (2001) REM sleep behavior disorder in sleep-disordered patients with versus without Parkinson's disease: is there a need for polysomnography? J Neurol Sci 186: 7–11.

European Stroke Organisation (ESO) Executive Committee; ESO Writing Committee (2008) Guidelines for management of ischaemic stroke and transient ischaemic attack. Cerebrovasc Dis 25: 457–507.

Ghorayeb I, Yekhlef F, Chrysostome V et al. (2002) Sleep disorders and their determinants in multiple system atrophy. J Neurol Neurosurg Psychiatry 72: 798–800.

Grote L, Schneider H, Podszus T (1997) Kreislauf und Schlaf. Somnologie1: 27–36.

Haensch C-A, Muhl C, Jörg J (1999) Untersuchung des autonomen Nervensystems. In: Stöhr M Wagner W, Pfadenhauer K et al. (Hrsg.) Neuromonitoring. Darmstadt: Steinkopff-Verlag. S. 121–148.

Haensch C-A, Jörg J (2002) Autonomic testing in syncope. J Neurol 249: 24.

Haensch C-A, Jörg J (2005) Die Analyse der Blutdruckregulation bei autonomer Dysfunktion. Klin Neurophysiol 36: 86–97.

Hermann DM, Bassetti CL (2003a) Sleep Apnea and Other Sleep-Wake Disorders in Stroke. Curr Treat Options Neurol 5: 241–249.

Hermann DM, Bassetti CL (2003b) Sleep-disordered breathing and stroke. Curr Opin Neurol 16: 87–90.

Herscovitch J, Broughton R (1981) Sensitivity of the stanford sleepiness scale to the effects of cumulative partial sleep deprivation and recovery oversleeping. Sleep 4: 83–91.

Hilz M, Moeller S, Buechner S et al. (2016) Obstructive Sleep-Disorderd Breathing is more common than central in mild familial dysautonomia. J Clin Sleep Med 15: 1607–1614.

Jennum P, Santamaria J (2007) Report of an EFNS task force on management of sleep disorders in neurologic disease (degenerative neurologic disorders and stroke). Eur J Neurol 14: 1189–1200.

Johns MW (1991) A new method for measuring daytime sleepiness: the Epworth sleepiness scale. Sleep 14: 540–545.

Jörg J, Haensch C-A, Muhl C et al. (2001) Schlaf und vegetative Systeme. Klin Neurophysiol 32: 100–113.

Koehler U, Penzel T, Becker HF et al. (2002) Sleep apnea, autonomic dysfunction and cardiovascular morbidity. Internist (Berl) 43: 1091–1098.

Koehler U, Becker HF, Gross V et al. (2003) Obstructive sleep apnea, autonomic dysfunction and cardiovascular risk. Dtsch Med Wochenschr 128: 1124–1128.

Lahrmann H, Magnifico F, Haensch CA et al. (2005) Autonomic nervous system laboratories: a European survey. Eur J Neurol 12: 375–379.

MacLean AW, Fekken GC, Saskin P et al. (1992) Psychometric evaluation of the Stanford Sleepiness Scale. J Sleep Res 1: 35–39.

Maier A, Dogan I, Heller J et al. (2018) Beat-to-Beat Monitoring in Idiopathic REM-Sleep Behaviour Disorder Reveals Transient Orthostatic Blood Pressure Drop. Klin Neurophysiol 49: 127–132.

Mallien J, Isenmann S, Mrazek A, Haensch CA (2014) Sleep disturbances and autonomic function in patients with postural orthostatic tachycardia syndrome. Front Neurol 5: 118.

Nogues MA, Roncoroni AJ, Benarroch E (2002) Breathing control in neurological diseases. Clin Auton Res 12: 440–449.

Penzel T, Fietze I (2007) Aktueller Stand der Polysomnografie. Klin Neurophysiol 38: 122–127.

Pierangeli G, Provini F, Maltoni P et al. (2001) Nocturnal body core temperature falls in Parkinson's disease but not in Multiple-System Atrophy. Mov Disord 16: 226–232.

Rocchi C, Placidi F, Del Bianco C. et al. (2020) Autonomic symptoms, cardiovascular and sudomotor evaluation in de novo type 1 narcolepsy. Clin Auton Res 30: 557–562.

Schenck CH, Bundlie SR, Ettinger MG et al. (1986) Chronic behavioral disorders of human REM sleep: a new category of parasomnia. Sleep 9: 293–308.

Schenck CH, Hurwitz TD, Mahowald MW (1988) REM sleep behavior disorder. Am J Psychiatry 145: 652.

Seidel E, Haensch, C-A, Roth U et al. (2007) Adulte Primäre Enuresis nocturna bei Idiopathischer Hypersomnie. Somnologie 11: 63.

Somers VK, Dyken ME, Clary MP et al. (1995) Sympathetic neural mechanisms in obstructive sleep apnea. J Clin Invest 96: 1897–1904.

Vetrugno R, D'Angelo R, Cortelli P et al. (2007) Impaired cortical and autonomic arousal during sleep in multiple system atrophy. Clin Neurophysiol 118: 2512–2518.

Yaggi H, Mohsenin V (2003) Sleep-disordered breathing and stroke. Clin Chest Med 24: 223–237.

Yaggi H, Mohsenin V (2004) Obstructive sleep apnoea and stroke. Lancet Neurol 3: 333–342.

19 Schweißsekretionsstörungen

Tanja Schlereth und Frank Birklein

19.1 Normale Schweißsekretion

Grundsätzlich unterscheidet man zwei Arten des Schwitzens, das thermoregulatorische Schwitzen sowie das emotionale Schwitzen. Das thermoregulatorische Schwitzen dient der Erhaltung der Homöostase und erfüllt damit eine physiologisch wichtige Funktion. Es wird reflektorisch durch einen Regelkreis aus Temperaturrezeptoren, Temperaturregelzentren im ZNS und sympathischen Efferenzen zu den Schweißdrüsen gesteuert. Das emotionale Schwitzen wird bei Arousal direkt im limbischen System generiert. Der eigentliche physiologische Sinn des emotionalen Schwitzens ist, in »Fight, Flight und Fright« Situationen die Gewebetrophik der sensorisch wichtigen Handflächen und Fußsohlen zu optimieren (Asahina et al. 2015).

Des Weiteren gibt es zwei unterschiedliche Arten von Schweißdrüsen, die apokrinen und die ekkrinen Schweißdrüsen, wobei letztere die Mehrzahl der Schweißdrüsen bilden und neurologisch interessanter sind. Sie produzieren ein dünnflüssiges Sekret, das gegenüber dem Plasma hypoton ist (Baker und Wolfe 2020) und dienen der Thermoregulation, aber auch dem emotionalen Schwitzen. Sie sind daher über den gesamten Körper verteilt mit der höchsten Dichte im Bereich der Achselhöhle sowie der Hand- und Fußsohlen (Harker 2013). Apokrine Schweißdrüsen finden sich vor allem in der Axilla, perimamillär und in der Urogenitalregion. Hierbei handelt es sich um Duftdrüsen, die ab der Pubertät aktiv sind und ein visköses Sekret sezernieren, mit dem sie für den individuellen, manchmal auch unangenehmen Körpergeruch verantwortlich sind (Harker 2013; Lam et al. 2018).

19.1.1 Thermoregulatorisches Schwitzen

Die Thermoregulation ist wichtig zur Aufrechterhaltung einer gleich bleibenden Körperkerntemperatur und damit zur Erhaltung der Homöostase (Tan und Knight 2018). Zur Thermoregulation trägt neben dem Schwitzen noch die Thermogenese aus braunem Fettgewebe, die Modulation der Hautdurchblutung durch Vasokonstriktoren sowie das Kältezittern bei (Tan und Knight 2018). Außer dem Menschen haben nur wenige Tiere die Fähigkeit, evaporativ Wärme über Aktivierung ekkriner Schweißdrüsen abzugeben (Tan und Knight 2018). Das sympathische Nervensystem reguliert die Steuerung der Schweißdrüsen und der Hautdurchblutung. Mehrere Regelkreise gewährleisten dies:

1. Am wichtigsten sind thermoregulatorische Afferenzen bestehend aus afferenten somatosensorischen Neuronen und zentralen thermosensiblen Neuronen.
2. Die thermoregulatorischen Efferenzen sind sudomotorisch, vasomotorisch und motorisch.

3. Das zentrale Regulationszentrum befindet sich hauptsächlich im Hypothalamus, insbesondere im Nucleus Präoptikus und im Nucleus Parabrachialis (Tan und Knight 2018).
4. In der Peripherie wird autonom über postganglionäre Sudomotoren an den Schweißdrüsen vor allem über die Hauttemperatur die Menge des abgesonderten Schweißes reguliert (McCaffrey et al. 1979).

Zentrale Mechanismen der Thermoregulation

Eine Erhöhung der Körperkerntemperatur (Thermogenese, meist Muskelaktivität) und der Hauttemperatur (z. B. von außen durch Sonneneinstrahlung) erregt Temperaturrezeptoren und somit thermosensorische Afferenzen (Tan und Knight 2018). In der Haut und den Viszera gibt es Kalt- und Warmrezeptoren, die über Aδ- und C-Fasern Impulse an das zentrale Nervensystem über Lamina I Neurone im spinothalamokortikalen Bahnen und den Nucleus parabrachialis lateralis in der Pons bis zum Nuculeus präoptikus medialis im Hypothalmus weiterleiten (Morrison und Nakamura 2011). Kälte aktiviert vorwiegend TRPM8-Rezeptoren (TRP Kanäle = transient receptor potential channels), während Wärme verschiedene TRP Rezeptoren aktiviert (vorwiegend TRPV3 und TRPV4, aber auch TRPV1 und TRPM2) (Morrison und Nakamura 2011; Tan und Knight 2018). Zentrale thermosensible Neuronen befinden sich im Rückenmark, dem Hirnstamm (Formatio reticularis, Ncl. raphe) (Inoue und Murakami 1976) und insbesondere im Nucleus präoptikus medialis des Hypothalamus (Bligh 1979). Dort werden Neurone im dorsomedialen Hypothalamus aktiviert, die in prämotorische Areale der rostralen ventromedialen Medulla und weiter zu den efferenten sympathischen Nerven projizieren (Morrison und Nakamura 2011). Der Hypothalamus ist also das Integrationszentrum aller thermosensorischen Afferenzen (Minota et al. 2019). Er hat die Aufgabe, die Körpertemperatur auf einen Sollwert (37 °C, bei Fieber mehr) einzustellen (Minota et al. 2019). Je nach Übereinstimmung der Solltemperatur mit der Isttemperatur wird Thermogenese (Muskelzittern + kutane Vasokonstriktion) oder Wärmeabgabe (Schwitzen + kutane Vasodilatation) induziert (Hensel 1981). Es gibt jedoch noch etliche andere Einflussfaktoren wie Hormone, Stress, Sauerstoffsättigung oder Plasmaosmolarität, die die Thermoregulation und damit das Schwitzen beeinflussen (Inoue et al. 2005). Progesteron erhöht die Körpertemperatur und senkt die Schweißrate (Nakayama et al. 1975), während Östrogen einen gegenteiligen Effekt hat (Stachenfeld et al. 2000). Die Schweißrate sinkt auch durch Hypovolämie und einen Anstieg der Plasmaosmolarität (Sawka et al. 1985), sie steigt durch eine Erhöhung der Sauerstoffsättigung (Iyer et al. 1983). Hitzeakklimatisierung führt zu einer Erhöhung der Schweißrate bei gleichzeitiger Verminderung der Elektrolytausscheidung (Klous et al. 2020). Männer schwitzen stärker und der Unterschied zwischen Frauen und Männern wird durch Training sogar noch verstärkt (Inoue et al. 2014).

Periphere Mechanismen der Thermoregulation

Die Schweißdrüsen werden sympathisch innerviert über postganglionäre Fasern, die nach Einmündung des Ramus griseus zusammen mit den sensomotorischen Spinalnerven verlaufen (Jänig 1985). Es handelt sich um sympathische C-Fasern, die – im Gegensatz zu den Vasokonstriktoren – Acetylcholin als Transmitter freisetzen, was dann an postsynaptisch lokalisierte muskarinische (M_3) Rezeptoren der ekkrinen Schweißdrüsen bindet und die Schweißproduktion auslöst (Low et al. 1993). Die Schweißdrüsen, die der Thermoregulation dienen, befinden sich auf der gesamten Körperoberfläche (Ogawa und Low 1997). Die Anzahl funktionierender ekkriner Drüsen hängt zum einen von der intakten peripheren Innervation (Kihara et al. 1993; Low et al. 1983) und zum anderen von Umweltbedingungen (Klima) während der frühen Kindheit ab (Ogawa und Low 1997). Aber auch in der Peripherie sind weitere Einflussfaktoren vorhanden. So hemmt z. B. Druck auf den seitlichen Thorax (Seitenlage) die ipsilaterale Schweißproduktion (Hemihidrose) (Ogawa et al. 1979). Die Hauttemperatur und somit die Hautdurchblutung sind weitere wichtige Einflussgrößen der Schweißrate: Lokale Erwärmung steigert die Schweißrate (McCaffrey et al. 1979), möglicherweise indem die Menge des freigesetzten Acetylcholins oder die Ansprechrate der schweißproduzierenden Zellen selbst erhöht wird (Birklein et al. 1998; Nadel et al. 1971). Minderung der Hautdurchblutung (Abkühlung) reduziert im Gegenzug die lokale Schweißproduktion (Nadel et al. 1971). Wasser auf der Haut reduziert das Schwitzen (Hydromeiose).

Periphere und zentrale Mechanismen können sich gegenseitig beeinflussen. So ist es nicht verwunderlich, dass bei der Thermoregulation keine linearen, sondern komplexe Zusammenhänge zwischen Schweißproduktion auf der einen und Körper- und Hauttemperatur auf der anderen Seite bestehen (Stolwijk et al. 1971). Dies erklärt die zum Teil große interindividuelle Variabilität der Schweißproduktion.

19.1.2 Emotionales Schwitzen

Das emotionale Schwitzen erfüllt neben der bereits oben genannten Funktion, die Funktion, Handflächen und Fußsohlen bei drohender Gefahr funktionstüchtig zu halten und auch die Funktion eines körperlichen »Feedback«-Signals bei emotional ergreifenden kognitiv-behavioralen Prozessen. Auf diese Art und Weise trägt das emotionale Schwitzen nicht unwesentlich zu Selbstkontrolle und sozialem Verhalten bei (Birbaumer et al. 2005). Dieses Schwitzen wird von neokortikalen und limbischen Zentren gesteuert (Ogawa und Low 1997). Die genauen Zentren sind noch nicht genau definiert, aber Amygdala, Medulla, Präfrontalkortex, Insel und Cingulum scheinen eine wichtige Rolle zu spielen (Asahina et al. 2015). Die prä- und postganglionären (spinalen und peripheren) Bahnen sind die gleichen wie beim thermoregulatorischen Schwitzen (Jänig 1990). Allerdings werden, im Gegensatz zur Thermoregulation, durch Emotion und Stress hauptsächlich Schweißdrüsen an unbehaarten Stellen des Körpers (Handflächen und Fußsohlen) angeregt (Schondorf 1997). Emotionales Schwitzen wird zusätzlich durch systemische Katecholamine verstärkt (Harker 2013). Ein weiterer Unterschied ist die Koaktivierung der Vasomotoren. Stress induziert eine Vasokonstriktion, im Gegensatz dazu ist das thermoregulatorische Schwitzen mit einer Vasodilatation vergesellschaftet (Bini et al. 1980; Haensch et al. 2001).

Es ist jedoch zu beachten, dass die strikte Trennung von thermoregulatorischem Schwitzen (behaarte Haut) und emotionalem Schwitzen (unbehaarte Haut) nicht absolut ist (Sugenoya et al. 1995): Eine gegenseitige Beeinflussung ist nachgewiesen (Jänig 1990; Tsai 2001). Allerdings macht diese Aufteilung die Physiologie des Schwitzens übersichtlicher und die beiden Formen des Schwitzens können auch differenziert untersucht werden.

19.2 Schweißsekretionsstörungen

19.2.1 Hyperhidrose

Schwitzen ist ein physiologischer Mechanismus. Ohne Thermoregulation kommt es zu einer bedrohlichen Hyperthermie, ohne emotionales Schwitzen fehlt möglicherweise eine wichtige Kontrolle für soziales Verhalten. Ein vermehrtes Schwitzen, die Hyperhidrose, kann jedoch ein individuell relevantes Problem darstellen. Man unterscheidet die generalisierte und fokale Hyperhidrose.

Die häufigste Form der Hyperhidrose ist die primäre fokale Hyperhidrose, sie entsteht meist »idiopathisch« bei ansonsten gesunden Menschen und beginnt oft im frühen Erwachsenenalter oder der Adoleszenz. Etwa 3 % der Bevölkerung sind hiervon betroffen (Strutton et al. 2004). Eine genetische Prädisposition scheint vorhanden zu sein, da 6–65 % der Patienten eine positive Familienanamnese haben (Henning et al. 2019; Lear et al. 2007). Die primäre Hyperhidrose betrifft vor allem die Achseln (in 79 % (Lear et al. 2007)), aber auch Füße, Hände und das Gesicht (Haider und Solish 2005). Es finden sich keine morphologischen Veränderungen der Schweißdrüsen (Sato et al. 1989). Es handelt sich eher um eine komplexe Dysfunktion des sympathischen und parasympathischen Nervensystems (Birner et al. 2000). Die Patienten sind durch die daraus resultierenden psychosozialen Probleme oft in erheblichem Maße belastet, vermeiden Händeschütteln oder verstecken die störenden Schweißflecken unter den Achseln (Lam et al. 2018).

Eine sekundäre fokale Hyperhidrose ist die Folge von zentralen oder peripheren neuronalen Schädigungen. Periphere Ursachen sind Nervenläsionen und Neuropathien wie z. B. die diabetische Neuropathie: Hier kann das Schwitzen zu Beginn einer Polyneuropathie in der Peripherie gesteigert sein, während es bei Zunahme der Nervenschädigung dann zu einem Verlust des Schwitzens in den betroffenen Extremitäten kommt (Kihara et al. 1993). Im Falle einer chronischen neurogenen Entzündung, wie dem komplexen regionalen Schmerzsyndrom, findet sich häufig eine fokale Hyperhidrose an der betroffenen Extremität (Birklein und Schlereth 2015). Das fokale gustatorische Schwitzen (Schwitzen beim Essen/Trinken vor allem heißer, scharfer Speisen), das sogenannte Frey-Syndrom, entwickelt sich nach Operationen, Tumoren oder Läsionen der Ohrspeicheldrüse mit Schädigung der Chorda Tympani durch eine Fehlinnervation von kutanen Schweißdrüsen (Gordon und Fiddian 1976; Saito 1999). Gustatorisches Schwitzen gibt es aber auch familiär. Nach Großhirninfarkten oder Blutungen kann es durch Wegfall kortikaler inhibitorischer Zentren (insb. Insel, Operculum oder Hypothalamus) zu einer Hyperhidrose kontralateral zur Läsion kommen (Korpelainen et al. 1993; Minota et al. 2019). Nach spinalen Läsionen kann das Schwitzen auf der betroffenen Seite reduziert oder ausgefallen sein, sodass es zu einer kompensatorischen Hyperhidrose an den übrigen Körperstellen kommt (Huckaba et al. 1976; Saito et al. 1999). Meist erleben die Patienten weniger den Ausfall des Schwitzens, sondern eher die kompensatorische Zunahme des Schwitzens in anderen Arealen als störend. Im Falle einer post-traumatischen Syringomyelie kann eine Hyperhidrose im betroffenen Areal eines der ersten Symptome sein (Stanworth 1982).

Die generalisierte Hyperhidrose ist meist sekundär und entsteht u. a. durch Infektionen, endokrine Störungen, neurologische Erkrankungen (z. B. Parkinsonsyndrom (Swinn et al. 2003); Schädel-Hirn-Traumata (Scott und Rabinstein 2020)), maligne Erkrankungen (Myeloproliferative Syndrome, Morbus Hodgkin), Medikamente (z. B. Cholinesterase Inhibitoren, SSRI (selektive Serotinin uptake Inhibitoren), Opioide und trizyklische Antidepressiva; (Cheshire und Fealey 2008) oder Intoxikationen (Serotonerges Syndrom, malignes neuroleptisches Syndrom, Alkylphosphate (Pflanzenschutzmittel, z. B. E 605, Kampfgifte, z. B. Sarin, Tabun), Mangan (Haug et al. 1989); bzw. Entzug von Alkohol oder anderen Substanzen (Haider und Solish 2005). Das seltene hereditäre Shapiro-Syndrom führt zu Episoden mit Hypothermie und starker Hyperhidrose (Minota et al. 2019).

Tab. 19.1: Schweißsekretionsstörungen

	Hyperhidrose	Hypohidrose
Generalisierte	• Infektionen • Endokrine Störungen (Hyperthyreose, Hyperpituitarismus, Diabetes mellitus, Menopause, Schwangerschaft, Phäochromozytom, Carcinoidsyndrom, Akromegalie) • Neurologische Störungen (z. B. Parkinsonsyndrom) • Maligne Erkrankungen (Myeloproliferative Syndrome, Morbus Hodgkin) • Medikamente (Cholinesterase Inhibitoren, SSRI, Opioide, trizyklische Antidepressiva) • Intoxikationen (Serotonerges Syndrom, malignes neuroleptisches Syndrom, Alkylphosphatvergiftung, Mangan) • Alkohol- bzw. Drogenentzug	• Hereditäre Erkrankungen (hypohidrotische ektodermale Dysplasie, M. Fabry) • Hereditäre sensible und autonome Neuropathie (HSAN) Typ IV (CIPA) • Chronische idiopathische Anhidrose (bzw. erworbene idiopathische generalisierte Anhidrose (AIGA) • Pandysautonomie • Hauterkrankungen (z. B. Sklerodermie, Sjögren-Syndrom, atopische Dermatitis) • Pure Autonomic Failure, Multisystematrophie • Medikamente (antimuscarinerge und anticholinerge Substanzen, Inhibitoren der Carboanhydrase, trizyklische Antidepressiva) • Intoxikationen (Botulismus, Schwermetall (Thallium), Medikamente (s. o.))
Fokale	• Primäre fokale Hyperhidrose • Sekundäre fokale Hyperhidrose • Schädigung des peripheren Nervensystems (z. B. Polyneuropathie) • Neurogene Entzündung (z. B. CRPS) • Schädigung des zentralen Nervensystems (Gehirn, Rückenmark) • Harlequin-Syndrom • Frey-Syndrom (Gustatorisches Schwitzen) • Ross-Syndrom (an den Stellen erhaltenen Schwitzens)	• Nervenläsionen jeglicher Art • Grenzstrangläsionen (z. B. Pancoast Tumor) • Hereditäre sensible und autonome Neuropathie (HSAN) Typ I, II und IV • Erworbene autonome Neuropathien (Stoffwechselerkrankungen z. B. Diabetes Mellitus, Porphyrie, Amyloidose, Chemotherapeutika, Medikamente z. B. Amiodaron) • Ross-Syndrom

19.2.2 Hypohidrose

Eine generalisierte Anhidrose kann aufgrund der eingeschränkten Thermoregulation lebensbedrohlich sein. Es gibt angeborene und erworbene Formen. Zu den angeborenen Formen zählt die ektodermale Dysplasie, bei der es zu einer Entwicklungsstörung von sich aus dem Ektoderm entwickelnden Organen wie Drüsen, Nägeln, Haaren und Zähnen kommt (Paschos et al. 2004; Reyes-Reali et al. 2018). Es gibt hidrotische und hypohidrotische Formen, bei denen die Schweißdrüsen atrophisch sind (Donadio et al. 2005). Die hypohidrotische ektodermale Dyplasie (HED) ist eine X-chromosomal vererbte Erkrankung, es existieren aber auch autosomal-vererbte Formen (Reyes-Reali et al. 2018). Die HED manifestiert sich meist schon im Kindesalter durch lebensbedrohliche, hohe Fieberschübe. Daneben fallen morphologische Charakteristika auf: Die betroffenen Patienten haben meist eine verminderte Anzahl von Zähnen (Oligo- bis Anodontie) und eine Hypotrichose (Reyes-Reali et al. 2018).

Eine weitere X-chromosomal vererbte Erkrankung, die mit einer generalisierten Hypohidrose einhergeht, ist der Morbus Fabry (auch Anderson-Fabry-Erkrankung genannt) (Lidove et al. 2006). Hierbei kommt es durch einen angeborenen Mangel an α-Galaktosidase A zu einer lysosomalen Speicherung von Globotriaosylceramid (Gb-3) in verschiedenen Geweben (Herz, Leber, Haut, Gehirn, peripheren Nerven und Schweißdrüsen (de-Veber et al. 1992)). Im Verlauf kommt es daher zu einer zunehmenden Schädigung der betroffenen Organe. Durch die Schädigung peripherer Nerven weisen die Patienten sehr häufig neuropathische Schmerzen auf. In mehr als der Hälfte der Patienten kommt es zu einer generalisierten Anhidrose, die vor allem durch eine direkte Schädigung der Schweißdrüsen hervorgerufen wird (Lao et al. 1998)

Das seltene hereditäre HELIX-Syndrom führt zur Kombination von Hypohidrose, Elektrolystörungen, Tränendrüsendysfunktion, Ichthyosis und Xerostomie (Hadj-Rabia et al. 2018). Das Crisponi/Kälte-induzierte Schwitzsyndrom (CS/CISS) ist eine autosomal rezessiv vererbte Erkrankung. Die betroffenen Individuen, die die ersten kritischen Lebensjahre überlebt haben, entwickeln in der frühen Kindheit ein paradoxes kälteinduziertes Schwitzen. Die Krankheit wird durch Varianten im Cytokine receptor-like factor 1- oder im Cardiotrophin-like cytokine factor 1-Gen verursacht, wodurch es wahrscheinlich nicht zu einer cholinergen Differenzierung der Sudomotoren kommt (Buers et al. 2020).

Daneben gibt es erworbene bzw. sich im Laufe des Lebens sich entwickelnde Formen der generalisierten Anhidrose. Die Ursachen sind heterogen. Die Schädigung kann im Bereich der hypothalamischen Temperaturregelzentren liegen. In diesem Fall treten neben einer Anhidrose zentrale Symptome wie Diabetes insipidus auf (Shimizu et al. 1997).

Eine autonome Dysfunktion mit orthostatischer Hypotonie und Hypohidrose tritt beim »pure autonomic failure« (PAF) im Rahmen von Alpha-Synukleinopathien auf so wie bei der Multisystematrophie, dem idiopathischen Parkinsonsyndrom und der Lewy-Body-Demenz (Coon et al. 2019; Thaisetthawatkul 2016).

Von einer chronischen idiopathischen Anhidrose bzw. einer erworbenen idiopathischen generalisierten Anhidrose (AIGA) spricht man, wenn isoliert eine generalisierte Anhidrose ohne andere autonome Symptome vorliegt (Low et al. 1985; Murakami et al. 1993). Ursächlich ist eine sudomotorische Neuropathie. Beim selektiven Ausfall von Schweißdrüsen finden sich immunologische Ablagerungen neben atrophierten Schweißdrüsen (Gangadharan et al. 2015; Murakami et al. 1993). Der Ort der Schädigung kann bei der AIGA prä- oder postganglionär liegen (Miyazoe et al. 1998). In einigen Fällen lassen sich erhöhte Serum-IgE-Werte und Lymphozyteninfiltrationen in der Nähe von Schweißdrüsen nachweisen, die ebenfalls eine immunologische Genese nahe legen (Donadio et al. 2005). Mittels QSART (quantitativer sudomotorischer Axonreflextest, ▶ Kap. 19.3) lässt sich zwischen prä- und postganglionären Formen der AIGA unterscheiden. Lässt sich über einen Axonreflex Schwitzen auslösen, handelt es sich um eine präganglionäre Schädigung, lässt sich keine QSART-Antwort auslösen, handelt es sich um eine postganglionäre Schädigung (Low et al. 1985). Vor allem in Japan und Ostasien kommt noch ein selektiver Ausfall von Sudomotoren (idiopathic pure sudomotor failure = IPSF) vor, der begleitet ist von Dysästhesien, Juckreiz und cholinergen Urtikaria und gut auf Steroide anspricht. Bei diesen Patienten ist das thermoregulatorische Schwitzen aufgehoben, während das emotionale Schwitzen verstärkt ist. Die Erkrankung ist assoziiert mit Allergien und vermutlich durch eine Läsion postynaptischer muskarinerger Acetylcholinrezeptoren der Schweißdrüsen bedingt (Nakazato et al. 2004).

Im Gegensatz zur idiopathischen Anhidrose kommt es bei der akuten Pandysautonomie zu einer dann auch akuten Dysfunktion des sympathischen und des parasympathischen Nervensystems (Young et al. 1969). Die Patienten leiden neben einer Anhidrose unter einer orthostatischen Hypotonie mit Synkopen, Sehstörungen aufgrund tonischer Pupillen und verminderter Tränenproduktion, gastrointestinalen Beschwerden wie Obstipation, Impotenz sowie Inkontinenz (Low 1994). In ca. 50 % der Fälle finden sich Autoantikörper gegen postganglionäre α3-nikotinerge Acetylcholinrezeptoren während in anderen Fällen onkoneuronale Antikörper (ANNA-1, anti-Hu) (Kimpinski et al. 2009; McKeon und Benarroch 2016) auf eine paraneoplastische Genese hindeuten (Uluc et al. 2010).

Auch bestimmte Medikamente führen zu einer generalisierten Hypohidrose (Cheshire und Fealey 2008). Dies ist beschrieben für antimuscarinerge und anticholinerge Substanzen sowie für Inhibitoren der Carboanhydrase (z. B. durch Topiramat (de Carolis et al. 2003; Incecik et al. 2008), trizyklische Antidepressiva und Checkpoint Inhibitoren (Kersh et al. 2020)). Zudem kann eine generalisierte Anhidrose im Rahmen von Intoxikationen bestehen. Beispiele hierfür sind Botulismus (Intoxikation mit Botulinumtoxin) (Dressler und Benecke 2003; Merz et al. 2003), Schwermetalle (Thallium) oder Intoxikation mit den oben aufgeführten Medikamenten.

Autonome Neuropathien führen in der Regel zu einer distal betonten Hypohidrose. Ursächlich hierfür können Stoffwechselerkrankungen (Diabetes mellitus, Porphyrie, Amyloidose), das Guillain-Barré-Syndrom, Chemotherapeutika (Cisplatin, Vincristin, Paclitaxel) und andere Medikamente (z. B. Amiodaron) sein (Eishi et al. 2002; Heuß 2019; Low und McLeod 1997). Nervenläsionen oder Grenzstrangläsionen wie durch einen Pancoast-Tumor können zu einer fokalen Hypohidrose führen. In diesen Fällen ist jedoch oft eine kompensatorische Hyperhidrose für die Patienten störend.

Autosomal rezessiv vererbt wird die hereditäre sensorische und autonome Neuropathie (HSAN) Typ IV, auch bekannt als »Congenital insensitivity to pain with anhidrosis (CIPA). Hierbei kommt es durch Mutation im Gen für den Nervenwachstumsfaktor (NGF)-Rezeptor (NTRK1-Gen) (Gucev et al. 2020; Indo et al. 1996) zu einer Schädigung dünner myelinisierter und unmyelinisierter Fasern (Rafel et al. 1980), wodurch die Schmerz- und Temperaturwahrnehmung aufgehoben ist. Es kommt zu Selbstverletzungen, Fieberschüben aufgrund der generalisierten Anhidrose sowie geistiger Retardierung (Gucev et al. 2020; Varma et al. 2016). Insgesamt gibt es fünf Formen der HSAN: Die HSAN I beginnt erst ab der zweiten Dekade und führt neben einer eingeschränkten Temperaturempfindung zu einer distalen Anhidrose, bei der HSAN II tritt die akrale Anhidrose schon in der Kindheit auf. HSAN III, die familiäre Dysautonomie, führt dagegen nicht zu einer Anhidrose, sondern eher zu einer Hyperhidrose, während Typ V keine Schweißsekretionsstörungen verursacht (Hilz 2002).

Auch im Rahmen von Kollagenosen, wie dem Sjögren-Syndrom (Katayama 2016) und der Sklerodermie (Paquette und Falanga 2003) kann es zu einer, oft fokalen, Hypohidrose kommen. Beim Sjögren-Syndrom kommt es zu einer Verminderung von Schweißdrüsen in der Haut, die als Zeichen einer direkten Schädigung der Schweißdrüsen von lymphozytären Infiltraten umgeben sind (Fujita und Hatta 2013). Erkrankungen der Haut wie die atopische Dermatitis können ebenfalls zu einer Hypohidrose führen (Itakura et al. 2000). Die Ursache dafür ist noch nicht endgültig geklärt. Einige Autoren vermuten einen Verschluss der Schweißdrüsenausführungsgänge (Kobayashi et al. 2002), während andere eher eine Schädigung autonomer Nervenfasern diskutieren (Eishi et al. 2002).

Beim Ross-Syndrom (Ross 1958) kommt es zu einer segmentalen Anhidrose in Kombination mit einer Areflexie und einer tonischen Pupille (Adie-Syndrom) aufgrund einer selektiven Degeneration von postganglionären cholinergen sympathischen Nervenfasern ohne immunologische Veränderungen – die Ursache hierfür ist jedoch unbekannt (Nolano et al. 2006; Sommer et al. 2002).

Das Harlequin Sommer-Syndrom ist gekennzeichnet durch eine ipsilateraler Anhidrose im Gesicht mit kompensatorischer kontralateralen Hyperhidrose und Hautrötung (»Flushing«). Ursächlich ist eine Schädigung zentraler oder peripherer sympathischer Efferenzen (u. a. Ganglion stellatum oder Hirnstammläsionen) (Lance et al. 1988; Minota et al. 2019; Wasner et al. 2005).

19.3 Diagnostik bei Schweißsekretionsstörungen

Vor allem bei fokalen Schweißsekretionsstörungen eignet sich als orientierender Suchtest der Jod-Stärke-Test nach Minor (Minor 1927; Riedl et al. 1998). Hierbei wird Jodlösung auf die Haut aufgetragen und dann Stärkepulver darüber gestreut. Sobald diese Substanzen mit Schweiß in Kontakt geraten, färben sie sich violett. Aus dem Verteilungsmuster der Färbung (oder der ausbleibenden Färbung) kann oft schon die Ursache der fokalen Schweißstörung abgelesen werden (Low und McLeod 1997).

Um die Schweißmenge zu quantifizieren eignet sich die quantitative Sudometrie. Hierbei kann mittels einer Plexiglaskapsel und kontinuierlichem Strom von trockenem Stickstoff die freigesetzte Schweißmenge quantifiziert werden – entweder die spontan produzierte Schweißmenge oder die nach Stimulation, z. B. durch die Iontophorese von Acetylcholin (Axonreflexschwitzen, QSART), freigesetzte Schweißmenge (Kihara et al. 1993). Bei einer Schädigung postganglionärer sympathischer Fasern ist die QSART-Reaktion vermindert (Hijazi et al. 2020). Die Messung der lokalen Wasserverdunstung kann auch durch ein Tewameter® erfolgen. Das Tewameter® basiert auf dem Diffusionsprinzip in einer offenen Kammer (Ficksches Prinzip). Der Feuchtigkeitsgradient wird indirekt über zwei Sensorpaare (Temperatur und relative Feuchte) im Inneren eines Hohlzylinders gemessen.

Bei der Silastic imprint method wird die Anzahl der funktionellen Schweißdrüsen nach Stimulation mit Pilocarpin visualisiert (Kennedy und Navarro 1989). Da denervierte Schweißdrüsen atrophieren, korreliert die Anzahl der Schweißtropfen mit der Innervation. Nach dem gleichen Prinzip funktioniert der Dynamische Schweißtest (Provitera et al. 2010). Mittels Hautbiopsie können die Schweißdrüsen und ihre Innervation visualisiert werden (Gibbons et al. 2010).

Die Aktivierung von Schweißdrüsen führt zu einer Änderung der Hautleitfähigkeit. Diese Hautleitfähigkeitsänderung kann als Hautpotenzialänderung gemessen werden. Die Schweißdrüsen an der unbehaarten Haut an Händen und Füßen werden insbesondere durch emotionale Reize aktiviert. Dies führt zu einer Aktivierung der Sudomotoren und somit des Hautpotenzials an Handflächen und Fußsohlen, aber nicht auf der benachbarten behaarten Haut. Diese Potenzialdifferenz wird als sympathische Hautantwort oder elektrodermale Aktivität bezeichnet. Die elektrodermale Aktivität korreliert mit der Sudomotorenfunktion (Porubcin und Novak 2020; Posada-Quintero und Chon 2020).

Zur Quantifizierung des axillären Schwitzens eignet sich die Gravimetrie. Hierzu wird ein vorher gewogenes Filterpapier für eine definierte Zeit (meist 60 s) unter die Achsel geklemmt und danach wieder gewogen. Die Differenz entspricht dann der freigesetzten Schweißmenge in mg/min (Heckmann et al. 2001).

19.4 Therapie

19.4.1 Therapie der Hyperhidrose

Zur Therapie der Hyperhidrose gibt es mehrere konservative und operative Therapieoptionen (▶ Tab. 19.2).

Topische Anwendungen: Aluminiumsalze sind in vielen frei verkäuflichen Antiperspiranzien enthalten. Sie werden meist in einer Konzentration von 1–2 % angewandt. In Arzneimitteln ist Aluminiumchlorid in einer Konzentration von 10–30 % enthalten. Wiederholte tägliche Anwendungen sind nötig (Rzany 2017; Streker et al. 2012). Nebenwirkungen bestehen in Hautreizungen und brennenden oder stechenden Missempfindungen. Als Wirkungsmechanismus wird eine mechanische Obstruktion der Schweißdrüsenausführungsgänge und eine reversible Störung des Ionentransports durch eine Anhäufung von Protonen in den Schweißdrüsenausführungsgängen angenommen (Sato et al. 1993). Bei nicht fokalem gustatorischem Schwitzen im Gesicht (z. B. familiär oder bei Diabetes) eignet sich als topische Anwendung die wiederholte Applikation von 0,5 % Glycopyrrolat, einer anticholinergen Substanz (Shaw et al. 1997). Generell eignen sich topische Anwendungen nur zur Therapie fokaler Hyperhidrosen.

Tab. 19.2: Therapieoptionen bei fokaler und generalisierter Hyperhidrose sowie bestimmten Formen der Hypohidrose (siehe auch *S1 Leitlinie 013-79: Definition und Therapie der primären Hyperhidrose (Stand 11/2017) (Rzany 2017)

	Therapie Hyperhidrose	Therapie Hypohidrosen
Lokal	<ul><li>Aluminiumchlorid 10–30 % oder Antiperspiranzien</li><li>Leitungswasser-Iontophorese bei palmarer Hyperhidrose</li><li>Glycopyrrolat bei gustatorischem Schwitzen</li><li>Botulinumtoxin-Injektionen</li><li>Behandlung mit Radiofrequenz, Mikrowellen oder Ultraschall</li></ul>	<ul><li>Symptomatisch fettende Cremes</li></ul>
Operativ	<ul><li>Thorakale Sympathektomie</li><li>Chirurgische Schweißdrüsenentfernung: Kürettage, Saugkürettage, Exzision bei axillärer Hyperhidrose</li></ul>	<ul><li>Keine</li></ul>

Tab. 19.2: Therapieoptionen bei fokaler und generalisierter Hyperhidrose sowie bestimmten Formen der Hypohidrose (siehe auch *S1 Leitlinie 013-79: Definition und Therapie der primären Hyperhidrose (Stand 11/2017) (Rzany 2017) – Fortsetzung

	Therapie Hyperhidrose	Therapie Hypohidrosen
Systemisch	• Anticholinergika (z. B. Bornaprin, Methantheliniumbromid) • Trizyklische Antidepressiva z. B. Amitriptylin • Beta-Blocker	• Immunglobuline intravenös, Plasmapherese (akute Pandysautonomie, AIGA) • Glucokortikoide (idiopathic pure sudomotor failure = IPSF), Kollagenosen, z. B. Sjögren-Syndrom) • Alpha-Galaktosidase – Enzymersatztherapie (M. Fabry) • Hauterkrankungen: Therapie der Grunderkrankung • Intoxikationen: Detoxifikation

Leitungswasser-Iontophorese ist – weil nebenwirkungsarm und effektiv – das Mittel der Wahl zur Ersttherapie palmarer und plantarer Hyperhidrosen. Diese Therapie ist bei bis zu 81 % der Patienten wirksam (Gregoriou et al. 2019; Holzle und Alberti 1987), jedoch sehr zeitaufwändig. Eine Iontophorese darf nicht in der Schwangerschaft oder bei vorhandenem Herzschrittmacher angewandt werden. Als Nebenwirkungen können Hautirritationen auftreten (Reinauer et al. 1993).

Die *Injektion* von Botulinumtoxin ist eine der wirkungsvollsten nicht-operativen Therapien der fokalen Hyperhidrose. Hierbei handelt es sich um ein hochwirksames Neurotoxin, das vom anaeroben Bakterium *Clostridium botulinum* gebildet wird (Galadari et al. 2020; Heckmann et al. 2001). Das Botulinumtoxin wird intradermal injiziert und inhibiert die Freisetzung von Acetylcholin aus den Sudomotoren. Der Effekt hält meist 4–6 Monate an bis es zu einer Neuaussprossung von sudomotorischen Nervenfasern und Reinnervation der Schweißdrüsen kommt (Meunier et al. 2002). Initial wurde Botulinumtoxin zur Therapie muskulärer Dystonien wie dem Blepharospasmus oder Torticollis angewandt. Mittlerweile gibt es aber auch eine Zulassung zur Therapie der axillären Hyperhidrose. Es sind mehrere Injektionen nötig, die schmerzhaft sein können. Als Nebenwirkung, vor allem bei Injektion an der Hand, kann auch eine Lähmung der Muskulatur auftreten (Schnider et al. 1997).

Für die axilläre Hyperhidrose gibt es mit der Radiofrequenztherapie noch ein neues, nicht abschließend validiertes Verfahren. Dabei werden mit Mikronadeln mittels bimodaler Frequenz die Schweißdrüsen thermisch geschädigt, wozu mehrere Sitzungen nötig sind (Kim et al. 2013; Schick et al. 2016). Als Nebenwirkungen können Verbrennungen und Wundheilungsstörungen auftreten. Die Mikrowellentherapie der axillären Hyperhidrose ist noch nicht ausreichend validiert und kann zu schweren Nervenschädigungen führen (Chang et al. 2017; Glaser et al. 2012).

Operative Behandlungsmöglichkeiten: Bei der endoskopischen thorakalen Sympathektomie (Schick et al. 2003) werden die sympathischen Ganglien Th 2/3 entfernt. Die Sympathektomie verbessert die palmare oder faziale Hyperhidrose in 68–100 % der Fälle, bei schlechterem Langzeiterfolg bei der Behandlung der axillären Hyperhidrose (Gossot et al. 2003; Malone et al. 1986). Sie wird deshalb vorwiegend in der Therapie der palmaren Hyperhidrose eingesetzt. Die wesentliche Nebenwirkung dieser Therapie ist die Entwicklung kompensatorischer Hyperhidrosen an den Körperarealen, die nicht vom oberen Grenzstrang versorgt werden (Andrews und Rennie

1997). Operationsbedingte seltene Komplikationen sind Hämatothorax, Pneumothorax, Horner Syndrom, Verletzung des Ductus thoracicus und Schädigung des Nervus phrenicus (Gossot et al. 2003; Lin und Fang 1999).

Eine weitere operative Therapieoption bei axillären Hyperhidrosen ist die radikale Entfernung der axillären Schweißdrüsen (Bisbal et al. 1987) durch subkutane Kürettage bzw. Saugkürettage (Tung und Wei 1997) oder Liposuction (Lillis und Coleman 1990; Shenaq et al. 1987). Diese Therapien haben Erfolgsraten bis zu 90%, allerdings ist der Eingriff nicht unerheblich und es kann zu Wundinfektion und Narbenbildung kommen.

Eine Therapiemöglichkeit generalisierter Hyperhidrosen ist die Gabe anticholinerger Medikamente, wobei nur Methantheliniumbromid und Bornaprin in dieser Indikation zugelassen sind (Müller et al. 2013). Ein Hauptproblem dabei ist jedoch, dass es unter den dazu nötigen Dosierungen häufig anticholinerge Nebenwirkungen wie Mundtrockenheit, Akkomodationsstörungen, Harnverhalt, Obstipation und Gedächtnisstörungen auftreten, sodass diese Nebenwirkungen oft der limitierende Faktor sind (Cruddas und Baker 2017). Antidepressiva wie Amitriptylin (v. a. über anticholinerge Mechanismen) sowie Antihypertensiva wie Beta-Blocker und Ca-Kanal-Blocker (z. B. Diltiazem) sind ebenfalls gering bis mäßig wirksam.

19.4.2 Therapie der Hypohidrose

Momentan gibt es keine kausale Therapie der vererbten ektodermalen Dysplasie. Es liegen aber Einzelfallberichte über eine Besserung der Hypohidrose nach lokaler Stimulation von Schweißdrüsen durch Acetylcholin vor (Hatzis et al. 1982; Kanai et al. 1989). Das CS/CISS, bei dem das Schwitzen ja durch Katecholamine induziert wird, spricht auf den α2 Blocker Clonidin an.

Im Gegensatz dazu gibt es bei dem ebenfalls vererbten M. Fabry eine kausale Therapie. Die Enzymersatztherapie mit α-Galaktosidase A führt neben einer Besserung der neuropathischen Schmerzen auch zu einer Besserung der Hypohidrose (Schiffmann et al. 2003).

Sowohl bei der erworbenen idiopathischen generalisierten Anhidrose (AIGA) als auch der Pandysautonomie handelt es sich am ehesten um ein immunologisches Geschehen. Die Applikation von intravenösen Immunglobulinen scheint daher eine wirkungsvolle Therapie zu sein (Heafield et al. 1996; Masuda et al. 2016; Mericle und Triggs 1997; Vernino et al. 2008), während der isolierte Ausfall von Sudomotoren (idiopathic pure sudomotor failure = IPSF) gut auf Glucokortikoide anspricht (Ando et al. 1995; Minota et al. 2019; Nakazato et al. 2004). Hier ist natürlich Wirkung und Nebenwirkung/Ressourcenverbrauch in Relation zu setzen.

Da es beim Ross-Syndrom nur zu einer segmentalen Anhidrose kommt, ist meist die kompensatorische Hyperhidrose das vorherrschende Problem (zur Therapie der fokalen Hyperhidrose ▶ Kap. 19.4.1). Eine kausale Therapie gibt es nicht. Nebenwirkungen einer Hypohidrose wie Hauttrockenheit können symptomatisch durch fettende Cremes verbessert werden.

Im Falle einer paraneoplastischen Neuropathie bessert sich die autonome Symptomatik nach einer Therapie der Grunderkrankung (Vasudevan et al. 1981). Wenn die Hypohidrose im Rahmen einer systemischen Autoimmunerkrankung wie dem Sjögren-Syndrom auftritt, sollte eine Therapie der Grunderkrankung erfolgen. Verbesserungen der Anhidrose wurden dabei nach Glucokortikoidgabe beobachtet (Maeda et al. 2000). Bei atopischer Dermatitis führt eine Therapie der Hautveränderungen auch zu einer Besserung der Hypohidrose (Eishi et al. 2002).

19.5 Zusammenfassung

Es gibt zwei unterschiedliche Arten des Schwitzens: Das thermoregulatorische Schwitzen und das emotionale Schwitzen. Diese werden durch unterschiedliche zentrale Regelkreise kontrolliert: im Falle des thermoregulatorischen Schwitzens hauptsächlich über den Hypothalamus und im Falle des emotionalen Schwitzens hauptsächlich über das limbische System.

Das gesteigerte Schwitzen, die *Hyperhidrose*, kann entweder generalisiert oder häufiger fokal vorkommen. Die häufigste Form, die primäre fokale Hyperhidrose, betrifft vor allem Achseln, Füße, Hände oder das Gesicht, also Areale, die v. a. für das emotionale Schwitzen verantwortlich sind. Die sekundäre Hyperhidrose entsteht durch Störungen des zentralen oder peripheren Nervensystems.

Auch das reduzierte Schwitzen, die *Hypohidrose*, kann generalisiert oder fokal ausgeprägt sein. Beispiele für generalisierte Hypohidrosen sind genetische Erkrankungen, HSAN, Multisystematrophie oder PAF, sowie Stoffwechselerkrankungen (M. Fabry) und immunologische Erkrankungen (Pandysautonomie). Fokale Hypohidrosen kommen vor allem bei peripheren Nervenläsionen jeglicher Ätiologie vor.

Zur Lokalisation eines hyperhidrotischen bzw. anhidrotischen Areals eignet sich der Jod-Stärke-Test (Minor-Test), zur Quantifizierung der Schweißmenge die quantitative Sudometrie (QSART) oder die Gravimetrie.

Zur Therapie der Hyperhidrose gibt es mehrere konservative und operative Therapieverfahren. Konservative Therapieoptionen bestehen in der lokalen Applikation von Aluminiumchlorid, der Leitungswasser-Iontophorese oder der subkutanen Injektion von Botulinumtoxin. Operative Verfahren sind die endoskopische Sympathektomie oder die axilläre Kürettage mit Liposuction, bei der die Schweißdrüsen entfernt werden. Hypohidrosen werden in nach Grunderkrankung oder symptomatisch (fettende Cremes) therapiert.

Literatur

Ando Y, Fujii S, Sakashita N et al. (1995) Acquired idiopathic generalized anhidrosis: clinical manifestations and histochemical studies. J Neurol Sci 132: 80–83.

Andrews BT, Rennie JA. (1997) Predicting changes in the distribution of sweating following thoracoscopic sympathectomy. Br J Surg. 84: 1702–1704.

Asahina M, Poudel A, Hirano S (2015) Sweating on the palm and sole: physiological and clinical relevance. Clin Auton Res 25: 153–159.

Baker LB, Wolfe AS (2020) Physiological mechanisms determining eccrine sweat composition. Eur J Appl Physiol 120: 719–752.

Bini G, Hagbarth KE, Hynninen P et al. (1980) Regional similarities and differences in thermoregulatory vaso- and sudomotor tone. J Physiol 306: 553–565.

Birbaumer N, Veit R, Lotze M et al. (2005) Deficient fear conditioning in psychopathy: a functional magnetic resonance imaging study. Arch Gen Psychiatry 62: 799–805.

Birklein F, Riedl B, Neundorfer B et al. (1998) Sympathetic vasoconstrictor reflex pattern in patients with complex regional pain syndrome. Pain 75: 93–100.

Birklein F, Schlereth T (2015) Complex regional pain syndrome-significant progress in understanding. Pain 156 Suppl 1: S94–103.

Birner P, Heinzl H, Schindl M et al. (2000) Cardiac autonomic function in patients suffering from primary focal hyperhidrosis. Eur Neurol 44: 112–116.

Bisbal J, del Cacho C, Casalots J (1987) Surgical treatment of axillary hyperhidrosis. AnnPlastSurg 18: 429–436.

Bligh J (1979) The central neurology of mammalian thermoregulation. Neuroscience 4: 1213–1216.

Buers I, Persico I, Schöning L et al. (2020) Crisponi/cold-induced sweating syndrome: Differential diagnosis, pathogenesis and treatment concepts. Clin Genet 97: 209–221.

Chang CK, Chen CY, Hsu KF et al. (2017) Brachial plexus injury after microwave-based treatment for axillary hyperhidrosis and osmidrosis. J Cosmet Laser Ther 19: 439–441.

Cheshire WP, Fealey RD (2008) Drug-induced hyperhidrosis and hypohidrosis: incidence, prevention and management. Drug Saf 31: 109–126.

Coon EA, Singer W, Low PA (2019) Pure Autonomic Failure. Mayo Clin Proc 94: 2087–2098.

Cruddas L, Baker DM (2017) Treatment of primary hyperhidrosis with oral anticholinergic medications: a systematic review. J Eur Acad Dermatol Venereol 31: 952–963.

de Carolis P, Magnifico F, Pierangeli G et al. (2003) Transient hypohidrosis induced by topiramate. Epilepsia 44: 974–976.

deVeber GA, Schwarting GA, Kolodny EH et al. (1992) Fabry disease: immunocytochemical characterization of neuronal involvement. Ann Neurol 31: 409–415.

Donadio V, Montagna P, Nolano M et al. (2005) Generalised anhidrosis: different lesion sites demonstrated by microneurography and skin biopsy. J Neurol Neurosurg Psychiatry 76: 588–591.

Dressler D, Benecke R (2003) Autonomic side effects of botulinum toxin type B treatment of cervical dystonia and hyperhidrosis. Eur Neurol 49: 34–38.

Eishi K, Lee JB, Bae SJ et al. (2002) Impaired sweating function in adult atopic dermatitis: results of the quantitative sudomotor axon reflex test. Br J Dermatol 147: 683–688.

Fujita K, Hatta K (2013) Acquired generalized anhidrosis: review of the literature and report of a case with lymphocytic hidradenitis and sialadenitis successfully treated with cyclosporine. Dermatology 227: 270–277.

Galadari H, Galadari I, Smit R et al. (2020) Treatment approaches and outcomes associated with the use of abobotulinumtoxinA for the treatment of hyperhidrosis: a systematic review. J Am Acad Dermatol S0190-9622: 32370-7.

Gangadharan G, Criton S, Surendran D (2015) Acquired Idiopathic Generalized Anhidrosis. Indian J Dermatol 60: 422.

Gibbons CH, Illigens BM, Wang N et al. (2010) Quantification of sudomotor innervation: a comparison of three methods. Muscle Nerve 42: 112–119.

Glaser DA, Coleman WP, 3rd, Fan LK et al. (2012) A randomized, blinded clinical evaluation of a novel microwave device for treating axillary hyperhidrosis: the dermatologic reduction in underarm perspiration study. Dermatol Surg 38: 185–191.

Gordon AB, Fiddian RV (1976) Frey's syndrome after parotid surgery. Am J Surg 132: 54–58.

Gossot D, Galetta D, Pascal A et al. (2003) Long-term results of endoscopic thoracic sympathectomy for upper limb hyperhidrosis. Ann Thorac Surg 75: 1075–1079.

Gregoriou S, Sidiropoulou P, Kontochristopoulos G et al. (2019) Management Strategies Of Palmar Hyperhidrosis: Challenges And Solutions. Clin Cosmet Investig Dermatol 12: 733–744.

Gucev Z, Tasic V, Bogevska I et al. (2020) Heterotopic ossifications and Charcot joints: Congenital insensitivity to pain with anhidrosis (CIPA) and a novel NTRK1 gene mutation. Eur J Med Genet 63: 103613.

Hadj-Rabia S, Brideau G, Al-Sarraj Y et al. (2018) Multiplex epithelium dysfunction due to CLDN10 mutation: the HELIX syndrome. Genet Med 20: 190–201.

Haensch CA, Mosblech C, Jörg J (2001) Die sympathische Hautreaktion. Neurophyiol Lab 23: 192–206.

Haider A, Solish N (2005) Focal hyperhidrosis: diagnosis and management. CMAJ 172: 69–75.

Harker M (2013) Psychological sweating: a systematic review focused on aetiology and cutaneous response. Skin Pharmacol Physiol 26: 92–100.

Hatzis J, Tosca A, Moulopoulou-Karakitsou K et al. (1982) Anhidrotic ectodermal dysplasia. Therapeutic attempts. Dermatologica 164: 54–61.

Haug BA, Schoenle PW, Karch BJ et al. (1989) Morvan's fibrillary chorea. A case with possible manganese poisoning. Clin Neurol Neurosurg 91: 53–59.

Heafield MT, Gammage MD, Nightingale S et al. (1996) Idiopathic dysautonomia treated with intravenous gammaglobulin. Lancet 347: 28–29.

Heckmann M, Ceballos-Baumann AO, Plewig G (2001) Botulinum toxin A for axillary hyperhidrosis (excessive sweating). N Engl J Med 344: 488–493.

Henning MA, Pedersen OB, Jemec GB (2019) Genetic disposition to primary hyperhidrosis: a

review of literature. Arch Dermatol Res 311: 735–740.
Hensel H (1981) Thermoreception and temperature regulation. Monogr Physiol Soc 38: 1–321.
Heuß D (2019) Diagnostik bei Polyneuropathien, S1-Leitlinie. 2019. In: Leitlinien für Diagnostik und Therapie in der Neurologie (www.dgn.org/leitlinien: Deutsche Gesellschaft für Neurologie, Zugriff am 27.12.2020).
Hijazi MM, Buchmann SJ, Sedghi A et al. (2020) Assessment of cutaneous axon-reflex responses to evaluate functional integrity of autonomic small nerve fibers. Neurol Sci 41: 1685–1696.
Hilz MJ (2002) Assessment and evaluation of hereditary sensory and autonomic neuropathies with autonomic and neurophysiological examinations. Clin Auton Res 12 Suppl 1: I33–I43.
Holzle E, Alberti N (1987) Long-term efficacy and side effects of tap water iontophoresis of palmoplantar hyperhidrosis--the usefulness of home therapy. Dermatologica 175: 126–135.
Huckaba CE, Frewin DB, Downey JA et al. (1976) Sweating responses of normal, paraplegic and anhidrotic subjects. Arch Phys Med Rehabil 57: 268–274.
Incecik F, Herguner MO, Altunbasak S (2008) Topiramate associated hypohidrosis and hyperthermia. Indian Pediatr 45: 238–240.
Indo Y, Tsuruta M, Hayashida Y et al. (1996) Mutations in the TRKA/NGF receptor gene in patients with congenital insensitivity to pain with anhidrosis. Nat Genet 13: 485–488.
Inoue S, Murakami N (1976) Unit responses in the medulla oblongata of rabbit to changes in local and cutaneous temperature. J Physiol 259: 339–356.
Inoue Y, Ichinose-Kuwahara T, Funaki C et al. (2014) Sex differences in acetylcholine-induced sweating responses due to physical training. J Physiol Anthropol 33: 13.
Inoue Y, Tanaka Y, Omori K et al. (2005) Sex- and menstrual cycle-related differences in sweating and cutaneous blood flow in response to passive heat exposure. Eur J Appl Physiol 94: 323–332.
Itakura E, Urabe K, Yasumoto S et al. (2000) Cholinergic urticaria associated with acquired generalized hypohidrosis: report of a case and review of the literature. Br J Dermatol 143: 1064–1066.
Iyer EM, Dikshit MB, Banerjee PK et al. (1983) 100 % oxygen breathing during acute heat stress: effect on sweat composition. Aviat Space Environ Med 54: 232–235.
Jänig W (1985) Organization of the lumbar sympathetic outflow to skeletal muscle and skin of the cat hindlimb and tail. Rev Physiol Biochem Pharmacol 102: 119–213.

Jänig W (1990) Functions of the sympathetic innervation of the skin. In: Loewy AD (Hrsg.) Central Regulation of Autonomic Functions. New York: Oxford University Press. S. 334–348.
Kanai M, Watari N, Hashitani T et al. (1989) Acetylcholine-induced activation of the eccrine sweat glands in a case of hypohidrotic congenital ectodermal dysplasia. J Electron Microsc (Tokyo) 38: 371–381.
Katayama I (2016) Aberrant Sudomotor Functions in Sjögren's Syndrome: Comparable Study with Atopic Dermatitis on Dry Skin Manifestation. Curr Probl Dermatol 51: 62–74.
Kennedy WR, Navarro X (1989) Sympathetic sudomotor function in diabetic neuropathy. Arch Neurol 46: 1182–1186.
Kersh AE, Schuchter LM, Elenitsas R et al. (2020) Hypohidrosis as an immune-related adverse event of checkpoint inhibitor therapy. Immunotherapy 12: 951–956.
Kihara M, Opfer-Gehrking TL, Low PA (1993) Comparison of directly stimulated with axon-reflex-mediated sudomotor responses in human subjects and in patients with diabetes. Muscle Nerve 16: 655–660.
Kim M, Shin JY, Lee J et al. (2013) Efficacy of fractional microneedle radiofrequency device in the treatment of primary axillary hyperhidrosis: a pilot study. Dermatology 227: 243–249.
Kimpinski K, Iodice V, Sandroni P et al. (2009) Sudomotor dysfunction in autoimmune autonomic ganglionopathy. Neurology 73: 1501–1506.
Klous L, De Ruiter C, Alkemade P et al. (2020) Sweat rate and sweat composition during heat acclimation. J Therm Biol 93: 102697.
Kobayashi H, Aiba S, Yamagishi T et al. (2002) Cholinergic urticaria, a new pathogenic concept: hypohidrosis due to interference with the delivery of sweat to the skin surface. Dermatology 204: 173–178.
Korpelainen JT, Sotaniemi KA, Myllyla VV (1993) Asymmetric sweating in stroke: a prospective quantitative study of patients with hemispheral brain infarction. Neurology 43: 1211–1214.
Lam TH, Verzotto D, Brahma P et al. (2018) Understanding the microbial basis of body odor in pre-pubescent children and teenagers. Microbiome 6: 213.
Lance JW, Drummond PD, Gandevia SC et al. (1988) Harlequin syndrome: the sudden onset of unilateral flushing and sweating. J Neurol Neurosurg Psychiatry 51: 635–642.
Lao LM, Kumakiri M, Mima H et al. (1998) The ultrastructural characteristics of eccrine sweat glands in a Fabry disease patient with hypohidrosis. J Dermatol Sci 18: 109–117.

Lear W, Kessler E, Solish N et al. (2007) An epidemiological study of hyperhidrosis. Dermatol Surg.33: 69–75.

Lidove O, Jaussaud R, Aractingi S (2006) Dermatological and soft-tissue manifestations of Fabry disease: characteristics and response to enzyme replacement therapy. In: Mehta A, Beck M, Sunder-Plassmann G (Hrsg.) Fabry Disease: Perspectives from 5 Years of FOS. Oxford: Oxford PharmaGenesis Copyright © 2006, Oxford PharmaGenesis™. 2006.

Lillis PJ, Coleman WP (1990) Liposuction for treatment of axillary hyperhidrosis. Dermatol Clin 8: 479–482.

Lin TS, Fang HY (1999) Transthoracic endoscopic sympathectomy in the treatment of palmar hyperhidrosis--with emphasis on perioperative management (1,360 case analyses). Surg Neurol 52: 453–457.

Low PA, Caskey PE, Tuck RR et al. (1983) Quantitative sudomotor axon reflex test in normal and neuropathic subjects. Ann Neurol 14: 573–580.

Low PA, Fealey RD, Sheps SG et al. (1985) Chronic idiopathic anhidrosis. Ann Neuro 18: 344–348.

Low PA, Kihara M (1993) cordone c. Pharmacology and morphometry of the eccrine sweat gland in vivo. In: Low PA (Hrsg.) Clinical autonomic disorders. 1. Boston: Little, Brown and Company. S. 367–373.

Low PA, McLeod JG (1997) Autonomic neuropathies. In: Low PA (Hrsg.) Clinical autonomic disorders. 2. Philadelphia: Lippincott-Raven Publishers. S. 463–486.

Low PA. (1994) Autonomic neuropathies. Curr Opin Neurol 7: 402–406.

Maeda A, Yamanouchi H, Lee JB et al. (2000) Oral prednisolone improved acetylcholine-induced sweating in Sjogren's syndrome-related anhidrosis. Clin Rheumatol 19: 396–397.

Malone PS, Cameron AE, Rennie JA (1986) The surgical treatment of upper limb hyperhidrosis. Br J Dermatol 115: 81–84.

Masuda T, Obayashi K, Ueda M et al. (2016) Therapeutic effects and prevention of recurrence of acquired idiopathic generalized anhidrosis via i.v. immunoglobulin treatment. J Dermatol 43: 336–337.

McCaffrey TV, Wurster RD, Jacobs HK et al. (1979) Role of skin temperature in the control of sweating. J Appl Physiol 47: 591–597.

McKeon A, Benarroch EE (2016) Autoimmune autonomic disorders. Handb Clin Neurol 133: 405–416.

Mericle RA, Triggs WJ (1997) Treatment of acute pandysautonomia with intravenous immunoglobulin. J Neurol Neurosurg Psychiatry 62: 529–531.

Merz B, Bigalke H, Stoll G et al. (2003) Botulism type B presenting as pure autonomic dysfunction. Clin Auton Res 13: 337–338.

Meunier FA, Schiavo G, Molgó J (2002) Botulinum neurotoxins: from paralysis to recovery of functional neuromuscular transmission. J Physiol Paris 96: 105–113.

Minor V (1927) Ein neues Verfahren zu der klinischen Untersuchung der Schweiáabsonderung. Z Neurologie 101: 302–308.

Minota K, Coon EA, Benarroch EE (2019) Neurologic aspects of sweating and its disorders. Neurology 92: 999–1005.

Miyazoe S, Matsuo H, Ohnishi A et al. (1998) Acquired idiopathic generalized anhidrosis with isolated sudomotor neuropathy. Ann Neurol 44: 378–381.

Morrison SF, Nakamura K (2011) Central neural pathways for thermoregulation. Front Biosci (Landmark Ed) 16: 74–104.

Müller C, Berensmeier A, Hamm H et al. (2013) Efficacy and safety of methantheline bromide (Vagantin®) in axillary and palmar hyperhidrosis: results from a multicenter, randomized, placebo-controlled trial. J Eur Acad Dermatol Venereol 27: 1278–1284.

Murakami K, Sobue G, Iwase S et al. (1993) Skin sympathetic nerve activity in acquired idiopathic generalized anhidrosis. Neurology 43: 1137–1140.

Nadel ER, Bullard RW, Stolwijk JA (1971) Importance of skin temperature in the regulation of sweating. J Appl Physiol 31: 80–87.

Nakayama T, Suzuki M, Ishizuka N (1975) Action of progesterone on preoptic thermosensitive neurones. Nature 258: 80.

Nakazato Y, Tamura N, Ohkuma A et al. (2004) Idiopathic pure sudomotor failure: anhidrosis due to deficits in cholinergic transmission. Neurology 63: 1476–1480.

Nolano M, Provitera V, Perretti A et al. (2006) Ross syndrome: a rare or a misknown disorder of thermoregulation? A skin innervation study on 12 subjects. Brain 129: 2119–2131.

Ogawa T, Asayama M, Ito M et al. (1979) Significance of skin pressure in body heat balance. Jpn J Physiol 29: 805–816.

Ogawa T, Low PA (1997) Autonomic Regulation of Temperature and Sweating. In: Low PA (Hrsg.) Clinical autonomic disorders. 2. Philadelphia: Lippincott-Raven Publishers. S. 83–96.

Paquette DL, Falanga V (2003) Cutaneous concerns of scleroderma patients. J Dermatol 30: 438–443.

Paschos E, Huth K, Rudzki-Janson I et al. (2004) Ektodermale Dyplasie – eine Literaturübersicht. Deutsche Zahnärztliche Zeitschrift 59: 487–491.

Porubcin MG, Novak P (2020) Diagnostic Accuracy of Electrochemical Skin Conductance in the Detection of Sudomotor Fiber Loss. Front Neurol 11: 273.

Posada-Quintero HF, Chon KH (2020) Innovations in Electrodermal Activity Data Collection and Signal Processing: A Systematic Review. Sensors (Basel) 20(2): 479.

Provitera V, Nolano M, Caporaso G et al. (2010) Evaluation of sudomotor function in diabetes using the dynamic sweat test. Neurology 74: 50–56.

Rafel E, Alberca R, Bautista J et al. (1980) Congenital insensitivity to pain with anhidrosis. Muscle Nerve 3: 216–220.

Reinauer S, Neusser A, Schauf G et al. (1993) Iontophoresis with alternating current and direct current offset (AC/DC iontophoresis): a new approach for the treatment of hyperhidrosis. Br J Dermatol 129: 166–169.

Reyes-Reali J, Mendoza-Ramos MI, Garrido-Guerrero E et al. (2018) Hypohidrotic ectodermal dysplasia: clinical and molecular review. Int J Dermatol 57: 965–972.

Riedl B, Nischik M, Birklein F et al. (1998) Spatial extension of sudomotor axon reflex sweating in human skin. J Auton Nerv Syst 69: 83–88.

Ross AT (1958) Progressive selective sudomotor denervation; a case with coexisting Adie's syndrome. Neurology 8: 809–817.

Rzany B (2017) Definition und Therapie der primären Hyperhidrose, S1-Leitlinie. 2017. AWMF Leitlinien.

Saito H (1999) Gustatory otalgia and wet ear syndrome: a possible cross-innervation after ear surgery. Laryngoscope 109: 569–572.

Saito H, Sakuma H, Seno K (1999) A case of traumatic high thoracic myelopathy presenting dissociated impairment of rostral sympathetic innervations and isolated segmental sweating on otherwise anhidrotic trunk. Tohoku J Exp Med 188: 95–102.

Sato K, Kang WH, Saga K et al. (1989) Biology of sweat glands and their disorders. II. Disorders of sweat gland function. J Am Acad Dermatol 20: 713–726.

Sato K, Timm DE, Sato F et al. (1993) Generation and transit pathway of H+ is critical for inhibition of palmar sweating by iontophoresis in water. J Appl Physiol 75: 2258–2264.

Sawka MN, Young AJ, Francesconi RP et al. (1985) Thermoregulatory and blood responses during exercise at graded hypohydration levels. J Appl Physiol 59: 1394–1401.

Schick CH, Fronek K, Held A et al. (2003) Differential effects of surgical sympathetic block on sudomotor and vasoconstrictor function. Neurology 60: 1770–1776.

Schick CH, Grallath T, Schick KS et al. (2016) Radiofrequency Thermotherapy for Treating Axillary Hyperhidrosis. Dermatol Surg 42: 624–630.

Schiffmann R, Floeter MK, Dambrosia JM et al. (2003) Enzyme replacement therapy improves peripheral nerve and sweat function in Fabry disease. Muscle Nerve 28: 703–710.

Schnider P, Binder M, Auff E et al. (1997) Double-blind trial of botulinum A toxin for the treatment of focal hyperhidrosis of the palms. Br J Dermatol 36: 548–552.

Schondorf R (1997) Skin potentials: Normal and abnormal. In: Low PA (Hrsg.) Clinical autonomic disorders. New York: Lippincott-Raven. S. 221–231.

Scott RA, Rabinstein AA (2020) Paroxysmal Sympathetic Hyperactivity. Semin Neurol 40: 485–491.

Shaw JE, Abbott CA, Tindle K et al. (1997) A randomised controlled trial of topical glycopyrrolate, the first specific treatment for diabetic gustatory sweating. Diabetologia 40: 299–301.

Shenaq SM, Spira M, Christ J (1987) Treatment of bilateral axillary hyperhidrosis by suction-assisted lipolysis technique. Ann Plast Surg 19: 548–551.

Shimizu H, Obi T, Miyajima H (1997) Anhidrosis: an unusual presentation of diabetes insipidus. Neurology 49: 1708–1710.

Sommer C, Lindenlaub T, Zillikens D et al. (2002) Selective loss of cholinergic sudomotor fibers causes anhidrosis in Ross syndrome. Ann Neurol 52: 247–250.

Stachenfeld NS, Silva C, Keefe DL (2000) Estrogen modifies the temperature effects of progesterone. J Appl Physiol 88: 1643–1649.

Stanworth PA (1982) The significance of hyperhidrosis in patients with post-traumatic syringomyelia. Paraplegia 20: 282–287.

Stolwijk JA, Nadel ER, Mitchell JW et al. (1971) Modification of central sweating drive at the periphery. Int J Biometeorol 15: 268–272.

Streker M, Reuther T, Hagen L et al. (2012) Hyperhidrosis plantaris - a randomized, half-side trial for efficacy and safety of an antiperspirant containing different concentrations of aluminium chloride. J Dtsch Dermatol Ges 10: 115–119.

Strutton DR, Kowalski JW, Glaser DA et al. (2004) US prevalence of hyperhidrosis and impact on individuals with axillary hyperhidrosis: results from a national survey. J Am Acad Dermatol 51: 241–248.

Sugenoya J, Ogawa T, Jmai K et al. (1995) Cutaneous vasodilatation responses synchronize with sweat expulsions. EurJ Appl Physiol Occup Physiol 71: 33–40.

Swinn L, Schrag A, Viswanathan R et al. (2003) Sweating dysfunction in Parkinson's disease. Mov Disord 8: 1459–1463.

Tan CL, Knight ZA (2018) Regulation of Body Temperature by the Nervous System. Neuron 98: 31-48.

Thaisetthawatkul P (2016) Pure Autonomic Failure. Curr Neurol Neurosci Rep 16: 74.

Tsai TH (2001) Separation methods used in the determination of choline and acetylcholine. J Chromatogr B Biomed Sci Appl 747: 111–122.

Tung TC, Wei FC (1997) Excision of subcutaneous tissue for the treatment of axillary osmidrosis. BrJ Plast Surg 50: 61–66.

Uluc K, Kocak M, Koytak PK et al. (2010) Paraneoplastic pandysautonomia as a manifestation of non-small cell lung cancer. Neurol Sci 31: 813–816.

Varma AV, McBride L, Marble M et al. (2016) Congenital insensitivity to pain and anhidrosis: Case report and review of findings along neuroimmune axis in the disorder. J Neurol Sci 370: 201–210.

Vasudevan CP, Suppiah P, Udoshi MB et al. (1981) Reversible autonomic neuropathy and hypertrophic osteoarthropathy in a patient with bronchogenic carcinoma. Chest 79: 479-481.

Vernino S, Sandroni P, Singer W et al. (2008) Invited Article: Autonomic ganglia: target and novel therapeutic tool. Neurology 70: 1926–1932.

Wasner G, Maag R, Ludwig J et al. (2005) Harlequin syndrome--one face of many etiologies. Nat Clin Pract Neurol 1: 54–59.

Young RR, Asbury AK, Adams RD et al. (1969) Pure pan-dysautonomia with recovery. Trans Am Neurol Assoc 94: 355–357.

20 Schmerz und autonomes Nervensystem am Beispiel des komplexen regionalen Schmerzsyndroms (CRPS)

Janne Gierthmühlen und Ralf Baron

20.1 Einleitung

Der amerikanische Militärarzt Weir Mitchell beschrieb 1872 ein Syndrom, das nach peripheren Nervenläsionen bei verwundeten Soldaten auftrat und durch brennende Schmerzen und insbesondere autonome Störungen in der betroffenen Extremität charakterisiert war. Wegen des typischen Brennschmerzes wählte er den Ausdruck *Kausalgie*. Paul Sudeck berichtete im Jahre 1900 über Patienten mit chronischen brennenden Schmerzen, die sich nach Extremitätentraumen und -entzündungen ohne Läsion größerer Nerven entwickelt hatten. Als typisches Merkmal zeigten diese Patienten im Verlauf fleckige Entkalkungen der Knochen (»aktive Atrophie«). Es setzte sich der Begriff *Morbus Sudeck* durch (Sudeck 1902). Evans führte 1936 den Namen sympathische Reflexdystrophie (reflex sympathetic dystrophy, RSD) ein.

Während des 2. Weltkriegs beschrieb Rene Leriche als erster eine dramatische Verbesserung aller Symptome der Kausalgie nach Interventionen am sympathischen Grenzstrang: »One of the outstanding surgical lessons that was learned during World War II was that interruption of the appropriate sympathetic nerve fibers is almost invariably effective in the treatment of causalgia. When the sympathetic chain is blocked by a local anesthetic, complete relief occurs almost immediately if the injection has been correctly placed, and the dramatic change in the patient's appearance and attitude is remarkable.« Hiermit war erstmals gezeigt, dass Schmerz durch Aktivität des sympathischen Nervensystems unterhalten werden kann. Diese Erkenntnis war die Basis für das Konzept des sympathisch vermittelten Schmerzes.

Im Jahre 1996 wurde eine fachübergreifende, rein beschreibende, klinisch orientierte Definition dieser Erkrankungen erarbeitet. Sie wurden als *komplexe regionale Schmerzsyndrome* (Complex Regional Pain Syndromes, CRPS) zusammengefasst.

20.2 Definition

Das komplexe regionale Schmerzsyndrom ist definiert als Schmerzsyndrom infolge eines Traumas, das mit Spontanschmerzen, evozierten Schmerzen (Allodynie, Hyperalgesie) und mit einem Ödem, Hautdurchblutungsstörungen oder Schweißsekretionsstörungen sowie motorischen Störungen einhergeht (Diagnosekriterien ▶ Tab. 20.1, Harden et al. 2010). Diese Symptome sind nicht auf das Innervationsterritorium eines einzelnen peripheren Nervs zu beziehen und stehen im Missverhältnis zu der Schwere des Traumas. Andere mögliche Ursachen müssen zur Diagnosestellung ausgeschlossen sein. Bei fehlendem Nachweis einer peripheren Nervenläsion liegt ein CRPS Typ I vor, ist eine Läsion nachweisbar, besteht eine CRPS Typ II. Somit erfüllt rein objektiv betrachtet nur das CRPS Typ II die Kriterien eines neuropathischen Schmerzes (Finnerup et al. 2016). Klinisch äußern sich jedoch beide Typen nahezu identisch mit einem leicht stärkeren Funktionsverlust verschiedener sensorischer Qualitäten beim CRPS Typ II als Folge der Nervenläsion (Gierthmuhlen et al. 2012), weshalb die Behandlung beider Typen weitgehend identisch ist, d. h. auch für die Behandlung des Typ I Co-Analgetika verwendet werden (▶ Kap. 20.6.2).

20.3 Epidemiologie

Die Daten zur Epidemiologie des CRPS sind inkonsistent trotz z. T. großer epidemiologischer prospektiver und retrospektiver Analysen, was zum einen durch uneinheitliche diagnostische Kriterien bzw. Änderung der Kriterien im Laufe der Zeit (Wilson und Bogduk 2005) und zum anderen durch die Dynamik der klinischen Symptome des CRPS im Laufe der Erkrankung und die Subjektivität der Diagnosestellung bedingt sein kann, da das CRPS eine klinische Diagnose ist und zusätzliche technische diagnostische Hilfsmittel zur Unterstützung der Diagnose nur in geringem Umfang vorhanden sind (▶ Kap. 20.5). Daher liegen die Inzidenzraten zwischen 5,5 (Sandroni et al. 2003) und 26,2 (de Mos et al. 2007) Fällen/100.000. Die Erkrankung tritt am häufigsten bei Menschen mittleren Alters auf, Frauen sind häufiger betroffen als Männer (Sandroni et al. 2003; de Mos et al. 2007) und die obere Extremität ist häufiger betroffen als die untere Extremität (de Mos et al. 2007), wobei vor allem distale Teile der Gliedmaßen betroffen sind. Da die distale Radiusfraktur eine der häufigsten Frakturen ist, ist ein CRPS häufig nach Radiusfrakturen zu beobachten.

20.4 Klinisches Bild

Das CRPS ist durch eine Kombination sensorischer, autonomer und motorischer Symptome gekennzeichnet (Oaklander und Birklein 2005; Wasner und Baron 2005; Sandroni und Wilson 2005; Van Hilten et al. 2005; Gierthmuhlen et al. 2014), die sich auch in den aktuellen diagnostischen Kriterien widerspiegeln (▶ Kasten 20.1, Harden et al. 2010; Goebel et al. 2021). Entscheidend hierbei ist, dass die Symptome eine sogenannte distale Generalisierung aufweisen, d. h. nicht auf das Innervationsterritorium eines oder mehrerer Nerven bezogen sind und sich nach distal, d. h. handschuh- und strumpfförmig in der betroffenen Extremität ausdehnen, d. h. meist einschließlich aller Finger (bei CRPS an der oberen Extremität) und Zehen (bei CRPS an der unteren Extremität) auftreten. Dieses wichtige Kriterium fehlt in den Diagnosekriterien, kann jedoch helfen, ein CRPS von einer peripheren Nervenverletzung abzugrenzen.

Obwohl Patienten mit CRPS oft ein ähnliches klinisches Bild zeigen, weil einige Symptome häufiger auftreten als andere, weist jeder Patient individuell unterschiedliche Symptome in Bezug auf Vorkommen oder Ausprägungsgrad auf.

Kasten 20.1: Klinische Diagnosekriterien des CRPS (sogenannte »Budapest-Kriterien«) (nach Harden et al. 2010)

> Es müssen *alle* folgenden vier Kriterien für die Diagnose eines CRPS zutreffen. Die Symptome werden bei unilateralem CRPS im Vergleich zum korrespondierenden Areal an der kontralateralen Extremität erhoben, bei bilateralem CRPS im Vergleich zu einer nichtbetroffenen Extremität.
>
> 1. Anhaltender Schmerz, der durch das Anfangstrauma nicht mehr erklärt wird.
> 2. Die Patienten müssen über jeweils mindestens ein Symptom aus drei der vier folgenden Kategorien in der Anamnese berichten
>   - **Sensorische Symptome:** Hyperalgesie (Überempfindlichkeit für Schmerzreize); Allodynie (Schmerzen bei leichter Berührung) im Schmerzareal
>   - **Vasomotorische Symptome:** Asymmetrie der Hauttemperatur, Veränderung der Hautfarbe
>   - **Sudomotorische Symptome, Ödem:** Asymmetrie des lokalen Schwitzens, Ödem
>   - **Motorische und trophische Symptome:** Reduzierte Beweglichkeit, Dystonie, Tremor, »Paresen« (im Sinne von Schwäche); Veränderungen von Haut-, Haar- oder Nagelwachstum
> 3. Zum Zeitpunkt der Untersuchung muss der Arzt mindestens ein Symptom aus zwei der vier folgenden Kategorien bei dem Patienten nachweisen:
>   - **Sensorische Symptome:** Hyperalgesie auf spitze Reize (z. B. Zahnstocher), Allodynie, Schmerz bei Druck auf Gelenke/Knochen/Muskeln
>   - **Vasomotorische Symptome:** Asymmetrie der Hauttemperatur, Veränderung der Hautfarbe
>   - **Sudomotorische Symptome, Ödem:** Asymmetrie des lokalen Schwitzens, Ödem
>   - **Motorische und trophische Symptome:** Reduzierte Beweglichkeit, Dystonie, Tremor, »Paresen« (im Sinne von Schwäche); Veränderungen von Haut-, Haar- oder Nagelwachstum
> 4. Eine andere Erkrankung erklärt die Symptomatik nicht hinreichend (andere infrage kommende Erkrankungen sind ausgeschlossen!)

20.4.1 Somatosensorische Symptome und Schmerz

Anfangs besteht häufig ein heftiger Dauerschmerz, der als brennend oder stechend und diffus bzw. tief in der Extremität beschrieben wird. Die Schmerzen werden bei körperlicher Belastung und unter Orthostasebedingungen (Herabhängen der Extremität) verstärkt.

Interessanterweise werden nur positive sensorische Symptome (mechanische und oder thermische Hyperalgesie/Allodynie) in den Budapest-Kriterien abgefragt, obwohl CRPS-Patienten – insbesondere mit CRPS Typ II – auch eine hohe Häufigkeit an negativen sensorischen Symptomen wie Taubheit oder ein reduziertes Temperaturempfinden aufweisen. Allerdings sind die negativen sensorischen Symptome seltener als die positiven und werden mitunter von letzteren überdeckt. Negative sensible Symptome wie Hypästhesie und Hypalgesie, manchmal sogar in Form eines sensorischen Hemisyndroms sind jedoch beschrieben. Häufig beobachtete positive sensorische Symptome sind eine Kälte- oder Hitzehyperalgesie, d. h. ein vermehrtes Schmerzempfinden auf schmerzhafte Kälte- und Hitzereize und eine mechanische Hyperalgesie und Allodynie, die sich als vermehrtes Schmerzempfinden auf spitze Reize, Druckreize bzw. Berührung äußert. Die Druckschmerzhyperalgesie ist hierbei das häufigste Symptom und kann bei 66 % (CRPS Typ 1) bzw. 73 % (CRPS Typ 2) der CRPS-Patienten beobachtet werden (Gierthmuhlen et al. 2012). Sie lässt sich auch durch leichten Druck auf die kleinen Finger-/Zehengelenke, d. h. die proximalen und distalen Interphalangealgelenke diagnostizieren (Mainka et al. 2014). Auch bei diesem Symptom kann also der Nachweis einer distalen Generalisierung der Abgrenzung einer Neuralgie dienen.

20.4.2 Vasomotorische und sudomotorische (sympathische) Symptome

Unterschiede der Hauttemperatur (Überwärmung, kühlere Extremität) und -farbe (Rötung, Blässe, bläulich-livides Hautkolorit) zwischen der betroffenen und der nicht-betroffenen Extremität werden häufig beobachtet. Zu Beginn ist die betroffene Extremität häufig rötlich-überwärmt, während nach längerem Verlauf Hauttemperatur und -perfusion häufig abnehmen und die betroffene Extremität eher blass-zyanotisch und kühl aussieht. Diese vasomotorischen Symptome sind jedoch meist nicht statisch, sondern hängen entscheidend von der Umgebungstemperatur und von emotionalen Bedingungen ab (Baron und Maier 1996; Wasner et al. 2002, Veldman et al. 1993). Deshalb kann in der Untersuchung zu einem einzigen Zeitpunkt oft nur eine geringe Hauttemperaturasymmetrie zwischen betroffener und nicht-betroffener Extremität beobachtet werden. Meist wird der Unterschied erst über die Zeit sichtbar (Krumova et al. 2008). Die Schweißproduktion ist ebenfalls häufig gestört (60 % Hyper-, 20 % Hypohidrosis), wobei keine Korrelation zwischen Hauttemperatur und einer gestörten Sudomotorik besteht (Birklein et al. 1997).

55–89 % der Patienten beschreiben typischerweise in der Akutphase eine zum Teil sehr ausgeprägte, zumeist dorsal betonte Schwellung der betroffenen distalen Extremität, die ebenfalls eine distale Generalisierung aufweist (Einschluss von Fingern und Zehen mit Verstreichen der Gelenkfurchen, ▶ Abb. 20.1). Schmerzhafte Bewegungen, z. B. zu intensive, forcierte Krankengymnastik, oder orthostatische Belastungen können das Ödem erheblich verstärken.

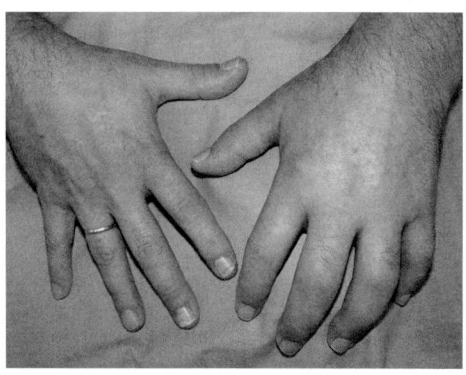

Abb. 20.1: Patientin mit akutem CRPS I links bei Z. n. distaler Radiusfraktur

20.4.3 Motorische und trophische Symptome

In 90 % der Fälle besteht eine aktive Einschränkung der willkürlichen Kraft aller distalen Muskeln. Insbesondere sind komplexe Bewegungen, wie z. B. der Faustschluss oder die Opposition des Digitus I zum Digitus V betroffen. Die Bewegungseinschränkung ist im Frühstadium der Erkrankung nicht nur durch passive Einschränkungen, also durch das Ödem, den Schmerz oder Kontrakturen zu erklären. Die Beteiligung des zentralen

Nervensystems an der Pathophysiologie des CRPS (▶ Kap 20.4) ist vermutlich eine Mitursache, warum das Ausmaß der mit dem CRPS verbundenen Beschwerden und Funktionsstörungen häufig in einem ausgeprägten Missverhältnis zum Schweregrad des zugrunde liegenden Traumas liegt: So beschreiben Patienten häufig, dass Bewegungen nur unter visueller Kontrolle möglich sind oder sie sich sehr auf Bewegungen der betroffenen Extremität konzentrieren müssten. Mitunter können auch zentralnervöse Symptome wie ein feinschlägiger Tremor (verstärkter physiologischer Tremor) oder eine Dystonie beobachtet werden.

Bei einem Teil der Patienten besteht zudem eine »neglect-artige« Symptomatik. Die neglect-ähnlichen Symptome sind dadurch gekennzeichnet, dass – entgegen dem klassischen Neglect nach z. B. Schlaganfall – dem Patienten das »Vernachlässigen« oder die »Nichtbeachtung« der Extremität bewusst ist. Häufig beschreiben die Patienten hierbei ein Fremdkörpergefühl, als ob die betroffene Extremität nicht zu Ihnen gehöre.

Trophische Veränderungen wie ein verändertes Haut- (dünn und glänzend, Hyperkeratose, Hautfibrose), Nagel- oder Haarwachstum (vermehrt oder vermindert) oder des Knochens (fleckige Osteoporose, fokale Osteopenie) sind ebenfalls häufige Symptome eines CRPS (Veldman et al. 1993; Harden et al. 2010). Ein verstärktes Haar- und Nagelwachstum ist häufig bei akutem CRPS vorhanden und wandelt sich mit der Zeit in ein reduziertes Haar- oder Nagelwachstum (Birklein 2006).

20.4.4 Gelenkveränderungen

Nicht in den Budapest-Kriterien enthalten, jedoch ebenfalls aus Sicht der Autoren ein wichtiges klinisches Zeichen ist die »typische Fehlhaltung« der Extremitäten beim CRPS, die an der oberen Extremität eine leicht gebeugtes Handgelenk, gestreckte Fingergrundgelenke, gebeugte proximale Interphalangealgelenke und ein adduzierter Daumen und an der unteren Extremität eine Spitzfußstellung umfasst. Die Beteiligung der Knochen- und Gelenke bildet sich auch in einem erhöhten Knochenmetabolismus der Finger- und Zehengelenke in der Mineralisationsphase der Drei-Phasen-Skelettszintigrafie ab (▶ Kap. 20.5), der spezifisch für ein CRPS ist (Wuppenhorst et al. 2010).

Fallbeispiel

Ein 38-jähriger Sportlehrer erleidet eine rechtsseitige nicht-dislozierte distale Radiusfraktur infolge eines Sturzes beim Inlineskating. Es folgt eine konservative Therapie mit einer Ruhigstellung in einer Gipsschiene am Unfalltag. Zwei Tage später stellt der Patient sich erneut aufgrund zunehmender, neuartiger unerträglicher Schmerzen im rechten Unterarm in der Unfallambulanz vor. Inspektorisch zeigt sich eine massive Schwellung und rötlich-livide Verfärbung der Finger. Nach Entfernen der Gipsschiene ist eine Schwellung, Rötung und Hyperhidrosis sowie eine mechanische Allodynie im Bereich der gesamten rechten Hand unter Eischluss aller Finger und des distalen rechten Unterarms nachweisbar. Unter dem Verdacht auf ein CRPS erfolgt eine symptomatische Therapie mit Kortison für 2,5 Wochen, Pregabalin in aufsteigender Dosierung bis 600 mg/d in Kombination mit Tramadol retard 200 mg/d sowie hochdosiertem Vitamin C (1g/d) und DMSO-Salbe. Hierunter kommt es zu einer 60 %igen Schmerzreduktion. Mittels einer 3-Phasen-Skelettszintigrafie konnte die Diagnose eines CRPS unterstützt werden. Unter zusätzlicher physio- und ergotherapeutischer Therapie kam es zu einer Rückbildung der Beschwerden. Nach Besserung der Funktionalität der rechten oberen Extremität und Schmerzreduktion konnte die analgetische Therapie langsam reduziert werden.

20.5 Ätiologie und Pathophysiologie

Ein CRPS kann sich nach kleineren oder größeren Gewebeverletzungen oder Traumata der Gliedmaßen wie Frakturen, Weichteilverletzungen oder -erkrankungen entwickeln, wobei die Schwere des Traumas keinen Einfluss auf die Entwicklung eines CRPS hat. Der Grund, warum einige Patienten ein CRPS entwickeln und andere nicht, ist noch immer unklar. Verschiedene Ätiologien wie eine genetische oder epidemiologische Prädisposition, Störungen im Heilungsprozess, Autoimmunprozesse, psychologische Faktoren oder eine längere Ruhigstellung der Extremität sind diskutiert worden, treffen jedoch nicht auf jeden Patienten zu. Zudem spielen verschiedene Mechanismen in der Entstehung und Aufrechterhaltung des CRPS eine Rolle, was die pathophysiologischen Zusammenhänge weiter erschwert (Gierthmuhlen et al. 2014) (▶ Abb. 20.2).

20.5.1 Afferentes Nervensystem

Die Symptome eines CRPS sind vermutlich Folge verschiedener pathophysiologischer Mechanismen (▶ Abb. 20.2). Ursächlich ist eine unphysiologische Aktivierung nozizeptiver Neurone durch das initiale Trauma. Es folgt die Entwicklung von Spontanaktivität und eines verstärkten Antwortverhaltens auf thermische Reize (periphere Sensibilisierung) als Korrelat der klinisch fassbaren Spontanschmerzen und der evozierten Schmerzen wie einer Hitzehyperalgesie. Konsekutiv wird ebenfalls eine Veränderung der afferenten Impulsleitung im zentralen Nervensystem (zentrale Sensibilisierung) induziert. Diese Veränderungen im ZNS können die Generalisierungstendenz der sensiblen Positivsymptome erklären und zeigen sich klinisch als mechanische und thermische Hyperalgesie und Allodynie. Zusätzlich erfolgt eine Veränderung der Entladungsmuster und des Reflexverhaltens sympathischer Neurone. Dieses führt zu Störungen der Durchblutung, der Schweißsekretion und der Trophik. Eine Enthemmung zentraler Motorneurone kann zu Symptomen wie Tremor und Dystonie führen.

20.5.2 Sympathische Innervation

Bei Patienten mit CRPS sind die Hauttemperatur, Hautdurchblutung und Schweißproduktion an der gesamten distalen Extremität pathologisch verändert. Untersuchungen konnten eine komplexe Störung der sympathischen Regulation nachweisen. Hiernach kann, je nach dem thermodynamischen Gleichgewicht, sowohl eine überschießende als auch eine abgeschwächte sympathische Reflexantwort auf der kranken Seite beobachtet werden. Die Ursache der autonomen Symptome liegt wahrscheinlich in einer einseitigen zentralen Störung der sympathisch vermittelten Hautdurchblutung. In chronischen Stadien führt zusätzlich eine Schädigung und Unterfunktion des Endothels zu einer verminderten Freisetzung von Stickstoffmonoxid mit der Folge einer konstanten Vasokonstriktion (Schattschneider et al. 2006).

Einem CRPS Typ II geht immer eine partielle periphere Nervenläsion voraus. Die Störungen der Hautdurchblutung und der Hauttemperatur im Ausbreitungsgebiet des geschädigten Nervs sind auf die direkte sympathische Denervation zurückzuführen. In den ersten Wochen nach der Durchtrennung sympathischer Vasokonstriktorfasern kommt es dementsprechend zu einer Vasodilatation und Erwärmung im partiell denervierten Hautareal. Danach nimmt die Hautdurchblutung allmählich ab, bis sie schließlich deutlich niedriger ist als auf der gesunden Seite. Die Ursache dieser Phänomene liegt in einer Veränderung der neurovaskulären Übertragung (adaptive Supersensibilität der Rezeptoren gegenüber Noradrenalin und Adrenalin). Diese Mechanismen führen im Verlauf der Erkrankung zu einer konstanten Vasokonstriktion der Gefäße, die nahezu unabhängig von der noch vorhandenen sympathischen Innervation ist. Ursachen der autonomen Störungen außerhalb des Ausbreitungsgebietes des geschädigten Nervens sind mit denen beim CRPS Typ I identisch.

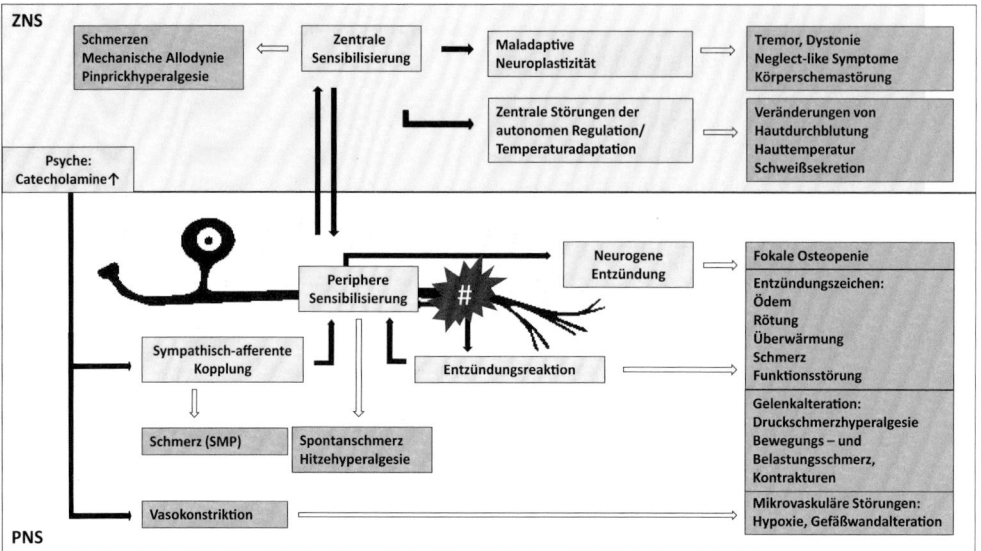

Abb. 20.2: Symptome des CRPS und deren zugrundeliegende pathophysiologische Mechanismen. Dargestellt sind die pathophysiologischen Mechanismen (hellgraue Kästchen) im peripheren (PNS) und zentralen (ZNS) Nervensystem beim CRPS und deren resultierende klinische Symptome (dunkelgraue Kästchen).
Ein Trauma (#) führt zur Freisetzung von Entzündungsmediatoren mit Auftreten typischer Entzündungszeichen (Calor, Rubor, Tumor, Dolor, Functio laesa), zu einer vermehrten Aktivierung von Osteoklasten (fokale Osteopenie, Gelenkalterationen) und mikrovaskulären Störungen. Die freigesetzten Entzündungsmediatoren führen zu einer peripheren Sensibilisierung (klinisch: Spontanschmerzen, Hitzehyperalgesie). Dadurch kommt es zu einer Ausschüttung von CGRP und Substanz P, was zu einer Vasodilatation und Ödem führt und damit die Entzündungssymptomatik verstärkt (sogenannte neurogene Entzündung). Durch die periphere Sensibilisierung kommt es auch zu einer zentralen Sensibilisierung des nozizeptiven Systems mit Auftreten von Allodynie und mechanischer Hyperalgesie sowie zentralen Störungen der autonomen Regulation/Temperaturadaptation. Eine sogenannte maladaptive Neuroplastizität ist vermutlich verantwortlich für die häufig beobachteten Körperschemastörungen (Neglect-like Symptome) und zentrale motorische Symptome (Tremor, Dystonie), u. a. durch eine Störung der sensomotorischen Kopplung.
Über eine sympatho-afferente Kopplung können sympathisch-unterhaltene Schmerzen (sympathetically-maintained pain, SMP) resultieren, d. h. eine Aktivierung des sympathischen Nervensystems führt zum Auftreten oder zur Verstärkung der Schmerzen. Die Aktivierung des sympathischen Nervensystems kann u. a. auch durch chronischen Stress erfolgen, was eine Interaktion von Psyche und Soma erklären kann.

20.5.3 Die sympathisch-afferente Kopplung

Eine Läsion peripherer Nerven kann die Afferenzen chemisch gegenüber noradrenergen Substanzen sensibilisieren; es kommt zu einer pathologischen Interaktion zwischen sympathischen und afferenten, meist nozizeptiven Neuronen am Ort der Nervenläsion (Neurom, partielle Nervenläsion, verletzte Endigungen in der Peripherie) (»pathologisches Coupling, cross talk«). Geschädigte primäre nozizeptive Neurone exprimieren noradrenerge Rezeptoren (insbes. α2B), sodass aus sympathischen Fasern freigesetztes Noradrenalin die nozizeptiven Afferenzen nachhaltig aktivieren kann (Baron et al. 1999) (▶ Abb. 20.3). Weiterhin induziert eine mechanische Nervenläsion die Aussprossung sympathischer postganglionärer Fasern im *Spinalganglion* mit der Folge, dass eine funktionelle Kopplung zwischen sympathischer Aktivität und den afferenten (nozizeptiven und nicht-nozizeptiven) Nervenzellen des Spinalganglions entsteht. Durch diese pathologische Interaktion zwischen Sympathikus und dem somatosensiblem System wird die periphere und in der Folge die zentrale Sensibilisierung verstärkt, und der Schmerz wahrscheinlich langfristig unterhalten (Chronifizierung). Diese Kopplung bildet die Grundlage für den therapeutischen Erfolg von *Sympathikusblockaden*.

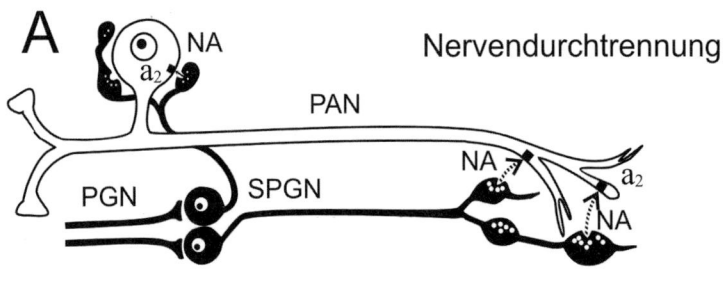

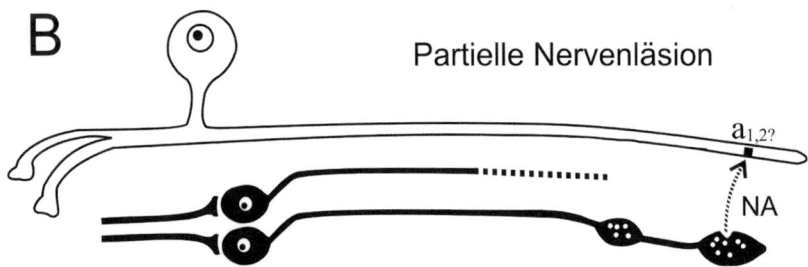

Abb. 20.3 a, b: Einfluss der sympathischen Aktivität auf das primär afferente Neuron (PAN).
a Nervendurchtrennung. Die sympathisch-afferente Interaktion findet im Neuron und im Spinalganglion statt. Der Transmitter ist Noradrenalin (NA), das von sympathischen, postganglionären Neuronen (SPGN) freigesetzt wird und an α_2-Adrenorezeptoren bindet, die auf afferenten Neuronen exprimiert werden. PGN: Präganglionäres Neuron.
b Partielle Nervenläsion: Nach einer partiellen Nervenschädigung kommt es zu einer Verminderung der sympathischen Innervationsdichte (gestricheltes sympathisches postganglionäres Neuron). Dieses führt zu einer Hochregulierung der α_2-Adrenorezeptoren auf intakten afferenten Nervenfasern.

20.5.4 Inflammatorische Entstehungshypothese

Bereits Sudeck diskutierte eine mögliche entzündliche Pathogenese des CRPS, insbesondere der trophischen Störungen in tiefen somatischen Geweben. Diese Idee wurde durch die in der Akutphase der Erkrankung vorkommenden klassischen Zeichen der Entzündung – rubor, calor, dolor, tumor – unterstützt.

Die Ursache der gesteigerten Osteoklastenaktivität mit den nachfolgenden typischen Gelenkveränderungen ist unklar. Infrage kommen aber auch inflammatorische, evtl. autoimmunbedingte Mechanismen, oder Veränderungen der Durchblutung gelenknaher tiefer Strukturen durch die sympathische Funktionsstörung.

20.5.5 Biopsychosoziales Chronifizierungsmodell

Neben den neurophysiologischen Veränderungen spielen auch psychische Faktoren bei der Chronifizierung einer Schmerzsymptomatik eine wichtige Rolle. Konflikte in der Partnerschaft oder am Arbeitsplatz, eine psychische Komorbidität (Depression, Angststörung), eine Persönlichkeitsstörung mit Neigung zu selbstüberforderndem Verhalten (Überbeanspruchung) oder einer Neigung zu Suchterkrankungen (unkontrollierte Schmerzmitteleinnahme) können bei der Entwicklung und Unterhaltung eines CRPS (wie bei allen chronischen Schmerzerkrankungen) bedeutsam sein, jedoch konnte bisher keine bestimmte psychopathologische Prädisposition für ein CRPS nachgewiesen werden.

20.6 Diagnostik

20.6.1 Klinik

Das CRPS ist eine rein klinische Diagnose. Bei der Diagnosestellung mit den aktuell geltenden, sogenannten »Budapest-Kriterien« (Harden et al. 2010) werden sowohl subjektive (Angaben des Patienten) als auch objektive (in der klinischen Untersuchung nachweisbare Symptome) klinische Symptome berücksichtigt (▶ Kasten 20.1). Um die klinischen Symptome zu quantifizieren, können ergänzend die quantitativ-sensorische Testung (QST), Schweißsekretionstests und (Langzeit-)Temperaturmessungen eingesetzt werden (Gierthmuhlen et al. 2012; Krumova et al. 2008). Elektrophysiologische Messungen können helfen, zwischen CRPS Typ I oder II zu unterscheiden, wobei eine Untersuchung mittels Nadelelektroden im Rahmen eines EMG unterlassen werden sollte, da dies die Symptomatik triggern und verstärken kann.

Für die Budapest-Kriterien gilt, dass alle vier Kriterien für die Diagnose eines CRPS zutreffen müssen. Die Symptome werden bei unilateralem CRPS im Vergleich zum korrespondierenden Areal an der kontralateralen Extremität erhoben, bei bilateralem CRPS im Vergleich zu einer nicht-betroffenen Extremität. Insbesondere dem Punkt 4 (Ausschluss von Differenzialdiagnosen) kommt hierbei besondere Bedeutung zu. Dies gilt insbesondere, wie bereits oben erwähnt, für Neuralgien, die Schmerzen, somatosensorische und autonome Symptome im Ausbreitungsgebiet des geschädigten Nervs aufweisen und damit einem CRPS in der Symptomatik ähneln können. Weitere Differenzialdiagnosen beinhalten Gelenk- und Weichteilentzündungen durch mikrobielle Infektionen oder im Rahmen von Systemerkrankungen (chronische Polyarthritis, Kollagenosen und ähnliche Erkrankungen), Gelenkerkrankungen wie

Gicht, aktivierte oder dekompensierte Arthrose, aseptische Knochennekrosen, Ermüdungsfrakturen, arterielle oder venöse Durchblutungsstörungen sowie bösartige Knochenerkrankungen.

20.6.2 Bildgebende Verfahren

Fleckige Knochenentkalkungen im Röntgenbild sind nicht in der Frühphase der Erkrankung vorhanden, sondern entstehen meist erst nach Wochen bis Monaten. Diese Veränderungen sind unspezifisch, weshalb weder mittels Röntgen noch CT oder MRT die Diagnose eines CRPS gestellt werden kann. Das einzige bildgebende Verfahren, das die Diagnose eines CRPS unterstützen kann, ist die 3-Phasen-Skelett-Szintigrafie, die bereits früh Veränderungen des Knochenstoffwechsels mit hoher Spezifität für ein CRPS (periartikuläre Mehrbelegung an distalen Gelenken) sichtbar macht. Pathognomonisch für das CRPS ist hierbei die bandförmige (= periartikuläre) Anreicherung in den distalen Gelenken in der Spätaufnahme, während Veränderungen in der Frühaufnahme (Blutpool) variabel sind (► Abb. 20.4, Wuppenhorst et al. 2010).

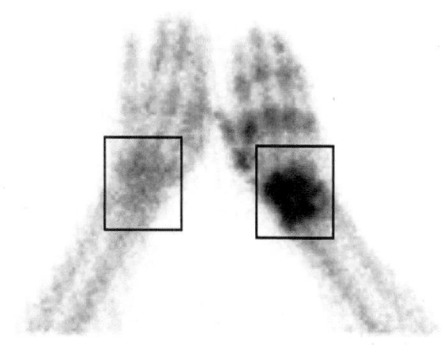

Abb. 20.4: 3-Phasen-Skelett-Szintigrafie mit pathognomonischer periartrikulärer Anreicherung der Gelenke in der Spätaufnahme bei CRPS der rechten Hand

20.6.3 Diagnostik der sympathisch unterhaltenen Symptome

Serien von Sympathikusblockaden bilden einen therapeutischen Ansatz beim CRPS, von dem jedoch nicht alle Patienten profitieren, da nicht alle unter sympathisch-unterhaltenen Symptomen leiden. Sympathisch unterhaltene (sympathetically maintained pain, SMP) bzw. sympathisch unabhängige (sympathetically independent pain, SIP) Schmerzen sind ein mögliches Symptom der Erkrankung, jedoch keine klinische Entität oder Diagnose. Der Erfolg von Sympathikusblockaden ist *nicht* Voraussetzung für die Diagnose CRPS.

Sowohl bei CRPS Typ I als auch bei CRPS Typ II kommen Patienten mit SMP und SIP vor. Ein SMP kann nach längerem Krankheitsverlauf in einen SIP übergehen. Das Kriterium für die Einordnung der CRPS in SMP und SIP ist die Wirksamkeit »diagnostischer« Sympathikusblockaden (Grenzstrangblockaden mit Lokalanästhetika). Spontane und evozierte Schmerzen sollten dabei auf einer visuellen Analogskala quantifiziert werden. Ein Placebo-kontrollierter Ansatz ist sinnvoll. Drei Untergruppen können differenziert werden:

- *SMP:* Sympathikusblockaden beeinflussen das Krankheitsbild maßgeblich (Schmerzreduktion > 75 %) und auf Dauer.
- *SMP-Komponente.* Sympathikusblockaden führen zwar zu einer reproduzierbaren Schmerzreduktion (> 75 %), das Krankheitsbild wird jedoch nicht auf Dauer entscheidend beeinflusst.
- *SIP:* Erkrankungen mit sympathisch unabhängigen Symptomen.

20.7 Therapie

Merke

Nur durch eine umfassende und den Patienten langfristig begleitende Therapie, die dem jeweiligen Erkrankungsstadium angepasst sein muss, können funktionell zufriedenstellende Ergebnisse erreicht werden. Eine multidisziplinäre Schmerztherapie, die neben der Schmerztherapie auch Ergotherapie, Physiotherapie und ggf. Psychotherapie umfasst, ist ein unabdingbarer Wegbereiter für ein funktionell zufriedenstellendes Ergebnis.

20.7.1 Allgemeine Empfehlungen

Der Erfolg der Behandlung des CRPS hängt entscheidend davon ab, möglichst frühzeitig eine multidisziplinäre Therapie zu koordinieren. Dies bedeutet, in Abhängigkeit vom Verlaufsstadium und dem Schweregrad des CRPS, die Behandlung der Schmerzen und somatosensorischen Symptome, der *autonomen Funktionsstörungen* (z. B. des Ödems), der Bewegungseinschränkungen, der Kontrakturen sowie der psychischen Begleitstörungen aufeinander abzustimmen und zu verbinden (Fechir 2008). Der Schweregrad der Erkrankung bestimmt die Intensität der jeweiligen therapeutischen Maßnahmen (▶ Tab. 20.1). Ohne *Schmerztherapie* ist die Krankengymnastik, Schienenbehandlung und Ergotherapie nicht möglich, aber ohne diese drei Bausteine ist eine funktionelle Wiederherstellung der Extremitätenfunktion nicht zu erwarten. Erfolgt die Therapie zu spät, können die zunächst überwiegend funktionellen Störungen der Motorik und der Gelenke zu irreversiblen Behinderungen führen.

Prinzipiell ist die Therapiestrategie beim CRPS Typ I und II vergleichbar. Es gibt einige generelle Leitregeln der CRPS-Behandlung:

- Die Therapie darf nicht schmerzhaft sein, da (starke) Schmerzen die CRPS-Symptomatik triggern können.
- Führt eine Therapie zu einer Symptomverstärkung, muss diese zurückgestellt oder vorerst aufgegeben werden.
- Eine zu rasche Intensivierung der Therapie (z. B. forcierte Mobilisation), aber auch ein Hinauszögern adäquater Therapiemaßnahmen sollte unterbleiben

Tab. 20.1: Schweregrad-adaptierter Stufenplan beim CRPS (Kieler CRPS Klassifikation, KICK)

Schmerz (Pain)	Definition	Therapeutisches Ziel	Therapie
P0	Kein Schmerz in Ruhe oder unter adäquater Belastung, jedoch funktionelle Residuen	Funktionelles Training	Analgetika: i. d. R. keine Interventionelle Verfahren: keine Physiotherapie: Bewegungs- und Kraftübungen Ergotherapie: Übungen gegen starken Widerstand, neuro-rehabilitatives Training Ggf. unterstützende Psychotherapie

Tab. 20.1: Schweregrad-adaptierter Stufenplan beim CRPS (Kieler CRPS Klassifikation, KICK) – Fortsetzung

Schmerz (Pain)	Definition	Therapeutisches Ziel	Therapie
P1	Schmerzfrei in Ruhe, jedoch Schmerz bei Bewegung/geringer Belastung	Sensomotorisches Training	Medikation langsam ausschleichen, Sympathikusinterventionen nur bei Verbesserung der Mobilität/Funktion
			Beginn mit aktiver Physiotherapie ipsilateral, Ergotherapie: Desensibilisierung/widerstandsarme Bewegungsübungen, Training beruflicher/gewohnter Bewegungsabläufe
			Ggf. unterstützende Psychotherapie
P2	Schmerzen in Ruhe, jedoch ausreichende Linderung bei Hochlagerung und Belastungsreduktion	Vorrangig Schmerzreduktion	Siehe unter P3
P3	Schmerzen in Ruhe, keine Linderung durch Hochlagerung und Belastungsreduktion	Vorrangig Schmerzreduktion	Schmerztherapie (ggf. Kombinationen): • Co-Analgetika (Pregabalin, Gabapentin, Amitriptylin) • Topika (Lidocain, DMSO) • Sympathikusblockaden (bei SMP) • TENS

20.7.2 Pharmakologische Schmerztherapie

Die Therapie des CRPS orientiert sich am klinischen Bild und sollte stufenadaptiert erfolgen (▶ Tab. 20.1). Das Therapieziel bei starkem Ruheschmerz besteht zunächst in einer Linderung der Schmerzen, wobei eine Kombination aus medikamentösen und nicht-medikamentösen Therapien infrage kommen (▶ Tab. 20.1). Die Datenlage zur pharmakotherapeutischen Schmerztherapie beim CRPS ist insgesamt schlecht, sodass aufgrund der klinischen Phänomenologie des CRPS auf die Therapie neuropathischer Schmerzen zurückgegriffen wird. Zur medikamentösen Schmerztherapie werden daher Co-Analgetika wie Gabapentin, Pregabalin oder trizyklische Antidepressiva in Kombination mit Topika eingesetzt (Birklein et al. 2018). Alternativ als Monotherapie oder in Kombination mit den genannten Antikonvulsiva kann mit Opioiden ebenfalls eine Schmerzlinderung erreicht werden. Aufgrund der Nebenwirkungen und des Abhängigkeitspotenzials sollten Opioide bei neuropathischen Schmerzen jedoch nicht als Erstlinientherapeutika eingesetzt werden (Schlereth et al. 2019).

> **Merke**
>
> Bei Nachweis von Entzündungssymptomen (Schwellung, Rötung, Überwärmung) kann zusätzlich eine orale Kortisontherapie durchgeführt werden, einerseits um die mögliche entzündliche Komponente zu therapieren, andererseits sind direkte analgetische Effekte der Steroide beschrieben. Die Indikation gilt insbesondere, wenn durch die Therapie die Ruheschmerzen zwar abklingen, die Bewegungsschmerzen jedoch persistieren. Bezüglich der optimalen Dosierung sind die Aussagen bei insgesamt geringer Studienanzahl uneinheitlich. Wir selbst haben gute Erfahrungen mit der Gabe von 100 mg Prednisolon, das über einen Zeitraum von 2,5 Wochen in absteigendem Schema ausgeschlichen wird. Für andere immunmodulatorische Therapien gibt es bislang keine evidenzbasierten Daten.

20.7.3 Interventionelle Therapie

Bei schweren Fällen und bei Versagen der medikamentösen Therapie, sollten möglichst frühzeitig diagnostische Sympathikusblockaden (Grenzstrangblockaden mit Lokalanästhetika) durchgeführt werden, um sympathisch unterhaltene (SMP) von sympathisch unabhängigen (SIP) Schmerzen zu unterscheiden. Normalerweise sind 2–3 Blockaden ausreichend, um Therapieversager (SIP) zu definieren. Bessern sich die Symptome nach Einleitung der Blockadeserie deutlich, sollte die Therapie fortgesetzt werden. Bei gutem Ansprechen der Therapie kommt es während dieser Zeit zu einer progredienten und anhaltenden Besserung.

Blockaden sensibler Nerven (z. B. Plexusblockaden oder -katheter) erlauben keine abgestufte Therapie anhand des klinischen Verlaufs. Diese Verfahren bergen sogar die Gefahr, dass die beim CRPS so wichtige Warnfunktion des Schmerzes durch die Deafferenzierung bei zu forcierter Therapie ausgeschaltet wird.

Bei Versagen der konservativen Therapie besteht die Möglichkeit einer Therapieeskalation mittels einmaliger stationärer Dauerinfusion von Ketamin oder Rückenmarkstimulation (SCS) (Birklein et al. 2018). Bei schwerer Dystonie kann über eine intrathekale Baclofenapplikation nachgedacht werden.

20.7.4 Schienenbehandlung, physikalische Therapie- und Ergotherapie

Die physikalische Therapie und Ergotherapie sind wichtige Bestandteile eines Stufenplans in der Behandlung des CRPS. Ihr Einsatz erfordert allerdings ein gewisses Fingerspitzengefühl. Häufige Fehler, wie z. B. ein zu früher Beginn, eine zu intensive Therapie oder der Einsatz ungeeigneter oder falscher Hilfsmittel und Behandlungstechniken provozieren ungünstige Verläufe und Rückschläge. Voraussetzung für den Erfolg dieses Konzepts ist ein enger Kontakt zwischen Arzt, Ergotherapeut und Krankengymnast, um Überbeanspruchungen zu vermeiden.

Schienenbehandlung: Gelenkkontrakturen, die aus einer falschen Lagerung resultieren, beeinflussen das Endergebnis ungünstig. Die Erkrankung führt in vielen Fällen über die Schrumpfung des Kapsel-Band-Apparates zu Bewegungseinschränkungen. Daher muss möglichst früh eine funktionelle Lagerungsposition erfolgen, ohne dass die externe Fixation eine weitere Reizung verursacht. Der Patient muss sich in der Schiene wohl fühlen. Thermoplastische Lagerungsmaterialien sind vorteilhafter als Gipsschienen.

In frühen Stadien sind die Gelenkkontrakturen zunächst noch relativ »weich« und deshalb einer vorsichtigen Aufdehnung zugänglich. Als Ergänzung zur Krankengymnastik und Ergotherapie können dynamische

Schienen eingesetzt werden, mit denen der Patient allein üben kann.

Wesentlich aufwändiger und langwieriger ist die Behandlung in fortgeschrittenen Stadien mit schmerzarmen Gelenkversteifungen. In dieser Phase wird neben verstärkten physikalischen Maßnahmen in Form von Wärme auch passive mobilisierende Krankengymnastik angewandt, wobei wiederum die Schmerzgrenze respektiert werden muss. Mit Traktionsübungen für eingesteifte Gelenke kann der Bandapparat gedehnt und gelockert werden.

Physiotherapie: Die krankengymnastische Behandlung sollte bereits früh beginnen, allerdings zunächst unter Ausschluss der betroffenen Extremität. Ergänzend unterstützt die Lymphdrainage den Rückgang des Ödems.

Die »Standardphysiotherapie« setzt hierbei vor dem Hintergrund, dass der Spontanschmerz ein Risikofaktor für eine Chronifizierung ist, darauf, dass die Therapie selbst nicht schmerzhaft sein sollte. In den Niederlanden werden zum Teil andere physiotherapeutische Ansätze wie die »Pain Exposure Physical Therapy« (PEPT) und das »Graded Exposure« (GEXP), die auf dem »fear-avoidance«-Modell (Vermeidung von schmerzhaften Bewegungen führt zu einem erlernten Minder-/Nichtgebrauch) basieren und ein Ignorieren des Schmerzes fordern. Beide Ansätze haben sicherlich ihre Berechtigung (Birklein et al. 2018; Gierthmühlen und Birklein 2019), allerdings ist die Exposure Therapie sicherlich nicht für jeden Patienten geeignet. Insgesamt sollten passive Maßnahmen nicht gegen den Willen und ohne Kontrolle durch den Patienten angewandt werden, wenn sie zu einer Schmerzverstärkung führen, da sie die weitere Mitarbeit der Patienten verhindern und das CRPS aggravieren können. Dennoch sollte Physiotherapie von Beginn an verordnet werden, um weitere Sekundärkomplikationen (z.B. Einsteifen proximaler Gelenke durch Fehlgebrauch) zu verhindern.

Zudem sollte die Physiotherapie ein sensomotorisches Training beinhalten, bei dem mit Bilderkennung, vorgestellten Bewegungsabläufen und Spiegelbewegungen therapiert wird (Moseley 2005). In den bisherigen Studien war eine Reduktion der Schmerzsymptomatik und des motorischen Defizits nachweisbar. Der Mechanismus dieses Effekts ist noch nicht ausreichend geklärt, vermutet wird eine Änderung der kortikalen Aktivierungsmuster des sensomotorischen Netzwerks.

Ergotherapie: Ergotherapie ist in hochakuten Stadien der Erkrankung kontraindiziert, da bereits die geringsten somatosensiblen Stimuli die Symptome verschlimmern können. Später wird zunächst mit allgemeinen Konditionierungsmaßnahmen zur Desensibilisierung des allodynen und hyperalgetischen Areals begonnen. Die Übungen erfordern ein sorgsames Auge des Therapeuten und die verlässliche Rückmeldung durch den Patienten. »Reziproke« Übungen in Form von Beugen und Strecken fördern die Mobilisierung der Gelenksteifen und den Rückgang des Ödems. Auch bei diesen Übungen darf nur bis zur Schmerzgrenze gearbeitet werden. Sämtliche Übungen dienen der Wiedererlangung der Beweglichkeit der betroffenen Gelenke und der Verbesserung der gestörten Koordination und Feinmotorik.

20.7.5 Psychotherapie

Beim CRPS haben sich für die adjuvante psychologische Behandlung verhaltenstherapeutische Ansätze besonders bewährt. Teilweise sind stark affektiv getönte Reaktionen auf den Verlust der körperlichen Integrität zu beobachten, bei anderen Patienten zeigt sich hingegen eher eine Bagatellisierungstendenz. In beiden Fällen droht ein dysfunktionaler Umgang mit der erkrankten Extremität, zum einen durch übertriebene Schonung oder Nichtbeachtung, zum anderen durch andauernde Überbeanspruchung. Im weiteren Krankheitsverlauf steht daher die Vermittlung regulierender Verhaltensstrategien im Vordergrund, um Vermeidungsverhalten und Inaktivität, aber auch vorschnelle Überbelastung zu vermeiden. Auch Entspannungstechniken und Biofeedback-Methoden wurden mit Erfolg beim CRPS eingesetzt.

Literatur

Baron R, Levine JD, Fields HL (1999) Causalgia and reflex sympathetic dystrophy: does the sympathetic nervous system contribute to the generation of pain? Muscle Nerve 22(6): 678–95. (doi: 10.1002/(sici)1097-4598(199906)22:6<678::aid-mus4>3.0.co;2-p. PMID: 10366221).

Baron R, Maier C (1996) Reflex sympathetic dystrophy: skin blood flow, sympathetic vasoconstrictor reflexes and pain before and after surgical sympathectomy. Pain 67: 317–326.

Birklein F (2006) Complex regional pain syndrome. Pain Cervero F and Jensen TS. Amsterdam, Elsevier B.V. 81 (3rd series): 529–546.

Birklein F, Sittle R, Spitzer A, Claus D, Neundörfer B, Handwerker HO (1997) Sudomotor function in sympathetic reflex dystrophy. Pain 69: 49–54.

Birklein F. et al. (2018). Diagnostik und Therapie komplexer regionaler Schmerzsyndrome (CRPS), S1-Leitlinie. Leitlinien für Diagnostik und Therapie in der Neurologie. Deutsche Gesellschaft für Neurologie (Hrsg.). (www.dgn.org/leitlinien, Zugriff am 16.02.2021).

de Mos M., de Bruijn AG, Huygen FJ, Dieleman JP, Stricker BH, Sturkenboom MC (2007) The incidence of complex regional pain syndrome: a population-based study. Pain 129: 12–20.

Fechir M, Geber C, Birklein F (2008) Evolving understandings about complex regional pain syndrome and its treatment. Curr Pain Headache Rep Jun 12: 186–191.

Finnerup NB, Haroutounian S, Kamerman P, Baron R, Bennett DL, Bouhassira D, Cruccu G, Freeman R, Hansson P, Nurmikko T, Raja SN, Rice AS, Serra J, Smith BH, Treede RD, Jensen TS (2016) Neuropathic pain: an updated grading system for research and clinical practice. Pain 157: 1599–1606.

Gierthmuhlen J, Binder A, Baron R (2014) Mechanism-based treatment in complex regional pain syndromes. Nat Rev Neurol 10: 518–528.

Gierthmühlen J, Birklein F (2019) Treten oder streicheln? Darf die CRPS Therapie weh tun? Schmerzmedizin 35: 12–14.

Gierthmuhlen J, Maier C, Baron R, Tolle T, Treede RD, Birbaumer N, Huge V, Koroschetz J, Krumova EK, Lauchart M, Maihofner C, Richter H, Westermann A, g. German Research Network on Neuropathic Pain study (2012) Sensory signs in complex regional pain syndrome and peripheral nerve injury. Pain 153: 765–774.

Goebel A, Birklein F, Brunner F, Clark JD, Gierthmühlen J, Harden N, Huygen F, Knudsen L, McCabe C, Lewis J, Maihöfner C, Magerl W, Moseley GL, Terkelsen A, Thomassen I, Bruehl S (2021) The Valencia consensus-based adaptation of the IASP complex regional pain syndrome diagnostic criteria. Pain 1;162(9): 2346–2348.

Harden RN, Bruehl S, Perez RS, Birklein F, Marinus J, Maihofner C, Lubenow T, Buvanendran A, Mackey S, Graciosa J, Mogilevski M, Ramsden C, Chont M, Vatine JJ (2010) Validation of proposed diagnostic criteria (the »Budapest Criteria«) for Complex Regional Pain Syndrome. Pain 150: 268–274.

Krumova EK, Frettloh J, Klauenberg S, Richter H, Wasner G, Maier C (2008) Long-term skin temperature measurements - A practical diagnostic tool in complex regional pain syndrome. Pain 140: 8–22.

Mainka T, Bischoff FS, Baron R, Krumova EK, Nicolas V, Pennekamp W, Treede RD, Vollert J, Westermann A, Maier C (2014) Comparison of muscle and joint pressure-pain thresholds in patients with complex regional pain syndrome and upper limb pain of other origin. Pain 155: 591–597.

Moseley GL (2005) Is successful rehabilitation of complex regional pain syndrome due to sustained attention to the affected limb? A randomised clinical trial. Pain 114: 54–61.

Oaklander AL, Birklein F (2005) Factor I: Sensory changes-Pathophysiology and Measurement. CRPS: Current diagnosis and therapy. Wilson PR, Stanton-Hicks M und Harden. Seattle N, IASP Press. 32: 59–79.

Sandroni P, Benrud-Larson LM, McClelland RL, Low PA (2003) Complex regional pain syndrome type I: incidence and prevalence in Olmsted county, a population-based study. Pain 103: 199–207.

Sandroni P, Wilson PR (2005) Factor III: Sudomotor Changes and Edema- Pathophysiology and Measurement. CRPS: Current Diagnosis and Therapy. P. R. Wilson, M. Stanton-Hicks and N. Harden. Seattle, IASP Press. 32: 107–118.

Schattschneider J, Hartung K, Stengel M et al. (2006) Endothelial dysfunction in cold type complex regional pain syndrome. Neurology 67: 673–675.

Schlereth ST et al. (2019) Diagnose und nicht interventionelle Therapie neuropathischer Schmerzen, S2k-Leitlinie. Leitlinien für Diagnostik und Therapie in der Neurologie. Deutsche Gesellschaft für Neurologie. (www.dgn.org/leitlinien, Zugriff am 17.02.2021).

Sudeck P (1902) Über die akute (trophoneurotische) Knochenatrophie nach Entzündungen und Traumen der Extremitäten. Deut Med Wschr 28: 336–342.

Van Hilten JJ, Blumberg H, Schwartzman RJ (2005) Faktor IV: Movement Disorders and Dystrophy- Pathophysiology and Measurement. CRPS: Current Diagnosis and Therapy. Wilson PR, Stanton-Hicks M and Harden N. Seattle, IASP Press. 32: 119–137.

Veldman PH, Reynen HM, Arntz IE, Goris RJ (1993) Signs and symptoms of reflex sympathetic dystrophy: prospective study of 829 patients. Lancet 342: 1012–1016.

Wasner G, Baron R (2005) Factor II: Vasomotor Changes- Pathophysiology and Measurement. CRPS: Current Diagnosis and Therapy. Wilson PR, Stanton-Hicks M and Harden N. Seattle, IASP Press. 32: 81–106.

Wasner G, Schattschneider J, Maier C, Baron R (2002) Skin temperature side differences – a diagnostic tool for CRPS? Pain 98: 19–26.

Wilson P, Bogduk N (2005) Retrospection, Science, and Epidemiology of CRPS. CRPS: Current Diagnosis and Therapy, Progress in Pain Research and Management. Wilson P, Stanton-Hicks M and Harden N. Seattle, IASP Press. 32: 19–41.

Wuppenhorst N, Maier C, Frettloh J, Pennekamp W, Nicolas V (2010) Sensitivity and specificity of 3-phase bone scintigraphy in the diagnosis of complex regional pain syndrome of the upper extremity. Clin J Pain 26: 182–189.

21 Schlaganfall und Autonomes Nervensystem

Gerhard Jan Jungehülsing[6]

21.1 Einleitung

Autonome Störungen nach Schlaganfall und im Rahmen anderer zerebro- und kardiovaskulärer Erkrankungen sind häufig und vielfältig. Autonome Störungen nach Schlaganfall haben einen wesentlichen Einfluss auf die Prognose und Sterblichkeit von Schlaganfallpatienten und sollten daher im Fokus einer Stroke Unit-Behandlung stehen (Jungehülsing und Endres 2015; Koennecke et al. 2011; McLaren et al. 2005; Xiong et al. 2018). Gleichzeitig können autonome Störungen in der chronischen Phase nach Schlaganfall z. B. über Einschränkungen der Blasen- oder Stuhlfunktion oder über Schlafstörungen sehr stark die Lebensautonomie von Patienten beeinträchtigen und die Lebensqualität mindern (Jungehülsing und Endres 2015). Es muss unterschieden werden zwischen autonomen Störungen, die ursächlich an der Genese vaskulärer Risikofaktoren und zerebro- und kardiovaskulären Erkrankungen beteiligt sind, und autonomen Störungen, die im Rahmen bzw. infolge eines zerebrovaskulären Ereignisses auftreten. Ersteres bezeichnet beispielsweise Störungen autonomer Funktionen wie die arterielle Hypertonie als wesentlicher Risikofaktor für zerebrale Ischämien oder als Ursache intrakranieller Blutungen hypertensiver Genese oder Herzrhythmusstörungen wie Vorhofflimmern. Autonome Dysfunktionen nach Schlaganfall können nahezu alle in der Steuerung autonomer Funktionen beteiligten Körperorgane betreffen. Die nachfolgende Tabelle gibt hierzu eine Übersicht, über die wichtigsten autonomen Störungen nach Schlaganfall.

Tab. 21.1: Übersicht autonomer Störungen nach Schlaganfall

System	Störungen
kardiovaskulär	Myokardinfarkte, Troponin-Erhöhungen, EKG-Veränderungen, Herzrhythmusstörungen, Tako Tsubo Myopathie, plötzlicher Herztod, Arterielle Hypertonie und Hypotonie
Respiratorisch	Pneumonie, neurogenes pulmonales Ödem
Wachheit, Antrieb	Schlafstörungen, Fatigue
Thermoregulation	Asymmetrisches Schwitzen, neurogenes Fieber (v. a. nach SAB), kalte Extremitäten

---

[6] In der 1. Auflage wurde dieses Kapitel verfasst von Caroline Muhl.

Tab. 21.1: Übersicht autonomer Störungen nach Schlaganfall – Fortsetzung

System	Störungen
Urogenital	Urininkontinenz, Blasenentleerungstörungen
Sexualfunktion	Erektile Dysfunktion, Libidoverlust
Gastrointestinal	Dysphagie, Gastroparese, Stressulzera und GI-Blutung, Obstipation, Stuhlinkontinenz
Metabolismus	Hyperglykämie, Gewichtsverlust, Sarkopenie
Thermoregulation	Neurogenes Fieber, Hyperhidrose, kalte Extremitäten

21.2 Anatomie und Pathophysiologie

Autonome Störungen nach Schlaganfall entstehen durch Schädigungen in Strukturen des zentralen autonomen Nervensystems. Eine Vielzahl kortikaler und subkortikaler Strukturen des Gehirns wie die bilaterale Insel, die Amygdala, der anteriore Gyrus cingulus und der Hypothalamus sind Teil dieses ausgedehnten und komplexen Netzwerks zur autonomen Steuerung der verschiedensten Organe wie Herz, Lunge, des Gastrointestinaltrakts und der Hämostase des gesamten Körpers (Beissner et al. 2013; Hilz et al. 2001; Rossi et al. 2016). Im Besonderen können autonome Störungen nach einem Schlaganfall mit struktureller Schädigung in den Bereichen der Inselregion, des präfrontalen Cortex, des Hypothalamus und der Amygdala auftreten. Entsprechend steht die Art einer autonomen Störung nach Schlaganfall neben der Schädigung einer anatomischen Struktur auch im Zusammenhang zum entsprechenden Versorgungsgebiet der jeweiligen zerebralen Arterie (▶ Tab. 21.2.). Die nachfolgende Tabelle listet die wichtigsten bekannten anatomischen Strukturen des zentralen autonomen Nervensystems auf, benennt eine Auswahl wesentlicher Funktionen und beschreibt die entsprechende vaskuläre Gefäßversorgung.

Tab. 21.2: Strukturen und zugehörige Funktionen des zentralen Autonomen Nervensystems und vaskuläre Versorgung (Bähr und Frötscher 2014; Cersosimo und Benarroch 2013; LeDoux 2007; Mo et al. 2019; Saper 2002)

Anatomische Struktur	Funktion	Gefäßversorgung
kortikal		
Anteriores und posteriores Cingulum	Limbisches System, Verbindung Frontal- und Temporallappen. Motivation und zielgerichtetes Verhalten.	

Tab. 21.2: Strukturen und zugehörige Funktionen des zentralen Autonomen Nervensystems und vaskuläre Versorgung (Bähr und Frötscher 2014; Cersosimo und Benarroch 2013; LeDoux 2007; Mo et al. 2019; Saper 2002) – Fortsetzung

Anatomische Struktur	Funktion	Gefäßversorgung
Frontaler, präfrontaler, und orbitofrontaler Kortex	Limbisches System, Verarbeitung und Integration von Emotionen, Persönlichkeit, Assoziationskortex; Steuerung Blasenzentrum (frontaler Kortex); Lernen und Bewertung emotionaler Informationen und Stimuli, Steuerung Antrieb und Affekt (orbitofrontaler Kortex); Verarbeitung, Lernen und »Verzweigen kognitiver Informationen, Persönlichkeit (präfrontaler Kortex)	A. cerebri anterior und media
Inselrinde	Limbisches System, Sensorik, Schmerzverarbeitung, polymodale Integration sensorischer, viszeraler, kognitiver, affektiver und autonomer Informationen. Kontrolle sympathischer und parasympathischer Efferenzen. Mögliche Seitendominanz mit rechter Insel für eher parasympathische, linke Insel eher primär sympathische Aktivität.	A. cerebri media
subkortikal		
Hypothalamus	Steuerung, Integration und Regulation zwischen Nervensystem und endokrinen Funktionen. Relais- und Umschaltstation autonomer Informationen aus höheren kortikalen Strukturen vor Weiterleitung an periaquaduktales Grau (PAG), N. Vagus Kerngebiete oder rostrale ventrale Medulla.	A. thalamoperforator (Äste aus den A. communicans posterior o. der A. cerebri posterior; Anteile der Rinde des Hypothalamus aus der A. lenticulostratae (Äste der A. cerebri anterior
Amygdala	Als Teil des limbisches Systems Wahrnehmung, affektive und emotionale Bewertung und Modulation sensorischer Reize und Informationen. Initiierung endokriner, motorischer und autonomer Antworten auf emotionale Reize (Hypothalamus und Hirnstamm). Einfluss auf Modulation Hämostase, Nahrungszufuhr, Salz- und Zuckerhaushalt, Thermoregulation und nahezu aller inneren Organe.	A. choroida anterior
Hirnstamm		
Periraquäduktales Grau (PAG)	Wahrnehmung, Modulation und Suppression von Schmerz. Integration von Vital- und GI-Funktionen (mit Formatio reticularis)	A. cerebri posterior
Formatio reticularis	Modulation, Integration und Steuerung von »Schutzreflexen«, Schlucken, Miktion sowie von Motorik, Bewusstsein und Schlaf sowie Schmerz. Gating afferenter monoaminerger, cholinerger, serotoninerger, adrenerger und noradrenerger Afferenzen und Efferenzen.	A. basilaris und A. cerebri posterior, A. spinalis ant. Und Aa. paramedianae vertebrales

Tab. 21.2: Strukturen und zugehörige Funktionen des zentralen Autonomen Nervensystems und vaskuläre Versorgung (Bähr und Frötscher 2014; Cersosimo und Benarroch 2013; LeDoux 2007; Mo et al. 2019; Saper 2002) – Fortsetzung

Anatomische Struktur	Funktion	Gefäßversorgung
Nucleus und tractus solitarius	Umschaltstelle Geschmacksbahn, Verarbeitung viszeraler und Afferenz von Chemo- und Barorezeptoren; Atem- und Würgereflex	A. cerebelli post. inf. u./o. A. vertebralis (dorsolaterale Medulla oblongata, Wallenberg-Syndrom)
Nucleus parabrachialis	Umschaltung Afferenz Nucl. Solitarius und Trigeminus	A. basilaris
Nucleus vagus (dorsaler Anteil)	Vasovagaler Reflex, GI-Motilität und Sekretion	A. basilaris
Nucleus ambiguus	Viszeromotorisches Kerngebiet: Afferenzen aus Motorcortex und N. Trigeminus; Efferenzen v.a. zur motorischen Steuerung Larynx und Pharynx über N. vagus, glosspharyngeus und accessorius	Aa. cerebelli post. inf. u./o. A. vertebralis (dorsolaterale Medulla oblongata, Wallenberg-Syndrom)

Schlaganfalltyp und autonome Störungen

Es bestehen keine nachgewiesenen sicheren Unterschiede autonomer Störungen im Rahmen ischämischer Hirninfarkte oder nach intrakraniellen Blutungen, wenngleich einzelne Studien beispielsweise zu unterschiedlichen EKG-Veränderungen oder Arrhythmien je nach Schlaganfalltyp existieren (▶ Kap. 21.5.1). Besonderes Augenmerk verdienen allerdings autonome Störungen im Rahmen von Subarachnoidalblutungen. Auf diese wird in den einzelnen Unterkapiteln eingegangen. Beschreibungen autonomer Störungen infolge von Hirnvenen- oder Sinusthrombosen gehen über vereinzelte Fallbeschreibungen, wie beispielsweise einer sympathischen Hyperaktivität nach Thrombose der Vena galeni nicht hinaus (Santos-Soares und Oliveira-Filho 2017). Autonome Störungen ausgelöst durch spinale Infarkte oder andere vaskuläre Erkrankungen des Myelons werden in diesem Kapitel nicht behandelt. Zu den autonomen Störungen im Rahmen spinaler Schädigungen wird auf Kapitel 8 dieses Buches verwiesen.

21.3 Pathophysiologie autonomer Störungen nach Schlaganfall

Der wesentliche Pathomechanismus autonom vermittelter Störungen nach Schlaganfall ist eine durch die Schlaganfallläsion induzierte Imbalance in einem nun dysfunktionalen zentralen autonomen Nervensystem. Hierdurch kommt es führend zu häufig paroxysmalen, aber auch persistierender sympathischer Überaktivität und vagaler Minderfunktion, die so autonom-vermittelte Organkomplikationen verursachen (Meyfroidt et al 2017). Auf diesen pathophysiologischen Mechanismus wird in den einzelnen Unterkapiteln organbezogen vertieft eingegangen. Zusätzlich bestehen über autonom vermittelte Störungen des Immunsystems sowie der neuroendokrinen Achse weitere pathophysiologische Mechanismen.

Schlaganfall, Störungen des Immunsystems und Auswirkungen auf autonome Funktionen

Ein Schlaganfall und die damit verbundenen Schäden im ZNS können zu relevanten Aktivierungen und Störungen des Immunsystems und hierüber auch des autonomen Nervensystems führen. Ein Synonym für den Zusammenhang von veränderter Immunantwort und Schlaganfall ist der Begriff der »Schlaganfall-induzierten Immunsuppression (stroke-induced immunsuppression, SIDS; Meisel et al. 2005). Als ursächlich für den Zusammenhang von Schlaganfall, veränderter Immunantwort und Aktivierung autonomer Störungen werden eine Reihe von Mechanismen diskutiert.

Über neuronale Schäden im Rahmen eines Schlaganfalls kann es zu einer »Überaktivierung« des sympathischen Nervensystems kommen. Eine solche Sympathikus-Überaktivierung vor allem im Hypothalamus kann einerseits über durch den Schlaganfall in anderen Regionen freigesetzte Cytokine und Neurotransmitter oder über einen Verlust tonischer Inhibition bei direkter vaskulärer Schädigung der Inselregion getriggert werden (Macrez et al. 2011; Meisel et al. 2005). Weitere mögliche Mechanismen sind die zentrale ZNS-Freisetzung inflammatorischer Mediatoren, die zu systemischen Immunantworten und Immunsuppression führen können (Macrez et al. 2011). Letztlich darf nicht übersehen werden, dass der Schlaganfall über verursachte Behinderungen, eingeschränkte Organ- und Körperfunktionen und nachfolgende systemische Infektionen wie beispielsweise Harnwegsinfekte ein genereller und schwerer Stressor des gesamten Immunsystems und des Körpers ist. Gleichzeitig können eine Vielzahl von Erkrankungen mit oder durch Veränderungen und Störungen des Immunsystems Ursache und Auslöser von Schlaganfall-Erkrankungen sein. Beispielhaft seien hier nur der systemische Lupus erythematodes oder die zerebrale Manifestation einer Vaskulitis genannt.

Stress, autonomes Nervensystem und Schlaganfallrisiko

Stress bezeichnet physiologisch eine erhöhte neuronale und neuroendokrine Aktivität als Folge einer erhöhten akuten oder auch chronischen psychischen oder physischen Belastung (McEwen und Stellar 1993). Diese Stress-Antwort ist eine unmittelbare Funktion multipler Strukturen des zentralen und peripheren autonomen Nervensystems. Die durch Stress auslösbaren inflammatorischen, kardiovaskulären und neuroendokrinen Prozesse sind überwiegend gut untersucht und verstanden (Chamorro et al. 2012; Chamorro et al. 2016; Sposato et al. 2020). Ob Stress unmittelbar ein zerebrovaskuläres Ereignis auslösen kann, bleibt umstritten. Gleichzeitig zeigt sich, dass Stress über vermehrte sympathische und parallel verminderte parasympathische Aktivierung und Steuerung die Regulierung hämostatischer Aktivität stören und prothrombotische Prozesse triggern kann (Austin et al. 2013; Dimsdale 2008).

Unbestritten ist die Bedeutung von Stress auf die Entstehung einer arteriellen Hypertonie als wichtigster Schlaganfallrisikofaktor sowie für andere kardiovaskuläre Manifestationen. Als akute Stressreaktion kommt es über die Nebenniere zur Ausschüttung von Katecholaminen und Cortisol. Während Adrenalin und Noradrenalin zu einer Steigerung von Herzfrequenz, Blutdruck und Erweiterung der Bronchien führen, induziert Cortisol eine Erhöhung des Blutzuckerspiegels und hemmt die Bildung inflammatorischer Mediatoren. Aus akuten rezidivierenden Stressreaktionen können schließlich in der Summe atherosklerotische vaskuläre Veränderungen sowie chronische Schäden der Mikrovaskulatur resultieren und damit eine arterielle Hypertonie fördern. Der Einfluss von chronischem Dauerstress auf die Pathogenese einer arteriellen Hypertonie ist seit langem bekannt (Goldstein 1983). Pathophysiologische Mechanismen sind diesem Fall neben der kontinuierlichen Ausschüttung von Katecholaminen und Cortisol und den vorher beschriebenen Effekten, eine Steigerung des Blutvolumens über eine vermehrte Natrium-/Wasser-Rückresorbtion, die Modulation der Baroreflexantwort, eine vermehrte kardiale Katecholaminsynthese sowie eine verstärkte Vasokonstriktion.

21.4 Diagnostik autonomer Störungen nach Schlaganfall

Patienten mit einem akuten Schlaganfall oder nach TIA müssen auf einer Stroke Unit behandelt werden. Nur wenn autonome vermittelte Komplikationen rechtzeitig erkannt werden, können sie spezifisch und effizient behandelt werden. Autonome Störungen und insbesondere autonom getriggerte kardiovaskuläre, pulmonale und entzündliche Komplikationen treten vor allem in den frühen ersten Tagen nach einem Schlaganfall auf und beeinflussen wesentlich Morbidität und Mortalität (Koennecke et al. 2011). Daher ist ein kontinuierliches Monitoring von Vitalparametern und anderen klinischen und paraklinischen Funktionen in der Akutphase des Schlaganfalls zwingend notwendig. Die Wirksamkeit der Stroke Unit Behandlung und die damit verbundene Verbesserung des Outcomes nach Schlaganfall sind in einer Vielzahl von klinischen Studien belegt.

Zu den spezifischen Methoden zur Untersuchung autonomer Funktionen wie der Kipptischuntersuchung, der Messung des Baroreflex oder der Herzratenvariabilität, Thermoregulatorischer Schweißsekretionstests und Untersuchungen von Katecholaminen im Serum sei auf das Kapitel 5 dieses Buches verwiesen. Darüber hinaus haben selbstverständlich das EKG und andere kardiologische Funktionsuntersuchungen, die Bestimmung von Biomarken myokardialer Schädigung wie Troponin T und in Einzelfällen auch die Koronarangiografie eine Bedeutung für die Beurteilung autonomer Folgeschäden (Mochmann et al. 2016; Scheitz et al. 2018; Sposato et al. 2020).

Für den Zusammenhang zwischen autonomen Störungen und Schlaganfall soll im Besonderen auf die Bedeutung der Untersuchung der Herzratenvariabilität (HRV) und des Baroreflexes hingewiesen werden. Die Messung der Herzratenvariabilität ist ein geeigneter Surrogatparameter für die Untersuchung erhöhter Sympathikusaktivität nach Schlaganfall. Eine verminderte Herzratenvariabilität als Ausdruck autonomer kardiovaskulärer Dysregulation triggert insbesondere das Auftreten kardialer Arrhythmien und ist dabei unter anderem assoziiert mit einem schlechteren funktionellen Outcome nach früher Schlaganfall-Rehabilitation (Sherbakov et al. 2020). Zudem kann eine Erfassung der Herzratenvariabilität sowie anderer autonomer und »Stressprofil«-Parameter möglicherweise eine Risikoadjustierung sekundärer ischämischer Ereignisse nach TIA oder Schlaganfall unterstutzen (Guan et al. 2019). Eine verminderte Barorezeptorreflex-Sensitivität ist ein valider Prädiktor für das Auftreten arterieller Hypertonie und hypertensiver Entgleisungen in der Frühphase nach Schlaganfall (Sykora et al. 2010).

21.5 Spezifische autonome Störungen

21.5.1 Kardiovaskuläre Störungen: autonome Hirn-Herz-Achse und Schlaganfall-Herz-Syndrom

Die Zusammenhänge von autonomen Störungen und Herzkreislauferkrankungen sind vielfältig und können sich je nach kardiovaskulärer Manifestation voneinander unterscheiden. Kardiale Komplikationen nach Schlaganfall sind insgesamt sehr häufig. Grundsätzlich bestehen zwar bei sehr vielen Patienten bereits vor dem Schlaganfallereignis vaskuläre Risikofaktoren und kardiale Vorerkrankungen. Es ist aber unbestritten, dass ein Schlaganfallereignis einerseits prämorbide Manifestationen verschlechtern, aber andererseits auch primär auslösen kann (Sposato et al. 2020). Die schon lange bekannte Beobachtung, dass es mit einem Schlaganfallereignis mit neurologischen Ausfällen sehr häufig zu kardiovaskulärer Dysfunktion kommt, hat in den letzten Jahren zu Etablierung des Konzepts eines sogenannten Schlaganfall-Herz-Syndroms geführt (Scheitz et al. 2018). Pathophysiologisch kann eine strukturelle Schlaganfallläsion zu einer Imbalance des zentralen autonomen Nervensystems und einem Verlust autonomer Kontrolle führen. So wird eine Kaskade von Mechanismen und schädlicher Ereignisse angestoßen. Es kommt es zu vermehrter Ausschüttung von Cortisol sowie adrenerger und inflammatorischer Botenstoffe und Substanzen. Das wiederum kann am Herzen zu Mechanismen wie einer Hyperkontraktibilität und reduzierter Relaxationsfähigkeit des Herzmuskels, zu elektrischer Instabilität des Reizleitungssystems und zu vermehrten metabolischem und oxidativem Stress sowie endothelialer Dysfunktion führen. Entsprechende Phänotypen kardialer Störungen nach Schlaganfall sind dann einfache oft asymptomatische EKG-Veränderungen oder erhöhte Nachweise kardialer Biomarker wie Troponin, aber eben auch Myokardinfarkt, lebensbedrohliche Arrhythmien und Vorhofflimmern, Herzinsuffizienz oder plötzlicher Herztod (Scheitz et al. 2018; Sposato et al. 2020).

Insulärer Kortex und autonome kardiale Komplikationen

Besondere Bedeutung für die zentrale kardial-autonome Steuerung im Rahmen der Hirn-Herz-Achse hat die Inselrinde und vor allem die anterioren Anteile der Insel. Während der linken Insel primär eine sympathische Funktion zugeschrieben wird, so scheint die rechte Inselrinde vor allem parasympathische Funktionen zu steuern. Gleichwohl kann diese sehr vereinfachte Zuordnung kritisch diskutiert werden (Scheitz et al. 2018).

Es konnte gezeigt werden, dass Schlaganfälle in der rechten dorsalen anterioren Inselrinde zu Störungen der autonomen Balance führen. Eine daraus resultierende sympathische Überaktivierung kann zu Myokard-Schädigungen führen, die sich über den zeitlichen Verlauf von Troponin-T-Erhöhungen definiert (Krause et al. 2017). Eine Reihe weiterer Studien konnte Assoziationen von insulärer Schädigung durch Schlaganfall mit Troponin-Erhöhungen, EKG-Veränderungen, Blutdruckveränderungen, Myozytolyse und kardialen Arrhythmien zeigen (Abboud et al. 2006; Chen 2017; Christensen et al. 2005; Mochmann et al. 2016; Ozdemir und Hachinski 2008; Sander et al. 2001; Scheitz et al. 2015).

Einfluss kardial-autonomer Störungen auf die Prognose nach Schlaganfall

Nach einem akuten Schlaganfall finden sich kardiale Veränderungen und Komplikationen in bis zu 90 % der Fälle (Chen et al. 2017; Kallmünzer et al. 2012; Scheitz et al. 2018). Sie reichen von einfachen klinischen stummen EKG-Veränderungen oder über transiente Troponinerhöhungen bis hin zu Myokardinfarkten oder dem plötzlichen Herztod. Die meisten dieser Veränderungen und Komplikationen treten innerhalb der ersten drei Tage nach dem akuten Schlaganfallereignis auf. Schwere kardiale Komplikationen wie lebensbedrohliche Arrhythmien oder Myokardinfarkte sind in bis zu 20 % aller Schlaganfallfälle für die ersten drei Monate nach dem Schlaganfallereignis beschrieben (Prosser et al. 2007).

Kardiale Komplikationen und Folgeerkrankungen nach und mit einem Schlaganfall sind von entscheidender Bedeutung für die Prognose nach einem Schlaganfall. Sie haben in Abhängigkeit der jeweiligen Veränderung und Komplikation einen entscheidenden Einfluss auf die Morbidität und Mortalität der Schlaganfallpatienten. Neben der Pneumonie sind sie die zweitwichtigste Ursache für Sterblichkeit in den ersten Wochen und Monaten nach Schlaganfall (Kumar et al. 2010; Prosser et al. 2007; Sörös und Hachinski 2012). Gleichzeitig wird auch die Langzeit-Prognose nach einem Schlaganfall durch kardiale Folge- und Begleiterkrankungen beeinflusst. So ist die Sterblichkeit von Schlaganfallpatienten vorwiegend durch Herzkreislauferkrankungen in den ersten fünf Jahren nach einem Schlaganfall mit etwa 10 % pro Jahr etwa doppelt so hoch wie in der vergleichbaren Allgemeinbevölkerung (Hankey et al. 2000).

Im Rahmen von Schlaganfallerkrankungen kann es zu einer Vielzahl akuter und auch chronischer kardiovaskulärer Komplikationen und Folgeerkrankungen kommen. Die häufigsten Erkrankungen und Störungen sind akute Koronarsyndrome und Myokardinfarkte, Erhöhungen von Troponin und anderen Herzenzymen, EKG-Veränderungen, Herzrhythmusstörungen, Tako-Tsubo und andere Kardiomyopathien, plötzlicher Herztod sowie hypertensive Krisen, arterielle Hypertonie und Hypotonie. Für die Beurteilung der Relevanz und der Häufigkeit kardialer Komplikationen nach Schlaganfall müssen selbstverständlich immer die bereits vor dem Schlaganfall bestehenden kardiovaskulären Risikofaktoren und Komorbidäten sowie koinzidentelle zerebro- und kardiovaskuläre Ereignisse berücksichtigt werden. Naturgemäß sind kardiovaskuläre Komorbidäten bei Schlaganfallpatienten häufig (Scheitz et al. 2018; Sposato et al. 2020).

EKG-Veränderungen, Herzrhythmusstörungen und plötzlicher Herztod

Neue durch bzw. mit dem Schlaganfall nachweisebar EKG-Veränderungen unterschiedlichster Ausprägung finden sich sehr häufig bei bis zu 75 % der Schlaganfallpatienten. EKG-Veränderungen zeigen sich ähnlich häufig bei SABs, ICBs als auch bei ischämischen Schlaganfällen, wobei die Art der EKG-Veränderungen ggf. Unterschiede je nach Art des Schlaganfalls zeigen kann (Christensen et al. 2005; Daniele et al. 2002; Fure et al. 2006; Khechinashvili und Asplund 2002; van Bree et al. 2010). Die häufigsten EKG-Veränderungen nach Schlaganfall sind hohe oder veränderte T-Wellen, ST-Segment-Veränderungen, ST- und QT-Zeitveränderungen und pathologische Q-Wellen (Khechinashvili und Asplund 2002; Sposato et al. 2020). Die Unterscheidung zu möglichen bereits prämorbide bestehenden EKG-Veränderungen und Arrhythmien kann naturgemäß schwierig sein. Allerdings ist die Schwere eines Schlaganfalls neben höherem Lebensalter ein nachgewiesener unabhängiger Risikofaktor für kardiale Arrhythmien nach Schlaganfall (Kallmünzer et al. 2012).

Manifeste kardiale Arrhythmien nach Schlaganfall sind ebenfalls sehr häufig. Sie finden sich mit 37,5 % mutmaßlich am häufigsten bei Patienten nach SAB, gefolgt von Patienten mit ischämischem Schlaganfall (21,9 %) und ICB (14,8 %). Zumeist kommt es beim Schlaganfall zu Tachyarrhythmien, seltener zu bradykarden Herzrhythmusstörungen (AV-Block, Bradyarrhythmien (Daniele et al. 2002; Kallmünzer et al. 2012). Vor allem tachykarde Herzrhythmusstörungen sind ein Risikofaktor für den plötzlichen Herztod. Weite Prädiktoren und Risikofaktoren sind ICB als Schlaganfallursache, ischämischer Schlaganfall mit Beteiligung der Inselrinde, vorbestehende kardiale Komorbidität, Alter und weibliches Geschlecht (Khechinashvili und Asplund 2002; Sörös und Hachinski 2012).

Pathophysiologisch kommt es bei kardialen Arrhythmien nach Schlaganfall durch die Schlaganfallinduzierten zentralen Schädigungen zu Störungen der autonom-nervösen Steuerung kardialer Funktionen. Es erscheint verständlich, dass hierdurch auch das Entstehen ventrikulärer und atrialer Tachykardien, Tachyarrhythmien und auch von Vorhofflimmern getriggert werden kann. Entsprechend wird in den letzten Jahren zunehmend für den Zusammenhang von Schlaganfall und Vorhofflimmern diskutiert, ob unmittelbar nach einem Schlaganfall detektiertes Vorhofflimmern ein bereits prämorbid bestehender Auslöser des Schlaganfalls oder eher eine unmittelbare Folge des Schlaganfalls sein könnte. An einer grundsätzlich notwendigen Indikation für eine sekundärprophylaktische orale Antikoagulation ändert dies nichts (Sposato et al. 2020; Scheitz et al. 2018). Hintergrund der Entstehung von Vorhofflimmern ist, dass dabei zentral-autonom gesteuerte simultane sympotho-vagale Entladungen wesentlich zu der Entstehung atrialer Arrhythmien beitragen. Dies geschieht über veränderte Kalziumfreisetzung und Ströme sowie durch verkürzte Aktionspotenziale im atrialen Reizleitungssystem (Shen et al. 2011).

Entsprechend ist das kardiale autonome Nervensystem in den letzten Jahren stärker in den Fokus therapeutischer Ansätze zur Modulation von Vorhofflimmern und anderer Herzrhythmusstörungen gerückt (Qin et al. 2019).

Troponin, Myokardschädigung und Myokardinfarkt

Herzspezifisches Troponin I und T sind als an der Steuerung der Muskelkontraktion beteiligte Proteine die bekanntesten Biomarker myokardialer Schädigung und von Myokardinfarkten. Etwa 10 % aller Patienten mit einem akuten ischämischen Schlaganfall zeigen Erhöhungen des Troponins; bis zu 1/3 der Patienten ein erhöhtes hochsensitives Troponin T. Bereits leichte Troponin-T-Veränderungen können einen schlechteren Outcome prognostizieren. Ein Anstieg des Troponins um mehr als 50 % des Ausgangswerts im Krankenhaus ist mit einer erhöhten Krankenhausmortalität verbunden (Jensen et al. 2012; Scheitz et al. 2020). Betrachtet man alle Patienten mit Troponinerhöhung nach Schlaganfall, so ist die klinische Relevanz der dynamischen Veränderung des Troponins Ausdruck der Unterscheidung zwischen alter chronisch-prämorbid vorbestehender (85 % der Fälle) und frischer akuter (15 %) Myokardschädigung, die koinzidentell mit oder nach dem akuten Schlaganfall auftritt. Akute relevante Troponinveränderungen sind entsprechend mit einer dreifach erhöhten frühen Krankenhausmortalität assoziiert (Scheitz et al. 2014). Die gleiche Studie zeigte auch, dass sich bei Schlaganfallpatienten mit hohem Troponin im Vergleich zu Patienten mit gleich hohem Troponin bei akutem Koronarsyndrom signifikant seltener atherosklerotische Plaques oder andere obstruktive Störungen der Koronararterien zeigen. Die Bedeutung der Inselrinde und der Zusammenhang von insulärer Schädigung und Troponin-Veränderungen wurde bereits oben erläutert. Zur Interpretation und dem Vorgehen bei Troponin-Erhöhungen bei Schlaganfall sei auf die Arbeiten von Scheitz et al. (2020) und Sposato et al. (2020) verwiesen. Bei ca. 1 % aller Schlaganfallpatienten kommt es gleichzeitig zu klinisch manifesten Myokardinfarkten.

Herzinsuffizienz und Tako Tsubo Kardiomyopathie (broken heart syndrome) nach Schlaganfall

Herzinsuffizienz bei Schlaganfallpatienten wird häufig beobachtet. Sie findet sich je nach Studie in bis zu 30 % der Fälle. Schwere Herzinsuffizienzen sind bei 8–12 % aller Patienten berichtet. Eine Herzinsuffizienz führt zu einer signifikanten Verschlechterung von Kurzzeit- und Langzeitprognose von Schlaganfallpatienten. Alle verfügbaren Daten und Untersuchungen sind vor allem dadurch limitiert, dass nicht sicher von prämorbid vorbestehenden und durch den Schlaganfall verursachten oder verschlechterten Herzinsuffizienzen unterschieden werden kann (Scheitz et al. 2018; Siedler et al. 2019).

Eine Besonderheit stellt die Tako Tsubo Kardiomyopathie (TTK; broken heart syndrome) dar. Obwohl sie grundsätzlich nur durch psychischen Stress allein und ohne eine strukturelle organische Schädigung des Gehirns oder des Herzens ausgelöst werden kann, findet sie sich gehäuft bei ca. 1 % aller Patienten mit ischämischen Schlaganfall und sogar bei bis zu 15 % alle Patienten mit SAB (Ghadri et al. 2016; Scheitz et al. 2018). Morphologisch charakteristisch ist eine linksventrikuläre maximale klappennahe Kontraktion bei gleichzeitiger apikaler Ballonierung aufgrund von myokardialen Wandbewegungsstörungen. Das Herz ähnelt morphologisch einem Gefäß, das japanische Fischer zum Fang von Tintenfischen nutzen. Obwohl die TTK in den meisten Fällen vollständig reversibel ist, so kann es doch zu schweren Verläufen z. B. mit einer Einschränkung der Ejektionsfraktion von bis zu 10 % und schweren Repolarisationsstörungen kommen (Ghadri et al. 2016).

Pathophysiologisch führen zentral-autonom vermittelte erhöhte Katecholaminausschüttung und koronare mikrovaskuläre Spasmen zum TTK. Durch eine Schlaganfallvermittelte autonome Imbalance kann es möglicherweise durch eine gestörte Modulationsfähigkeit kardialer Response auf Stress zu einem höheren Risiko für TTK bei Schlaganfall kommen (Hiestand et al. 2018; Pelliccia et al. 2017; Sposato et al. 2020).

21.5.2 Störungen der Atmung

Störungen der Lungenfunktion, der Atmung und andere bronchopulmonale Störungen nach Schlaganfall sind sehr häufig und wesentlich für die Prognose der Patienten (Balofsky et al. 2017; Koennecke et al. 2011). Einschränkungen der pulmonalen Funktion nach einem Schlaganfall können nicht zuletzt aufgrund diaphragmaler Paresen sehr häufig über die Akutphase hinaus persistieren (Khedr et al. 2020).

Schlaganfall-assoziierten-Pneumonie (SAP)

Nach einem Schlaganfall ist das Risiko einer Pneumonie überwiegend durch Dysphagie und eine erhöhte Neigung zu Aspiration sehr stark erhöht. Pneumonien nach Schlaganfall erhöhen wesentlich Morbidität und Mortalität nach Schlaganfall (Koennecke et al. 2011). Neben der erhöhten Aspirationsneigung, der Schwäche der respiratorischen Muskulatur und Störungen des Bewusstseins und von Schutzreflexen wird insbesondere eine Schlaganfall-induzierte Immundepression (SID; ▶ Kap. 21.3) in den peripheren Immunorganen als wesentlicher pathophysiologischer Mechanismus einer Schlaganfall-assoziierten-Pneumonie (stroke associated pneumonia, SAP; Meisel et al. 2005; Meisel und Meisel 2011; Prass et al. 2003) diskutiert.

Die durch den Schlaganfall ausgelöste erhöhte Sympathikusaktivität wird dabei als wesentlicher Pathomechanismus auf das Immunsystem angenommen. Die Immundepression führt so zu einer erhöhten Anfälligkeit der Lunge für bakterielle Pneumonien über eine Schwächung der pulmonalen antibakteriellen Immunabwehr. Dysphagie und SID konnten als unabhängige Risikofaktoren für eine SAP identifiziert werden (Hoffmann et al. 2017). Klinische Pneumonie-Scores haben ein hohes Potenzial das Risiko bzw. die Wahrscheinlichkeit für eine SAP vorherzusagen. Der prädiktive Wert ergänzender immunologischer Biomarker für SID (ultrasensitives Procalcitonin; Proadrenomedullin; proatriales natriuretisches Peptid; ultra-sensitives Copeptin; C-terminales Pro-Endothelin) ist begrenzt (Hotter et al. 2021).

Neurogenes Pulmonales Ödem (NPE)

Das Neurogene Pulmonale Ödem (NPE; auch Neurogenes Lungenödem, NLE) beschreibt ein akutes respiratorisches Lungenversagen (Acute Respiratory Distress Syndrome (ARDS)) nach bzw. verursacht durch eine akute ZNS-Schädigung. Andere mögliche Ursachen für das ARDS, insbesondere primär kardialer Genese, müssen ausgeschlossen sein. Charakteristisch ist ein akuter Beginn zumeist innerhalb weniger Stunden, Akkumulation interstitieller pulmonaler Flüssigkeit und eine oft sehr rasche Regredienz des NPE innerhalb weniger Tage bei den meisten Patienten (Zhao et al. 2020). Das NPE ist eine seltene, aber bei Auftreten sehr häufig lebensbedrohliche Komplikation. Es besteht eine mögliche Assoziation eines NPE zu ausgedehnten Hirnstamminfarkten (Probasco et al. 2014). Zu einem kommt es sehr viel häufiger im Rahmen einer ICB als bei ischämischen Hirninfarkten. Bei SAB ist eine Inzidenz von bis zu 23 % beschrieben (Solenski et al. 1995).

Pathophysiologisch kommt es nach ZNS-Läsion mutmaßlich über eine rasche Erhöhung des intrakraniellen Drucks zu einer fulminanten sympathisch vermittelten Ausschüttung von Katecholaminen. Die verursachte Erhöhung venöser und arterieller Gefäßwiderstände ist konsekutiv mit einem Linksherzversagen und alveolären Ödem assoziiert. Die Therapie erfolgt symptomatisch durch Verbesserung der Sauerstoffversorgung des Organismus, Senkung der Vor- und Nachlast des Herzens und die Steigerung der Inotropie des Myokards. Wichtigstes therapeutisches Ziel ist eine rasche ICP-Senkung.

21.5.3 Schlaf und autonomes Nervensystemstörungen und Schlaganfall

Schlechter und verkürzter Schlaf ist ein mittlerweile anerkannter Risikofaktor für zerebro-kardiovaskuläre Erkrankungen. Die diskutierten Mechanismen involvieren über die Stressachse wichtige gestörte Funktionen des autonomen Nervensystems (Tobaldini et al. 2017). Besonders interessant sind die Auswirkungen von Schlaganfall auf kardiale autonome Funktionen im Schlaf. Im Schlaf oszilliert die autonome Kontrolle kardialer Funktionen zwischen parasympathischer und sympathischer Regelung. REM-Schlafphasen werden von überwiegend sympathischer Modulation dominiert. In den ersten Monaten nach Schlaganfall nach TIA und Schlaganfall mit insulärer Beteiligung kann es zu einem Verlust dieser kardialen autonomen Dynamik kommen. Es findet sich dann eine überwiegend vagale und gleichzeitig verminderte sympathische Modulation kardialen autonomen Steuerung (Tobaldini et al. 2018). Ob es durch einen Schlaganfall auch zu Störungen der autonomen Modulation im Schlaf anderer Organe kommt, ist nicht bekannt.

21.5.4 Blasenstörungen/ urogenitale Störungen/ Harninkontinenz

Harninkontinenz nach Schlaganfall ist häufig und betrifft mehr als ein Drittel aller Patienten innerhalb der ersten Woche nach dem Ereignis (Kolominsky-Rabas et al. 2003; Mehdi et al. 2013). Ein großer Anteil von bis zu 22–34 % der Patienten nach einem Schlaganfall leidet dabei innerhalb der nächsten zehn Jahre weiter an einer Blaseninkontinenz (Jacob und Kostev 2020). Höheres Lebensalter und weibliches Geschlecht, Größe und Schwere des Schlaganfalls, Diabetes, Bluthochdruck, Anzahl weiterer Komorbiditäten und vorbestehende urogenitale und urogynäkolgische Erkrankungen sind Risikofaktoren einer Urininkontinenz nach Schlaganfall (Nakayama et al. 1997).

Intakte Speicher- und Entleerungsfunktion der Blase basieren auf einem fein abgestimmten Zusammenspiel von M. detrusor vesicae und den Sphinktermuskel, die einer komplexen Steuerung auf verschiedenen Ebenen des zentralen Nervensystems basieren. Neben somatischen Faserverbindungen sind das sympathische und parasympathische Nervensystem beteiligt. Blasenzentren im Frontallappen regulieren hemmend und stimulierend auf den Miktionsreflex. Das pontine Miktionszentrum in der Formatio Reticularis moduliert und kontrolliert diese frontalen Kortexareale (Fowler et al. 2008). Schlaganfälle vor allem in den Versorgungsgebieten der A. cerebri anterior und vordere Mediateilinfarkte können daher besonders häufig zu Blasenstörungen führen. Besteht die Blasenstörung aufgrund einer Störung des ZNS durch Schädigung steuernder oder interaktiver Kerne oder entsprechender Nervenbahnen spricht man von einer neurogenen Blasenstörung. Dabei kann es zu akuter und chronischer Überlauf- bzw. Dranginkontinenz, zu erschwerter Blasenentleerung oder auch Detrusor-Sphinkter-Dyssynergie kommen.

Therapeutisch steht in der Akutphase des Schlaganfalls das Katheterisieren als harnableitende Maßnahme an erster Stelle. Weitere Therapieoptionen sind Blasentraining sowie soziale und Lebensstilmodifizierende Maßnahmen. Die Behandlung der Blasen-Überaktivität mit Anticholinergika ist durch mögliche zentralnervöse Nebenwirkungen häufig eingeschränkt.

21.5.5 Autonome gastrointestinale Störungen nach Schlaganfall

Gastrointestinalen Störungen nach Schlaganfall wie Dysphagie, gastrointestinale Blutungen, Gastroparese, Inkontinenz und Obstipation sind häufig und von hoher Relevanz für die Prognose und die Lebensqualität der Patienten (Mo et al. 2019; Ullman und Reding 1996). Gleichzeitig können insbesondere Störungen des unteren Gastrointestinaltrakts eine oft stigmatisierend und große psychosoziale Belastung sein.

Dysphagie und Gastroparese

Eine Dysphagie findet sich bei ca. 20–80 % aller Patienten mit einem akuten Schlaganfall (Arnold et al. 2016; Martino et al. 2005; Suntrup-Krueger et al. 2018; Warnecke et al. 2021). Die neurogene Dysphagie nach Schlaganfall ist besonders häufig nach Hirnstamminfarkten (Meng et al. 2000), aber auch im Rahmen hemisphereater Infarkte v. a. mit Beteiligung primär- und supplementär-motorischer Kortexareale (Barer et al. 1989; Warnecke et al. 2021). Die Dysphagie ist der relevanteste Risikofaktor für Schlaganfall-assoziierte Pneumonie (SAP) und damit für Prognose, Mortalität und Hospitalisierung und für nachfolgende Versorgung in einer Pflegeeinrichtung (Koennecke et al. 2011; Smithard et al. 1996; Suntrup-Krueger et al. 2018). Bei dem Großteil der Patienten verbessert sich die Dysphagie nach ein bis zwei Wochen und nur bei einem kleineren Teil der Patienten verbleiben residuale Schluckstörungen (Warnecke et al. 2021). Wesentlich in der Akutbehandlung von Schlaganfallpatienten ist ein breites standardisiertes Dysphagie-Screening. Die Anwendung der Flexiblen Endoskopischen Schluckdiagnostik (FEES) wird zunehmend Standard auf Stroke Units (Dziewas et al. 2013). Symptome einer Gastroparese sind Bauchschmerzen, Übelkeit und Erbrechen, Völlegefühl oder Blähungen. Überwiegend handelt es sich um vorübergehende Störungen verursacht durch Immobilisation oder aufgrund reduzierten Allgemeinzustandes.

GI-Blutungen

Gastrointestinale Blutungen sind mit einer Häufigkeit von 1,5–3 % eher seltene, aber gleichzeitig bei Auftreten sehr ernster Komplikationen nach Schlaganfall, die mit hoher Mortalität und Behinderung assoziiert sind (Davenport et al. 1996; O'Donnel et al. 2008). Gleichzeitig erhöhen GI-Blutungen die Risiken für einen Rezidiv-Schlaganfall, Myokardinfarkte und venöse Thrombosen. Ätiologisch wird über eine Disinhibition eine parasympathische vagale Überaktivität mit vermehrter gastraler Sekretion Magensäure und nachfolgender Entstehung von Stressulcera postuliert (Schaller et al. 2006). Wesentlich scheinen der Hypothalamus und medulläre Strukturen in die Hypersekretion von Magensäure involviert zu sein. Ggf. kann es auch über eine vermehrte Sympathikusaktivierung zu Vaskonstriktion gastrointestinaler Gefäße und somit zu Minderperfusion des GI-Trakts kommen. Weitere Risikofaktoren für die Entstehung gastrointestinaler Blutungen sind die Behandlung mit Thrombozytenfunktionshemmern, nicht-steroidalen Analgetika oder eine Antikoagulation. Daneben bestehen beim Schlaganfall mit dem durchschnittlichen höheren Lebensalter der Patienten, durch häufige Ernährung über nasogastrale Sonden, sowie durch andere möglichen Komplikationen wie Sepsis oder Einschränkungen der Nieren- oder Leberfunktionen ein generell erhöhtes Risiko für GI-Blutungen (Hsu et al. 2009). Prophylaktisch sollte daher auf einer Stroke Unit frühzeitig bei Risikofaktoren eine Behandlung z. B. mit Protonen-Pumpen-Inhibitoren (PPI) in Betracht gezogen werden.

Obstipation und Stuhlinkontinenz

Eine Obstipation nach akutem Schlaganfall findet sich bei bis zu 60 % der Patienten und birgt ein hohes Risiko für Chronifizierung (Su et al. 2009). Fäkale Inkontinenz ist für ca. 30–55 % aller Patienten nach Schlaganfall beschrieben. Bei 5–6 % der Patienten bleibt diese auch innerhalb der nächsten zehn Jahre bestehen (Jacob und Kostev 2020). Koinzidenzen von Stuhl- und Harninkontinenzen sind häufig (Harari et al. 2003).

Risikofaktoren für Obstipation und Stuhlinkontinenz sind höheres Patientenalter und kognitive Einschränkungen, Schwere des Schlaganfalls, Grad der Behinderung, Einschränkung der Mobilität, Dysphagie, Bewusstseinsstörungen, Dehydration und Nebenwirkungen von Medikamenten (Nakayama et al. 1997; Su et al. 2009). Pathophysiologisch werden zusätzlich durch den Schlaganfall induzierte Veränderungen des sympathischen und parasympathischen Nervensystems diskutiert, die so zu Störungen der Darmmotilität führen.

21.5.6 Hyperglykämie und Schlaganfall

Eine Hyperglykämie findet sich in bis zu 2/3 aller Patienten mit akutem Schlaganfall. Bei 12–53 % dieser Patienten bestand dabei im Vorfeld kein Diabetes (Badiger et al. 2013). Auch bei nicht-diabetischen Schlaganfallpatienten kommt es im Mittel zu deutlichen

Erhöhungen der Blutzuckerwerte (Christensen und Boysen 2002). Hyperglykämie ist dabei mit einer schlechteren Prognose bei akuten Schlaganfallpatienten assoziiert (Capes et al. 2001).

Als wesentlicher Mechanismus hierfür wird eine vermehrte Sympathikusaktivierung postuliert, die neben einer Erhöhung der Blutzuckerspiegel im Blut auch zu Herzfrequenzanstieg u. a. kardialen Erscheinungen führen kann. Diese Phänomene korrelieren mit einer Schädigung der rechten Insel und dem benachbarten Operculum (Winder et al. 2015). Gleichzeitig kann eine schlaganfallinduzierte oder assoziierte hypothalamische Schädigung zu einer vermehrten Ausschüttung adrenerger Substanzen und von Cortisol führen, die wiederum eine vermehrte Gykogenese und eine erhöhte Insulinresistenz induzieren können (Kruyt et al. 2010).

21.5.7 Metabolismus, Gewichtsmanagement und Sarkopenie

Gewichtsverlust, Kachexie und Sarkopenie (Muskelschwund) sind häufige Folgeerscheinungen und Komplikationen nach Schlaganfall. Solche metabolischen Veränderungen des Körpers sind von großer klinischer Bedeutung, da sie die Prognose der Schlaganfallpatienten verschlechtern können, wenn gleich hierzu systematische Daten aus klinischen Studien fehlen (Sherbakov et al. 2013).

Pathophysiologisch werden als Ursachen hierfür neben der Immobilität der Patienten durch Behinderung und Krankenhausaufenthalt, eine verminderte Nahrungsaufnahme durch Dysphagie und systemische Infektionen und andere inflammatorische Reaktionen diskutiert. Gleichzeitig kann es durch den Schlaganfall zu einer primär katabolen Stoffwechsellage bzw. einem katabolen Übergewicht kommen, die durch eine sympathische Überaktivierung und verminderte vasovagale Modulationsfähigkeit ausgelöst wird. Metabolisch resultiert aus einer erhöhten neuroendokrinen Aktivierung eine vermehrt katabole Stoffwechsellage mit Beeinträchtigung des Energiestoffwechsels und Abbau von Protein- und Fettspeichern. Der Gewichtsverlust ist somit das klinisch sichtbare Resultat einer globalen katabolen Überaktivität mit negativer kalorischer und Stickstoffbalance (Sherbakov und Doehner 2015).

21.5.8 Sexuelle Funktionsstörungen

Sexuelle Funktionseinschränkungen sind häufige, aber zu selten erfragte autonome Störungen nach Schlaganfall. Da sie die Grundbedürfnisse von Menschen nach Akzeptanz, Nähe und Geborgenheit betreffen, sind sie von hoher Relevanz. Gleichzeitig sind die Ursachen und die Zusammenhänge komplex und nur unzureichend untersucht.

Primäre sexuelle Dysfunktionen bei Frauen sind Störungen der Orgasmusfähigkeit, eine verminderte Libido und Schmerzen beim Geschlechtsverkehr. Männer klagen über erektile Dysfunktionen, Ejakulationsunfähigkeit, verminderte Libido. Gleichzeitig kann es zu sekundärer sexueller Dysfunktion aufgrund nicht-sexuell körperlicher Veränderungen wie Fatigue, Müdigkeit, Depression, Spastik, Kontinenzprobleme oder anderer Schmerzen nach Schlaganfall kommen. Weiterhin müssen tertiäre sexuelle Störungen wegen psychosozialer, kommunikativer und kultureller Auseinandersetzungen und Probleme berücksichtigt werden.

Pathophysiologisch sind anatomisch spezifische Läsionen bei erektiler Dysfunktion am besten untersucht. Eine jüngere Läsions-Mapping-Studie mit Voxel-based-Morphometrie-MRT konnte hier einen Zusammenhang zu Läsionen im Thalamus und zu Arealen im occipito-parietalen Kortex zeigen, die an der Interaktion visueller und somatosensorischer Informationen beteiligt sind. Zudem fanden sich spezifische Läsionsmuster in Arealen für die Verarbeitung und Integration viszeraler Arousal States, wie der linken Insel und angrenzender parieto-temporaler Regionen (Winder et al. 2017).

21.5.9 Schweißstörungen/ Thermoregulatorische Störungen

Die Beziehung von Störungen der Thermoregulation und Schlaganfall sind vielfältig. Zum einen können im Rahmen autonomer Dysfunktionen Hitze- und Kälteschlaganfälle verursacht werden (Cheshire 2016). Zum zweiten können neurologische Erkrankungen Ursache eines neurogenen Fiebers sein. Dies ist im Besonderen bei Patienten nach intrakraniellen Blutungen und vor allem nach SAB bekannt. Pathophysiologisch scheint dabei im vor allem eine hypothalamische Schädigung von Bedeutung (Meier und Lee 2017). Schließlich sind Störungen der Thermoregulation nach Schlaganfall sehr häufig, wenngleich auch häufig nicht erkannt. Vermehrtes Schwitzen ist dabei eines der häufigsten und offensichtlichsten autonomen Störungen nach Schlaganfall (Kim et al. 1995; Korpelainen et al. 1992). Typischerweise kann es dabei nach hemisphereälen Schlaganfällen auf der kontralateralen paretischen oder plegischen Körperhälfte gleichzeitig zu Hyperhidrose und sich kälter anfühlenden Extremitäten (Korpelainen et al. 1992) kommen. Eine Hypohidrose wiederum kann bei ipsilateralen Medullaoblongata- und Pons-Infarkten auftreten. Im Gegensatz zu dem oft begleitenden Horner-Syndrom kann die asymmetrische Schweißstörung die gesamte ipsilaterale Körperhälfte erfassen (Kim et al. 1995; Korpelainen et al. 1992).

Pathophysiologisch lässt sich die Hyperhidrose nach Schlaganfall am ehesten durch eine Störung inhibitiorischer sympathischer Neuronen erklären, wodurch es zu einem thermoregulatorischem Kontrollverlust kommt. Dadurch kommt es über einen nachfolgend erhöhten Vasokonstriktoren-Tonus zu verminderter Durchblutung und Temperatur der kontralateralen Extremitäten. Die Parallelität von der Schwere einer Lähmung und Hyperhidrose lässt sich mutmaßlich dadurch erklären, dass diese vegetativ inhibitorischen Faserverbindungen gemeinsam mit den Pyramidenbahnen verlaufen. Temperaturunterschiede in den gelähmten Extremitäten, die oft kälter sind als die nicht paretische Seite, werden durch eine Minderung der kortikalen und subkortikalen Hemmung vasomotorischer Neuronen erklärt: Ein erhöhter Vasokonstriktoren-Tonus führt zu verminderter Durchblutung und Temperatur der kontralateralen Extremitäten (Cheshire 2016; Kim et al. 1995; Korpelainen et al. 1992; Mo et al. 2019). Die Testung der sudomotorischen Funktion kann mittels der sympathischen Hautantwort (SSR = sympathetic skin response) erfolgen (▶ Kap. 5 und ▶ Kap. 19).

Literatur

Abboud H, Berroir S, Labreuche J et. al. (2006) Insular involvement in brain infarction increases risk for cardiac arrhythmia and death. Ann Neurol 59: 691–9.

Arnold M, Liesirova K, Broeg-Morvay A et al. (2016) Dysphagia in acute stroke: incidence, burden and impact on clinical outcome. PLoS One 11: e0148424.

Austin AW, Wissmann T, von Kanel R (2013) Semin Thromb Hemost. Stress and hemostasis: an update 39: 902–12.

Badiger S, Akkasaligar PT, Narone U (2013) Hyperglycemia and stroke. Int J Stroke, 1: 1–6.

Bähr M, Frötscher M (2014) Neurologisch-topische Diagnostik: Anatomie – Funktion – Klinik. Stuttgart: Thieme.

Balofsky A, George J, Papadakos P (2017) Neuropulmonology. Handb Clin Neurol 140: 33-48.

Barer DH (1989) The natural history and functional consequences of dysphagia after hemispheric stroke. J Neurol Neurosurg Psychiatry 52: 236–41.

Beissner F, Meissner K, Bär K.J, Napadow V (2013) The autonomic brain: An activation likelihood estimation meta-analysis for central processing of autonomic function. The Journal of Neuroscience: The Official Journal of the Society for Neuroscience 33: 10503-10511.

Capes SE, Hunt D, Malmberg K et al. (2001) Stress hyperglycemia and prognosis of stroke in nondiabetic and diabetic patients: a systematic overview. Stroke 32: 2426–32.

Cersosimo MG, Benarroch EE (2013) Central control of autonomic function and involvement in neurodegenerative disorders. In: Buijs RM, Swaab DF (Hrsg.) Handbook of Clinical Neurology. 3. Aufl. Elsevier. S. 45–57.

Chamorro Á, Dirnagl U, Urra X et al. (2016) Planas AM. Neuroprotection in acute stroke: targeting excitotoxicity, oxidative and nitrosative stress, and inflammation. Lancet Neurol 15: 869–881.

Chamorro Á, Meisel A, Planas AM et al. (2012) The immunology of acute stroke. Nat Rev Neurol 8:401-10.

Chen Z, Venkat P, Seyfried D et al. (2017) Brain-Heart interaction: Cardiac complications after stroke. Circulation Research 121: 451–468.

Cheshire WP Jr. (2016) Thermoregulatory disorders and illness related to heat and cold stress. Auton Neurosci 196: 91–104.

Christensen H, Boysen G (2002) Blood glucose increases early after stroke onset: a study on serial measurements of blood glucose in acute stroke. Eur J Neurol 9: 297–301.

Christensen H, Boysen G, Christensen AF et al. (2005) Insular lesions, ECG abnormalities, and outcome in acute stroke. J Neurol Neurosurg Psychiatry 76: 269–71.

Daniele O, Caravaglios G, Fierro B et al (2002) Stroke and cardiac arrhythmias. J Stroke Cerebrovasc Dis 11: 28–33.

Davenport RJ, Dennis MS, Warlow CP (1996) Gastrointestinal hemorrhage after acute stroke. Stroke 27: 421–24.

Dimsdale JE (2008) Psychological stress and cardiovascular disease. J Am Coll Cardiol 51: 1237–46.

Dziewas R, Busse O, Glahn J et al. (2013) FEES in the stroke unit: recommendations for implementation in the clinical routine. Nervenarzt 84: 705–8.

Fowler CJ, Griffiths D, de Groat WC (2008) The neural control of micturition. Nat Rev Neurosci 9: 453–466.

Fure B, Bruun Wyller T, Thommessen B (2006) Electrocardiographic and troponin T changes in acute ischaemic stroke. J Intern Med 259: 592–597.

Ghadri JR, Cammann VL, Napp LC et al. (2016) International Takotsubo (InterTAK) Registry. Differences in the Clinical Profile and Outcomes of Typical and Atypical Takotsubo Syndrome: Data From the International Takotsubo Registry. JAMA Cardiol 1: 335–40.

Goldstein DS (1983) Plasma catecholamines and essential hypertension. An analytical review. Hypertension 5: 86–99.

Guan L, Wang Y, Claydon VE (2019) Autonomic Parameter and Stress Profile Predict Secondary Ischemic Events After Transient Ischemic Attack or Minor Stroke. Stroke 50: 2007–2015.

Hankey GJ, Jamrozik K, Broadhurst RJ et al. (2000) Five-year survival after first-ever stroke and related prognostic factors in the Perth Community Stroke Study. Stroke 31: 2080–6.

Harari D, Coshall C, Rudd AG et al. (2003) New-onset fecal incontinence after stroke: prevalence, natural history, risk factors, and impact. Stroke 34: 144–50.

Hiestand T, Hanggi J, Klein C et al. (2018) Takotsubo syndrome associated with structural brain alterations of the limbic system. J Am Coll Cardiol 71: 809–11.

Hilz MJ, Dütsch M, Perrine K et al. (2001) Hemispheric influence on autonomic modulation and baroreflex sensitivity. Ann Neurol 49: 575–584.

Hoffmann S, Harms H, Ulm L et al. (2017) Stroke-induced immunodepression and dysphagia independently predict stroke-associated pneumonia - The PREDICT study. J Cereb Blood Flow Metab 37: 3671–3682.

Hotter B, Hoffmann S, Ulm L et al. (2021) External Validation of Five Scores to Predict Stroke-Associated Pneumonia and the Role of Selected Blood Biomarkers. Stroke 52: 325–330.

Hsu HL, Lin YH, Huang YC et al. (2009) Gastrointestinal hemorrhage after acute ischemic stroke and its risk factors in Asians. Eur Neurol 62: 212–8.

Jacob L, Kostev K (2020) Urinary and fecal incontinence in stroke survivors followed in general practice: A retrospective cohort study. Ann Phys Rehabil Med 63: 488-494.

Jensen J, Ueland T, Aukrust P et al. (2012) Highly sensitive troponinT in patients with acute ischemic stroke. Eur Neurol 68: 287–293.

Jungehülsing G J, Endres M (2015) Komplikationen und Folgeerkrankungen nach Schlaganfall: Diagnostik und Therapie der frühen und späten klinischen Funktionseinschränkungen. Stuttgart: Thieme.

Kallmünzer B, Breuer L, Kahl N. et al. (2012) Serious cardiac arrhythmias after stroke: incidence, time course, and predictors – a systematic, prospective analysis. Stroke 43: 2892–7.

Khechinashvili G, Asplund K (2002) Electrocardiographic changes in patients with acute stroke: a systematic review. Cerebrovasc Dis 14: 67–76.

Khedr EM, El Shinawy O, Khedr T et al. (2000) Assessment of corticodiaphragmatic pathway and pulmonary function in acute ischemic stroke patients. Eur J Neurol 7: 323–30.

Kim BS, Kim YI, Lee KS (1995) Contralateral hyperhidrois after cerebral infarction. Clinicoanatomic correlations in five cases. Stroke 26: 896–899.

Koennecke HC, Belz W, Berfelde D et al. (2011) Factors influencing in-hospital mortality and morbidity in patients treated on a stroke unit. Neurology 77: 965–72.

Kolominsky-Rabas PL, Hilz M-J, Neundoerfer B et al. (2003) Impact of urinary incontinence after stroke: results from a prospective population-based stroke register. Neurourol Urodyn 22: 322–327.

Korpelainen JT, Sotaniemi KA, Myllylä VV (1992) Hyperhidrosis as a reflection of autonomic failure in patients with acute hemispheral brain infarction. An evaporimetric study. Stroke 23: 1271–5.

Krause T, Werner K, Fiebach JB et al. (2017) Stroke in right dorsal anterior insular cortex Is related to myocardial injury. Ann Neurol 81: 502–511.

Kruyt ND, Biessels GJ, Devries JH et al. (2010) Hyperglycemia in acute ischemic stroke: pathophysiology and clinical management. Nat Rev Neurol 6: 145–55.

Kumar S, Selim MH, Caplan LR (2010) Medical complications after stroke. Lancet Neurol 9: 105–18.

LeDoux J (2007) The amygdala. Curr Biol 17: R868–R874.

Macrez R, Ali C, Toutirais O, Le Mauff B et al. (2011) Stroke and the immune system: from pathophysiology to new therapeutic strategies. Lancet Neurol 10: 471–80.

Martino R, Foley N, Bhogal S et al. (2005) Dysphagia after stroke. Incidence, diagnosis, and pulmonary complications. Stroke 36: 2756–63.

McEwen BS, Stellar E (1993) Stress and the individual. Mechanisms leading to disease. Arch Intern Med 153(18): 2093–101.

McLaren A, Kerr S, Allan L et al. (2005) Autonomic function is impaired in elderly stroke survivors. Stroke 36: 1026–30.

Mehdi Z, Birns J, Bhalla A (2013) Post-stroke urinary incontinence. Int J Clin Pract 67: 1128–37.

Meier K, Lee K (2017) Neurogenic Fever. J Intensive Care Med 32: 124–129.

Meisel C, Meisel A (2011) Suppressing immunosuppression after stroke. N Engl J Med 365(22): 2134–2136.

Meisel C, Schwab JM, Prass K et al. (2005) Central nervous system injury-induced immune deficiency syndrome. Nat Rev Neurosci 6: 775–86.

Meng NH, Wang TG, Lien IN (2000) Dysphagia in patients with brainstem stroke: incidence and outcome. Am J Phys Med Rehabil 79: 170–175.

Meyfroidt G, Baguley IJ, Menon DK (2017) Paroxysmal sympathetic hyperactivity: the storm after acute brain injury. Lancet Neurol 16: 721–729.

Mo J, Huang L, Peng J (2019) Autonomic Disturbances in Acute Cerebrovascular Disease. Neurosci Bull 35: 133–144.

Mochmann HC, Scheitz JF, Petzold GC (2016) Coronary Angiographic Findings in Acute Ischemic Stroke Patients With Elevated Cardiac Troponin: The Troponin Elevation in Acute Ischemic Stroke (TRELAS) Study. Circulation 133: 1264–71.

Nakayama H, Jørgensen HS, Pedersen PM et al. (1997) Prevalence and risk factors of incontinence after stroke. The Copenhagen Stroke Study. Stroke 28: 58–62.

O'Donnell MJ, Kapral MK, Fang J et al. (2008) Gastrointestinal bleeding after acute ischemic stroke. Neurology 71: 650–5.

Ozdemir O, Hachinski V (2008) Brain lateralization and sudden death: Its role in the neurogenic heart syndrome. Journal of the Neurological Sciences 268: 6–11.

Pelliccia F, Kaski JC, Crea F et al. (2017) Pathophysiology of Takotsubo Syndrome. Circulation 135: 2426–41.

Prass K, Meisel C, Höflich C et al (2003) Stroke-induced immunodeficiency promotes spontaneous bacterial infections and is mediated by sympathetic activation reversal by poststroke T helper cell type 1-like immunostimulation. J Exp Med 198: 725–36.

Probasco JC, Chang T, Victor D et al. (2014) Isolated Pulmonary Edema without Myocardial Stunning in Brainstem Strokes. J Neurol Transl Neurosci 2: 1040.

Prosser J, MacGregor L, Lees KR et al. (2007) Predictors of early cardiac morbidity and mortality after ischemic stroke. Stroke 38: 2295–302.

Qin M, Zeng C, Liu X (2019) The cardiac autonomic nervous system: A target for modulation of atrial fibrillation. Clin Cardiol 42: 644–652.

Rossi S, Santarnecchi E, Valenza G et al. (2016) The heart side of brain neuromodulation. Philos Trans A Math Phys Eng Sci 374: 20150187.

Sander D, Winbeck K, Klingelhöfer J et al. (2001) Prognostic relevance of pathological sympathetic activation after acute thromboembolic stroke. Neurology 57: 833–838.

Santos-Soares PC, Oliveira-Filho J (2017) Thrombosis of the Vein of Galen: Pitfalls, Metamorphosis, and Paroxysmal Sympathetic Hyperactivity. Case Rep Neurol 9: 168–172.

Saper CB (2002) The central autonomic nervous system: conscious visceral perception and autonomic pattern generation. Annu Rev Neurosci 25: 433–469.

Schaller BJ, Graf R, Jacobs AH (2006) Pathophysiological changes of the gastrointestinal tract in ischemic stroke. Am J Gastroenterol 101: 1655–1665.

Scheitz JF, Erdur H, Haeusler KG et al. (2015) Insular cortex lesions, cardiac troponin, and detection of previously unknown atrial fibrillation in acute ischemic stroke: insights from the troponin elevation in acute ischemic stroke study. Stroke 46: 1196–201.

Scheitz JF, Mochmann HC, Erdur H et al. (2014) Prognostic relevance of cardiac troponin T levels and their dynamic changes measured with a high-sensitivity assay in acute ischaemic stroke: analyses from the TRELAS cohort. Int J Cardiol 177(3): 886–93.

Scheitz JF, Nolte CH, Doehner W et al. (2018) Stroke-heart syndrome: clinical presentation and underlying mechanisms. Lancet Neurol 17: 1109–1120.

Scheitz JF, Stengl H, Nolte CH et al. (2020) Neurological update: use of cardiac troponin in patients with stroke. J Neurol 268: 2284–2292. (doi: 10.1007/s00415-020-10349-w).

Shen MJ, Choi EK, Tan AY et al. (2011) Neural mechanisms of atrial arrhythmias. Nat Rev Cardiol 9: 30–9.

Sherbakov N, Barkhudaryan A, Ebner N et al. (2020) Early rehabilitation after stroke: relationship between the heart rate variability and functional outcome. ESC Heart Fail 7: 2983–2991.

Sherbakov N, Doehner W (2015) Metabolismus, Gewichtsmanagement und Sarkopenie. In: Jungehülsing G J, Endres M (Hrsg.) Komplikationen und Folgeerkrankungen nach Schlaganfall: Diagnostik und Therapie der frühen und späten klinischen Funktionseinschränkungen. Stuttgart: Thieme.

Sherbakov N, von Haehling S, Anker SD et al. (2013) Stroke induced Sarcopenia: muscle wasting and disability after stroke. Int J Cardiol 170: 89–94.

Siedler G, Sommer K, Macha K et al. (2019) Heart Failure in Ischemic Stroke: Relevance for Acute Care and Outcome. Stroke 50: 3051–3056.

Smithard DG, O'Neill PA, Parks C et al. (1996) Complication and outcome after acute stroke: does dysphagia matter? Stroke 7: 1200–1204.

Solenski NJ, Haley EC Jr, Kassell NF, Kongable G, Germanson T, Truskowski L, Torner JC (1995) Medical complications of aneurysmal subarachnoid hemorrhage: a report of the multicenter, cooperative aneurysm study. Participants of the Multicenter Cooperative Aneurysm Study. Crit Care Med 23(6): 1007–17.

Sörös P, Hachinski V (2012) Cardiovascular and neurological causes of sudden death after ischaemic stroke. Lancet Neurol 11(2): 179–188.

Sposato LA, Hilz MJ, Aspberg S, Murthy SB, Bahit MC, Hsieh CY, Sheppard MN, Scheitz JF (2020) World Stroke Organisation Brain & Heart Task Force. Post-Stroke Cardiovascular Complications and Neurogenic Cardiac Injury: JACC State-of-the-Art Review. J Am Coll Cardiol 76(23): 2768–2785.

Su Y, Zhang X, Zeng J et al. (2009) New-onset constipation at acute stage after first stroke: incidence, risk factors, and impact on the stroke outcome. Stroke 40: 1304–9.

Suntrup-Krueger S, Minnerup J, Muhle P et al. (2018) The Effect of Improved Dysphagia Care on Outcome in Patients with Acute Stroke: Trends from 8-Year Data of a Large Stroke Register. Cerebrovasc Dis 45: 101–108.

Sykora M, Diedler J, Poli S et al. (2010) Blood pressure course in acute stroke relates to baroreflex dysfunction. Cerebrovasc Dis 30: 172–9.

Tobaldini E, Costantino G, Solbiati M et al. (2017) Sleep, sleep deprivation, autonomic nervous system and cardiovascular diseases. Neurosci Biobehav Rev 74: 321–329.

Tobaldini E, Proserpio P, Oppo V et al. (2020) Cardiac autonomic dynamics during sleep are lost in patients with TIA and stroke. J Sleep Res 29: e12878.

Ullman T, Reding M (1996) Gastrointestinal dysfunction in stroke. Semin Neurol 16: 269–75.

van Bree MD, Roos YB, van der Bilt IA et al. (2010) Prevalence and characterization of ECG abnormalities after intracerebral hemorrhage. Neurocrit Care 12: 50–5.

Warnecke T, Labeit B, Schroeder J et al. (2021) Neurogenic Dysphagia: Systematic Review and

Proposal of a Classification System. Neurology 96: e876–e889.

Winder K, Seifert F, Köhrmann M et al. (2017) Lesion mapping of stroke-related erectile dysfunction. Brain 140: 1706–1717.

Winder K, Seifert F, Ohnemus T et al. (2015) Neuroanatomic correlates of poststroke hyperglycemia. Ann Neurol 77: 262–8.

Xiong L, Tian G, Leung H et al. (2018) Autonomic Dysfunction Predicts Clinical Outcomes After Acute Ischemic Stroke: A Prospective Observational Study. Stroke 49: 215–218.

Zhao J, Xuan NX, Cui W et al. (2020). Neurogenic pulmonary edema following acute stroke: The progress and perspective. Biomed Pharmacother 130: 110478.

Stichwortverzeichnis

A

A. radikularis magna-Syndrom 157, 158
A. spinalis anterior-Syndrom 157, 159, 162
A. sulcocommissuralis-Syndrom 157
Acetylcholin 18, 23, 26, 100, 125, 185, 190, 194, 244, 272, 290, 300, 334, 335, 340, 342, 343
Adrenomyeloneuropathie 170, 177
AIDP 178
AIGA 337, 338, 342, 343
Akutphase 337, 338, 342, 343
Allodynie 350, 352–355
ALS 69, 162, 167, 171
Aluminiumchlorid 244, 341, 344
AMAN 178
AMSAN 178
Amygdala 17, 30, 32, 248, 256, 259, 328, 335, 367, 368
Amyloid-Neuropathie 175, 177, 191, 194
Amyloidose 71, 72, 143, 144, 177, 194, 195, 304, 337, 339
Amyloid-Polyneuropathie 98
Anamnese
– vegetative 77
Anfälle
– epileptische 79, 81, 128, 140, 184, 205, 206, 211, 248, 249, 253, 255–259, 263, 264
– psychogene 79, 81, 140, 206, 256, 259
Anhidrose 121, 123, 150–152, 154, 155, 163, 164, 167, 168, 172, 186, 190, 192–195, 244, 337–340, 343
Anismus 306
ANNA-1 126, 127, 187, 188, 339
Anticholinergika 85, 90, 223, 228–230, 238–240, 295, 303, 306, 342, 377
Antidepressiva 241, 273, 277, 279, 303, 330, 343
– trizyklische 82, 90, 210, 336, 337, 339, 342, 361
Antispastika 82, 90, 210, 336, 337, 339, 342, 361
Apnoe 81, 98, 167, 193, 206, 230, 249, 250, 255–257, 263, 321, 322, 329
Area postrema 30, 62
Arrhythmien 129, 151, 178, 184, 194, 209, 310, 320, 324, 369, 371–374
Aspirationspneumonie 224

Asystolie, iktale 138
Ataxien
– spinozerebelläre 167
Atemstörungen, schlafbezogene 230
Atemtest 110
13C-Atemtest 110
Atropin-Test 89
Aura, sexuelle 250, 254
Autoantikörper gegen ganglionäre nikotinische Acetylcholinrezeptoren 118
Autoimmune autonome Ganglionopathie 121, 175

B

Baroreflex 30, 95, 179, 191, 371
Beckenbodentraining 238, 241, 294
Biofeedbacktraining 294
Blasenfunktionsstörung 236–240, 286, 290, 291
Blasentraining 377
Blasenzentrum, sakrales 149, 153, 156
Blutung
– spinale 158
Bornaprin 342, 343
Botulinumtoxin 223, 229, 238, 240, 244, 293, 294, 339, 342, 344
Botulismus 175, 176, 178, 190, 339
Brain of the gut 26
Brown-Séquard-Syndrom 155, 162
Bulbusdruckversuch 150, 181–184

C

Caisson- oder Dekompressionskrankheit 159
Cajal-Zellen 300
Cannon-Böhmscher Punkt 298
Carbamazepin 211
CGRP 15, 50, 301
Charcot-Fuß 83, 313
Charcot-Marie-Tooth-Erkrankung 177
Clonidin 90, 112, 213, 241, 316, 318, 343
Clonidin-Somatotropin-Test 112
Cold-pressure-Test 98, 150

Corpus cavernosum 272
COVID-19 134, 144
Cross talk 357
CRPS (Complex Regional Pain Syndrome) 99, 144, 337, 350–356, 358–364

D

Dermografismus 151
Desmopressin 238, 294
Detrusorakontraktilität 289
Detrusorhyperaktivität 154, 227, 286, 288, 289, 293
– spinale 289
– suprapontine 289
Detrusorhypoaktivität 286
Detrusor-Sphinkter-Dyssynergie 108, 143, 153–155, 235, 236, 236, 289, 293, 377
Diabetes mellitus 68, 123, 124, 143, 175, 177, 192, 273, 274, 281, 282, 304, 309, 311–316, 337, 339
Diarrhöe 82, 151, 170, 195, 235, 315, 317, 318
Dipper 321
Dogiel-Typus 26
Domperidon 224, 227, 318
Dranginkontinenz 238, 289, 377
Duloxetin 238, 294
Durafistel 158
Dyplasie, hypohidrotische ektodermale (HED) 337
Dysfunktion, erektile 104, 142, 189, 195, 228, 240, 241, 270, 273, 277, 281, 315, 316, 329, 367, 379
Dysphagie 224, 231, 328, 367, 375–379
Dysregulation, orthostatische 78, 184, 186, 192, 201, 219, 329

E

Edinger-Westphal-Kern 23
Einmalkatheterismus 106, 143
Eiswassertest 98, 150
EKG (Elektrokardiogramm) 86, 87, 94, 110, 138–140, 180–182, 207, 209–211, 259–262, 264, 311, 327, 330, 366, 369, 371–373
Elsberg-Syndrom 161
EMG (Elektromyogramm) 106–108, 110, 142, 190, 274, 276, 277, 291, 292, 306, 358
Enuresis 79, 254, 329
– nocturna 329
Epilepsie, Temporallappen- 249, 251–255, 258–262
Erbrechen, iktuales 251, 252

Erektion 68, 77, 78, 80, 110, 111, 142, 149, 153, 155, 156, 270–272, 274, 283, 315, 322, 329
Ergotherapie 360–363
Ewing-Testbatterie 243, 311

F

FFP2-Maske 144
Fludrokortison 187, 212, 214, 227, 244, 316
Frey-Syndrom 336, 337
Frühdiagnose 219

G

Gabapentin 361
Ganglien
– cervicale superius 14, 18, 19, 24, 29, 51
– parasympathische 52, 53
– paravertebrale 13, 14, 18, 47, 51, 298
– prävertebrale 13, 14, 18, 21, 22, 27, 28, 51–54, 298
– stellatum 18, 149, 340
Gangliengeflecht 13, 20, 25
Ganglion mesentericum inferius 53, 54, 298, 300
Ganglion mesentericum superius 53, 298
Gastrointestinaltrakt 16, 39, 41, 44, 51, 54, 56, 58, 60, 62, 64, 107–109, 187, 219, 297, 298, 314, 367, 377
Gastroparese 153, 176, 315, 318, 367, 377, 378
– diabetische 309, 315, 317, 318
Gefäßjogging 317
Geschlechtsverkehr 80, 142, 223, 240, 270, 281, 315, 379
Glutamat 26, 58, 61, 124
Gravimetrie 341, 344
Grenzstrang 13, 15, 18–22, 25, 28, 47, 48, 98, 101, 149, 161, 298, 314, 342, 350
Guillain-Barré-Syndrom 125, 143, 175, 176, 178, 182, 290, 339

H

Hände, kalte 230–232
Harlequin-Syndrom 337
Harndrang, imperativer 158, 163, 176, 227, 236, 289
Harninkontinenz 156, 170, 195, 195, 231, 237, 241, 291, 315, 377, 378
Harnspeicherung 236
Hautantwort
– penile sympathische Hautantwort 277

– sympathische (SHA) 143, 244, 277, 292, 295, 340, 380
Hautreaktion, sympathische 100, 102, 105, 107, 292, 314
HbA1c 142, 275, 309, 316
Head-Zonen 15
Herpes zoster 161, 164
Herzfrequenzvariabilität 87–90, 92, 129, 134, 136, 143, 150, 179–181, 183, 184, 186, 211, 242, 243, 313
Herzrhythmusstörungen 189, 195, 211, 258, 264, 366, 373, 374
Herztod, plötzlicher 141, 179, 263, 264, 310, 313, 366, 372–374
HIV 166, 177, 192, 281
Holmes-Adie-Syndrom 192
Horner-Syndrom 83, 104, 150–152, 154, 155, 160, 162, 167–169, 380
HSAN 68, 143, 177, 193, 194, 329, 337, 339, 344
Hyperalgesie 350, 352, 353, 355
Hyperhidrose 19, 129, 153–155, 191–193, 195, 229, 244, 336, 337, 339–344, 367, 380
– primär fokale 336, 344
– sekundär fokale 336, 344
Hyperreflexie, akute autonome 151–153, 156
Hypersalivation 231, 250–252
Hypertonie, orthostatische 137
Hyperventilation 79, 140, 206, 250, 255
Hypoganglionose 72, 299
Hypohidrose 170, 191, 192, 337–339, 341–344, 380
Hypothalamus 17, 30–32, 36–38, 44, 45, 48, 49, 56, 58–60, 62–64, 100, 101, 112, 148, 226, 229, 248, 249, 271, 300, 322, 328, 334, 336, 344, 367, 368, 370, 378
Hypotonie, orthostatische 83, 93, 94, 97, 113, 121, 123, 140–143, 152, 167, 179, 180, 184, 186, 187, 189–191, 193–195, 199–202, 207, 210, 212, 225, 226, 232, 235, 243, 309–311, 314, 316, 328, 329, 338, 339

I

ICC (interstitielle Zellen von Cajal) 27, 301
IGLE (Intraganglionäre laminäre Endigungen) 16, 28
Impotenz 155, 166, 167, 189, 195, 228, 240, 339
Indometacin 213
Inkontinenz 78, 80, 153, 155, 189, 241, 274, 339, 377, 378
– anale 239, 240
Innervation
– extrinsische 297
– intrinsische 297
Inselinfarkt 324

Inselkortex 248, 256, 259, 328
Insomnie, fatale familiäre 328
Intoleranz, orthostatische 78–80, 82, 83, 140, 145, 175, 191, 194, 199, 202, 210, 241, 243
Iontophorese 194, 244, 341, 342, 344

J

Jod-Stärke-Test nach Minor 105, 340

K

Karotissinustest 105, 340
Kauda-equina-Syndrom 156
Kausalgie 350
Kieler CRPS Klassifikation 360
Kipptisch-Versuch 93, 97
Kleinfaser-Neuropathie, distale 191
Kochsalzzufuhr 212
Kolon 27, 28, 46–48, 53, 54, 82, 109, 110, 188, 239, 298–300, 302, 305, 315
Kolontransitzeit 109, 239, 305
Kolontransitzeitmessung 304, 305
Konus-Kauda-Läsionen 155
Koprostase 224
Kortex 30–32, 100, 148, 256, 291, 368, 372, 379
Kreislaufsynkope 81, 206
Kreislauftraining 212, 227

L

Lambert-Eaton-Syndrom 123
Langzeit-Ereignis-Recorder 210
Laxanzien 306
L-Dopa 224, 228, 229, 231, 232
Lewy-Körperchen 98, 218, 219, 224, 304
Libido 77, 78, 80, 228, 229, 241, 279, 379
Liegendhypertonie 142
α-Liponsäure 316
L-Threo-DOPS 212, 227
Lubrikation 153, 235, 240, 241, 322
Lues 166
Lungenödem, neurogenes 151, 258, 376

M

Macrogol 225, 240, 306
Magen- und Darmatonie 152
Magenentleerung 107–110, 219, 224, 315
Manometrie, anale 239
Massenbewegung 302

Maßnahmen, physikalische 212, 214, 363
Mastdarmlähmung 154, 155
Mediales präoptisches Gebiet (MPOA) 271
Megakolon 153, 224
Memory-loop 210
Metajodobenzylguanidin 98
MIBG-SPECT 98, 99, 137, 150
MIBG-Szintigrafie 98, 113, 179, 225
Midodrin 142, 187, 192, 212, 214, 227, 244, 294, 316
Mikroangiopathie, diabetische 310
Miktionszentrum
- frontales 290
- pontines 31, 62, 228, 236, 289, 290, 377
- sakrales 107, 236, 288, 289
Miktionszysturethrografie 107
Miller-Fisher-Syndrom 178
Mineralkortikoid 214, 316
MMC (migrierender Motorkomplex) 301, 302
Morbus Fabry 69, 338
Morbus Parkinson 68, 69, 71, 77, 98, 99, 150, 328, 331
Morbus Sudeck 350
Multiple Sklerose 235, 274, 276, 289, 290, 303, 304
Multisystematrophie (MSA) 71, 98, 112, 113, 141, 218, 230, 231, 289, 303, 325, 331, 337, 338, 344
Musculus
- detrusor vesicae 41, 149, 154, 290, 293, 377
- sphincter ani externus 106–108, 149, 154, 239, 276, 290, 291, 298, 299, 306
- sphincter ani internus 27, 149, 298, 302
- sphincter urethrae externus 290
MUSE 241, 280, 282
Muskelvasokonstriktorneurone 44, 64
Myelitis 162–166, 188
Myelopathien
- toxische 171
- vaskuläre 158
- zervikale 161, 162, 289
Myelose, funikuläre 166, 170

N

Nervensystem
- enterisches (ENS) 13, 22, 25, 148, 297–299
- intrinsisches 39, 298, 302
- peripheres autonomes 37–39, 49, 50, 63, 219, 295, 370
Nervensystems
- enterisches (ENS) 26, 72, 83, 304
Nervus
- dorsalis penis 107, 272, 276
- facialis-intermedius 23

- glossopharyngeus 14, 15, 17, 23, 40, 58
- oculomotorius 23
- pudendus 83, 107, 109, 149, 150, 156, 239, 272, 274, 276, 290–292, 299
- splanchnicus 15, 18, 20, 21, 46
- vagus 14–17, 21, 23, 24, 28, 31, 40, 58, 148, 153, 189, 298, 302, 304, 310, 368–369
Netzwerk, zentrales autonomes 77, 248, 249, 261, 328
Neuromodulation, sakrale 238
Neurone
- intestinofugale 22, 28, 51, 53
- postganglionäre 14, 18, 22–25, 27–29, 38, 40, 43–45, 47, 49–55, 57, 58, 101, 148–150, 357
- präganglionäre 14–18, 23, 24, 28, 29, 43, 47, 50–54, 57–62, 148
- viszerale afferente 39, 40, 52
Neuropathie
- autonome 37, 68, 82, 118, 127, 129, 143, 175–177, 185, 187, 188, 191, 193, 194, 207, 211, 309, 311, 313–316, 329, 337, 339
- hereditäre autonome 175, 177
- paraneoplastische autonome 123, 187–189
- periphere 68, 304, 309
- toxische 190
Ninhydrin-Test 106, 244
Non-Dipper 99, 225, 322
Noradrenalin 22, 43, 44, 49, 50, 53, 58, 98, 113, 126, 149, 150, 191, 193, 194, 202, 212–214, 226, 238, 258, 301, 356, 357, 370
Normaldruckhydrozephalus 218
Nozizeption 36
NPY 22, 50, 301
Nucleus
- ambiguus 16, 17, 23, 27, 28, 30, 58, 60–62, 298, 369
- autonomicus centralis 16, 18
- dorsalis nervi vagi 23, 43, 51, 58, 62
- intermediolateralis 16, 18, 24, 30, 38, 59, 148, 224, 271
- Onuf 227, 290
- parabrachialis 31, 60, 334, 369
- paraventricularis 58, 60, 271
- tractus solitarii 15–17, 30, 60, 64, 205
Nykturie 78, 219, 222, 227, 236–238, 289, 294

O

Obstipation
- outlet 303, 305–307
- slow transit 303, 304
Onuf-Kern 31, 149, 299
Opioide 239, 300, 336, 337, 361
OSAS 322, 324

P

Pacemaker cells 300
Panayiotopoulos-Syndrom 251, 253
Pandysautonomie, akute 143, 167, 185, 339, 342
Paraneoplastische autonome Ganglionopathien 124
Parasympathikus 13, 14, 22, 23, 38, 43, 94, 95, 148, 150, 230, 271, 272, 289, 290, 298–300, 302, 304
- kranialer 23
- sakraler 23, 28, 30, 149, 298

Parkinson-Syndrom 100, 218, 219, 223, 224, 226–230, 232, 274, 290, 304, 306, 325
- atypisches 218
- idiopathisches 218–220, 229, 303, 304
- Liegendhypertonie 142
- symptomatisches 218

Periaquäduktales Grau 218
PGP9.5-Antikörper 70, 73
5-Phosphodiesterase-Hemmer 229, 280, 283, 317
Physikalische Therapie 362
Physiologie 36, 38, 61, 63, 148, 271, 272, 300, 335
Physiotherapie 360, 361, 363
Piloarrektion 60, 83, 151, 152, 155, 248, 251–253
Plexus
- mesentericus inferior 298
- mesentericus superior 298
- myentericus 25, 26, 71, 74, 189, 219, 224, 299, 300
- pelvicus 107, 271, 272
- sacralis 24, 299
- submucosus 25, 71, 219, 224, 299, 300

PNTML 291, 292
Poliomyelitis 145, 164
Pollakisurie 219, 222, 227, 236, 238, 289
Polyneuropathie (PNP) 100, 135, 143, 161, 166, 170, 178, 189, 191, 195, 274, 290, 303, 309, 336, 337
Polysomnografie 110, 325, 327, 330, 331
Porphyrie 143, 176, 178, 189, 337, 339
POTS (posturales orthostatisches Tachykardiesyndrom) 69, 121–123, 139, 177, 178, 191, 199, 202, 203, 207, 211, 214, 242, 243, 329
Prämotorneuron 47, 57–62
Pregabalin 354, 361
Priapismus 142, 153, 154, 157, 283
Prolaktin 142, 275
Psychotherapie 360, 363
Pudendus-SSEP 239, 241
Pupillografie 311
Pupillomotorik 82, 150, 230, 320

Q

QTc 310
QT-Zeit 149, 209, 224, 310
Quantitativer Sudomotor Axon Reflex Test (QSART) 106, 143, 192, 344
Querschnittslähmung 150, 151, 154, 154
Querschnittsyndrome, akute 152, 157, 172

R

Raphekern 30, 31, 58, 62
Reflex
- gastrokolischer 82, 302, 315
- rektoanaler inhibitorischer 302

Reflexblase 153, 155, 156
Reflexschwitzen 152, 154, 172
Reflexsynkope 140, 203
REM-Schlaf 69, 320–323, 328–330
REM-Schlafverhaltensstörungen 98, 325, 327
Restharn 78, 106–108, 153, 237, 238, 289, 315
Restharnmessung 106, 143, 143, 238, 291
Rhythmusstörungen 99, 181, 205, 209, 310, 324
Riley-Day-Syndrom 143, 193, 329
Ross-Syndrom 99, 167, 191, 192, 340, 343

S

SARS-CoV-2 144
Schellong-Test 93, 94, 200, 207, 211, 314
Schienenbehandlung 360, 362
Schlaf 36, 64, 77, 78, 98, 115, 167, 221, 230, 314, 320–322, 324–326, 328, 330–332, 368, 376
Schlafapnoe 111, 294, 322–324
- obstruktive 324

Schlaganfall 311, 324, 354, 366, 367, 369–380
- ischämischer 373–375

Schluckstörung 193, 195, 219, 223, 224, 378
Schmerz 36, 63, 64, 68, 78, 79, 81–83, 140, 154, 157, 158, 160–163, 166, 168, 170, 178, 187, 189, 191, 193, 194, 204, 206, 212, 223, 230, 236, 240, 283, 294, 309, 338, 339, 343, 350–355, 357–363, 368, 379
Schrittmacher 157, 179, 214, 302
Schweißsekretion, normale 333
Schweißsekretionsstörungen 82, 134, 164, 167, 178, 179, 192, 229, 333, 336, 337, 339, 340, 350
Schweißsekretionsstörungen, zentrale 154
Schweißtest 150, 192, 244, 340
Schwindel 77–79, 81, 167, 199, 202, 206, 208, 221, 225, 329

Schwitzen 77–79, 81, 105, 140, 155, 175, 192, 205, 206, 223, 229, 230, 248, 253, 333, 336, 338, 339, 341, 343, 344, 352, 366, 380
- emotionales 333, 335, 336, 344
- gustatorisches 314, 336
- Pilocarpin- 150
- thermoregulatorisches 152, 229, 309, 333, 335, 339, 344

Seborrhöe 230
Selbstkatheterismus, intermittierender 238
Sexualanamnese 80, 274, 275, 277, 279
Sexualfunktionsstörungen 228, 229, 235, 240, 241, 328
SHA, penile 278, 292
Shapiro-Syndrom 337
Sialorrhoe 223
Sildenafil 82, 210, 241, 280–282, 317
Sinusarrhythmie, respiratorische 83, 87, 89–91
Sinustachykardien 180, 184, 258, 259, 264, 316
SIP (sympathetically independent pain) 359, 362
SKAT 241, 275, 280, 282, 283
Skelett-Szintigrafie 359
Sklerodermie 130, 337, 339
Slow waves 27, 300, 302
Small-Fiber-Neuropathie 68, 99
SMP (sympathetically maintained pain) 359, 361, 362
Somatostatin 26, 301
Spastische Spinalparalyse 166, 167
Speichelfluss 222, 223
Spektralanalyse 89–92, 95, 150, 179, 242, 311, 313, 314
Sphinkter
- hypoaktiver 286, 290, 294

Spinale Muskelatrophie 167, 171
Spincter
- ani internus 298

Spontanerektion 110, 274, 277, 279, 322
SSEP 274, 276, 277
Stakkato-Miktion 153, 289
Stickstoffmonoxid (NO) 300, 355
Strahlenmyelopathie 159
Stressulzera 367
Stützstrümpfe 227
Subarachnoidalblutung 158, 159, 179, 369
Substanz P 15, 26, 50, 52, 53, 58, 300, 301
SUDEP 255, 257, 263, 265
Sudomotorneurone 44, 60, 64
Sympathektomie, thorakale 341, 342
Sympathikus 13, 14, 18, 22–24, 30, 38, 43, 95, 148, 150–153, 155, 160, 167, 230, 271, 290, 298–300, 302, 304, 314, 322, 357, 370
- -blockade 357, 359, 361, 362

Syndrome
- des engen lumbalen Spinalkanals 163
- radikuläre 156

Synkope
- neurogene 199
- neurokardiogene 94, 199, 201–203, 205, 207, 211–214
- vasovagale 140, 141, 203, 253, 261

Syringomyelie 154, 159, 161, 163, 168, 169, 172, 336

T

Tadalafil 241, 280–282, 317
Takotsubo-Kardiomyopathie 255, 264
Testosteron 142, 275
Thermoregulation 14, 62, 64, 148, 172, 229, 235, 322, 333–337, 366–368, 380
Troponin 264, 366, 371–374
TRPV1 15, 334
Truncus sympathicus 13, 18, 20
Tumeszenz, penile 110, 275, 329, 330
Tunica albuginea 271, 272

U

Untersuchung, klinische 77, 82, 83, 85, 110, 136, 144, 274, 304, 358
Urodynamik 108, 228, 237, 291
Uroflowmetrie 106, 237

V

Vaguskern, dorsaler 16, 17, 23, 24, 28, 30, 31, 224, 231, 298
Valsalva-Versuch 93–97, 202, 314
Vardenafil 241, 280–282, 317
Vasokonstriktion 40, 41, 93–95, 97, 100, 154, 155, 191, 200, 244, 334, 335, 355, 356, 371
Vasokonstriktorneurone 44, 50, 62, 64
Ventrolaterale Medulla 17, 29–31, 61, 205
- kaudale (CVLM) 61
- rostrale (RVLM) 30, 58, 60, 61

Ventromedialen Medulla
- rostrale (RVLM) 334

VIP (vasoaktives intestinales Peptid) 29, 50
VLM 30, 61
Vorhofflimmern 264, 324, 366, 372, 374

W

Waschfrauenhände 82
Wearables 248, 258

Y

Yohimbin 241, 280, 282

Z

Zystometrie 107